全国高职高专护理类专业规划教材（第三轮）

U0741373

助产学

第 3 版

（供护理、助产专业用）

主　编　李耀军　谭　严
副主编　何　燕　赵　雪　徐玲娣　方玉琦
编　者　（以姓氏笔画为序）
　　　　王　诺（锡林郭勒职业学院）
　　　　王旭艳（楚雄医药高等专科学校）
　　　　王淑贞（漳州卫生职业学院）
　　　　方玉琦（长沙市妇幼保健院）
　　　　刘晓莉（武威职业学院）
　　　　李耀军（长沙卫生职业学院）
　　　　何　燕（四川中医药高等专科学校）
　　　　张　薇（无锡市妇幼保健院）
　　　　张馥绯（东莞职业技术学院）
　　　　赵　雪（山东中医药高等专科学校）
　　　　徐含秀（江西中医药高等专科学校）
　　　　徐玲娣（镇江市高等专科学校）
　　　　黄　丹（雅安职业技术学院）
　　　　廉　萍（长沙卫生职业学院）
　　　　谭　严（重庆三峡医药高等专科学校）

中国健康传媒集团
中国医药科技出版社

内 容 提 要

本教材为"全国高职高专护理类专业规划教材（第三轮）"之一，系根据本套教材的编写指导思想和原则要求，结合专业培养目标和本课程的课程标准编写而成，共15章，主要包括生殖系统解剖、生理、生理产科、病理产科等内容。教材编写坚持"三基五性"的教材编写原则，突出工学结合，以临床护理与助产活动为导向，对接岗位工作流程与要求；实训内容紧接理论知识之后，符合学生学习的规律，充分体现"教－学－做"一体化理念；融入母婴护理、产后恢复等"1＋X"证书内容，同时兼顾毕业证与护士执业资格证的双重需求，并融入课程思政的内容，以期"解惑""育人"并重。本教材为书网融合教材，即纸质教材有机融合电子教材、教学配套资源、题库系统、数字化教学服务，使教材内容立体化、生动化，便教易学。

本教材主要供全国高职高专院校护理、助产专业师生教学使用，亦可作为医药行业成人教育、培训和自学用书。

图书在版编目（CIP）数据

助产学／李耀军,谭严主编. -- 3版. -- 北京：中国医药科技出版社, 2025. 1. --（全国高职高专护理类专业规划教材）. -- ISBN 978-7-5214-5091-0

Ⅰ. R717

中国国家版本馆 CIP 数据核字第 2024SC9156 号

美术编辑　陈君杞

版式设计　友全图文

出版　**中国健康传媒集团** | 中国医药科技出版社

地址　北京市海淀区文慧园北路甲 22 号

邮编　100082

电话　发行：010 - 62227427　邮购：010 - 62236938

网址　www.cmstp.com

规格　889mm×1194mm $\frac{1}{16}$

印张　20

字数　580 千字

初版　2015 年 8 月第 1 版

版次　2025 年 1 月第 3 版

印次　2025 年 1 月第 1 次印刷

印刷　河北环京美印刷有限公司

经销　全国各地新华书店

书号　ISBN 978 - 7 - 5214 - 5091 - 0

定价　**69.00 元**

获取新书信息、投稿、为图书纠错，请扫码联系我们。

数字化教材编委会

主　编　李耀军　谭　严

副主编　何　燕　赵　雪　徐玲娣　方玉琦

编　者　（以姓氏笔画为序）

王　诺（锡林郭勒职业学院）

王旭艳（楚雄医药高等专科学校）

王淑贞（漳州卫生职业学院）

方玉琦（长沙市妇幼保健院）

刘晓莉（武威职业学院）

李耀军（长沙卫生职业学院）

何　燕（四川中医药高等专科学校）

张　薇（无锡市妇幼保健院）

张馥绯（东莞职业技术学院）

赵　雪（山东中医药高等专科学校）

徐含秀（江西中医药高等专科学校）

徐玲娣（镇江市高等专科学校）

黄　丹（雅安职业技术学院）

廉　萍（长沙卫生职业学院）

谭　严（重庆三峡医药高等专科学校）

出版说明

全国高职高专护理类专业规划教材，第一轮于 2015 年出版，第二轮于 2019年出版，自出版以来受到各院校师生的欢迎和好评。为深入学习贯彻党的二十大精神，落实《国务院关于印发国家职业教育改革实施方案的通知》《关于深化现代职业教育体系建设改革的意见》《关于推动现代职业教育高质量发展的意见》等有关文件精神，适应学科发展和高等职业教育教学改革等新要求，对标国家健康战略、对接医药市场需求、服务健康产业转型升级，进一步提升教材质量、优化教材品种，支撑高质量现代职业教育体系发展的需要，使教材更好地服务于院校教学，中国健康传媒集团中国医药科技出版社在教育部、国家药品监督管理局的领导下，组织和规划了"全国高职高专护理类专业规划教材（第三轮）"的修订和编写工作。本轮教材共包含 24 门，其中 21 门为修订教材，3 门为新增教材。本套教材定位清晰、特色鲜明，主要体现在以下方面。

1. 强化课程思政，辅助三全育人

贯彻党的教育方针，坚决把立德树人贯穿、落实到教材建设全过程的各方面、各环节。教材编写将价值塑造、知识传授和能力培养三者融为一体。深度挖掘提炼专业知识体系中所蕴含的思想价值和精神内涵，科学合理拓展课程的广度、深度和温度，多角度增加课程的知识性、人文性，提升引领性、时代性和开放性，辅助实现"三全育人"（全员育人、全程育人、全方位育人），培养新时代技能型创新人才。

2. 推进产教融合，体现职教精神

围绕"教随产出、产教同行"，引入行业人员参与到教材编写的各环节，为教材内容适应行业发展献言献策。教材内容体现行业最新、成熟的技术和标准，充分体现新技术、新工艺、新规范。

3. 创新教材模式，岗课赛证融通

教材紧密结合当前实际要求，教材内容与技术发展衔接、与生产过程对接、人才培养与现代产业需求融合。教材内容对标岗位职业能力，以学生为中心、成果为导向，持续改进，确立"真懂（知识目标）、真用（能力目标）、真爱（素质目标）"的教学目标，从知识、能力、素养三个方面培养学生的理想信念，提升学生的创新思维和意识；梳理技能竞赛、职业技能等级考证中的理论知识、实操技能、职业素养等内容，将其对应的知识点、技能点、竞赛点与教学内容深度衔接；调整和重构教材内容，推进与技能竞赛考核、职业技能等级证书考核的有机结合。

4. 建新型态教材，适应转型需求

适应职业教育数字化转型趋势和变革要求，依托"医药大学堂"在线学习平台，搭建与教材配套的数字化课程教学资源（数字教材、教学课件、视频及练习题等），丰富多样化、立体化教学资源，并提升教学手段，促进师生互动，满足教学管理需要，为提高教育教学水平和质量提供支撑。

前言 PREFACE

助产学是一门协助新生命安全诞生的医学科学。助产学课程是助产专业最重要的专业核心课程，主要任务是培养学生具备精湛的助产技能和良好的职业素养。通过学习《助产学》，学生将掌握如何为孕产妇提供生理和心理上的双重支持，确保母婴安全，促进自然分娩，为迎接新生命的到来保驾护航。

随着国家生育政策的调整和自然分娩理念的不断深入，社会对高质量助产服务的需求与日俱增，助产士的工作内涵也随之不断外延与深化，助产专业的教学也需要与时俱进。本教材编写坚持"三基五性"的教材编写原则，突出"工学结合、岗课对接、多证融通"，遵循认知规律的教材建设理念，以"临床岗位引领、临床思维训练、高职技能培养"为主线，围绕"以培养临床能力为宗旨"，为培养临床思维，提高分析问题、解决问题的能力，养成职业素养而设置"情境导入""知识链接""目标检测"等内容。本教材主要供高职高专院校护理、助产专业师生使用，亦可作为医药行业成人教育、培训和自学用书。

第3版在第2版的基础上，主要修订具有以下特色。

一是产教融合内容新。引入两位妇幼保健院资深主任护师，与院校资深双师型教师共同编写，精修内容，严审把关。教学过程对接临床助产、产科护理工作流程，教学内容对接临床助产、产科护理工作内容，尤其注重依据行业发展、最新指南更新内容，如自然分娩知识、高危妊娠管理、多个疾病的治疗原则与护理措施等，确保先进性。坚持立德树人，思政育人，职业素养渗透护理措施、健康教育等工作中。

二是注重"多证融通覆盖广"，融入"1＋X"母婴护理证、产后恢复证的内容，以及护士执业资格考试考点。每一章节前设置临床情境，引导学生思考、学习，培养学生临床思维以及分析问题、解决问题的能力，提升职业能力。"目标检测"针对章节学习目标，对接护士执业资格考试考点，部分习题精选临床案例设疑提问，有助于检测学生知识掌握情况以及分析问题、解决问题的能力。

三是理论实践结合紧。本教材设计实训内容紧跟理论部分，旨在实现理论实训的紧密结合。

四是线上资源助学、教。本教材为书网融合教材，即纸质教材有机融合电子教材，教学配套资源（竞赛评分标准、PPT、微课/视频等），题库系统，数字化服务（在线教学、在线作业、在线考试），使教材内容立体化、生动化，便教易学。

本教材编写分工如下：第一章及实训1由刘晓莉编写；第二章、第十五章及实训22由廉萍编写；第三章、第四章及实训2由谭严编写；第五章及实训3、4、5、6、7由张馥绯编写；第六章第1～6节及实训8、9由何燕编写；第六章第7～8节及实训10、11、12、13由张薇编写；第七章及实训14、15由黄丹编写；第八章及实训16由徐玲娣编写；第九章及实训17由徐含秀编写；第十章及实训18由王诺编写；第十一章由王淑贞编写；第十二章由方玉琦编写；第十三章第1～3节由赵雪编写，第十三章第4～7节及实训19由王旭艳编写；第十四章及实训20、21由李耀军编写。本教材的编写工作得到全体编者及其所在单位的大力支持，也离不开上一版编者的辛勤劳动。谨在此表示诚挚谢意！

由于受编者知识容量所限，在编写过程中难免存在一些疏漏和不足之处，恳请广大师生和同行批评指正。

编　者
2024年8月

CONTENTS 目录

第一章 女性生殖系统解剖

PPT

学习目标

1. 知识目标 通过本章学习，学生能掌握女性内、外生殖器的组成，叙述各器官的功能以及其解剖学和组织学特点。

2. 能力目标 能辨识女性生殖器官解剖结构异常，能描述邻近器官与生殖器官的解剖关系。

3. 素质目标 具有严谨、细致的工作态度。

情境导入

情境： 张女士，28 岁，婚后 2 年终于怀孕，可邻居老奶奶总说她不好生，她很难过与疑惑，今日至门诊咨询女性的生殖器官与骨盆的特点，以及她是否真的会难产。

思考： 作为助产士，你应为张女士做哪些方面的知识宣讲呢？

第一节 骨 盆

女性骨盆（pelvis）是支持躯干和保护盆腔脏器的重要器官，是躯干和下肢之间的骨性连接，同时也是胎儿娩出时必经的骨性产道。其大小和形状直接影响分娩过程。通常女性骨盆较男性骨盆宽而浅，有利于胎儿娩出。

骨盆由两块髋骨（os coxae）、一块骶骨（os sacrum）、一块尾骨（os coccyx）以及其间的骨连接构成（图 1-1）。

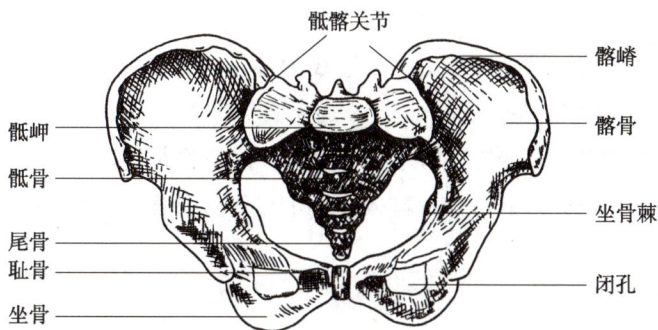

图 1-1 正常女性骨盆

一、骨盆的组成

1. 骨盆的骨骼及主要骨性标志

（1）髋骨 左右各一块。由髂骨（os ilium）、耻骨（os pubis）和坐骨（os ischium）融合而成。

髂骨构成髋骨的后上部，分为前部宽大的髂骨翼和后部窄小的髂骨体两部分。髂骨翼上缘肥厚称髂嵴。髂嵴前端为髂前上棘。

耻骨位于髋骨的前下部，分为体及上、下两支。两侧耻骨下支（降支）在耻骨联合下方形成的夹角，称为耻骨弓。

坐骨位于髋骨的下部，分坐骨体和坐骨支两部分。坐骨体的后缘有一尖锐骨突称坐骨棘。坐骨支后下为粗大的坐骨结节。

（2）骶骨　由5~6块骶椎融合而成，呈楔形。骶骨上缘明显向前突出，称为骶岬（promontory）。

（2）尾骨　由4~5块尾椎合成，呈三角形。

2. 骨盆的连接　包括耻骨联合（pubic symphysis）、骶髂关节（sacroiliac joint）和骶尾关节（sacrococcygeal joint）。

（1）耻骨联合　骨盆前方两耻骨之间由纤维软骨相连接，称为耻骨联合。妊娠期受女性激素影响，耻骨联合可松动，自然分娩过程中可出现轻度分离，有利于胎儿娩出。

（2）骶髂关节　在骨盆后方，左右髂骨与骶骨相连接，称为骶髂关节。

（3）骶尾关节　骶骨与尾骨之间的连接称为骶尾关节。骶尾关节有一定的活动度，分娩时尾骨后移可加大骨盆出口前后径。

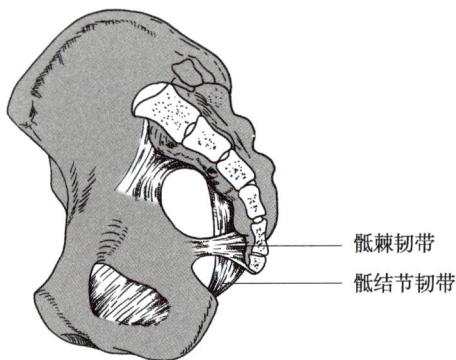

图1-2　骨盆的韧带

骶棘韧带
骶结节韧带

3. 骨盆的韧带　骨盆骨连接的周围均有韧带附着，其中，最为重要的韧带有两对，一对是骶骨、尾骨与坐骨结节之间的骶结节韧带（sacrotuberous ligament），另一对是骶骨、尾骨与坐骨棘之间的骶棘韧带（sacrospinous ligament）。骶棘韧带宽度即坐骨切迹宽度，是判断中骨盆是否狭窄的重要指标。妊娠期受性激素影响，骨盆韧带松弛，骨盆关节活动度增加，特别是骶尾关节，有利于分娩（图1-2）。

二、骨盆的分界

以耻骨联合上缘、两侧髂耻缘及骶岬上缘的连线为界，将骨盆分为两部分。位于骨盆分界线之上部分为假骨盆（大骨盆），为腹腔的一部分，与分娩无直接关系，测量其某些径线可作为了解真骨盆的大小的参考。位于分界线之下部分为真骨盆（小骨盆），是胎儿娩出的通道，其形状、大小与分娩密切相关。真骨盆有上、下两口，上口为骨盆入口，下口为骨盆出口，两口之间为骨盆腔。

三、骨盆的类型

骨盆的形态、大小各不相同。遗传、营养、疾病及外伤等均可导致个体的差异。理论上，一般将骨盆分为四种类型（图1-3）。

1. 女型　最常见，为女性正常骨盆，52%~58.9%的我国女性骨盆为此型。骨盆入口呈横椭圆形，入口横径较前后径稍长。骨盆侧壁直，坐骨棘平伏，坐骨棘间径≥10cm。耻骨弓角度90°~100°。

2. 扁平型　较常见，23.2%~29%的我国女性骨盆为此型。骨盆入口呈扁椭圆形，入口横径大于前后径。耻骨弓宽。骶骨失去正常弧度，变直向后翘或呈深弧形。

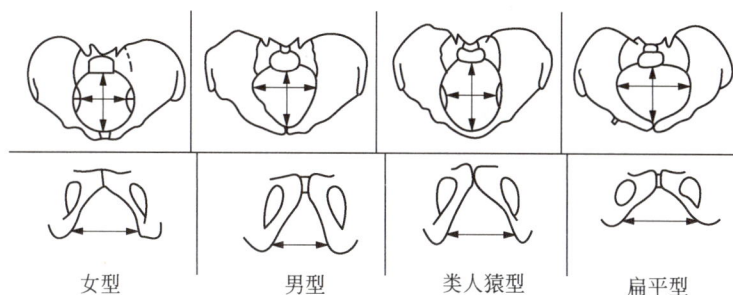

| 女型 | 男型 | 类人猿型 | 扁平型 |

图 1 - 3 四种骨盆类型

3. 类人猿型 14.2%~18% 的我国女性骨盆为此型。骨盆入口呈长椭圆形,入口前后径大于横径。骨盆两侧壁稍内聚,坐骨棘较突出,坐骨切迹较宽,耻骨弓较窄,骶骨向后倾斜。骨盆的骶骨往往有 6 节,骨盆前部较窄而后部较宽,较其他类型深。

4. 男型 少见,仅 1%~3.7% 的我国女性骨盆为此型。骨盆入口略呈三角形,两侧壁内聚,坐骨棘突出,耻骨弓较窄,坐骨切迹窄,呈高弓形,骶骨较直而前倾,出口后矢状径较短。骨盆腔呈漏斗形,易造成难产。

第二节 骨盆底

一、骨盆底

骨盆底 (pelvic floor) 由多层肌肉和筋膜构成,封闭骨盆出口,承托盆腔脏器使其保持正常位置。分娩时,盆底肌肉伸展而成为软产道的一部分。骨盆底结构和功能出现异常,可导致盆腔脏器膨出、脱垂或引起功能障碍。

(一) 外层

外层位于外生殖器及会阴皮肤及皮下组织的下方。由会阴浅筋膜及其深面的 3 对肌肉(球海绵体肌、坐骨海绵体肌和会阴浅横肌)及肛门外括约肌组成(图 1 -4)。此层肌肉的肌腱汇合于阴道外口与肛门之间,形成中心腱。会阴侧切术一般涉及会阴浅横肌、球海绵体肌的末端。

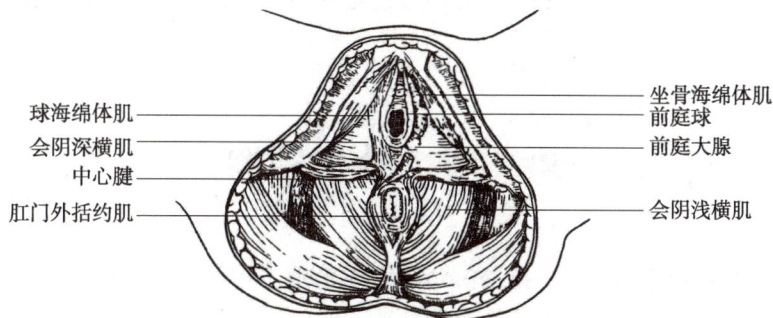

图 1 -4 骨盆底

1. 球海绵体肌 覆盖前庭球和前庭大腺,向前经阴道两侧附于阴蒂海绵体根部,向后与肛门外括约肌交叉混合。此肌又称阴道括约肌,收缩时能紧缩阴道。

2. 坐骨海绵体肌 始于坐骨结节内侧，沿坐骨升支及耻骨降支前行，向上止于阴蒂海绵体（阴蒂脚处）。

3. 会阴浅横肌 从两侧坐骨结节内侧面向中线汇合于中心腱。

4. 肛门外括约肌 为围绕肛门的环形肌束，前端汇合于中心腱，后端与肛尾韧带相连。

（二）中层

中层又称泌尿生殖膈。由上、下两层坚韧的筋膜及其间的尿道括约肌和一对会阴深横肌组成。覆盖于由耻骨弓、两侧坐骨结节形成的骨盆出口前部三角形平面上，又称三角韧带，其间有尿道和阴道穿过。

1. 会阴深横肌 自坐骨结节的内侧面伸展至中心腱。

2. 尿道括约肌 环绕尿道，控制排尿。

（三）内层

内层为盆膈是骨盆底最坚韧的一层，由肛提肌及其内、外筋膜组成。自前向后依次有尿道、阴道和直肠穿过。

肛提肌是位于骨盆底、成对的扁阔肌，向下、向内合成漏斗形。肛提肌构成骨盆底的大部分。每侧肛提肌自前内向后外由3部分组成。

1. 耻尾肌 为肛提肌的主要部分。肌纤维起自耻骨降支内侧，绕过阴道、直肠，向后止于尾骨，其中有小部分肌纤维止于阴道及直肠周围。耻尾肌损伤可致膀胱、直肠脱垂。

2. 髂尾肌 起自腱弓（即闭孔内肌表浅筋膜的增厚部分）后部，向中间及向后走行，与耻尾肌汇合，再绕行肛门两侧，止于尾骨。

3. 坐尾肌 起自两侧坐骨棘，止于尾骨与骶骨。肛提肌有加强盆底托力作用。此外，其肌纤维在阴道和直肠周围交织，具有加强肛门和阴道括约肌的作用。

二、会阴

广义的会阴（perineum）指封闭骨盆出口的所有软组织，也是软产道的最外部分，前起自耻骨联合下缘，后至尾骨尖，两侧为耻骨降支、坐骨升支、坐骨结节和骶结节韧带。狭义的会阴指位于阴道口和肛门之间的楔形软组织，厚3~4cm，又称为会阴体（perineal body），由表及里依次为皮肤、皮下脂肪、筋膜、部分肛提肌和会阴中心腱。会阴有良好的伸展性，妊娠后，特别是妊娠后期，会阴组织变软，有利于分娩。

第三节 外生殖器

女性外生殖器（external genitalia）指外露于体表的生殖器官，俗称外阴（vulva）。位于两股内侧间，前为耻骨联合，后为会阴，包括阴阜、大阴唇、小阴唇、阴蒂、阴道前庭（图1-5）。

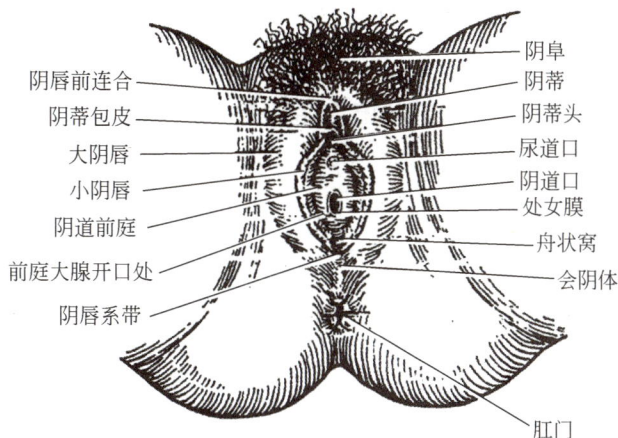

图1-5　女性外生殖器

一、阴阜

阴阜（mons pubis）为耻骨联合前方隆起的脂肪垫。进入青春期，该处开始生长阴毛，女性阴毛呈倒三角形分布。阴毛疏密与色泽存在个体、种族差异。阴阜皮肤含有特殊汗腺，其分泌物具有特殊气味。

二、大阴唇

大阴唇（labium majus）为两股内侧一对纵行隆起的皮肤皱襞，自阴阜向后延伸至会阴。大阴唇外侧面为皮肤，有色素沉着和阴毛，内含皮脂腺和汗腺；其内侧面湿润似黏膜。皮下为疏松结缔组织和脂肪组织，含丰富血管、淋巴管和神经，局部受伤后易形成血肿。

三、小阴唇

小阴唇（labium minus）为两侧大阴唇内侧的一对薄皮肤皱襞。表面湿润、色褐，无毛，富含神经末梢。两侧小阴唇前端融合，再分为两叶，包绕阴蒂，前叶形成阴蒂包皮，后叶形成阴蒂系带。大、小阴唇后端汇合，在正中线形成阴唇系带。经产妇阴唇系带不明显。

四、阴蒂

阴蒂（clitoris）位于两小阴唇顶端下方，部分被阴蒂包皮包绕，由海绵体构成。阴蒂分为3部分，前为阴蒂头，显露于外阴，富含神经末梢，感觉敏锐；中为阴蒂体；后为两个阴蒂脚。

五、阴道前庭

阴道前庭（vaginal vestibule）为一菱形区域，前为阴蒂，后为阴唇系带，两侧为小阴唇。阴道口与阴唇系带之间有一浅窝，称为舟状窝（又称为阴道前庭窝）。经产妇此窝消失。在此区域内有多个结构与器官。

（一）前庭球

前庭球（vestibular bulb）又称为球海绵体，位于前庭两侧，由具有勃起性的静脉丛组成。其前端与阴蒂相接，后端膨大，与同侧前庭大腺相邻，表面被球海绵体肌覆盖。

（二）前庭大腺

前庭大腺（major vestibular gland）又称为巴氏腺（Bartholin gland），位于大阴唇后部，被球海绵体肌覆盖，约黄豆大小，左右各一。腺管细长（长1~2cm），向内侧开口于阴道前庭后方、小阴唇与处女膜之间。性兴奋时腺体分泌黏液起润滑作用。正常情况下不能触及此腺。

（三）尿道外口

尿道外口位于阴蒂头后下方，为一边缘不规则的圆形小孔。尿道外口后壁上有一对并列腺体，称为尿道旁腺。

（四）阴道口及处女膜

阴道口位于尿道口后方的前庭后部。其周缘覆有一层较薄的黏膜皱襞，称处女膜（hymen），其中央常有一孔，圆形或新月形，少数呈筛状或伞状。处女膜的形状、大小及厚薄有个体差异。产后处女膜呈痕迹状。

第四节　内生殖器

女性内生殖器（internal genitalia）位于真骨盆内，包括阴道、子宫、输卵管和卵巢，后两者称为子宫附件（图1-6）。

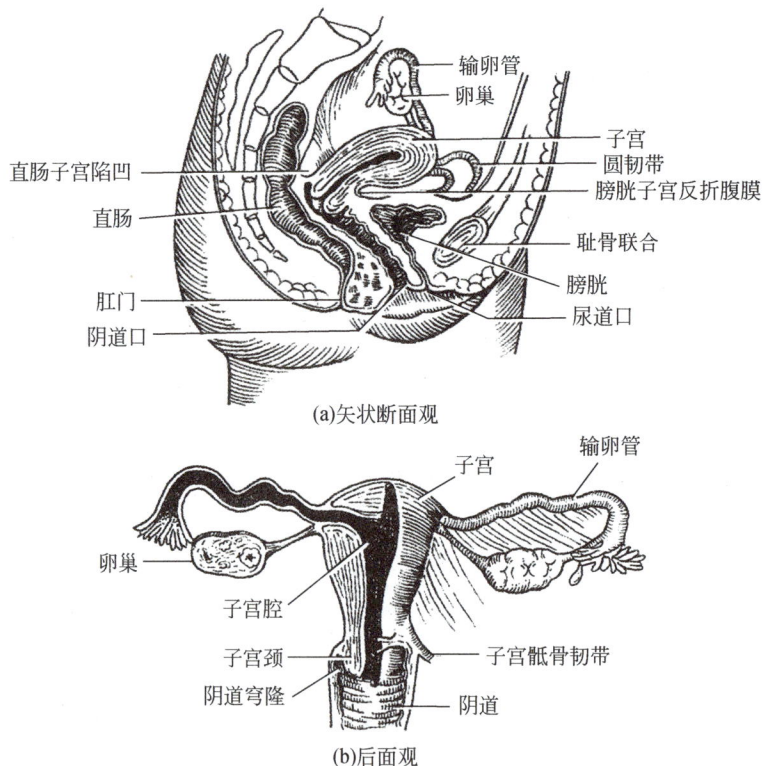

(a)矢状断面观

(b)后面观

图1-6　女性内生殖器

一、阴道

阴道（vagina）为连接子宫和外生殖器的肌性管道，是排出月经血和娩出胎儿的通道。

（一）解剖学特点

位于真骨盆下部中央。前壁长 7 ~ 9cm，与膀胱和尿道相邻；后壁长 10 ~ 12cm，与直肠贴近。上端包绕子宫颈阴道部，下端开口于阴道前庭后部。阴道上端包绕宫颈形成前、后、左、右阴道穹隆（vaginal fornix），其中后穹隆最深，其顶端与子宫直肠陷凹紧邻。

（二）组织学特点

阴道壁由黏膜、肌层和纤维组织膜构成。黏膜层由复层扁平上皮覆盖，无腺体，淡红色，有很多横行皱襞，伸展性好。阴道黏膜受性激素影响呈周期性变化。肌层由内环和外纵两层平滑肌构成。纤维组织膜与肌层紧密贴合。阴道壁富有静脉丛，损伤后易出血。

二、子宫

子宫（uterus）是孕育胚胎、胎儿和形成月经的器官。

（一）解剖学特点

子宫位于小骨盆腔中央，前邻膀胱，后邻直肠，下端接阴道，两侧有输卵管和卵巢。子宫底位于骨盆入口平面以下，子宫颈外口位于坐骨棘水平稍上方。子宫为肌性、壁厚的空腔器官，呈前后略扁的倒置梨形，重 50 ~ 70g，长 7 ~ 8cm，宽 4 ~ 5cm，厚 2 ~ 3cm，容量约 5ml。子宫上部较宽，称为子宫体（corpus uteri），其内为子宫腔（uterine cavity），呈上宽下窄的三角形。子宫体顶部称为子宫底（fundus uteri）。宫底两侧称为子宫角（cornua uteri），与输卵管间质部相通。子宫下部较窄呈圆柱状，称为子宫颈（cervix uteri）。子宫体与子宫颈长度的比例，青春期前为 1∶2，生育期妇女为 2∶1，绝经后为 1∶1。

子宫体与子宫颈之间最狭窄的部分，称为子宫峡部（isthmus uteri）。其上端为解剖学内口，因其解剖上狭窄；其下端为组织学内口，此处为子宫内膜和子宫颈黏膜的交界处。子宫峡部非孕期长约 1cm，妊娠后子宫峡部逐渐伸展变长，妊娠晚期可达 7 ~ 10cm，形成子宫下段，成为软产道的一部分（图 1 -7）。产科常行子宫下段剖宫产术，出血较少。

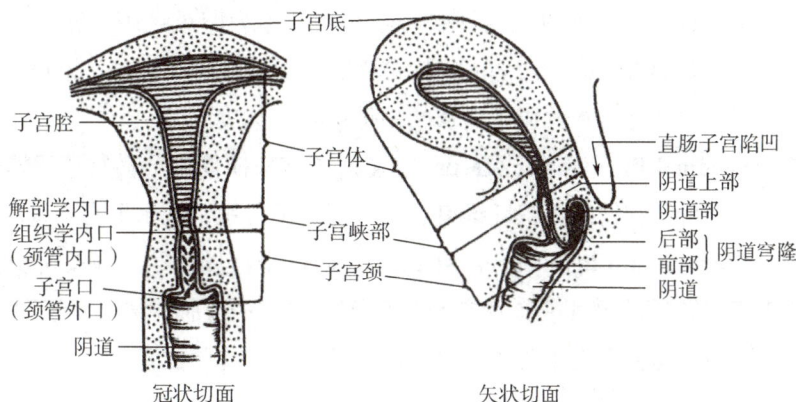

图 1 -7 子宫各部

子宫颈内腔呈梭形，称为子宫颈管（cervical canal），成年女性长 2.5~3.0cm，其下端称为子宫颈外口，通向阴道。子宫颈以阴道附着部为界，分为上下两部，上部占子宫颈的 2/3，两侧与子宫主韧带相连，称为子宫颈阴道上部；下部占子宫颈的 1/3，系阴道穹隆围绕部分，称为子宫颈阴道部。未产妇的子宫颈外口呈圆形，经产妇呈横裂状（"一"字形或鱼口形）。

子宫借助子宫韧带及骨盆底的支托作用，维持正常位置。生育期子宫正常呈轻度前倾前屈位，临床上常简称为前位。"倾"指子宫体长轴与阴道长轴的夹角关系，约为 90°；"屈"指子宫体长轴与子宫颈长轴的夹角关系，约为 170°。后位子宫及过度前倾前屈子宫可引起痛经及不孕。

（二）组织学特点

1. 子宫体 子宫体壁由内向外分为子宫内膜层、肌层和浆膜层。

（1）子宫内膜层 衬于子宫腔表面，无内膜下层组织。子宫内膜层由致密层、海绵层和基底层三层组成。内膜表面 2/3 为致密层和海绵层，又称功能层，受性激素影响，发生周期性变化。临近子宫肌层的 1/3 内膜，称为基底层，具有增生修复功能。

（2）子宫肌层 较厚，非孕时厚约 0.8cm，由大量平滑肌组织、少量弹力纤维与胶原纤维组成。分为 3 层，内层肌纤维环行排列，痉挛性收缩可形成子宫收缩环；中层肌纤维交叉排列，在血管周围形成"8"字形围绕血管，收缩时可压迫血管止血；外层肌纤维纵行排列，薄。

（3）子宫浆膜层 由覆盖宫底部及其前后面的脏腹膜增厚而成。子宫因腹膜的覆盖，表面光滑，与相邻的脏器间不发生粘连。

2. 子宫颈 主要由结缔组织构成，含少量平滑肌纤维、血管及弹力纤维。子宫颈管黏膜为单层高柱状上皮，其内腺体可分泌黏液，呈碱性。在月经周期中，宫颈黏液呈周期性变化。子宫颈阴道部由复层扁平上皮覆盖，表面光滑。子宫颈外口柱状上皮与鳞状上皮移行区是子宫颈癌的好发部位。

（三）子宫韧带 e 微课 1

1. 子宫圆韧带（round ligament of uterus） 呈圆索状，全长 12~14cm，起自两侧子宫角前方，向前外下方延伸至两侧盆壁，经腹股沟管止于大阴唇前端，是维持子宫前倾的主要结构。

2. 子宫阔韧带（broad ligament of uterus） 是由覆盖子宫前后壁的腹膜向子宫两侧缘延伸至骨盆壁的双层翼状结构。具有维持子宫于骨盆正中位置的作用。阔韧带分前后两叶。其上缘游离，内侧 2/3 包绕输卵管（伞部除外），在输卵管下方、卵巢附着处以上的阔韧带称为输卵管系膜；外 1/3 部则包绕卵巢动静脉并延伸至骨盆壁，形成卵巢悬韧带（suspensory ligament of ovary），又称为骨盆漏斗韧带（infundibulopelvic ligament），卵巢与阔韧带后叶相接处称为卵巢系膜。卵巢内侧与宫角之间的阔韧带增厚，称为卵巢固有韧带。宫体两侧的阔韧带中有丰富的血管、神经、淋巴管及大量疏松结缔组织，称为宫旁组织。子宫动静脉和输尿管均从阔韧带基底部穿过。

3. 子宫主韧带（cardinal ligament of uterus） 又称子宫颈横韧带。横行于子宫颈两侧和骨盆侧壁之间。为一对坚韧的平滑肌和结缔组织纤维束。具有固定子宫颈，防止子宫下垂的重要作用。

4. 子宫骶韧带（uterosacraln ligament of uterus） 起自子宫体和子宫颈交界处后方上侧，绕过直肠两侧，止于第 2、3 骶椎前面的筋膜。韧带外覆腹膜，内含平滑肌、结缔组织和支配膀胱的神经。子宫骶韧带短厚有力，向后向上牵引子宫颈，间接维持子宫前倾前屈位置。

三、输卵管 微课2

输卵管（oviduct, fallopian tube）是精子、卵子及受精卵运行通道，也是受精的场所。

输卵管为一对细长而弯曲的肌性管道，位于子宫阔韧带上缘内，内侧与子宫角相连通，外端游离呈伞状，与卵巢相邻。输卵管长8~14cm，由内向外分为4个部分：①间质部，位于子宫角内，长约1cm，管腔最为狭窄；②峡部，长2~3cm，细直，管腔较窄；③壶腹部，长5~8cm，壁薄，管腔宽大，内含丰富皱襞，卵子受精的部位为输卵管壶腹部与峡部的交界处；④伞部，长1~1.5cm，开口于腹腔，管口处有许多指状突起，形状如伞，具有"拾卵"作用（图1-8）。

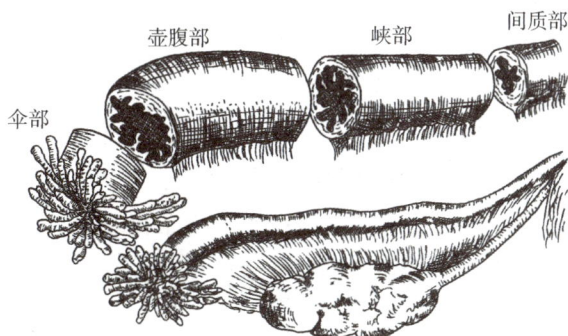

图1-8　输卵管各部

输卵管壁外层为浆膜层，为腹膜的一部分；中层为平滑肌层；内层为黏膜层，由单层高柱状上皮覆盖，其纤毛细胞的纤毛向宫腔方向摆动能协助运送受精卵。输卵管肌肉的收缩和黏膜上皮细胞的形态、分泌及纤毛摆动，均受性激素的影响而呈周期性变化。

四、卵巢

卵巢（ovary）为女性性腺，能产生与排出卵子、分泌性激素。

卵巢呈扁椭圆形，灰白色，位于子宫两侧、输卵管后下方，左右各一。卵巢系膜与子宫阔韧带相连，支配卵巢的神经及卵巢血管经卵巢系膜进入卵巢，其入口称卵巢门。卵巢的大小、形状随年龄而异。青春期前卵巢表面光滑；青春期后因排卵致表面逐渐凹凸不平。育龄期妇女卵巢大小约4cm×3cm×1cm，重5~6g。绝经后卵巢逐渐萎缩变小变硬。

卵巢表面无腹膜，由表向里依次为：①卵巢表面上皮，为单层立方上皮；②卵巢白膜，为致密纤维组织；③皮质，内含大小不等的各级发育卵泡、黄体以及间质组织等；④髓质，与卵巢门相连，由疏松结缔组织及丰富的血管、神经、淋巴管以及少量与卵巢韧带相延续的平滑肌纤维构成（图1-9）。

图1-9　卵巢结构

第五节 生殖器官的邻近器官

女性生殖器官与尿道、膀胱、输尿管、直肠及阑尾相邻，其间血管、神经及淋巴关系紧密（图1-10）。

一、尿道

女性尿道短而直，尿道口与阴道口邻近。始于膀胱三角尖端，穿过泌尿生殖膈，终于阴道前庭部的尿道外口。长4~5cm，直径约0.6cm。尿道由两层组织构成，即内面的黏膜和外面的肌层。肌层分为两层，内层为纵行平滑肌，排尿时可缩短和扩大尿道管腔；外层为横纹肌，称尿道括约肌，可持久收缩保证尿道长时间闭合。肛提肌及盆筋膜对尿道有支持作用，尿道周围的肛提肌收缩有助于女性尿道快速闭合。

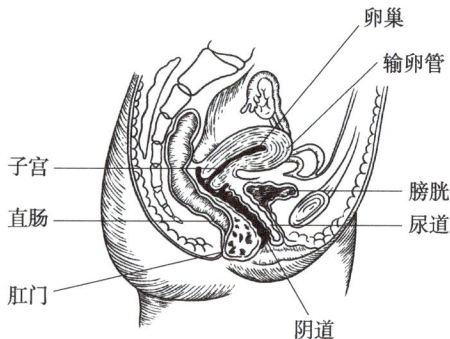

图1-10 内生殖器的邻近器官

二、膀胱

排空的膀胱位于耻骨联合和子宫之间。膀胱空虚时完全位于盆腔内；膀胱充盈时可突向盆腔甚至腹腔，妨碍妇科检查，或在盆腔手术中受损伤，或在分娩时影响胎先露下降及子宫收缩，故妇科检查与手术前及分娩过程中须及时排空膀胱。

三、输尿管

为一对圆索状肌性管道，管壁厚1mm，全长约30cm。起自肾盂，从腹膜后沿腰大肌前面偏中线侧下降，并于骶髂关节处、跨髂外动脉起点的前方进入骨盆腔，再继续在腹膜后沿髂内动脉下行，到达子宫阔韧带基底部向前内方穿行，在子宫颈部外侧约2.0cm处，于子宫动脉后下方交叉穿过，斜向前内进入膀胱。在输尿管走行过程中，支配肾、卵巢、子宫及膀胱的血管在其周围分支并相互吻合，形成丰富的血管丛营养输尿管。

四、直肠

位于盆腔后部。前为子宫及阴道，后为骶骨，上接乙状结肠，下接肛管，肛管周围有肛门内、外括约肌和肛提肌，在分娩和手术时应避免损伤直肠与肛管。子宫与直肠之间的陷凹称为子宫直肠陷凹，又称道格拉斯陷凹，为盆腔最低处。

五、阑尾

常位于右髂窝内，形似蚯蚓，根部连于盲肠，远端游离。其位置、长短及粗细变异较大，其下端有时可达右侧输卵管及卵巢部位。妊娠期，阑尾可随着增大的子宫移向外上侧。

第六节 生殖系统的血管、淋巴和神经

女性生殖器官的血管和淋巴管相伴而行，各器官间静脉及淋巴管以丛或网状相吻合。

一、动脉

女性内、外生殖器官的血液供应主要来自卵巢动脉、子宫动脉、阴道动脉及阴部内动脉（图1 – 11）。

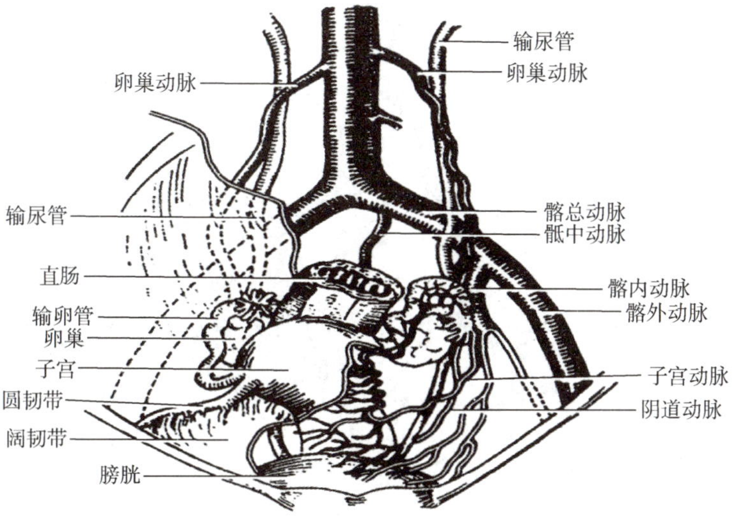

图1 – 11 女性盆腔动脉及血供

（一）卵巢动脉

起自腹主动脉，在腹膜后沿腰大肌前行，向外下行至骨盆缘处，跨过输尿管和髂总动脉下段，经骨盆漏斗韧带向内横行，再向后穿过卵巢系膜，分出小支经卵巢门进入卵巢。卵巢动脉在进入卵巢前分出若干支供应输卵管。

（二）子宫动脉

为髂内动脉前干分支，在腹膜后沿骨盆侧壁向下向前行，经阔韧带基底部、宫旁组织到达子宫外侧，于子宫颈内口水平约2cm处，横跨输尿管至子宫侧缘，之后分为上、下两支。上支较粗称子宫体支，沿宫体侧缘迂曲上行；下支较细称子宫颈 – 阴道支，分布于子宫颈及阴道上段。

（三）阴道动脉

为髂内动脉前干分支，分布于阴道中下段前后壁、膀胱顶及膀胱颈。阴道动脉与子宫动脉的子宫颈 – 阴道支和阴部内动脉分支相吻合。阴道上段由子宫动脉的子宫颈 – 阴道支供应，阴道中段由阴道动脉供应，阴道下段主要由阴部内动脉和痔中动脉供应。

（四）阴部内动脉

为髂内动脉前干终支，经坐骨大孔的梨状肌下孔穿出骨盆腔，绕过坐骨棘背面，经坐骨小孔到达坐骨肛门窝，并分出4支：①痔下动脉，分布于直肠下段及肛门部；②会阴动脉，分布于会阴浅部；③阴唇动脉，分布于大、小阴唇；④阴蒂动脉，分布于阴蒂及前庭球。

二、静脉

盆腔静脉与同名动脉伴行，但数目较动脉多，并在相应器官及其周围形成静脉丛，相互吻合。卵巢静脉与同名动脉伴行，右侧汇入下腔静脉，左侧汇入左肾静脉。

三、淋巴

女性生殖器官和盆腔组织具有丰富的淋巴系统，成群或成串分布。分为外生殖器淋巴与内生殖器淋巴两组（图1-12）。

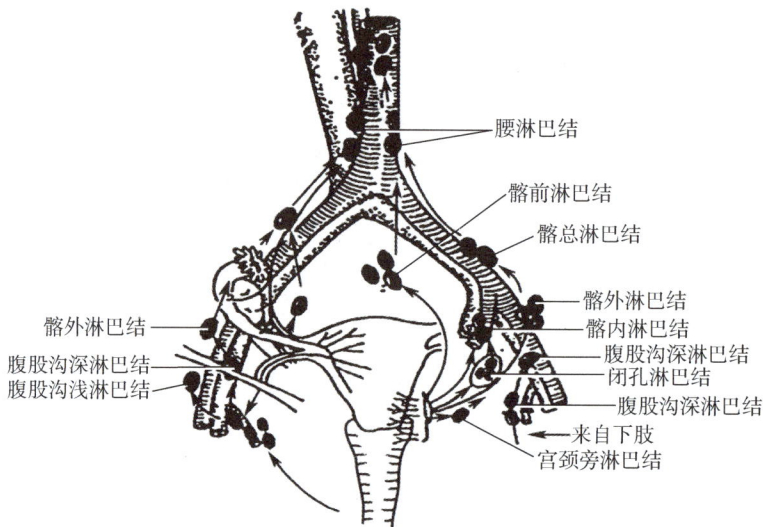

图 1-12　女性生殖器淋巴系统

（一）外生殖器淋巴

1. 腹股沟浅淋巴结　分上下两群，其输出管大部分汇入腹股沟深淋巴结，少部分汇入髂外淋巴结。上群沿腹股沟韧带排列，收纳外生殖器、阴道下段、会阴及肛门部的淋巴。下群位于大隐静脉末端周围，收纳会阴及下肢的淋巴。

2. 腹股沟深淋巴结　位于股静脉内侧，收纳阴蒂、腹股沟浅淋巴，汇入髂外及闭孔淋巴结等。

（二）内生殖器淋巴

分为3组：①髂淋巴组，由闭孔、髂内、髂外及髂总淋巴结组成；②骶前淋巴组，位于骶骨前面；③腰淋巴组（也称腹主动脉旁淋巴组），位于腹主动脉旁。

> **知识链接**
>
> #### 内生殖器淋巴回流
>
> 阴道下段淋巴主要汇入腹股沟浅淋巴结。阴道上段淋巴回流基本与子宫颈、子宫体下部淋巴回流相同，大部分汇入髂内及闭孔淋巴结，小部分汇入髂外淋巴结，并分别经髂总淋巴结汇入腰淋巴结和经宫骶韧带汇入骶前淋巴结。
>
> 子宫底、输卵管、卵巢淋巴部分汇入腰淋巴结，部分汇入髂内外淋巴结。子宫体两侧淋巴沿子宫圆韧带汇入腹股沟浅淋巴结，其前后壁淋巴可分别回流至膀胱淋巴结和直肠淋巴结。

四、神经

女性内、外生殖器官由躯体神经和自主神经共同支配。

（一）外生殖器的神经支配

外生殖器主要由阴部神经支配。由第Ⅱ、Ⅲ、Ⅳ骶神经分支组成，含感觉和运动神经纤维，走行与阴部内动脉途径相同。于坐骨结节内侧下方分成会阴神经、阴蒂背神经及肛神经（又称痔下神经）3 支，分布于会阴、阴唇、阴蒂及肛门周围（图 1-13）。

（二）内生殖器的神经支配

内生殖器主要由交感神经和副交感神经支配。交感神经纤维由腹主动脉前神经丛分出，进入盆腔后分为两部分：①卵巢神经丛，分布于卵巢和输卵管；②骶前神经丛，大部分在子宫颈旁形成骨盆神经丛，分布于子宫体、子宫颈、膀胱上部等。骨盆神经丛中含有来自第Ⅱ、Ⅲ、Ⅳ骶神经的副交感神经纤维及向心传导的感觉神经纤维，可引起反射性子宫收缩。子宫平滑肌有自主节律活动，完全切除其神经后仍能有节律性收缩，完成分娩活动（图 1-14）。

图 1-13　女性外生殖器神经支配

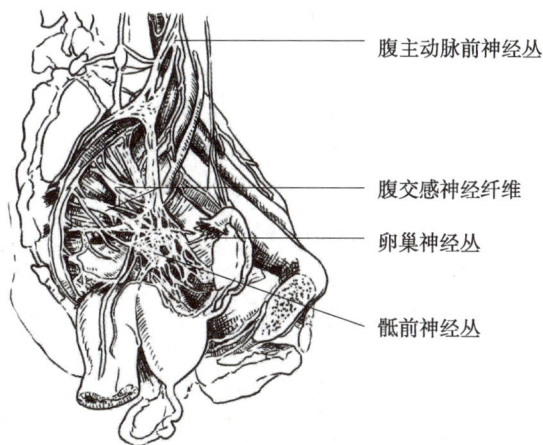

图 1-14　女性内生殖器神经支配

实训 1　女性生殖系统解剖

▶▶情境导入

情境： 某初中学校，计划为校内女生进行一场女性生殖系统解剖的知识讲座，希望讲解者能带着模型详细讲解。

思考： 作为一名医院医务工作者，请你设计一份知识宣讲小报并结合生殖系统解剖模型讲解。

【实训目的】

1. 能结合骨盆形态，熟练叙述骨盆的结构特点及分界组成。
2. 能简述骨盆底的结构，解释会阴与分娩的关系。
3. 能辨认外生殖器的大体解剖结构。
4. 能辨认女性内生殖器的解剖结构，阐述其功能。
5. 能说出内生殖器与邻近器官的关系。

【实训准备】

1. 用物准备 骨盆模型、骨盆底模型、女性内外生殖器模型、女性内生殖器与邻近器官模型。

2. 环境准备 安静、整洁、明亮。

【实训方法】

1. 教师讲解并示教。
2. 学生分组练习。
3. 实训操作流程。

素质要求	着装统一，穿护士服、戴护士帽，认真观看教师示教和进行操作练习。具有认真勤奋的学习态度，严谨求实的实训操作作风
↓	
准备用物	骨盆模型、骨盆底模型、女性内外生殖器模型、女性内生殖器与邻近器官模型
↓	
环境准备	安静、整洁、明亮
↓	
骨盆与盆底结构	在模型上辨认并指出组成骨盆的骨骼名称
	在模型上辨认并指出骨盆关节、骨盆韧带
	在模型上辨认并指出骨盆的骨性标识
	在模型上辨认并指出骨盆的分界
	在模型上辨认并指出骨盆三个平面组成及径线
	在模型上辨认并指出骨盆底肌层
↓	
外生殖器识记	在模型上辨认并指出阴阜、大阴唇、小阴唇、阴蒂、阴道前庭的位置
	说出外生殖器的解剖结构特点和功能
↓	
内生殖器识记	在模型上辨认并指出阴道、子宫、输卵管、卵巢的位置
	说出内生殖器的解剖结构特点和功能
↓	
内生殖器的邻近器官	在模型上辨认并指出尿道、膀胱、输尿管、直肠、阑尾的位置
	说出内生殖器各邻近器官的解剖结构特点和功能
↓	
整理	整理用物，将实训模型放回原处

【实训评价】

1. 自我评价 学生分组，4~6人一小组，每小组成员在教学模型上识别女性生殖器官解剖结构。学生小组内相互提问，自评能否在教学模具上准确识别女性生殖器官解剖结构，并结合模型说出女性内生殖器的解剖特点和功能。

2. 同学互评 小组之内成员相互提问，评价学习效果。

3. 教师评价 要求学生讲出女性生殖系统结构并在模型上逐一确认。抽测每一小组的学生，并记录成绩。

【注意事项】

爱护模型，接触模型时动作轻柔，防止教学模型的损坏。

【思考题】

1. 画出骨盆三个平面的近似图，标出各径线及正常值。

2. 画出内生殖器官的简易平面图，并标出各部的名称。

..... 目标检测

答案解析

【A₁ 型题】

1. 骨盆的组成包括

　　A. 一块髋骨、一块骶骨、一块尾骨　　　　B. 两块髋骨、一块骶骨、一块尾骨

　　C. 两块髋骨、一块骶骨、两块尾骨　　　　D. 两块髋骨、两块骶骨、一块尾骨

　　E. 两块髋骨、两块骶骨、两块尾骨

2. 关于非孕期正常成人子宫的解剖结构，正确描述是

　　A. 子宫长 7 ~ 8cm　　　　　　　　　　　B. 子宫位于骨盆腔中央，坐骨棘以下

　　C. 宫体宫颈比例为 1 : 2　　　　　　　　D. 子宫颈管腔呈椭圆形

　　E. 子宫下段长约 7cm

3. 18 岁女学生骑自行车与三轮车相撞，自觉外阴肿胀、疼痛难忍就诊。最可能发生的是

　　A. 小阴唇裂伤　　　　　　B. 大阴唇血肿　　　　　　C. 阴道前庭损伤

　　D. 前庭大腺肿大及出血　　E. 小阴唇血肿

4. 具有"拾卵"作用的是输卵管的

　　A. 间质部　　　　　　　　B. 峡部　　　　　　　　　C. 壶腹部

　　D. 伞部　　　　　　　　　E. 壶腹部与峡部连接处

5. 维持子宫于正常位置，主要依靠

　　A. 子宫韧带　　　　　　　B. 子宫韧带及盆底组织支托　　C. 腹肌收缩力和膈肌收缩力

　　D. 膀胱、直肠支托　　　　E. 真骨盆

（刘晓莉）

书网融合……

重点小结　　　　　微课1　　　　　微课2　　　　　习题

第二章 女性生殖系统生理

PPT

学习目标

1. 知识目标 通过本章学习，学生能掌握雌、孕激素的生理作用；熟悉女性一生各个阶段的主要生理特点。

2. 能力目标 能够解释女性各阶段特有的生理现象，能对女性进行月经期健康教育。

3. 素质目标 具有高度责任心，关爱女性生殖健康。

情境导入

情境： 王某，女，26岁，平时月经规律，月经周期1~3月，经期1~2日，月经量少，色褐，偶有痛经。末次月经2024年3月1日，备孕1年未孕，于3月21日来医院咨询。

思考： 1. 王某的月经正常吗？正常月经有什么特点？

2. 应如何对王某进行月经期保健知识的宣教？

第一节　女性一生各阶段的生理特点

女性一生根据其生理特点可分为胎儿期、新生儿期、儿童期、青春期、性成熟期、绝经过渡期和绝经后期共7个阶段，是女性从胎儿形成到衰老的生理过程，也是下丘脑－垂体－卵巢轴功能发育、成熟和衰退的过程。

一、胎儿期

胎儿期指从受精卵形成至胎儿娩出，一般为38周。受精卵是由父系和母系来源的23对染色体组成的新个体，其中一对性染色体决定胎儿性别。女性胚胎8~10周时，性腺组织分化出卵巢结构。卵巢形成后，因无雄激素及副中肾管抑制因子，中肾管退化，两条副中肾管发育形成女性生殖道。

二、新生儿期

新生儿期指胎儿出生后4周内。女性胎儿在母体内受性激素影响，出生后数日内，新生儿可出现外阴较丰满、乳房略隆起或少许泌乳。出生后脱离母体，体内雌激素水平迅速下降，可出现少量阴道流血。这些均属于生理现象，一般数日内自然消失。

三、儿童期

儿童期指从出生4周至12岁左右。8岁之前为儿童早期，此期下丘脑－垂体－卵巢轴功能处于抑制状态，生殖器官为幼稚型，外阴和阴道上皮很薄，阴道狭长，无皱襞，细胞内缺乏糖原，阴道酸度低，抵抗力弱。子宫小，宫颈较长，子宫肌层薄。8岁进入儿童后期，卵巢开始发育并分泌少量性激素。虽无排卵，但女性特征开始出现，皮下脂肪堆积沉着，乳房发育。子宫、输卵管及卵巢逐渐降至盆腔。

四、青春期

青春期指儿童至成人的转变期，是生殖器、内分泌、体格逐渐发育成熟的阶段。世界卫生组织（WHO）规定青春期为 10～19 岁。此期生理特点为：身体发育迅速、第一性征和第二性征发育，并出现月经，月经初潮是女性青春期的重要标志。女性青春期第一性征指在促性腺激素的作用下，女性生殖器官从幼稚型变为成人型。阴阜隆起，大、小阴唇变肥厚，出现色素沉着。阴道的长度与宽度增加，黏膜增厚，出现皱襞。子宫体增大。输卵管变粗，弯曲度减小。卵巢增大，卵泡发育并分泌性激素，卵巢皮质内有不同发育阶段的卵泡，卵巢表面略呈凹凸不平。第二性征包括乳房丰满，乳头增大；胸、肩及臀部皮下脂肪增多；阴毛、腋毛生长；骨盆变宽大；音调变高等。此外，青春期女性心理变化较大，出现性意识，对异性产生好奇，情绪易变化。

五、性成熟期

性成熟期又称生育期，指从 18 岁开始，历时 30 年左右的一段时间。此期，卵巢生殖功能和内分泌功能最为旺盛，出现规律排卵，生殖器各部及乳房发育成熟，在卵巢性激素作用下发生周期性变化。

六、绝经过渡期

绝经过渡期指从开始出现绝经趋势至最后一次月经的一段时期。一般始于 40 岁，历时短者可为 1～2 年，长者可达 10 余年。此期，卵巢功能逐渐衰退，卵泡不能发育成熟及排卵，月经不规则，最终卵巢内卵泡自然耗竭，对垂体促性腺激素丧失反应，卵巢功能衰竭，月经永久性停止，称绝经。中国女性的平均绝经年龄约为 49.5 岁。卵巢功能开始衰退直至绝经后 1 年内的时期，称围绝经期。

七、绝经后期

绝经后期指绝经后的生命时期。此期卵巢功能进一步衰退，内分泌功能逐渐消退，生殖器官萎缩，局部抵抗力降低，易患萎缩性阴道炎。骨代谢异常导致骨质疏松，易发生骨折。

第二节　卵巢的周期性变化及内分泌功能 🅔 微课

卵巢为女性的性腺，其主要功能为产生卵子并排卵和分泌女性激素，分别称为卵巢的生殖功能和内分泌功能。

一、卵巢的周期性变化

从青春期开始至绝经前，卵巢在形态和功能上发生周期性变化，称为卵巢周期。其表现为卵泡的发育和成熟、排卵、黄体形成及退化。

(a)始基卵泡　(b)窦前卵泡　(c)窦状卵泡　(d)排卵前卵泡　(e)排卵

图 2 – 1　卵泡的发育与成熟

（一）卵泡的发育和成熟

新生儿出生时，卵巢内大约有 200 万个原始卵泡。儿童期多数卵泡退化，至青春期只剩下约 30 万个。进入青春期后，受促性腺激素的影响，卵泡的自主发育推进至卵泡的发育成熟。生育期每个月经周期中一般仅有一个卵泡完全成熟并排卵，卵泡的生长过程分为原始卵泡、窦前卵泡、窦状卵泡及排卵前卵泡 4 个阶段（图 2 – 1）。排卵前卵泡是卵泡发育的最后阶段，为成熟卵泡，卵泡液急骤增加，卵泡腔增大，直径可达 18 ~ 23mm，卵泡向卵巢表面突出，其结构从外向内依次为：卵泡外膜、卵泡内膜、颗粒细胞、卵泡腔、卵丘、放射冠、透明带（图 2 – 2）。

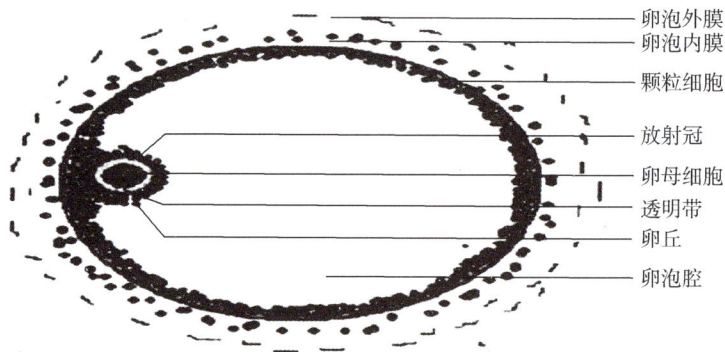

卵泡外膜
卵泡内膜
颗粒细胞
放射冠
卵母细胞
透明带
卵丘
卵泡腔

图 2 – 2　排卵前成熟卵泡结构

（二）排卵

成熟卵泡突出于卵巢表面，卵细胞及周围的卵冠丘结构一起排出的过程，称为排卵。排出的卵细胞称为卵子，排卵多发生在下次月经来潮前 14 日。一个月经周期一般只排一个卵，卵子可由两侧卵巢轮流排出，亦可由一侧卵巢连续排出。在排卵期，多数妇女无感觉，少数人可感到一侧下腹部酸胀，极少数在排卵期可出现少量阴道流血，2 ~ 3 日后出血多自行停止。

（三）黄体的形成和退化

排卵后卵泡液流出，卵泡腔内压下降，卵泡壁塌陷，形成许多皱襞，卵泡壁的卵泡颗粒细胞和卵泡内膜细胞向内侵入，周围由结缔组织的卵泡外膜包围，共同形成黄体。排卵后 7 ~ 8 日，黄体体积和功能达高峰，直径 1 ~ 2cm，外观黄色。若排出的卵子受精，黄体则在胚胎滋养细胞分泌的人绒毛膜促性腺激素作用下增大，发育成妊娠黄体，以维持妊娠，至妊娠 3 个月末退化。若排卵后未妊娠，黄体于排卵后第 9 ~ 10 日开始退化，黄体功能限于 14 日。退化后，黄体细胞逐渐萎缩变小，周围的结缔组织和成纤维细胞侵入，组织纤维化，最后形成无血管的瘢痕，称为白体。

二、卵巢性激素的分泌及其功能

（一）卵巢分泌的激素

卵巢主要分泌雌激素、孕激素和少量雄激素等甾体激素。卵巢激素分泌呈周期性变化。

1. 雌激素　在一个月经周期中，雌激素的分泌量呈现两个高峰期。卵泡开始发育时，雌激素分泌量很少；至月经第 7 日卵泡分泌雌激素量迅速增加，于排卵前达高峰；排卵后略下降，排卵后 1 ~ 2 日，黄体开始分泌雌激素进入血循环，大约在排卵后 7 ~ 8 日（月经周期第 21 ~ 22 日）黄体发育成熟，血循环中雌激素水平出现第二个高峰，其峰值约低于第一个高峰。随着黄体的退化，雌激素水平迅速下降，至经前期达最低水平。

2. 孕激素　卵泡期卵泡合成很少量的孕酮，但不释放入血，因此，卵泡期女性体内孕激素水平低。排卵前成熟卵泡的颗粒细胞在 LH 排卵峰的作用下黄素化，并分泌少量孕酮；排卵后黄体形成，孕激素分泌量逐渐增加，排卵后 7 ~ 8 日分泌量达高峰，以后逐渐下降，到月经来潮时降至卵泡期水平。

3. 雄激素　女性的雄激素主要来自肾上腺，少量来源于卵巢。卵巢的主要雄激素产物是睾酮、雄烯二酮和脱氢表雄酮。排卵前血中雄激素水平升高，促进非优势卵泡闭锁的同时可提高性欲。

知识链接

卵巢分泌的多肽激素

卵巢除分泌甾体激素外，还分泌一些多肽激素、细胞因子和生长因子。在卵泡液中分离到了抑制素、激活素和卵泡抑制素三种多肽，构成调节垂体促性腺激素合成和分泌的激活素 – 抑制素 – 卵泡抑制素系统。此外，卵巢分泌的白细胞介素 – Ⅰ、肿瘤坏死因子 – α、胰岛素生长因子、成纤维细胞生长因子、转化生长因子等细胞因子和生长因子通过自分泌或旁分泌形式也参与卵泡生长发育的调节。

（二）卵巢性激素的生理功能

1. 雌激素与孕激素的生理功能　雌激素与孕激素主要作用于子宫内膜、子宫平滑肌收缩、输卵管蠕动、子宫颈黏液变化、阴道上皮角化脱落及水钠代谢等方面，两者既有协同作用，又有拮抗作用（表 2 – 1）。

表 2 – 1　雌激素与孕激素的生理功能

	雌激素	孕激素
宫颈	使宫颈变软，宫口松。黏液分泌量增加，变稀薄、拉丝度增加，涂片中出现典型羊齿植物叶状结晶	使宫口闭合。黏液分泌量减少，变黏稠，形成黏液栓。涂片中结晶消失，出现椭圆体
子宫内膜	促进子宫内膜的增殖生长，变厚，出现增生期变化	促进子宫内膜增生的基础上转化为分泌期
子宫肌层	促进发育，使肌层增厚，收缩力增强，对缩宫素的敏感性增加	降低子宫平滑肌的兴奋性，使肌纤维松弛，对缩宫素的敏感性降低
输卵管	促进输卵管节律性收缩	抑制输卵管节律性收缩
阴道上皮	促进上皮细胞增生、角化，增加细胞内糖原含量	加快上皮细胞脱落
乳腺	使乳腺腺管增生，乳头乳晕着色	在雌激素影响的基础上促进乳腺腺泡发育
反馈作用	对下丘脑及腺垂体具有正、负反馈作用	对下丘脑及腺垂体具有负反馈作用
其他	促进第二性征发育。降低血中胆固醇水平，维持血管张力，保持血流稳定；促进水、钠潴留；促进骨中钙、磷沉积	具有中枢致热性，排卵后使基础体温升高 0.3 ~ 0.5℃。促进水、钠排出

2. 雄激素的生理功能 雄激素能促进蛋白质合成、促进肌肉生长并刺激骨髓中红细胞的增生。自青春期开始，雄激素分泌量增加，促进阴蒂、阴唇和阴阜发育、阴毛及腋毛生长。雄激素过多时，可对抗雌激素，如减缓子宫发育及其内膜的生长和增殖，抑制阴道上皮的增生和角化。在性成熟前期前，促使长骨骨基质生长和钙的保留；性成熟后，可导致骨骺的关闭，使长骨生长停止。

第三节 子宫内膜的周期性变化及月经

随着卵巢激素的周期性变化，生殖器官发生相应的周期性变化。其中，以子宫内膜变化最为显著。

一、子宫内膜的周期性变化

子宫内膜在组织学上分为功能层和基底层。从青春期开始受卵巢激素的影响，功能层发生周期性变化；基底层不受卵巢激素的调控，在月经后增殖生长，修复子宫内膜创面，形成新的子宫内膜功能层。以一个正常的月经周期28日为例，根据其组织学变化分为增殖期、分泌期、月经期3个阶段。

（一）增殖期

增殖期为月经周期的第5~14日。与卵巢周期中的卵泡期相对应。基底层在雌激素影响下，腺体、间质细胞呈增殖状态，增殖期可分为早、中、晚三期。

1. 早期 月经周期第5~7日。此期内膜较薄（1~2mm），腺上皮为立方形或低柱状，腺体短、直、细且稀疏；间质较致密，间质中的小动脉管较直、壁薄。

2. 中期 月经周期第8~10日。此期内膜腺体数量增多、伸长并稍有弯曲，腺上皮细胞开始有核分裂象；间质水肿在此期最为明显，螺旋小动脉逐渐发育，管壁变厚。

3. 晚期 月经周期第11~14日。此期内膜继续增厚（3~5mm），呈波浪形，腺上皮变为高柱状，增殖为假复层上皮，腺体更长，形成弯曲状；间质细胞相互结合成网状；螺旋小动脉管腔增大，组织内水肿明显。

（二）分泌期

月经周期的第15~28日。与卵巢周期中的黄体期相对应。黄体分泌的雌、孕激素，使增殖期的子宫内膜继续增厚，腺体增大弯曲，出现分泌现象；间质水肿、疏松，血管进一步弯曲呈螺旋状。此时，内膜厚且松软，含有丰富的营养物质，有利于受精卵着床发育。分泌期可分为早、中、晚三期。

1. 早期 月经周期第15~19日。此期子宫内膜腺体长且弯曲明显。

2. 中期 月经周期第20~23日。此期内膜继续增厚，腺体增大，腺体内的分泌上皮细胞分泌糖原，为受精卵着床提供营养。

3. 晚期 月经周期第24~28日。此期子宫内膜增厚达10mm，呈海绵状，间质疏松、水肿明显，为月经来潮前期。

（三）月经期

月经周期的第1~4日，为子宫内膜功能层组织脱落期。若卵子未受精，黄体退化萎缩，雌、孕激素水平下降引起子宫内膜功能层从基底层崩解脱落。经前24小时子宫内膜螺旋小动脉出现阵发性痉挛，远端血管壁及组织缺血坏死，内膜剥脱，血管断裂出血，功能层子宫内膜随血液及黏液等经阴道排出，即形成月经。

二、月经

（一）月经的基本概念

1. 月经 指子宫内膜随着卵巢周期性变化而发生周期性的脱落及出血。规律月经是女性生殖功能成熟的重要标志。

2. 月经初潮 第一次月经来潮称为月经初潮。多数发生在 13~14 岁，但可早至 11 岁或迟至 15 岁。月经初潮年龄受各种内外因素的影响，如遗传、营养、体重、气候、环境等。近年，月经初潮年龄有提前的趋势。

3. 月经周期 正常月经具有周期性。出血第 1 日为月经周期的开始，相邻两次月经第 1 日间隔的时间称为月经周期，一般为 21~35 日，平均 28 日。

4. 经期 每次月经持续的时间称为月经期，一般为 2~8 日，平均 4~6 日。

5. 经量 经量为一次月经的总失血量，正常月经量为 20~60ml，超过 80ml 为月经过多。

（二）月经血的特征

一般在月经期第 2~3 日，出血量最多。月经血呈暗红色，无臭味。除血液外，还含有子宫内膜碎片、子宫颈黏液及脱落的阴道上皮细胞等。月经血中含有前列腺素及来自子宫内膜的大量纤维蛋白溶解酶，使纤维蛋白溶解，故月经血不凝。出血量多和速度过快时，可形成小血块。

（三）月经期的伴随症状

月经期女性盆腔充血，部分妇女可出现轻度下腹坠胀、腰酸、疲倦、嗜睡、情绪不稳定、腹泻和痤疮等一系列表现。一般不影响日常生活和工作。月经期盆腔充血，子宫颈口松弛，子宫内膜剥脱留下创面，阴道酸性环境改变，机体抵抗力减弱，易发生生殖器官炎症。因此，月经期应加强健康教育，加强经期保健。注意月经期个人卫生，禁止性生活及盆浴，以防止病原体上行感染；注意保暖；劳逸结合，保证休息；合理饮食，加强营养；保持心情舒畅。

第四节 生殖器官其他部位的周期性变化

一、阴道黏膜的周期性变化

月经周期中，随着雌、孕激素的变化，阴道黏膜也发生周期性改变。排卵前，阴道上皮在雌激素的作用下，阴道黏膜上皮增生，表层细胞角化，在排卵期，该变化最明显。排卵后，受孕激素影响，阴道黏膜上皮大量脱落，其中以表层细胞为主。

二、子宫颈黏液的周期性变化

子宫颈黏液主要由子宫颈黏膜腺细胞分泌。受卵巢激素的影响，黏液的量、理化性质均呈明显的周期性变化。月经来潮后，体内雌激素水平降低，子宫颈黏液分泌量很少。随着雌激素水平的升高，子宫颈黏液分泌量也不断增加，排卵期达高峰。此时，子宫颈黏液量多，稀薄，透明似蛋清样，拉丝度可达 10cm 以上，有利于精子通过。临床上，取宫颈黏液涂片，自然干燥后，镜下可见羊齿植物叶状结晶。排卵后由于孕激素影响，黏液分泌逐渐减少，变得浑浊、黏稠，拉丝度差，易断裂；于月经周期第22日左右羊齿植物叶状结晶完全消失，黏液涂片后可见排列成行的椭圆体。临床上根据子宫颈黏液检查，可了解卵巢功能。

三、输卵管的周期性变化

在雌激素的作用下，输卵管黏膜上皮纤毛细胞生长，体积增大，非纤毛细胞分泌增加。雌激素可促进输卵管发育及输卵管肌层的节律性收缩，引起峡部收缩使卵子停留在壶腹部与峡部的连接部。孕激素则可抑制输卵管黏膜上皮纤毛细胞的生长，降低分泌细胞分泌黏液的功能以及减少输卵管的收缩频率，使受精卵通过输卵管的蠕动进入子宫腔。

四、乳房的周期性变化

雌激素可促进乳腺管增生，孕激素则促进乳腺小叶及腺泡生长。部分妇女在经前，可因乳腺管的扩张、充血以及乳房间质水肿，自觉乳房肿胀和疼痛。月经来潮后，随着雌、孕激素水平的下降，上述症状可自行消退。

第五节　月经周期的调节

女性月经周期的调节是一个非常复杂的过程。下丘脑、垂体和卵巢受中枢神经系统的控制，相互调节和影响，形成完整而协调的神经内分泌调节系统，称为下丘脑－垂体－卵巢轴（hypothalamus pituitary ovarianaxis，HPO）（图2-3）。

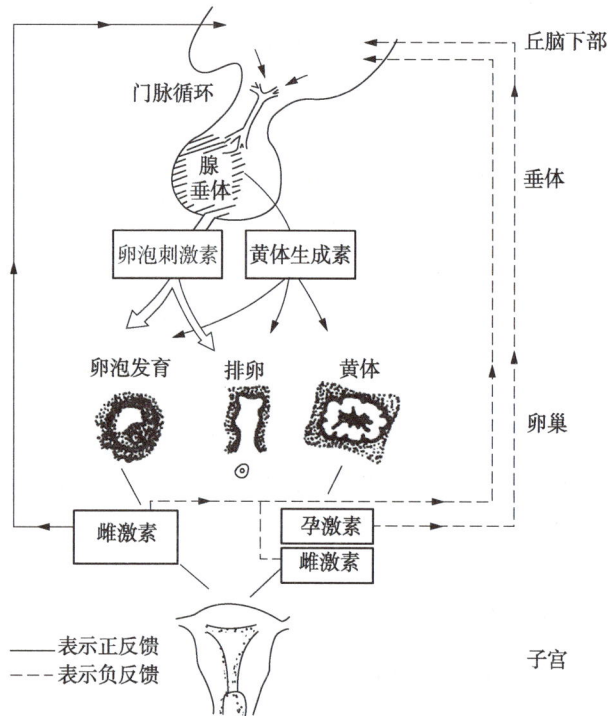

图2-3　下丘脑－垂体－卵巢轴之间的相互关系

一、下丘脑－垂体－卵巢轴的相互关系

（一）下丘脑生殖调节激素

下丘脑是下丘脑－垂体－卵巢轴的启动中心，分泌促性腺激素释放激素（GnRH），即促卵泡素释放激素（FSH－RH）和黄体生成素释放激素（LH－RH）。通过垂体门静脉系统进入腺垂体，调节垂体促性腺激素的合成和分泌。

（二）腺垂体生殖激素

垂体产生促性腺激素和催乳素。

1. 促性腺激素卵泡刺激素（FSH）　可刺激卵泡生长发育，在少量黄体生成素共同作用下使卵泡成熟，分泌雌激素。黄体生成素（LH）在一定量卵泡刺激素的协同作用下，使成熟卵泡排卵并形成黄体，分泌雌、孕激素。

2. 催乳素（PRL）　是由腺垂体催乳细胞分泌的多肽激素，具有促进乳汁合成的功能。

（三）卵巢性激素的反馈调节

1. 雌激素　雌激素对下丘脑产生负反馈和正反馈两种作用。在卵泡期早期，一定水平的雌激素负反馈作用于下丘脑，抑制 GnRH 释放，并降低垂体对 GnRH 的反应性。在卵泡期的晚期，雌激素达到阈值水平并维持 48 小时以上，产生正反馈作用，刺激 LH 分泌达高峰。在黄体期，雌激素与孕激素协同对下丘脑产生负反馈作用。

2. 孕激素　低水平的孕激素可使促性腺激素分泌增多。反之，高水平的孕激素对促性腺激素的分泌产生抑制作用。

二、月经周期的调节机制

1. 卵泡期　月经周期的长短取决于卵泡期的长短，即卵泡发育的速度和质量。前次月经周期的黄体萎缩后，雌孕激素水平降至最低，下丘脑和垂体反馈抑制作用解除，下丘脑重新开始分泌 Gn-RH，继而垂体 FSH 分泌增加，促进卵泡发育，并分泌雌激素。雌激素水平的不断增高，其对下丘脑的负反馈作用增强，抑制下丘脑分泌 GnRH，使垂体 FSH 分泌减少。随着卵泡逐渐发育成熟，雌激素分泌达到高峰，对下丘脑产生正反馈作用，促使垂体释放大量 LH，形成 LH 高峰，FSH 同时形成一个相对较低峰值，大量的 LH 和一定量的 FSH 协同作用，使成熟卵泡排卵。

2. 黄体期　排卵后血中 LH 和 FSH 急剧下降。在少量的 LH 和 FSH 作用下，黄体形成并逐渐发育成熟。黄体分泌孕激素和雌激素，使子宫内膜从增殖期转变为分泌期。排卵后第 7~8 日，孕激素分泌达到高峰，雌激素分泌亦重新达高峰。此时，高水平的孕激素和雌激素产生明显的负反馈作用，垂体分泌的 LH 和 FSH 相应减少，黄体开始萎缩，体内孕激素和雌激素量减少，子宫内膜失去性激素的支持，发生坏死、脱落，形成月经，下一个月经周期重新开始，如此周而复始（图 2－4）。

3. 月经期　月经期血中 FSH、LH 以及雌、孕激素水平不断下降，直至最低水平。

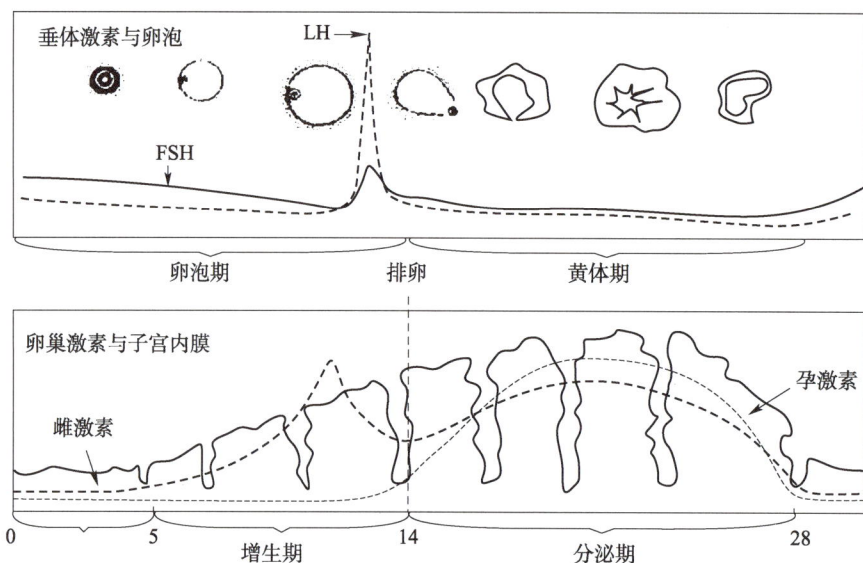

图 2 – 4 卵巢及子宫内膜周期性变化

目标检测

答案解析

【A₁型题】

1. 正常情况下女性的排卵发生在月经来潮前
   A. 7 日左右   B. 14 日左右   C. 16 日左右
   D. 20 日左右   E. 22 日左右

2. 下列关于雌激素的生理作用说法正确的是
   A. 可以使子宫内膜发生分泌期变化
   B. 能够降低子宫肌对缩宫素的敏感性
   C. 促进乳腺腺泡发育
   D. 使宫颈黏液分泌增多，稀薄，拉丝度长
   E. 兴奋下丘脑体温调节中枢，有升温作用

【A₂型题】

3. 王某，女，25 岁。子宫内膜检查所见：腺体缩小，内膜水肿消失，螺旋小动脉痉挛性收缩，有坏死、内膜下血肿。护士根据检查结果判断该内膜为月经的
   A. 月经期   B. 增殖期   C. 分泌早期
   D. 分泌晚期   E. 月经前期

4. 李某，女，30 岁。自诉 12 岁初潮，月经规则，月经周期 29 日。排卵时间一般在月经周期的
   A. 第 8 日   B. 第 12 日   C. 第 13 日
   D. 第 14 日   E. 第 15 日

5. 足月顺产后 3 日的一个健康女婴，因父母发现其阴道有血性分泌物被送来医院。护士给父母解释正确的是
   A. 假月经   B. 阴道损伤   C. 会阴损伤
   D. 尿道阴道瘘   E. 阴道直肠瘘

6. 周某，女，学生，13 岁。第二性征已出现。其青春期的重要标志是

    A. 月经初潮   B. 乳房丰满   C. 皮下脂肪增多

    D. 阴阜脂肪垫变厚   E. 阴毛、腋毛生成

7. 在女性的月经周期中，卵泡期相对应的子宫内膜应为

    A. 月经期   B. 增殖期   C. 分泌早期

    D. 分泌晚期   E. 脱落期

（廉　萍）

书网融合……

        重点小结   微课   习题

第三章 妊娠生理

PPT

PPT

学习目标

1. 知识目标 通过本章学习，学生能掌握妊娠、受精、着床的概念；掌握胎盘、胎膜、脐带、羊水的形成及其功能。

2. 能力目标 能识别妊娠期母体生理及心理变化，能向孕妇描述不同时期胎儿发育的特征。

3. 素质目标 具有以孕妇为中心的护理理念，建立连续产科服务的职业素养。

情境导入

情境： 患者，女，30岁，G_1P_0，孕18周，无特殊疾病史。她自开始感觉到胎动，按预约时间来院进行产前检查。目前没有明显不适。因为第一次怀孕，她对身体变化、胎儿的健康以及自己的母亲角色感到担忧。

思考： 1. 该孕妇在此阶段正常的身体变化有哪些？

2. 应如何对其进行健康指导？

妊娠（pregnancy）是胚胎和胎儿在母体内发育成长的过程。开始于卵子受精，止于胎儿及其附属物自母体娩出，约需266日。由于受精的具体日期不易确定，临床上一般以末次月经（last menstrual period，LMP）第一日作为妊娠的开始，全过程约为280日（40周）。以4周为一个妊娠月计算，则为10个妊娠月。

第一节 受精、受精卵着床及发育

一、受精

1. 卵子的输送 成熟卵子从卵巢排出后，经输卵管伞部的"拾卵"作用进入输卵管，停留在输卵管壶腹部与峡部连接处。

2. 精子的运行及获能 当精液射入阴道后，精子从中游出，经子宫颈管进入子宫腔和输卵管。受子宫内膜和输卵管内膜中白细胞产生 α 和 β 淀粉酶的作用，精子顶体酶上的"去获能因子"被去除，精子具有受精能力，称为精子获能。

3. 受精 精子和卵子的结合过程称为受精，多发生在排卵后12小时内，整个过程约24小时。受精部位多为输卵管壶腹部与峡部的交界处。精子与卵子相遇后，精子顶体释放出顶体酶，溶解卵子外周的放射冠和透明带，精子穿过放射冠和透明带，称之顶体反应。一旦精子进入卵细胞，透明带即发生变化，阻止其他精子进入，以保证单精子受精。受精始于获能的精子与卵子表面接触，止于精原核与卵原核融合。已受精的卵子称为受精卵或孕卵，标志着新生命的诞生。

二、受精卵的发育

受精30小时后孕卵开始有丝分裂。同时，在输卵管肌层蠕动和纤毛摆动的作用下，向宫腔方向移动，约在受精后第3日，分裂成16个细胞组成的实心细胞团，称桑椹胚，随后细胞继续分裂形成早期囊胚。约在受精后第4日，早期囊胚进入宫腔并继续分裂发育，形成晚期囊胚。

三、着床

晚期囊胚植入到子宫内膜的过程，称为孕卵植入，也称着床（图3-1）。着床在受精后第6~7日开始，第11~12日结束。着床部位大多在子宫体的前壁或后壁（后壁最常见）。

受精卵着床需经过定位、黏附与侵入3个过程。完成着床必须具备的条件是：①透明带消失；②囊胚滋养层分化出合体滋养细胞；③囊胚和子宫内膜同步发育，且功能协调；④体内有足够的雌激素和孕酮，子宫有一极短的敏感期允许受精卵着床；⑤受精后24小时的受精卵产生的早孕因子能抑制母体淋巴细胞活性，防止囊胚被母体排斥。

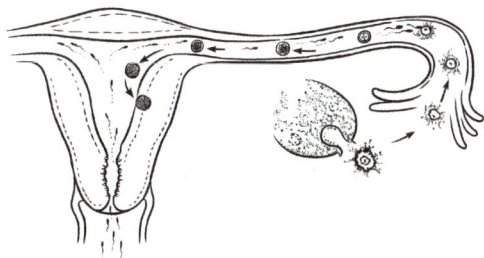

图3-1　卵子受精与孕卵植入

四、蜕膜的形成

受精卵植入后的子宫内膜迅速发生蜕膜样改变，依蜕膜与囊胚的关系分为三部分，即底蜕膜、包蜕膜和壁蜕膜（图3-2）。

1. 底蜕膜　受精卵着床部位的子宫蜕膜。血循环丰富，与囊胚滋养层接触，而后成为胎盘的母体部分。

2. 包蜕膜　覆盖在囊胚表面的蜕膜。随着囊胚的发育成长逐渐凸向宫腔，约在孕12周，包蜕膜与壁蜕膜贴近并融合。

图3-2　孕卵着床部位与蜕膜的关系

3. 壁蜕膜　指除底蜕膜和包蜕膜以外的子宫蜕膜，覆盖在子宫腔表面，又称真蜕膜。

第二节　胎儿附属物的形成与功能

胎儿附属物包括胎盘、胎膜、脐带和羊水。

一、胎盘

（一）胎盘的构成

胎盘是母体和胎儿间进行物质交换的重要器官，由羊膜、叶状绒毛膜和底蜕膜组成（图3-3）。

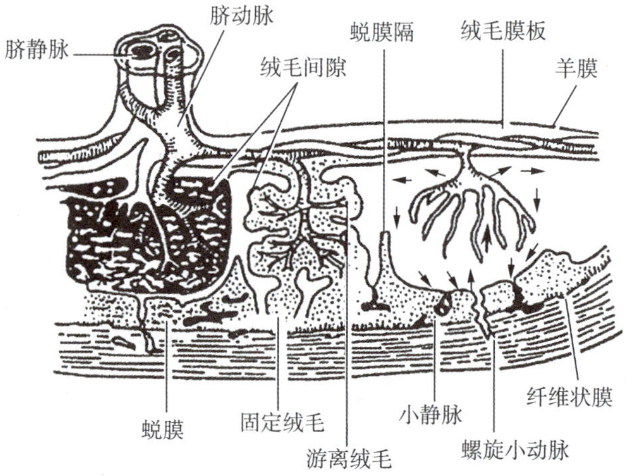

图3-3 胎盘的构造与血液循环模式图

1. 羊膜 为附着于胎盘胎儿面的半透明薄膜，表面光滑，具有一定的弹性，其上无血管、神经及淋巴管。

2. 叶状绒毛膜 孕卵外层细胞称为滋养层。当晚期囊胚着床于子宫内膜后，滋养层细胞迅速分裂增殖，内层为细胞滋养细胞，外层为合体滋养细胞。滋养层内面有一层胚外中胚层，与滋养层共同组成绒毛膜。妊娠早期，与底蜕膜相接触的绒毛因营养丰富，发育很快，分支增多，形成叶状绒毛膜，构成胎盘的主要部分。与包蜕膜接触的绒毛缺乏营养逐渐退化，变得光滑，形成平滑绒毛膜，构成胎膜的外层。叶状绒毛膜的绒毛分为两种，少数像树根样深扎于蜕膜中，称为固定绒毛，大多数绒毛末端游离，称游离绒毛。每个绒毛干中均有脐动脉和脐静脉的分支，随着绒毛干再分支，脐血管越来越细，最终形成胎儿毛细血管进入三级绒毛，建立胎儿-胎盘循环。绒毛间的空隙称为绒毛间隙，这些间隙充满母体血液，其中的游离绒毛在母血中悬浮，实现母儿间的物质交换。

3. 底蜕膜 底蜕膜表面覆盖着一层来自固定绒毛的滋养层细胞，与底蜕膜共同形成绒毛间隙的底，称为蜕膜板。蜕膜板向绒毛膜方向伸出一些蜕膜间隔，其高度可达整个绒毛间隙的2/3，将胎盘母体面分成肉眼可见的18~20个胎盘小叶。

（二）胎盘的结构

胎盘于妊娠6~7周开始形成，妊娠12周末完全形成。足月胎盘呈圆形或椭圆形盘状，重450~650g，直径16~20cm，厚1~3cm，中间厚，边缘薄。胎盘分为母体面和胎儿面，母体面呈暗红色，粗糙，由18~20个胎盘小叶组成；胎儿面表面为羊膜，呈灰白色，光滑、半透明，中央或稍偏处有脐带附着。脐动静脉从脐带附着点向四周呈放射状分布直达边缘，其分支穿过绒毛膜板进入胎盘小叶。

（三）胎盘的功能 🅔微课

1. 气体交换 氧气是维持胎儿生命最重要的物质。在母体和胎儿之间，氧气和二氧化碳以简单扩散方式进行交换。

2. 营养物质供应 胎儿生长发育所需要的葡萄糖以易化扩散方式通过胎盘；氨基酸、钙、磷、铁、碘以主动运输方式通过胎盘；脂肪酸、钾、钠、镁，脂溶性维生素以简单扩散方式通过胎盘。胎盘中含有多种酶，可将复杂的化合物分解为简单物质，如蛋白质分解成氨基酸、脂质分解为游离脂肪酸等，同时也可将结构简单的物质合成后供应给胎儿，如将葡萄糖合成糖原、氨基酸合成蛋白质及脂肪酸合成脂肪等。

3. 排出胎儿代谢产物　胎儿的代谢产物如尿酸、肌酐和肌酸等，经胎盘进入母血，由母体排出体外，替代胎儿的泌尿系统功能。

4. 防御功能　胎盘能阻止母血中某些有害物质进入胎儿血中。但病毒（如风疹病毒、巨细胞病毒等）、某些对胎儿有害的药物等小分子物质，可通过胎盘侵袭胎儿，影响胎儿生长发育，甚至导致畸形、死亡。部分细菌、弓形虫、衣原体、支原体和结核杆菌可在胎盘形成病灶，破坏胎盘绒毛结构，进入胎体导致胎儿感染。母血中的 IgG 可通过胎盘，使胎儿获得抗体，对胎儿起保护作用，且出生后短时间内具有一定的免疫力。

5. 合成功能　胎盘能合成多种激素、酶、神经递质和细胞因子，对维持正常妊娠起重要作用。

（1）人绒毛膜促性腺激素（human chorionic gonadotropin，hCG）　由胎盘合体滋养细胞合成。hCG 于受精卵着床后 1 日，即可自母体血清中测出。hCG 的分泌量至妊娠第 8～10 周达到高峰，持续约 10 日迅速下降，产后 2 周内消失。hCG 的主要作用是使黄体继续发育成妊娠黄体，增加甾体激素的分泌，以维持妊娠。

（2）人胎盘生乳素（human placental lactogen，hPL）　由胎盘合体滋养细胞合成。于妊娠第 5 周即可在母体血浆中测出 hPL，其分泌量在妊娠第 39～40 周达到高峰，直至分娩。hPL 产后迅速下降，产后 7 小时即检测不出。hPL 的主要作用有：促进乳腺腺泡发育，为产后泌乳做准备；促胰岛素生成；通过脂解作用，抑制母体对葡萄糖的摄取和利用，使多余葡萄糖运转给胎儿；抑制母体对胎儿的排斥作用。

（3）雌激素和孕激素　妊娠早期由卵巢妊娠黄体分泌。妊娠第 8～10 周起，主要由胎盘合成。妊娠末期，雌二醇及雌酮值为非妊娠妇女的 100 倍，雌三醇值为非妊娠妇女的 1000 倍。雌、孕激素协同作用，使子宫内膜、肌层、乳腺等在妊娠期发生一系列生理变化。

（4）酶　胎盘能合成多种酶，主要有缩宫素酶和耐热性碱性磷酸酶，其生物学意义尚未明确。

6. 免疫功能　正常妊娠母体能容受、不排斥胎儿，其具体机制目前尚不清楚，可能与早期胚胎组织无抗原性、母胎界面的免疫耐受以及妊娠期母体免疫力低下有关。

二、胎膜

胎膜是由绒毛膜和羊膜组成。胎膜外层为绒毛膜，内层为羊膜，与覆盖胎盘、脐带的羊膜层相连接。胎膜的功能是：防止病原体进入宫腔，防止感染；参与甾体激素的代谢；维持羊水平衡；在分娩发动上有一定作用。

三、脐带

脐带是连接胎儿与胎盘的条索状组织。一端连于胎儿腹壁脐轮，另一端附着于胎盘胎儿面。表面有羊膜覆盖呈灰白色，内有一条管腔较大、管壁较薄的脐静脉和两条管腔较小、管壁较厚的脐动脉。脐血管周围有来自胚外中胚层的胶样组织，称为华通胶。足月脐带长 30～100cm，平均约 55cm，呈螺旋迂曲状。脐带是胎儿与母体之间气体交换、营养供给和代谢产物排出的重要通道。

四、羊水

羊水是充满于羊膜腔内的液体。妊娠早期，羊水来自母体血清，无色，澄清；妊娠中期以后，胎儿尿液成为羊水的主要来源，妊娠晚期胎肺参与羊水的生成。胎儿吞咽是羊水吸收的主要方式，对维持羊水量的动态平衡起作用。妊娠期羊水量逐渐增加，妊娠 38 周约 1000ml，此后羊水量逐渐减少，妊娠 40 周约 800ml。妊娠足月羊水略浑浊、不透明，内含胎脂、胎儿脱落上皮细胞、毳毛、少量白细胞、白蛋白、尿酸盐等。产前抽取羊水检查，有助于一些先天性疾病的诊断。

羊水可以保护胎儿和母体。保护胎儿：羊膜腔内恒温，适量的羊水对胎儿有缓冲作用，避免胎儿受到挤压，防止肢体粘连；临产宫缩时，羊水能使宫缩压力均匀分布，避免胎儿局部受压致胎儿窘迫；胎儿吞咽或吸入羊水可促进胎儿消化道和肺的发育，羊水过少可引起胎儿肺发育不全。保护母体：羊水可减少胎动给母体带来的不适感；临产后羊水传导压力，促使子宫颈口扩张；破膜后冲洗润滑产道可减少感染机会。

第三节　胎儿发育及其特点

一、胚胎、胎儿发育特征

妊娠 10 周（受精后 8 周）内的人胚称为胚胎，是器官分化形成的时期。自妊娠第 11 周（受精第 9 周）起称为胎儿，是器官进一步发育成熟的时期。胚胎、胎儿的生长以 4 周（一个妊娠月）为一孕龄单位，其发育的特征见表 3 - 1。

表 3 - 1　胚胎、胎儿发育特征

胎龄（孕周）	身长（cm）	体重（g）	特征
4 周末			可辨认胚盘与体蒂
8 周末			初具人形，头大，约占整个胎体的一半，可分辨眼、耳、鼻、口、手指及足趾。超声显像可见心脏搏动
12 周末	9	14	外生殖器已发育，可初辨性别。四肢可活动
16 周末	16	110	头皮长出毛发，胎儿开始出现呼吸运动。根据外生殖器可确认胎儿性别。部分孕妇可自觉胎动
20 周末	25	320	出现胎脂，全身覆盖毳毛，有吞咽、排尿功能。用听诊器能听到胎心音
24 周末	30	630	各脏器均已发育，皮下脂肪开始少量沉积，皮肤呈皱缩状，出现眉毛及睫毛。肺泡已发育，出生后可有呼吸，但生存能力极差
28 周末	35	1000	皮下脂肪少，皮肤呈粉红色，有呼吸运动。出生后加强护理可存活，但易患特发性呼吸窘迫综合征
32 周末	40	1700	皮肤深红，面部毳毛已脱落，出现脚（趾）甲，存活率较高
36 周末	45	2500	皮下脂肪发育良好，毳毛明显减少，指（趾）甲达指（趾）尖。出生后能啼哭及吸吮，存活率高
40 周末	50	3400	发育成熟，皮肤呈粉红色，皮下脂肪多。男性睾丸已降至阴囊内，女性大、小阴唇发育良好。出生后哭声响亮，吸吮能力强

临床常用胎儿身长作为判断胎儿妊娠月数的依据。妊娠前 5 个月的胎儿身长（cm）＝妊娠月数的平方，妊娠 5 个月后的胎儿身长（cm）＝妊娠月数×5。

二、胎儿的生理特点

(一)循环系统

来自胎盘的、含氧量较高和营养物质丰富的血液，经胎儿的脐静脉进入胎体。脐动脉中主要为含氧较低的动静脉混合血，将胎儿代谢产物注入胎盘绒毛间隙。胎儿体内为动、静脉混合血，无纯动脉血。含氧量较高和营养物质丰富的血液优先保障胎儿重要脏器（心、脑和肝）及上肢的血液供应。注入肺及身体下半部的血液，含氧量及营养较少。

(二)血液系统

胎儿体内的红细胞和白细胞的总数均较高。胎儿期红细胞体积大，生命周期短，约 90 日。妊娠前半期均为胎儿血红蛋白，妊娠最后 4 ~ 6 周，成人血红蛋白增多，临产时胎儿血红蛋白仅 25%。

(三)呼吸系统

出生前，胎儿呼吸系统发育成熟。B 超显示：妊娠第 11 周可见胎儿胸壁运动；妊娠第 16 周见胎儿呼吸运动，羊水进出呼吸道，使肺泡扩张及生长。发生胎儿窘迫时，胎儿呼吸停止或出现大喘息样呼吸。

(四)消化系统

妊娠第 16 周，胎儿的胃肠功能基本建立，胎儿可吞咽羊水。胎儿肝功能尚未健全。

(五)泌尿系统

妊娠第 11 ~ 14 周，胎儿肾脏具有排尿功能。妊娠第 14 周，胎儿膀胱内可见尿液。

(六)内分泌系统

甲状腺是胎儿发育的第一个内分泌腺。甲状腺于妊娠第 6 周开始发育，妊娠第 10 ~ 12 周已能合成甲状腺激素。胎儿的肾上腺皮质可产生大量的甾体激素，与胎儿肝脏、胎盘和母体共同完成雌激素合成、代谢与排出。

三、足月胎头

足月胎头是胎体最大的部分，也是通过产道最困难的部分。胎儿头颅是由 2 块顶骨、2 块额骨、2 块颞骨及 1 块枕骨构成（图 3 - 4）。颅缝和囟门使颅骨有一定的活动余地，分娩时颅骨在颅缝处可以重叠，缩小胎头体积，有利于胎儿娩出。

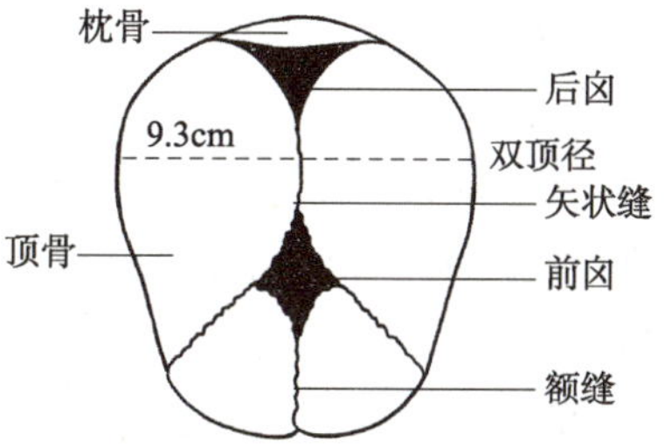

图 3 - 4 胎头颅骨、颅缝、囟门和径线

(一)颅缝

颅骨之间的缝隙称为颅缝。颅缝共有 5 条。头顶部中央，两顶骨之间为矢状缝。两顶骨与两额骨之间为冠状缝。两额骨之间为额缝。枕骨与顶骨之间为人字缝。颞骨与顶骨之间为颞缝。

(二)囟门

两颅缝交界处较大空隙称囟门。位于胎头前方的为前囟，称大囟门，呈菱形，由额缝、冠状缝和矢状缝汇合而成。位于胎头后方的为后囟，也称小囟门，呈三角形，由矢状缝与人字缝汇合而成。

（三）胎头径线

胎头径线（图 3 - 5）在分娩中用于评估胎头大小，胎头通过产道时所处位置。

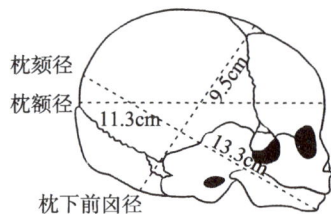

图 3 - 5   胎头各径线

1. 枕下前囟径   前囟中央至枕骨隆突下方的距离。足月时平均为 9.5cm。胎头俯屈后以此径通过产道。

2. 枕额径   鼻根至枕骨隆突的距离。足月时平均为 11.3cm。胎头常以此径衔接。

3. 枕颏径   颏骨下方中央至后囟顶部的距离。足月时平均为 13.3cm。

4. 双顶径   两顶骨隆突之间的距离。足月时平均为 9.3cm。临床上常以 B 型超声测量此值判断胎儿大小。

第四节   妊娠期母体的变化

一、妊娠期母体的生理变化

（一）生殖系统

1. 子宫

（1）子宫体   随着妊娠进展，子宫体增大，变软。受乙状结肠蠕动的影响，妊娠晚期子宫呈不同程度的右旋。足月时子宫大小约 35cm × 25cm × 22cm。子宫腔容量为 5000ml，重量约 1100g。妊娠后，子宫肌壁增厚，孕中期最厚，可达 2.0 ~ 2.5cm。妊娠晚期子宫肌壁逐渐变薄为 1.0 ~ 1.5cm，甚至更薄。自妊娠早期开始，子宫可出现生理性无痛性不规则收缩，称为 Braxton Hicks 收缩。

（2）子宫峡部   子宫峡部在妊娠后期及分娩过程中拉长变薄，形成子宫下段，临产后长 7 ~ 10cm。

（3）子宫内膜   受精卵着床后，在孕激素、雌激素作用下，分泌期子宫内膜腺体继续增大，腺上皮细胞内糖原增加，结缔组织细胞肥大，血管充血。此时的子宫内膜称为蜕膜。

（4）宫颈   妊娠后子宫颈充血，局部血循环丰富，子宫颈外观肥大，呈紫蓝色。宫颈黏液分泌量增多，形成黏液栓，起保护作用，防止外来感染。

（5）子宫血流量   妊娠期子宫血管增粗，子宫血流量增加。妊娠早期子宫血流量约为 50ml/min，妊娠足月时血流量可达 450 ~ 650ml/min，以满足胎儿 - 胎盘循环的需求。

2. 卵巢   妊娠期卵巢排卵和新卵泡发育均停止。妊娠早期一侧卵巢可见妊娠黄体，分泌雌、孕激素以维持妊娠。妊娠 10 周后黄体功能逐渐由胎盘代替，妊娠黄体开始萎缩。

3. 阴道   黏膜呈紫蓝色，黏膜增厚，皱襞增多，伸展性增加，分泌物增多，乳酸含量增加，阴道 pH 减低。

4. 外阴   局部充血，皮肤增厚，大小阴唇有色素沉着，会阴伸展性增加。

5. 输卵管   妊娠期输卵管伸长，管壁充血，有时黏膜可见到蜕膜样改变。

（二）乳房

妊娠早期乳房开始增大，充血明显，孕妇自觉胀满感。乳头增大，乳头乳晕着色。乳晕上的皮脂腺肥大，形成散在的结节状小隆起，称蒙氏结节。妊娠后期，尤其近分娩期，挤压乳房时，可见乳头溢出少许稀薄黄色液体，为初乳。

（三）循环及血液系统

1. 心脏　妊娠期子宫增大，膈肌升高，心脏向上、向左前方移位；大血管轻度扭曲，部分孕妇的心尖区可闻及Ⅰ~Ⅱ级柔和吹风样收缩期杂音，产后逐渐消失。妊娠末期心脏容量约增加10%，心率每分钟增加10~15次。

2. 血容量和心输出量　循环血容量于妊娠第6~8周起开始增加，至妊娠第32~34周达高峰，增加40%~45%，平均增加量约1450ml。其中，血浆增加多于红细胞的增加，血液稀释，故孕妇可出现妊娠生理性贫血。心输出量约自妊娠8~10周开始增加，至妊娠第32~34周达高峰。临产后，尤其在第二产程期间，心输出量显著增加。

3. 血压　妊娠期若孕妇长时间取仰卧位，可导致回心血量减少，心排出量降低，血压下降，称仰卧位低血压综合征。妊娠期下肢静脉压升高，右旋增大的子宫压迫下腔静脉，血液回流受阻，易造成孕妇下肢水肿、静脉曲张和痔，增加深静脉血栓风险。

4. 血液系统

（1）红细胞　妊娠期骨髓造血增加，但由于血液稀释，红细胞计数约为（3.5~5.0）×10^{12}/L，血红蛋白值约为110~130g/L。

（2）白细胞　妊娠期白细胞计数轻度增加，一般为（5~12）×10^9/L，临产时白细胞计数显著增加，一般为（14~16）×10^9/L，主要为中性粒细胞增加，产后1~2周恢复正常。

（3）凝血因子　除凝血因子Ⅺ、ⅩⅢ降低外，凝血因子Ⅱ、Ⅴ、Ⅶ、Ⅷ、Ⅸ、Ⅹ均增加，使血液处于高凝状态。妊娠期妇女发生血栓性疾病的风险较非妊娠期妇女增高5~6倍。

（4）血浆蛋白　由于血液稀释，血浆蛋白自妊娠早期开始降低，至妊娠中期为60~65g/L，并维持该水平直至分娩。

（四）泌尿系统

妊娠期妇女及胎儿代谢产物增多，肾脏负担加重。肾血流量及肾小球滤过率增加。由于肾小球滤过率增加，而肾小管对葡萄糖的重吸收能力不能相应增强，约15%孕妇餐后出现生理性糖尿。受孕激素影响，妊娠中期肾盂及输尿管轻度扩张，右侧输尿管易受子宫压迫，尿流变缓，故孕妇易发生肾盂肾炎，以右侧多见。

妊娠早期，增大的子宫压迫膀胱，可引起尿频。妊娠第12周以后，子宫体高出盆腔，压迫症状消失。妊娠末期，胎儿先露进入盆腔，孕妇可再次出现尿频，腹压增加时甚至出现尿液外溢。

（五）呼吸系统

妊娠期呼吸每分钟不超过20次，呼吸次数变化不大，但呼吸较深大。妊娠中晚期以胸式呼吸为主。妊娠中晚期孕妇可出现过度通气，有利于提供妊娠期妇女和胎儿所需的氧气。受雌激素影响，上呼吸道（鼻、咽、气管）黏膜增厚，轻度充血，水肿，易发生上呼吸道感染。

（六）消化系统

妊娠第6周左右，部分妊娠期妇女出现早孕反应，胃排空时间延长，易出现上腹部饱胀感。妊娠中晚期，胃部受压及贲门括约肌松弛，胃内酸性内容物可反流至食管下部，产生烧灼感。肠蠕动减弱，易出现便秘。因胆道平滑肌松弛，胆囊排空时间延长，胆汁稍黏稠使胆汁淤积，易诱发胆囊炎及胆石症。

（七）内分泌系统

妊娠期腺垂体增大，嗜酸性粒细胞肥大、增多，形成"妊娠细胞"。由于大量雌、孕激素对下丘脑及腺垂体具有负反馈作用，促性腺激素分泌减少，故孕期无卵泡发育成熟，也无排卵。催乳素随妊娠进展而增加，至足月分娩前达高峰，为非妊娠期的 10 倍，促进乳腺发育。甲状腺中度增大。

（八）其他

1. 体重　妊娠早期，孕妇体重变化不大，妊娠中晚期，体重增长较快，但不宜增长过多（见第 5 章第 3 节孕期保健）。

2. 代谢　由于胎盘产生能降解胰岛素的酶，使孕妇胰岛素分泌相对不足，引起空腹血糖值低于非孕期，餐后高血糖和高胰岛素血症，有利于胎儿葡萄糖供给，但亦可致妊娠期糖尿病的发生。血脂较孕前高，脂肪易积存。孕妇对蛋白质的需求量明显增高，若蛋白质储备不足，可出现水肿。胎儿的生长发育需要大量的矿物质，如钙、磷和铁等。足月妊娠胎儿骨骼储存约 30g 钙，其中 80% 在妊娠最后 3 个月内积累，因此，妊娠中、晚期应注意加强饮食中钙的摄入，并注意补充钙剂。妊娠期孕妇约需要 1000mg 的铁，孕期母体储存铁不足或不注意补充铁剂，易发生缺铁性贫血。

3. 皮肤　由于腺垂体分泌促黑素细胞激素增加，孕妇面颊、乳头、乳晕、腹白线、外阴等处色素沉着。随着子宫逐渐增大，腹壁皮肤弹力纤维断裂，呈现紫色或淡红色不规则平行的条纹，称妊娠纹。陈旧的妊娠纹呈银白色。

4. 骨骼、关节及韧带　妊娠期骨质一般无改变，胎儿骨骼及胎盘形成需较多的钙，在妊娠次数过多、间隔时间过短又不注意补充维生素 D 及钙时，可出现骨质疏松。胎盘分泌的松弛素可使关节活动度增加、骨盆韧带松弛。

二、妊娠期母体的心理变化

妊娠对一个妇女及其家庭是一件非常重要的事件。妊娠导致孕妇体内环境、激素水平及身体形象的变化，孕妇及其家庭成员的心理反应随之将产生不同的变化。夫妻双方应不断调整以适应，妊娠期良好的心理调适有助于产后亲子关系的建立、母亲角色的完善与家庭的稳定。妊娠期妇女常见的心理反应有惊讶和震惊、矛盾、接受、自省和情绪波动等。细致地了解这些变化有利于帮助孕妇顺利度过妊娠期。

1. 妊娠早期　获知妊娠时，孕妇往往出现惊讶和震惊的反应，计划妊娠的孕妇一方面非常欣喜，一方面充满不确定感；而意外妊娠的妇女最初反应往往是"否认"，或因与工作和学习冲突，或因缺乏抚养孩子的知识与技能等而出现矛盾心理。随着孕期体内激素的变化，妊娠引起早孕反应等各种不适，孕妇可能出现情绪波动。

2. 妊娠中期　随着妊娠进展，增大的腹部使孕妇逐渐接受怀孕的事实，尤其是胎动出现后，孕妇真正感受到"孩子"的存在，更加关注胎儿，并出现"筑巢反应"，计划为孩子购买用品，给孩子取名，温柔地跟胎儿对话。听到多普勒检查时胎心的声音，在四维彩色超声中看到胎儿的面孔可增进孕妇和胎儿的交流。

3. 妊娠晚期　由于孕晚期行动不便以及出现腰背痛等不适症状，多数孕妇迫切盼望分娩。随着预产期的临近，孕妇一方面因孩子将要出生而感到期待，又对即将到来的分娩感到焦虑：担心分娩方式的选择、能否顺利分娩、胎儿是否健康、分娩后是否能够胜任母亲的角色等；也有些孕妇担心孩子的性别能否被家人接受。

在妊娠期帮助孕妇获得良好的心理适应，有助于建立健康的产后亲子关系及完善母亲角色。美国妇产科护理专家鲁宾（Rubin）认为，妊娠期孕妇为接受新生命的诞生，维持个人及家庭功能的完整，必须完成 4 项心理发展任务：①确保自己及胎儿能安全顺利地度过整个孕产期；②促使家庭重要成员接受新生儿，在此过程中，丈夫是关键人物，应获得丈夫的接受和支持；③学习对孩子的奉献，学会给予，延迟自己的需要以满足胎儿的需要；④情绪上与胎儿连成一体。

目标检测

答案解析

【A₁型题】

1. 妊娠期间人绒毛膜促性腺激素分泌量达高峰的时期是

　　A. 8～10 周　　　　　　B. 11～13 周　　　　　　C. 32～34 周

　　D. 11～13 周　　　　　　E. 32～34 周

2. 脐带中的静脉有

　　A. 4 根　　　　　　B. 3 根　　　　　　C. 2 根

　　D. 1 根　　　　　　E. 0 根

【A₂型题】

3. 某孕妇，妊娠 39 周，下列关于正常妊娠期血液循环系统改变正确的是

　　A. 妊娠期总血量增加20%～30%

　　B. 血量增加是指血浆增加少于红细胞增加

　　C. 妊娠期出现血液浓缩

　　D. 血液稀释容易发生生理性贫血

　　E. 妊娠期大量凝血因子减少

【A₃型题】

(4～5 题共用题干)

某孕妇，妊娠 36 周，医生检查告知胎儿发育良好。此时，胎儿的情况大致是

4. 身长大约

　　A. 30cm　　　　　　B. 35cm　　　　　　C. 40cm

　　D. 45cm　　　　　　E. 50cm

5. 体重大约

　　A. 500g　　　　　　B. 1000g　　　　　　C. 1500g

　　D. 2000g　　　　　　E. 2500g

(谭　严)

书网融合……

重点小结　　　　微课　　　　习题

第四章 妊娠诊断

PPT

学习目标

1. 知识目标 通过本章学习，学生能掌握早期妊娠诊断、中晚期妊娠诊断的要点。掌握胎产式、胎先露、胎方位的概念。

2. 能力目标 能评估孕妇各阶段的症状和体征，能识别胎方位。

3. 素质目标 具有以孕妇为中心的护理理念，建立连续产科服务的职业素养。

情境导入

情境： 患者，女，28岁，已婚，未避孕。平时月经规律，现月经已超过10日未来潮。晨起时感恶心，有时进餐后呕吐，自感乳房胀痛明显，易犯困。

思考： 1. 该女士可能发生了什么情况？需要通过什么方法确诊？

2. 应如何对其进行健康指导？

妊娠期从末次月经的第1日开始计算，约40周（280日）。根据妊娠不同时期的特点，临床上分为三个阶段：妊娠14周前称为早期妊娠，第14～27周称为中期妊娠，第28周及以后称为晚期妊娠。

第一节 早期妊娠诊断

一、症状和体征

1. 停经 是妊娠最早、最重要的症状。生育期、有性生活的妇女，平时月经周期规律，若月经过期10日以上，首先应考虑妊娠。受精后，在人绒毛膜促性腺激素（hCG）的作用下，黄体转变为妊娠黄体，血中雌、孕激素水平增加，子宫内膜转变为蜕膜，故不能形成月经。停经不一定就是妊娠，应与精神、环境、药物等因素导致的闭经相鉴别。

2. 早孕反应 部分妇女在妊娠第6周左右，出现乏力、头晕、流涎、嗜睡、食欲不振、厌油腻、择食、恶心、轻度呕吐等症状，称为早孕反应。早晨起床后较明显。一般不影响生活与工作，主要与体内hCG增多、胃酸分泌减少、精神紧张等因素有关，常于妊娠12周左右自行消失。其症状及其严重程度和持续时间存在个体差异。

3. 尿频 妊娠早期增大的子宫压迫膀胱，孕妇可出现尿频。妊娠12周后子宫增大超出盆腔，尿频症状自然消失。

4. 乳房变化 孕妇自觉乳房轻度胀痛。检查可见乳房增大，静脉充盈，乳头增大，乳头、乳晕着色加深，可见蒙氏结节。

5. 妇科检查 外阴着色。阴道及宫颈变软，呈紫蓝色。停经6～8周时，双合诊检查子宫峡部极软，感觉宫颈与宫体间似不相连，称为黑加征（Hegar sign），是早期妊娠典型的体征。子宫逐渐增大变软，停经8周时，子宫为非孕时的2倍；停经12周时为非孕时的3倍，在耻骨联合上方可触及宫底。

6. 其他　部分孕妇可出现蜘蛛痣、肝掌、皮肤色素沉着。

二、辅助检查

1. 妊娠试验　受精卵着床后不久，即可用放射免疫法测出受检者血液中 hCG 升高。临床上多用早早孕试纸法检测受检者尿液，结果阳性有助于诊断早孕。

2. 超声检查　B 型超声是诊断早期妊娠快速而准确的方法，主要目的是确定宫内妊娠，排除异位妊娠和滋养细胞疾病等异常情况。最早停经 5 周时，宫腔内可见到圆形或椭圆形的妊娠囊；妊娠 6 周时，可见胚芽及原始心管搏动。用超声多普勒仪检查，最早在孕 7 周末，可听到胎心音。

3. 基础体温（BBT）测定　每日清晨醒来后（夜班工作者于休息 6~8 小时后），在起床之前，尚未进食、谈话等活动，测量体温 5 分钟，并记录于基础体温单上，按日连成曲线。如有感冒、发热或用药等情况，在体温单上注明。若基础体温呈双相型，高温相持续 18 日不下降，早孕可能性大；若高温相持续超过 3 周，则早孕的可能性更大。

因自觉症状怀疑妊娠就诊者，首先做妊娠试验协助诊断；停经 6~7 周时，可行 B 型超声检查判断是否宫内妊娠、确定胎儿数量、了解胚胎发育情况、排除异位妊娠等；如就诊时间过早或月经不规则，难以判断时，可一周后复查。

第二节　中、晚期妊娠诊断

中、晚期妊娠是胎儿生长和各器官发育成熟的重要时期，主要应判断胎儿生长发育情况、宫内状况和了解有无畸形。

一、症状与体征

1. 子宫增大　有早期妊娠的经过，腹部逐渐膨隆。腹部检查时见子宫增大，通过手测子宫底高度或尺测耻骨上子宫高度，可以估计胎儿大小与孕周（表4-1，图4-1）。个体之间因胎儿发育、羊水量、胎儿数量等稍有差异。

表 4-1　不同妊娠周数的宫底高度及子宫长度

妊娠周数	手测子宫底高度	尺测子宫长度（cm）
12 周末	耻骨联合上 2~3 横指	
16 周末	脐耻之间	
20 周末	脐下 1 横指	18（15.3~21.4）
24 周末	脐上 1 横指	24（22.0~25.1）
28 周末	脐上 3 横指	26（22.4~29.0）
32 周末	脐与剑突之间	29（25.3~32.0）
36 周末	剑突下 2 横指	32（29.8~34.5）
40 周末	脐与剑突之间或略高	33（30.0~35.3）

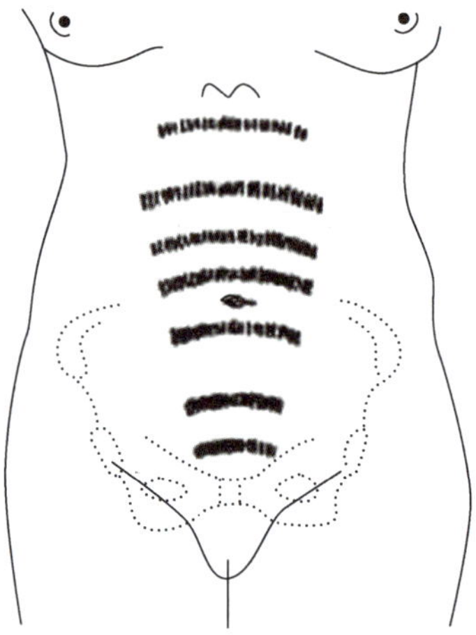

图 4-1 妊娠周数与宫底高度

2. 胎动 胎儿在子宫内的活动，称为胎动（fetal movement，FM）。正常的胎动是胎儿情况良好的表现。孕妇妊娠 16~20 周可自觉胎动，一般经产妇比初产妇较早感觉胎动。胎动在夜间和下午较为活跃，常在胎儿睡眠周期消失，持续 20~40 分钟。胎动随妊娠进展逐渐活跃，至妊娠 32~34 周达高峰，妊娠 38 周后逐渐减少。妊娠 28 周以后，正常胎动次数≥10 次/2 小时或 >3 次/小时。

3. 胎心音 听到胎心音能确诊为妊娠且为活胎。妊娠 12 周用多普勒胎心听诊仪能够探测到胎心音；妊娠 18~20 周用听诊器经孕妇腹壁闻及胎心音。胎心于胎儿背部、近心端听诊最清楚。胎心音呈双音，似钟表的"滴答"声，正常频率为 110~160 次/分，律齐。需与脐带杂音、子宫杂音、腹主动脉杂音相鉴别。子宫杂音是血液流经子宫血管时产生的柔和吹风样低音响，腹主动脉音为单调的咚咚样强音，这两种杂音均与孕妇的脉搏数一致；脐带杂音为脐带血流受阻时产生的与胎心率一致的吹风样低音响，改变体位后可消失。

4. 胎体 妊娠 20 周后经腹壁能触及胎体。妊娠 24 周后，经腹部触诊能区分胎头、胎背、胎臀和胎儿肢体。圆而硬有浮球感者为胎头，宽而软形状不规则者为胎臀，宽而平坦者为胎背，小而不规则者为四肢。

二、辅助检查

1. B 型超声 B 型超声检查不仅能显示胎儿数目、胎心搏动、胎方位、胎盘位置及分级、羊水量等，还能测量胎头双顶径、股骨长等多条径线，了解胎儿的生长发育情况。在妊娠 20~24 周，可采用超声进行胎儿系统检查，筛查胎儿结构畸形。

2. 彩色多普勒超声 可检测子宫动脉、脐动脉与胎儿动脉的血流速度波形，可用以评估胎盘的血流阻力、胎儿的血液供应、子痫前期的风险等。

第三节 胎产式、胎先露、胎方位

妊娠 28 之前，胎儿较小，羊水相对较多，胎儿在子宫内活动范围较大，胎儿的位置不固定。妊娠 32 周之后，胎儿生长迅速，羊水相对减少，胎儿的姿势和位置相对恒定。胎儿在子宫内的姿势称为胎姿势（fetal attitude），正常胎姿势为胎头俯屈，颏部贴近胸壁，脊柱略前弯，四肢屈曲交叉于胸腹前，整个胎体成为头端小、臀端大的椭圆形，以适应椭圆形子宫腔的形状。

一、胎产式

胎体身体纵轴与母体纵轴的关系称为胎产式（fetal lie）（图4-2）。两轴平行者称为纵产式，约占99.75%；两轴垂直时称为横产式，约占0.25%；两轴交叉呈一定角度者，称为斜产式。斜产式属暂时性的，在分娩过程中多数转为纵产式，偶尔转成横产式。

(a)纵产式——头先露　　　(b)纵产式——臀先露　　　(c)横产式——肩先露

图4-2　胎产式与胎先露

二、胎先露

最先进入母体骨盆入口的胎儿部分称为胎先露（fetal presentation）。纵产式有头先露和臀先露，横产式为肩先露（图4-2）。

头先露根据胎头屈伸程度不同分为枕先露、前囟先露、额先露、面先露（图4-3）。臀先露根据入盆的先露部位不同，可分为混合臀先露（完全臀先露）、单臀先露和足先露（图4-4）。横产式时肩部最先进入骨盆，故又称为肩先露。偶见头先露或臀先露与胎手或胎足同时入盆，称为复合先露（图4-5）。

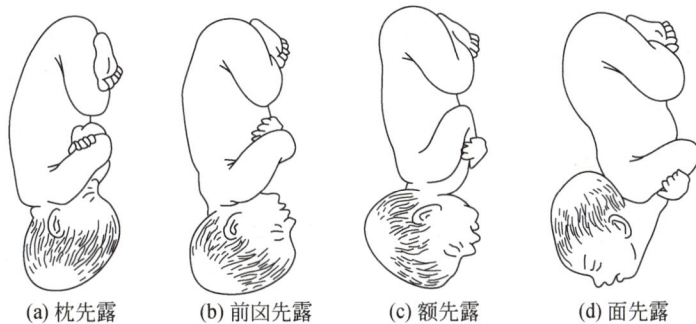

(a) 枕先露　　　(b) 前囟先露　　　(c) 额先露　　　(d) 面先露

图4-3　不同类型的头先露

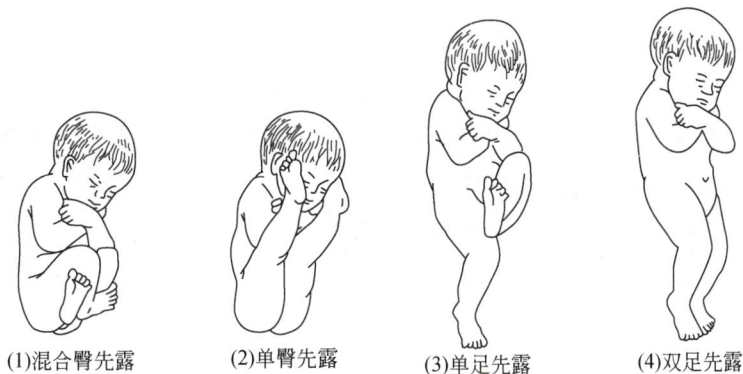

(1)混合臀先露　　　(2)单臀先露　　　(3)单足先露　　　(4)双足先露

图4-4　不同类型的臀先露

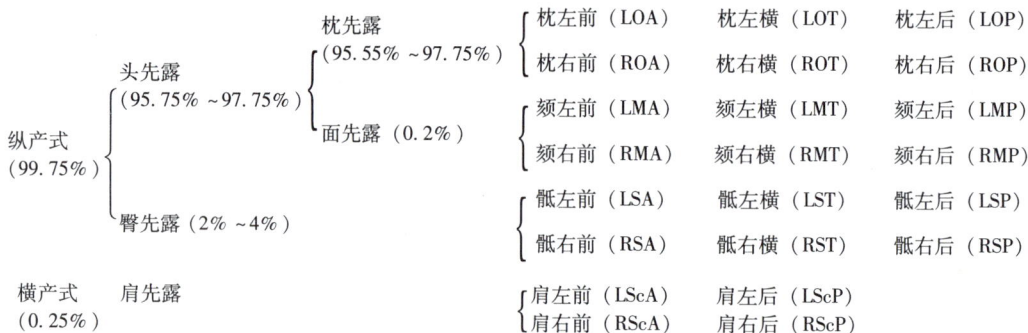

图4-5　复合先露

三、胎方位 📱微课

胎儿先露部的指示点与母体骨盆的关系，称为胎方位（fetal position）。枕先露以枕骨、面先露以颏骨、臀先露以骶骨、肩先露以肩胛骨为指示点。根据指示点与母体骨盆左、右、前、后、横的关系构成不同的胎方位（图4-6）。如枕先露时，胎头枕骨位于母体骨盆的左前方，则为枕左前位，余类推。枕先露、面先露、臀先露各有6种胎方位，肩先露有4种胎方位。正常胎方位有两种，分别为枕左前位（LOA）和枕右前位（ROA）。

```
                                    枕先露          枕左前（LOA）   枕左横（LOT）   枕左后（LOP）
                    头先露          (95.55%~97.75%)  枕右前（ROA）   枕右横（ROT）   枕右后（ROP）
                    (95.75%~97.75%)
纵产式                              面先露（0.2%）    颏左前（LMA）   颏左横（LMT）   颏左后（LMP）
(99.75%)                                             颏右前（RMA）   颏右横（RMT）   颏右后（RMP）

                                                     骶左前（LSA）   骶左横（LST）   骶左后（LSP）
                    臀先露（2%~4%）                   骶右前（RSA）   骶右横（RST）   骶右后（RSP）

横产式              肩先露                           肩左前（LScA）                 肩左后（LScP）
(0.25%)                                              肩右前（RScA）                 肩右后（RScP）
```

图4-6　胎产式、胎先露及胎方位的种类及关系

实训2　胎产式、胎先露、胎方位

▶▶情境导入 ▰▰

情境：某孕妇，26岁，已婚。平素月经规则，月经周期为28日。现停经32周，无腹痛，无阴道流血。常规产检。

思考：请分析该孕妇可能的胎产式、胎先露、胎方位。

【实训目的】

1. 能说出胎产式、胎先露、胎方位的概念。
2. 能辨认胎产式、胎先露、胎方位。

3. 能正确摆放胎儿与骨盆，以展示指定的胎产式、胎先露、胎方位。

【实训准备】

1. 物品准备　骨盆模型、足月胎儿模型。

2. 环境准备　宽敞、明亮、安静、整洁。

【实训方法】

1. 教师讲解并示教。

2. 学生分组练习。

3. 实训操作流程如下。

素质要求	着装整洁	
↓		
准备用物	骨盆模型、足月胎儿模型	
↓		
环境准备	宽敞、明亮、安静、整洁	
↓		
胎产式	胎产式概念：胎体纵轴与母体纵轴的关系	
	辨认纵产式、横产式、斜产式	
	模拟各种胎产式	
↓		
胎先露	胎先露概念：最先进入骨盆入口的胎儿部分	
	辨认胎先露，纵产式有头先露和臀先露；横产式为肩先露	
	模拟各种胎先露	
↓		
胎方位	辨认先露指示点	枕先露指示点枕骨（O）、面先露指示点颏骨（M）臀先露指示点骶骨（S）、肩先露指示点肩胛骨（Sc）
	辨认骨盆方位	左前、右前、左后、右后、左横及右横
	胎方位概念：胎先露指示点与母体骨盆左、右、前、后、横的关系不同产生不同的胎位	
	辨认不同的胎方位	
	根据要求模拟指定的胎方位	
↓		
操作后处理	整理用物	

【实训评价】

1. 自我评价　能否准确说出胎产式、胎先露、胎方位的概念，能否正确模拟各种胎方位。

2. 同学互评　所实施的操作是否正确；模拟的胎方位是否准确；模拟过程是否需要他人提示。

3. 教师评价　学生实施的操作优缺点及能否根据提示自行揣摩胎方位。

【注意事项】

1. 爱护模型。

2. 注意"左右"以孕妇的左右为标识。

【思考题】

请识别下列胎方位，并使用模型摆放出来。

LOA   LOP   LOT

ROA   ROP   ROT

LSA   LSP

RSA   RSP

目标检测

答案解析

【A₁型题】

1. 一般初产妇开始自觉胎动的妊娠周数是
    A. 12～15 周   B. 18～20 周   C. 22～24 周
    D. 25～26 周   E. 27 周以后

【A₂型题】

2. 某孕妇，22 岁。平素月经不规则，末次月经不详。产科检查：宫底脐上 1 横指，胎心音 136 次/分，考虑妊娠约为
    A. 24 周末   B. 26 周末   C. 28 周末
    D. 30 周末   E. 32 周末

3. 护士用听诊器为某孕妇做胎心听诊，下列关于胎心听诊的描述，正确的是
    A. 初孕妇在妊娠 18～20 周经腹壁可听及
    B. 为单音
    C. 妊娠 24 周后，在胎儿肢体侧听得最清楚
    D. 胎心率与孕妇心率近似
    E. 妊娠 14～16 周经腹壁可听及

【A₃型题】

（4～5 题共用题干）

已婚妇女，28 岁，平素月经规则，周期均为 28 日。末次月经为 2023 年 5 月 1 日，为确认是否妊娠，于 2023 年 6 月 12 日来院就诊。

4. 此时首先应检查

A. 基础体温测定　　　B. 尿 hCG 检查　　　　C. 尿常规检查

D. 诊断性刮宫　　　　E. 宫颈黏液涂片

5. 为确诊是否宫内妊娠，应选择

A. 最早在停经 4 周时行 B 超检查，查看宫内妊娠囊

B. 最早在停经 4 周时行 B 超检查，查看有无胚芽和原始心管搏动

C. 检测血 hCG

D. 行妇科检查子宫是否增大变软

E. 最早在停经 5~6 周时行 B 超检查，查看宫内妊娠囊内有无胚芽和原始心管搏动

（谭　严）

书网融合……

重点小结　　　　　微课　　　　　习题

第五章 产前检查与孕期保健

学习目标

1. **知识目标** 通过本章学习，学生能掌握产前检查的范畴、检查项目及妊娠期护理措施。
2. **能力目标** 能配合医生对妊娠期妇女进行产前检查；能为妊娠期妇女实施护理措施，进行健康指导。
3. **素质目标** 具有严谨细致工作作风，关心体贴孕妇的工作态度。

情境导入

情境：某孕妇，28 岁，G_1P_0，现妊娠 7 周，既往体健。今至助产士门诊咨询孕期保健与注意事项。

思考： 1. 作为助产士，应如何指导其进行产前检查？

2. 应如何对其进行健康指导？

孕期管理主要通过产前保健工作来完成，产前保健主要包括定期产前检查和孕期护理。通过定期产前检查可以明确孕妇和胎儿的健康状况，通过健康教育、营养指导、用药指导，及时发现和处理异常情况等孕期保健措施，保证孕妇和胎儿的健康直至安全分娩。

围产医学是研究在围产期内加强围生儿及孕产妇卫生保健的一门学科，对降低围产期母儿死亡率和病残儿出生率、保障母儿健康具有重要意义。围产期是指围绕分娩前后的一段时期。国际上对围产期的规定有四种：①围产期Ⅰ，从妊娠满 28 周（即胎儿体重≥1000g 或身长 35cm）至产后 1 周；②围产期Ⅱ，从妊娠满 20 周（即胎儿体重≥500g 或身长 25cm）至产后 4 周；③围产期Ⅲ，从妊娠满 28 周至产后 4 周；④围产期Ⅳ，从胚胎形成至产后 1 周。根据世界卫生组织的推荐，我国采用"围产期Ⅰ"的定义标准。围产期死亡率是衡量产科和新生儿科质量的重要指标，而产前检查和孕期保健则是降低围产期死亡率的关键措施。

妇女在确诊怀孕后应尽早在一级保健机构建立孕产妇系统保健手册（习称"建卡"或"建围产卡"），建立孕妇系统保健手册制度，是为了加强对孕妇系统管理，提高产科疾病防治与管理质量，降低"三率"（孕产妇死亡率、围产儿死亡率和病残儿出生率）。保健手册需从确诊早孕时开始建册，系统管理直至产褥期结束（产后满 6 周）。保健手册应记录每次产前检查的情况，并由分娩所在医院负责记录住院分娩的具体情况，一级保健机构进行产后访视和记录，最后将手册汇总至妇幼保健管理部门进行数据统计和分析。

一般应在妊娠第 12 周内建立"孕妇系统保健手册"，并作全面检查。

第一节 产前检查

PPT

产前检查有利于明确孕妇和胎儿的健康状况、及时发现异常情况、及早防治妊娠期合并症或并发症，以确定合适的分娩时机和分娩方式，从而保障母儿安全。

一、产前检查的时间和次数

首次产前检查的时间应从确诊早期妊娠开始。根据我国《孕前和孕期保健指南（2022 年）》推荐（表 5 - 1），产前检查孕周分别为：妊娠 6 ~ 13 周，14 ~ 19 周，20 ~ 24 周，25 ~ 28 周，29 ~ 32 周，33 ~ 36 周，37 ~ 41 周，共 7 ~ 11 次。有高危因素者，酌情增加次数。

表 5 - 1　产前检查时间和内容

检查时间	常规保健内容	必查项目	健康教育指导
第 1 次检查（妊娠 6 ~ 13 周）	1. 建立孕期保健手册 2. 确定孕周、推算预产期 3. 评估妊娠期高危因素 4. 测量血压、体重和 BMI 5. 妇科检查 6. 胎心率（妊娠 12 周）	1. 血常规 2. 尿常规 3. 血型（ABO 和 Rh） 4. 肝肾功能 5. 空腹血糖 6. 乙型肝炎表面抗原 7. 梅毒血清抗体、HIV 筛查 8. 重点地区（广东、广西、海南、湖南、湖北、四川、重庆等地）地中海贫血筛查 9. 超声检查	1. 流产的认识和预防 2. 孕期营养和用药指导 3. 生活方式指导，改变不良生活方式，避免接触有毒、有害物质和宠物，避免高强度工作、高噪声环境 4. 心理健康与家庭支持 5. 继续补充叶酸 0.4 ~ 0.8mg/d 至 3 个月 6. 妊娠期常见症状的护理指导
第 2 次检查（妊娠 14 ~ 19 周）	1. 首次产前检查结果分析 2. 测量血压、体重 3. 测量宫底高度、胎心率	无	1. 胎儿非整倍体筛查意义 2. 补充铁剂 3. 补充钙剂 0.6 ~ 1.5g/d 4. 妊娠期常见症状的护理指导
第 3 次检查（妊娠 20 ~ 24 周）	1. 测量血压、体重 2. 测量宫底高度、胎心率	1. 血常规 2. 尿常规 3. 胎儿系统超声筛查	1. 早产的认识与预防 2. 营养与生活方式指导 3. 胎儿系统超声筛查的意义 4. 心理健康与家庭支持
第 4 次检查（妊娠 25 ~ 28 周）	1. 测量血压、体重 2. 测量宫底高度、胎心率	1. 血常规 2. 尿常规 3. 75g 口服葡萄糖耐量试验	1. 早产的认识与预防 2. 营养与生活方式指导 3. 糖尿病筛查的意义 4. 孕妇体重监测指导 5. 心理健康与家庭支持
第 5 次检查（妊娠 29 ~ 32 周）	1. 测量血压、体重 2. 测量宫底高度、胎心率 3. 明确胎位	1. 血常规 2. 尿常规 3. 产科超声检查	1. 分娩方式指导 2. 母乳喂养指导 3. 新生儿护理指导 4. 孕妇体重与胎动监测 5. 心理健康与家庭支持
第 6 次检查（妊娠 33 ~ 36 周）	1. 测量血压、体重 2. 测量宫底高度、胎心率 3. 明确胎位	尿常规	1. 分娩相关知识及准备 2. 新生儿护理指导 3. 孕妇体重与胎动监测 4. 分娩前恐惧与产后抑郁的预防
第 7 ~ 11 次检查（妊娠 37 ~ 41 周）	1. 测量血压、体重 2. 测量宫底高度、胎心率 3. 明确胎位	1. 产科超声检查 2. NST 检查（每周 1 次）	1. 分娩相关知识及准备 2. 产褥期护理指导 3. 母乳喂养知识 4. NST 检查的意义

二、首次产前检查

（一）健康史

1. 一般资料

（1）年龄　年龄 <18 岁或者≥35 岁易发生难产，35 岁以上初孕妇易发生妊娠期高血压疾病及产

力异常等，应予以重视。

（2）职业　工作环境中的不良因素，如各种射线、有毒化学物质、工作压力和作息时间不规律等，均可诱发基因突变和染色体异常等，导致胎儿畸形。

（3）其他　孕妇受教育程度、宗教信仰、婚姻状况、经济状况、住址、电话等资料，有助于了解孕妇对健康教育的接受程度及家庭支持。

2. 本次妊娠过程　了解妊娠早期早孕反应出现的时间及主要症状，以及消失时间，有无阴道流血及腹痛史，有无头痛、心悸、气短及下肢水肿等症状；孕早期有无感染、放射线、毒物接触史，有无服药史。首次产前检查时间在妊娠中期或晚期者，应询问胎动出现的时间。了解孕后饮食、运动、睡眠及大小便情况。

3. 推算与核对预产期（expected date of confinement，EDC）　按末次月经（LMP）第1日算起，月份减3或加9，日数加7。实际分娩日期与推算的预产期可能相差1~2周。末次月经时间不详以及哺乳期受孕者，可根据早孕反应出现时间、胎动开始时间、子宫底高度和B型超声检查结果，如胎囊大小、顶臀长、胎头双顶径及股骨长度值推算预产期。

4. 既往史　询问有无高血压、心脏病、糖尿病、血液病、肝肾疾病和结核病史等，了解其发病的时间及治疗经过；有无过敏史；询问是否做过手术，了解手术的名称及手术原因等。

5. 月经史　询问月经初潮的年龄，了解月经周期、经期、经量以及有无痛经等。正常的排卵时间一般为下次月经前14日，故月经周期长者，其预产期可推后。

6. 孕产史　了解既往孕产史及分娩情况、孩子存活数量等。

7. 家族史　询问家族中有无高血压、糖尿病、双胎、结核病等病史。

8. 配偶健康状况　重点了解有无烟酒嗜好及遗传性疾病等。

（二）全身检查

观察孕妇发育、营养及精神状态。注意步态及身高，身材矮小（<145cm）常伴有骨盆狭窄。计算体重指数（body mass index，BMI），BMI＝体重（kg）/［身高（m）］^{2}，评估营养状况。测量血压，正常血压不应超过140/90mmHg，妊娠晚期体重增长情况，警惕水肿或隐性水肿。检查眼睑有无苍白、心肺有无异常、乳房发育、乳头大小、有无乳头凹陷、脊柱及下肢有无畸形等。常规行妇科检查，了解生殖器发育情况，判断有无畸形。

（三）产科检查　📱微课1

产科检查包括腹部检查、骨盆测量、阴道检查和肛门检查。检查前先告知孕妇检查的目的、步骤，检查时动作尽可能轻柔，以取得合作。若检查者为男护士，则应有女护士陪同，注意保护被检查者的隐私。

1. 腹部检查　孕妇排空膀胱后仰卧在检查床上，头部稍垫高，暴露腹部，双腿略屈曲稍分开，放松腹肌。检查者站在孕妇的右侧。

（1）视诊　注意腹部形状和大小、腹部有无妊娠纹、手术瘢痕及水肿等。腹部过大及宫底过高者，应考虑多胎妊娠、巨大胎儿或羊水过多等；腹部过小、宫底过低者，应考虑胎儿生长受限或孕周推算错误等。腹部两侧向外膨出或宫底位置较低者，肩先露的可能性大；腹部向前突出（尖腹，多见于初产妇）或腹部向下悬垂（悬垂腹，多见于经产妇），应考虑骨盆狭窄。

（2）触诊　首先了解腹壁肌的紧张度，有无腹直肌分离，观察子宫肌的敏感程度。然后用软尺测量耻骨联合上方子宫的长度（宫高）及腹围值。宫高指从耻骨联合上缘中点到子宫底的距离。腹围指平脐绕腹一周的长度。根据测量结果初步判断估计胎儿大小与孕妇妊娠周数是否相符。最后，行产科四步触诊法（four maneuvers of Leopold）（图5-1），检查子宫大小、胎产式、胎先露、胎方位以及胎先露是否衔接。做前 3 步检查时，检查者面向孕妇头端，做第 4 步检查时，检查者面向孕妇足端。

第一步：检查者两手置于子宫底部，两手指腹相对交替轻推，判断宫底部的胎儿部分。胎头硬而圆且有浮球感，胎臀软、宽且形态不规则。

第二步：检查者两手掌分别置于孕妇腹部两侧，一手固定，另一手轻轻深按检查，两手交替，判断腹部两侧胎儿部分。平坦而饱满为胎背，可变形且高低不平部分为胎儿的肢体。

第三步：检查者右手拇指与其他 4 指分开，置于耻骨联合上方握住胎先露部，判断胎先露是胎头还是胎臀。握住胎先露左右推动，判断胎先露是否衔接（入盆）。胎先露部高浮，可左右推动，示尚未衔接；不能被推动，示已衔接。

第四步：检查者左右手分别置于胎先露部的两侧，沿骨盆入口向下深按，核实胎先露的判断及胎先露衔接程度。

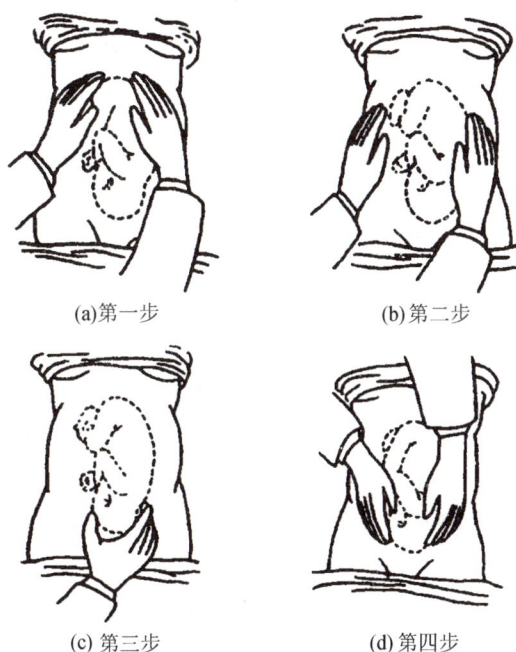

(a)第一步　　　　　　　　(b)第二步

(c)第三步　　　　　　　　(d)第四步

图 5 - 1　胎位检查的四步触诊法

（3）听诊　胎心音在胎背、靠近胎头处的孕妇腹壁上听得最清楚。枕先露时，胎心音在脐右（左）下方；臀先露时，胎心音在脐右（左）上方；肩先露时，胎心音在脐部下方听得最清楚（图 5 - 2）。

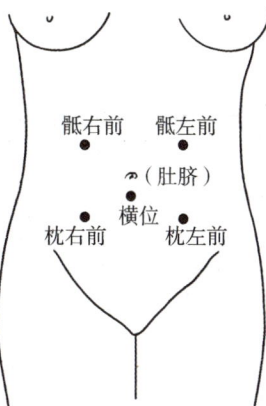

骶右前　　骶左前

（肚脐）

横位

枕右前　　　枕左前

图 5 - 2　不同胎位胎心音听诊部位

2. 骨盆测量 了解骨产道情况，以判断胎儿能否经阴道分娩，分为骨盆外测量和骨盆内测量。

（1）骨盆外测量 骨盆外测量包括髂棘间径、髂嵴间径、骶耻外径、坐骨结节间径和耻骨弓角度。有证据表明测量髂棘间径、髂嵴间径和骶耻外径并不能预测产时的头盆不称，因此孕期不常规测量这三条径线。但怀疑骨盆出口狭窄时，须测量坐骨结节间径和耻骨弓角度。

1）髂棘间径（interspinal diameter，IS） 孕妇取伸腿仰卧位，测量两侧髂前上棘外缘的距离（图5-3），正常值为23~26cm。

2）髂嵴间径（intercristal diameter，IC） 孕妇取伸腿仰卧位，测量两侧髂嵴外缘最宽的距离（图5-4），正常值为25~28cm。

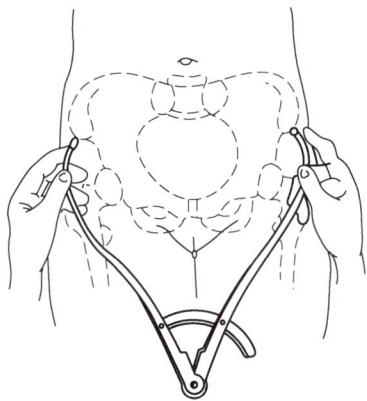

图5-3 测量髂棘间径

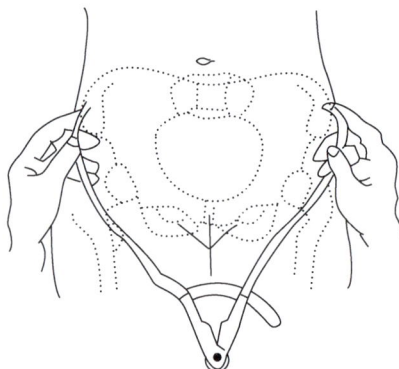

图5-4 测量髂嵴间径

3）骶耻外径（external conjugate，EC） 孕妇取左侧卧位，右腿伸直，左腿屈曲，测量第5腰椎棘突下（相当于腰骶部米氏菱形窝的上角）至耻骨联合上缘中点的距离（图5-5），正常值为18~20cm。

4）坐骨结节间径 又称出口横径（transverse outlet，TO），孕妇取仰卧位，两腿屈曲，双手抱膝。测量两侧坐骨结节内侧缘之间的距离（图5-6），正常值为8.5~9.5cm。若此径线值<8cm，须加测出口后矢状径，出口横径与出口后矢状径之和>15cm者，一般足月胎儿可以娩出。

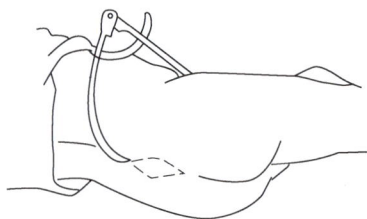

图5-5 测量骶耻外径

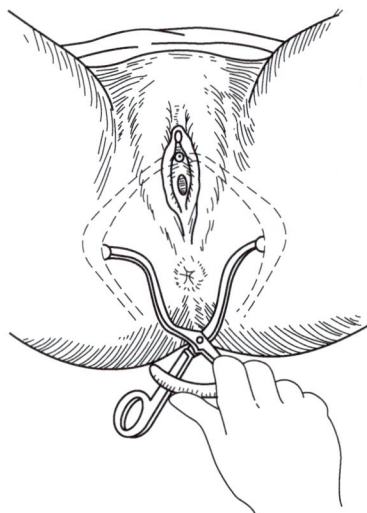

图5-6 测量坐骨结节间径

5）耻骨弓角度（angle of pubic arch） 用两拇指尖斜着对拢，放于耻骨联合下缘，左右两拇指平放在耻骨降支的上面，测量两拇指之间的角度即为耻骨弓角度（图5-7），正常为90°，小于80°为异常。耻骨弓角度可反映骨盆出口横径的宽度。

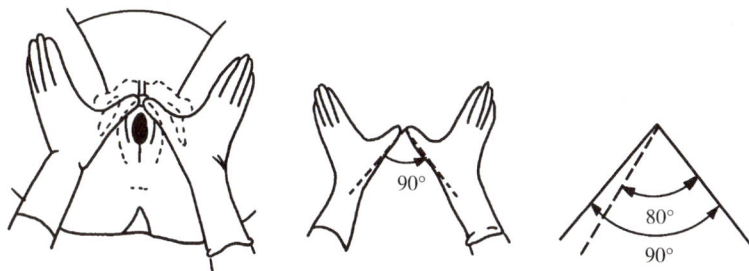

图5-7 测量耻骨弓角度

（2）骨盆内测量 适用于阴道分娩前或产时需要确定骨产道情况，主要包括：对角径、坐骨棘间径、坐骨切迹和出口后矢状径。测量时孕妇取仰卧截石位，外阴消毒，检查者戴消毒手套并涂以润滑油。

1）对角径（diagonal conjugate，DC） 也称骶耻内径，为骶岬上缘中点到耻骨联合下缘的距离，正常值为12.5~13cm，此值减去1.5~2cm为骨盆入口前后径的长度。检查者将一手示、中指伸入阴道，用中指指尖触及骶岬上缘中点，示指上缘紧贴耻骨联合下缘，另一手示指标记此接触点，抽出阴道内的手指，测量中指尖到此接触点的距离，即为对角径（图5-8）。测量时中指指尖不能触及骶岬上缘，示对角径>12.5cm。

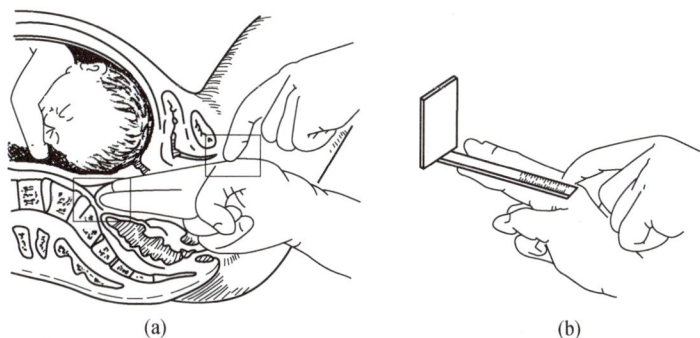

（a） （b）

图5-8 测量对角径

2）坐骨棘间径（interspinous diameter） 两坐骨棘间的距离。检查者一手示、中指放入阴道内，触及两侧坐骨棘，估计其间的距离（图5-9），正常值为10cm。也可用中骨盆测量器，所得数值较精确。坐骨棘间径是中骨盆最短的径线，此径线过小将影响分娩过程中胎头的下降。

3）坐骨切迹宽度 坐骨棘与骶骨下部间的距离，即骶棘韧带宽度。检查者将伸入阴道内的示指、中指并排置于韧带上，若能容纳3横指（5.5~6.0cm）为正常（图5-10），小于3横指示中骨盆狭窄。

4）出口后矢状径（posterior sagittal diameter of outlet） 为坐骨结节间径中点至骶骨尖端的长度。检查者右手示指伸入孕妇肛门向骶骨方向，拇指置于孕妇体外骶尾部，两指共同触及骶骨尖端，将骨盆出口测量器一端放于坐骨结节间径中点，另一端放于骶骨尖端处，测量器上显示的数值即为出口后矢状径，正常值为8~9cm。

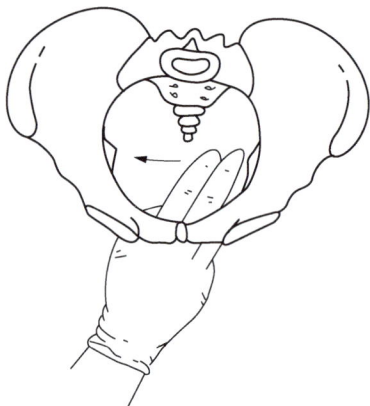

图 5-9　测量坐骨棘间径

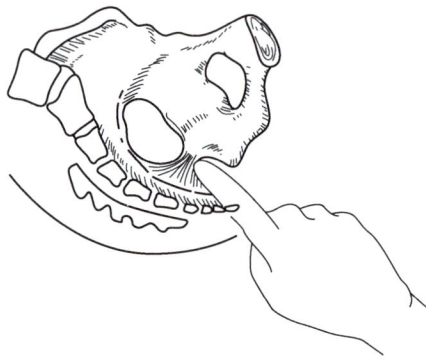

图 5-10　测量坐骨切迹宽度

3. 阴道检查　妊娠早期初诊，可行双合诊检查。妊娠期可行阴道检查，外阴消毒后进行，以防感染。阴道检查可协助判断骨盆大小，可检查宫颈口开大程度及进行宫颈 Bishop 评分。

（四）辅助检查

每次产前检查应根据孕周不同行相应的辅助检查（表 5-1）。如有高危妊娠者，则需加强相应检查。

（五）健康教育及指导

根据孕周的不同及孕妇的具体情况，进行相应的健康教育及指导（见表 5-1），并预约下次复诊时间。

实训 3　妊娠期腹部检查

情境导入

某孕妇，28 岁，G₁P₀，现孕 26 周，孕期检查正常，现至医院常规进行产检。请你给该孕妇进行本次产检的腹部检查，并评估检查结果是否正常。

【实训目的】

1. 学会妊娠期腹部检查的方法和技巧。
2. 能熟练完成检查前的准备和检查时的护理配合。
3. 检查过程中态度亲切，能关心体贴孕妇，手法正确、动作轻柔、操作熟练。

【实训准备】

1. 物品准备　屏风、软尺、多普勒胎心听诊仪、孕妇模型、记录本、笔。

2. 环境准备　宽敞明亮、清洁安静、屏风遮挡。

3. 孕妇准备

（1）告知孕妇腹部检查的目的。

（2）检查前孕妇应排空膀胱。

（3）孕妇体位：仰卧于检查床上，双腿屈曲并稍分开。

4. 检查者准备　着装整洁，修剪指甲、洗手并温暖双手。

【实训方法】

1. 教师讲解并示教。

2. 学生分组练习。

3. 实训操作流程

素质要求	着装整洁，修剪指甲、洗手并温暖双手
↓	
准备用物	屏风、软尺、多普勒胎心听诊仪、孕妇模型、记录本、笔
↓	
环境准备	宽敞明亮、清洁安静、隐私性好
↓	
孕妇评估	评估孕妇的妊娠经过
	孕妇对腹部检查的认知以及配合程度
↓	
操作前准备	洗净双手、温暖双手
	孕妇排空膀胱，仰卧位，双腿分开并稍屈曲
腹部视诊	观察腹形及大小，腹壁有无妊娠纹、手术瘢痕、水肿等，子宫大小与孕周是否相符
↓	
测量宫高、腹围	用软尺测耻骨联合上缘中点至子宫底的弧形长度；用软尺过脐测腹部最膨隆处绕腹部一周的长度
↓	
四步触诊	第一步：检查者面向孕妇头部，双手置于子宫底部，测量宫底高度，并估计其与孕周是否相符；双手指腹交替轻推，辨别宫底部的胎儿部分，若为胎头则圆而硬，有浮球感，若为胎臀则宽而软且形状不规则
	第二步：检查者面向孕妇头部，双手分别置于腹部左右两侧，一手固定，另一手自上而下轻轻深按检查，两手交替，触及平坦饱满者为胎背，高低不平部分为胎儿肢体
	第三步：检查者面向孕妇头部，右手置于耻骨联合上方，拇指与其余 4 指分开，轻轻深按并握住胎先露部，进一步查清是胎头或胎臀，并左右推动以确定先露是否衔接。若已衔接，则胎先露部不能被推动，若胎先露仍可左右移动，表示尚未入盆
	第四步：检查者面向孕妇足端，两手分别置于胎先露部两侧，向骨盆入口方向向下深按，复核胎先露部的诊断是否正确，并确定入盆的程度
↓	
胎心听诊	使用胎心听诊仪听诊胎心 1 分钟。胎心音在靠近胎背上方的孕妇腹部听得清楚。枕先露时胎心音在孕妇脐下左侧或右侧；臀先露时胎心音在脐上方左或右侧；肩先露时胎心靠脐下方
↓	
操作后处理	协助孕妇整理衣服并下床、解释检查结果
	整理用物，洗手，记录检查结果

【实训评价】

1. 自我评价　我是否严格遵循腹部检查的正确步骤实施操作？在哪些步骤中感到困难或不确定？我对检查结果的评估是否准确？是否能有效解释检查结果的临床意义？

2. 同学互评　我的同学在执行腹部触诊时的手法是否准确？在操作过程中，是否观察到任何不规范或可能导致检查结果偏差的行为？

3. 教师评价　在腹部检查时，学生表现出的主要优点和需要改进的地方具体有哪些？学生在评估和解释检查结果时是否具备临床判断力？

【注意事项】

1. 注意保暖、遮挡、避免过度暴露。

2. 注意四步触诊法的检查顺序和步骤，并能正确评估，给孕妇做好检查结果的解释工作。

3. 操作应轻柔，切忌粗暴、力度不当。

【思考题】

1. 根据你的观察、触诊和胎心监测结果，如何评估本次产检的结果？是否有异常发现？

2. 如果检查中发现潜在的异常，你应如何处理？需要哪些进一步的检查或措施？

实训 4　骨盆外测量

情境导入

某女士，28 岁，已婚，平素月经规则，第一次怀孕，目前已停经 26 周，孕期检查一直正常。身高 156cm，体重增加正常。她对自己的体型感到担忧，并怀疑自己的骨盆偏小，担心不能自然分娩。

在本次孕期产前检查中，你作为助产专业实习生，被安排为该孕妇进行骨盆外测量，以评估她进行自然分娩的可能性。在开始操作前，您需要先向孕妇解释测量的目的和步骤，并确保她感到舒适并同意进行检查。

【实训目的】

1. 能说出骨盆外测量径线的正常值。

2. 能熟练进行骨盆外测量的操作，并分析测量结果及意义。

3. 能有效沟通，操作手法规范正确、动作轻柔熟练。

【实训准备】

1. 物品准备　孕妇模型、骨盆模型、骨盆测量器、记录本、笔。

2. 环境准备　清洁安静、屏风遮挡。

3. 孕妇准备

（1）告知孕妇骨盆外测量的目的。

（2）检查前孕妇排空膀胱。

（3）孕妇体位：仰卧于检查床上，双腿伸直。

4. 检查者准备　仪表符合要求，手指甲短、洗手并温暖双手。

【实训方法】

1. 教师讲解并示教。

2. 学生分组练习。

3. 实训操作流程

素质要求	着装整洁，修剪指甲、洗手并温暖双手
↓	
准备用物	骨盆测量器、记录本、笔
↓	
环境准备	清洁安静、隐私性好
↓	
孕妇评估	评估孕妇的妊娠经过
	孕妇对骨盆外测量的认知以及配合程度
↓	
操作前准备	洗净双手、温暖双手
	孕妇排空膀胱、仰卧位，双腿分开并稍屈曲
↓	
测量髂棘间径	测量两侧髂前上棘外侧缘之间的距离，正常值：23～26cm
↓	
测量髂嵴间径	测量两侧髂嵴外侧缘最宽的距离，正常值：25～28cm
↓	
测量骶耻外径	协助孕妇改左侧卧位，左腿屈曲，右腿伸直，测量第5腰椎棘突下（相当于腰骶部米氏菱形窝上角）至耻骨联合上缘中点的距离，正常值：18～20cm
↓	
测量坐骨结节间径	协助孕妇改仰卧位，两腿屈曲，双手抱膝，测量两侧坐骨结节内侧缘之间的距离，正常值：8.5～9.5cm，平均9cm
↓	
测量耻骨弓角度	协助孕妇仰卧位，两腿分开稍屈曲，双手紧抱双膝。检查者两拇指尖对拢，置于耻骨联合下缘，两拇指平放在两侧耻骨降支的上面，测量两拇指之间的角度，正常值为90°，小于80°为异常
↓	
操作后处理	协助孕妇整理衣服并下床、解释检查结果
	整理用物，洗手，记录检查结果

【实训评价】

1. 自我评价　我是否按测量步骤正确实施操作？我的结果评估是否准确，能否有效解释检查结果的临床意义？

2. 同学互评　同学所实施的操作是否正确？是否存在手法不当、动作不规范等错误操作？我能提供哪些建设性的反馈来帮助我的同学改进他们的技术和操作流程？

3. 教师评价　学生实施的操作优缺点有哪些？学生在评估和解释检查结果时是否具备临床判断力？

【注意事项】

1. 注意保暖、遮挡、避免过度暴露。

2. 注意随时与孕妇交流，询问孕妇感觉，观察其有无不适。

3. 操作应轻柔，切忌粗暴、力度不当。

【思考题】

1. 根据测量结果，如何评估孕妇自然分娩的可能性？

2. 如果骨盆测量结果表明可能存在难产风险，应如何向孕妇解释并建议她的下一步行动？

实训 5　填写孕产妇保健手册

情境导入

某女士，28 岁，平素月经规则，现因"停经 49 天"前来就诊，经产科医生检查，确诊宫内早孕，现可进行建档。如果你作为负责建档的助产士，请你为该孕妇进行孕产妇保健手册的填写。

【实训目的】

1. 学会采集孕产妇健康史。
2. 能正确填写孕产妇保健手册的内容。
3. 具有严谨求实的工作作风，与孕妇沟通语言亲切、态度和蔼。

【实训准备】

1. 物品准备　孕产妇保健手册、笔。

2. 环境准备　宽敞明亮、干净整洁，屏风遮挡。

3. 孕产妇准备　携带既往病历或检查单。

4. 检查者准备　仪表符合要求。

【实训方法】

1. 教师讲解并示教。
2. 学生分组练习。
3. 实训操作流程

素质要求	着装整洁，修剪指甲
↓	
准备用物	孕产妇保健手册、笔
↓	
环境准备	宽敞明亮、干净整洁、屏风遮挡
↓	
孕产妇评估	孕产妇对填写孕产妇保健手册的认知以及配合程度
↓	
首次建册 （妊娠早期）	询问并填写一般资料：包括本次妊娠过程、既往史、月经史、孕产史、家族史、配偶健康情况
	推算预产期
	测量体重、生命体征，询问孕前体重、计算 BMI
	填写妇科检查结果
	填写辅助检查结果：包括血常规、尿常规、血型（ABO 和 Rh）、空腹血糖、肝肾功能、乙型肝炎表面抗原、梅毒血清抗体、HIV 筛查、地中海贫血筛查、超声检查
	进行孕早期健康教育及指导
	预约下次复诊
↓	

续表

复查记录 （妊娠中期）	查看医师记录及各项检查报告
	填写孕周
	测量并记录血压、体重、孕期增重
	测量并记录宫高、腹围、胎心率、胎先露及胎方位（孕24周之后）
	根据宫高、腹围绘制妊娠图
	进行孕中期健康教育及指导
	预约下次复诊
↓	
复查记录 （妊娠晚期）	查看医师记录及各项检查报告
	填写孕周
	测量并记录血压、体重、孕期增重
	测量并记录宫高、腹围、胎心率、胎先露及胎方位，评估胎儿大小
	根据宫高、腹围绘制妊娠图
	记录 NST 结果
	进行孕晚期健康教育及指导
↓	
操作后处理	整理用物、洗手

【实训评价】

1. 自我评价　是否按步骤正确实施沟通；填写是否准确。

2. 同学互评　进行的沟通是否正确；是否存在填写错误。

3. 教师评价　学生沟通过程中的优缺点及能否正确填写孕产妇保健手册。

【注意事项】

1. 沟通过程中态度和蔼、语言亲切，注意避免暗示和主观臆测。

2. 记录时严谨细致，书写干净整洁。

【思考题】

1. 产前检查的时间和次数是什么？

2. 首次产前检查的内容有哪些？

第二节　胎儿健康评估

PPT

胎儿健康评估是通过各种监测胎儿健康的方法发现潜在围产期风险，其目的是客观评价胎儿的状况，以便及时进行相关的干预措施，减少不良妊娠结局。

一、确定是否为高危儿

高危儿包括：①孕龄 <37 周或≥42 周；②出生体重 <2500g；③小于胎龄儿或大于胎龄儿；④生后 1 分钟内 Apgar 评分 0～3 分；⑤产时感染；⑥高危妊娠产妇的新生儿；⑦手术产儿；⑧新生儿的兄姐有严重的新生儿病史或新生儿死亡等。

二、胎儿宫内状态的监护

（一）症状及体征的判断

妊娠早期可通过妇科检查确定子宫大小与孕周是否相符；妊娠中期测量宫底高度和腹围，协助判断胎儿大小及是否与妊娠周数相符；妊娠晚期还需询问孕妇自觉症状，监测心率、血压变化，下肢水肿情况及进行必要的全身检查。

（二）孕妇自我监护

胎动是胎儿情况良好的一种表现，与胎盘功能状态直接相关，因此，胎动计数是判断胎儿安危的直观指标之一。孕妇孕 28 周后应每日关注胎动情况，可行胎动计数。常用的胎动计数方法为：每日在同一时间计数胎动，每次"计数 10 次胎动"并记录所用时间，若用时超过 2 小时，建议就医检查；临近足月时，孕妇可能感觉胎动略有减少，若计数 2 小时胎动不足 10 次，可变换体位，如左侧卧位后，再做 2 小时。运用远程电子胎心监护系统，可将胎心、胎动情况通过计算机、电话传递给胎儿监护中心。这种运用超声多普勒胎心检测仪、计算机和医院的中央信号采集分析监护主机构成的系统，方便孕妇在医院外得到监护，利于医护人员及时发现异常，是对目前正常产检电子胎心监护的必要补充，可在有条件的医院采用。

（三）电子胎心监护

电子胎心监护可以连续观察并记录胎心率的动态变化，还可以反映胎心、胎动和宫缩三者之间的关系。孕妇检查时宜取半坐卧位或侧卧位。胎心率主要监测指标有胎心率基线（FHR – baseline，BF-HR）、基线变异、加速、早期减速（early deceleration，ED）、变异减速（variable deceleration，VD）和晚期减速（late deceleration，LD）等。

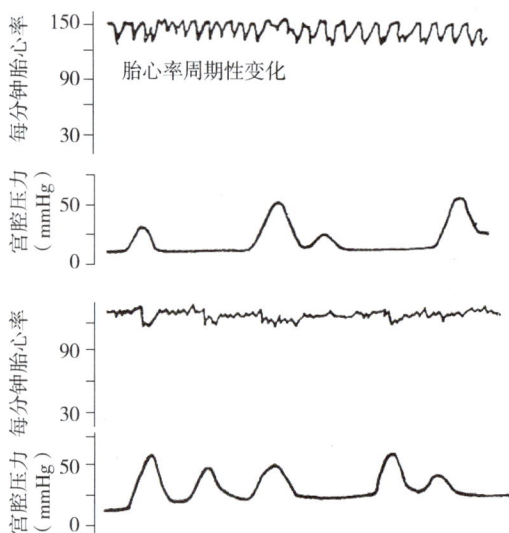

图 5 – 10　胎心率基线与基线变异

1. 电子胎心监护主要评价指标

（1）胎心率基线　除外加速、减速和显著变异的胎心率部分，10 分钟内胎心波动范围在 5 次/分内的平均胎心率，正常 FHR 基线范围为 110～160 次/分；胎心基线 >160 次/分，持续≥10 分钟称为胎儿心动过速；胎心基线 <110 次/分，持续≥10 分钟，称为胎儿心动过缓（图 5 – 10）。

（2）胎心率基线变异　每分钟胎心率自波峰到波谷的振幅改变。分为①变异缺失，指振幅波动消失；②微小变异，指振幅波动≤5 次/分；③中等变异（正常变异），指振幅波动 6 ~ 25 次/分；
④显著变异，指振幅波动 >25 次/分。

（3）加速 指基线胎心率突然显著增加，开始到波峰时间 <30 秒。从胎心率开始加速至恢复到
基线胎心率水平的时间为加速时间。①妊娠 32 周前，加速在基线水平上≥10 次/分钟，持续时间≥
10 秒，但 <2 分钟；②妊娠 32 周及以后，加速在基线水平上≥15 次/分钟，持续时间≥15 秒，但 <2
分钟。③延长加速指胎心率增加持续≥2 分钟，但 <10 分钟。④如果加速持续≥40 分钟，则考虑胎
心率基线变化。

（4）早期减速 指伴随宫缩出现，通常对称地、缓慢地下降到最低点再恢复至基线，开始到最
低点的时间≥80 秒，减速的最低点常与宫缩的峰值同时出现；一般减速的开始、最低点、恢复和宫
缩的起始、峰值和结束同步（图 5 - 11）。单纯的早期减速考虑与胎头受压、颅内压增高有关，如不
合并其他异常图形提示胎儿氧合状态好。

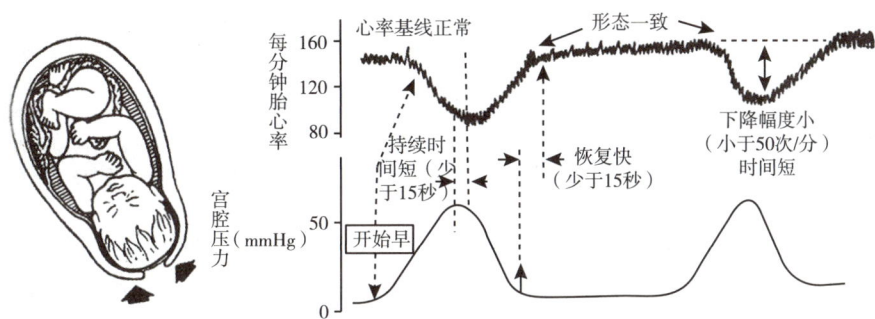

图 5 - 11 胎心率早期减速

（5）变异减速 指突发的、显著的胎心率急速下降，减速开始到最低点时间 <30 秒，胎心率
下降≥15 次/分，持续时间≥15 秒，但 <2 分。如有宫缩，变异减速的起始、深度和持续时间与宫
缩之间无固定规律（图 5 - 12）。非复杂变异减速常提示脐带受压，判读时需结合临床信息和其他
CTG 图形特征；复杂性变异减速可能与脐带持续受压所致的缺氧有关，减速幅度可能与缺氧程度
相关。

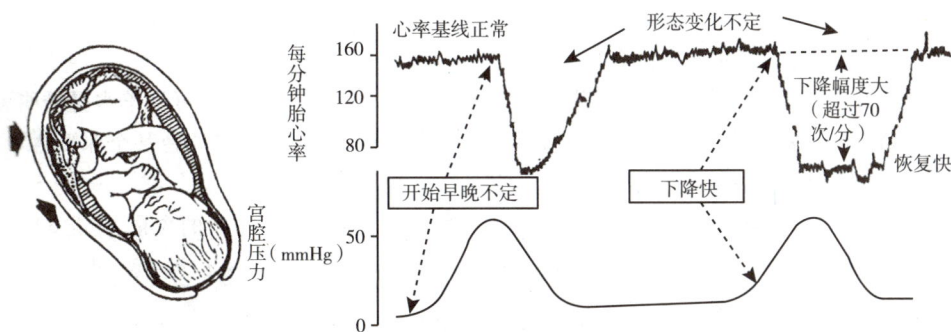

图 5 - 12 胎心率变异减速

（6）晚期减速 指伴随宫缩出现的减速，通常是对称地、缓慢地下降到最低点再恢复到基线，
开始到最低点的时间≥30 秒，减速的最低点通常延迟于宫缩峰值。一般，减速的开始、最低点和恢
复分别落后于宫缩的起始、峰值及结束（图 5 - 13）。晚期减速与短暂或慢性子宫胎盘循环功能不良
有关；孕妇仰卧位低血压综合征、宫缩过频、孕妇缺氧、脐带持续受压也可能引发。

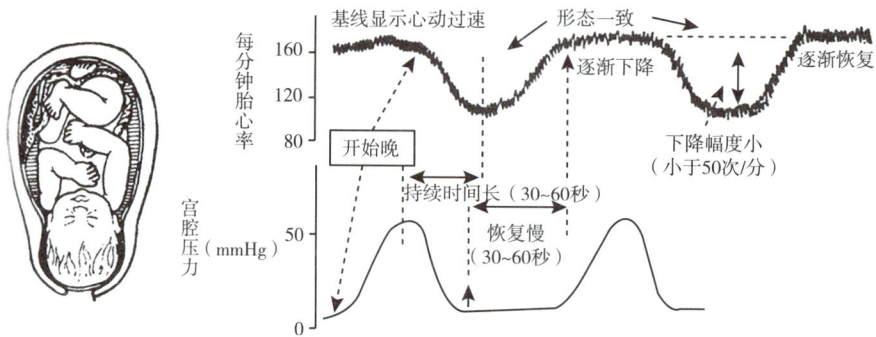

图 5-13　胎心率晚期减速

2. 预测胎儿宫内储备能力的方法

（1）无应激试验（non-stress test，NST）　是指在无规律宫缩、未临产时行短时间的电子胎心监护，监护持续时长通常为 20~40 分钟，观察胎心率基线的变异与胎动后胎心率的情况（表 5-2）。

表 5-2　NST 的结果判读及处理

参数	正常 NST（先前的"有反应型"）	不典型 NST（先前的"可疑型"）	异常 NST（先前的"无反应型"）
胎心率基线	110~160 次/分	100~110 次/分；>160 次/分，<30 分钟	胎心过缓 <100 次/分；胎心过速 >160 次/分，>30 分钟
基线变异	6~25 次/分（中度变异）；≤5 次/分（变异缺失及微小变异），持续 <40 分钟	≤5 次/分，持续 40~80 分钟内	≤5 次/分，持续 ≥80 分钟；≥25 次/分，持续 >10 分钟；正弦波形
减速	无减速或偶发变异减速，持续 <30 秒	变异减速，持续 30~60 秒内	变异减速，持续时间 ≥60 秒；晚期减速
加速（≥32 周）	40 分钟内 ≥2 次加速超过 15 次/分，持续 15 秒	40~80 分钟内 <2 次加速超过 15 次/分，持续 15 秒	大于 80 分钟 <2 次加速超过 15 次/分，持续 15 秒
（<32 周）	40 分钟内 ≥2 次加速超过 10 次/分，持续 10 秒	40~80 分钟内 <2 次加速超过 10 次/分，持续 10 秒	大于 80 分钟 <2 次加速超过 10 次/分，持续 10 秒
处理	继续随访或进一步评估	需要进一步评估	复查；全面评估胎儿状况；生物物理评分；及时终止妊娠

（2）缩宫素激惹试验（oxytocin challenge test，OCT）　又称宫缩应激试验（contraction stress test，CST）。OCT 是使用缩宫素或刺激乳头诱导产生宫缩，CST 为自然宫缩下，用电子胎心监护仪记录胎心率变化，了解胎盘于宫缩时一过性缺氧的负荷变化，测定胎儿的储备能力。试验条件要求宫缩≥3 次/10 分钟，每次持续≥40 秒。2009 年美国妇产科医师学会 CST/OCT 的评估及处理标准如下。

Ⅰ类：胎心率基线 110~160 次/分，且基线变异为中度变异，且没有晚期减速及变异减速，且存在或者缺乏加速、早期减速。提示观察时胎儿酸碱平衡正常，可常规监护，不需采取特殊措施。

Ⅱ类：除第Ⅰ类和第Ⅲ类电子胎心监护图形外的其他情况均划为第Ⅱ类。尚不能说明存在胎儿酸碱平衡紊乱，应综合考虑临床情况、持续胎心监护、采取其他评估方法来判定胎儿有无缺氧，可能需要宫内复苏来改善胎儿状况。

Ⅲ类：有两种情况，一种为胎心率基线无变异且存在复发性晚期减速或复发性变异减速或胎心率基线 <110 次/分其中之一者，另一种为正弦波型。提示在观察时胎儿存在酸碱平衡失调即胎儿缺氧，应立即采取相应措施纠正，包括改变孕妇体位、给孕妇吸氧、停止缩宫素及抑制宫缩等措施，如果以上措施不能改善胎儿缺氧状态，应紧急终止妊娠。

知识链接

远程（家庭）胎儿监护

远程胎心监护是由医院医生通过电话网络或互联网网络，对居家的孕妇进行远距离胎心实时监护。它由一套监护系统组成，即分布于医院的中央监护主机和数台手提式远程多普勒胎心探测仪组成。该系统可通过程控电话或互联网实现医院和家庭的相互通讯，对胎儿进行远程监护。除进行远程监护外，孕妇还可以自行在家或工作地点随时进行自我胎心监护。

（四）胎儿影像学监测及血流动力学监测

1. 胎儿影像学监测 B型超声是目前使用最广泛的胎儿影像学监护仪器。超声检查最早在妊娠第5周即可见妊娠囊，第6周可见原始心管搏动，有条件时，妊娠11～13周超声测量胎儿颈项透明层（nuchal translucency，NT）厚度和胎儿发育情况。妊娠中晚期可以观察胎儿大小（包括胎头双顶径、头围、腹围、股骨长等）、胎动及羊水情况；还可进行胎儿畸形检查，发现胎儿神经系统、泌尿系统、消化系统和胎儿体表畸形，且能判定胎位及胎盘位置、胎盘成熟度。对疑有胎儿心脏异常者，可应用胎儿超声心动诊断仪对胎儿心脏的结构与功能进行检查。

2. 血流动力学监测 彩色多普勒超声检查能检测胎儿脐动脉和大脑中动脉血流。脐动脉血流常用指标有收缩期最大血流速度与舒张末期血流速度比值（S/D）、搏动指数（PI）、阻力指数（RI）。随妊娠期增加，这些指标值应下降，尤其在舒张末期脐动脉无血流时，提示胎儿预后不良。

实训 6　电子胎心监护仪的使用

> 情境导入

某孕妇，28岁，G_1P_0，现孕34周，之前定期进行产前检查，未发现异常。今晨自觉胎动减少，前来门诊检查。为了更好地了解胎儿情况，请你给该孕妇进行电子胎心监护，并评估检查结果是否正常。

【实训目的】
1. 学会电子胎心监护仪的使用方法。
2. 能正确判断电子胎心监护结果。
3. 操作过程中态度亲切，能关心体贴孕妇，动作轻柔熟练。

【实训准备】

1. 物品准备 检查床、屏风、孕妇模型、治疗车、电子胎心监护仪、耦合剂、纸巾。

2. 环境准备 清洁安静，隐私性好。

3. 孕妇准备
（1）告知孕妇使用电子胎心监护仪的目的。
（2）检查前孕妇排空膀胱。
（3）孕妇体位：仰卧于检查床上。

4. 检查者准备 仪表符合要求，手指甲短、洗手并温暖双手。

【实训方法】

1. 教师讲解并示教。
2. 学生分组练习。
3. 实训操作流程

素质要求	着装整洁，修剪指甲、洗手并温暖双手
↓	
准备用物	检查床、屏风、孕妇模型、治疗车、电子胎心监护仪、耦合剂、纸巾
↓	
环境准备	清洁安静、隐私性好
↓	
孕妇评估	评估孕妇的妊娠经过、胎儿情况
	孕妇对电子胎心监护的认知以及配合程度
↓	
操作前准备	洗净双手、温暖双手
	孕妇排空膀胱，协助孕妇取半坐卧位或左侧卧位
↓	
评估胎方位	行四步触诊法判断胎先露及胎方位
↓	
连接电子胎心监护仪及监护	打开并检查电子胎心监护仪处于功能状态
	胎心探头涂耦合剂，放置于胎背处胎心听诊最清楚的地方，腹带固定
	将宫缩探头置于宫底下方，腹带固定
	将记录胎动的手持按钮放在孕妇手中，嘱咐其在感觉胎动时按动按钮
	调整监护仪参数，观察出图是否合格；连续监护20分钟
	检查过程中随时巡视，根据需要调整探头或腹带，并观察孕妇反应
↓	
电子胎心监护结果判断	先行无应激试验（NST），监护20分钟，如无反应，可变化孕妇姿势、经母体推动胎儿，延长监护20分钟
	结果评价是否为反应型，若为反应型表示胎儿宫内储备能力良好，则一周后复查；若为无反应型，则需进一步做缩宫素激惹试验
↓	
操作后处理	协助孕妇擦净皮肤、穿衣下床、解释检查结果
	在检查结果标注孕妇姓名及检查时间
	整理用物、洗手

【实训评价】

1. 自我评价　我是否按步骤正确实施操作；我的结果评估是否准确，能否有效解释检查结果的临床意义。

2. 同学互评　同学所实施的操作是否正确；结果评价是否准确；我能提供哪些建设性的反馈来帮助我的同学改进他们的技术和操作流程。

3. 教师评价　学生实施操作的优缺点。学生在评估和解释检查结果时是否具备临床判断力？

【注意事项】

1. 注意保暖、遮挡、避免过度暴露。

2. 两个探头放置位置要找准，在监护过程中多巡视，根据情况随时进行调整。

3. 注意询问孕妇的自我感觉，孕妇出现胸闷等异常情况时，及时处理。

4. 操作应轻柔，切忌粗暴、力度不当。

【思考题】

1. 在进行电子胎心监护时，你观察到的胎心率范围是多少？请解释不同胎心率指标（如过缓、过速）可能表明的胎儿状况。此外，如何根据胎心率图形（如加速、减速）来评估胎儿的健康状态？

2. 如果在监测过程中发现胎心率异常，应采取哪些即刻的干预措施？请讨论这些措施的目的和预期效果。

第三节　妊娠期处理与健康指导

PPT

一、妊娠期常见症状及其处理

1. 恶心、呕吐　多见于早孕反应，妊娠 12 周左右可自然消失。应少食、多餐，食用清淡食物，避免空腹，忌油腻等难消化食物。可予口服维生素 B_6 10 ~ 20mg，每日 3 次。妊娠 12 周症状持续不消，或出现严重恶心、呕吐者，应考虑妊娠剧吐，及时治疗。孕妇出现择食，但未影响营养平衡者，可不行特殊处理。

2. 尿频、尿急　常发生于妊娠初 3 个月及妊娠晚期先露入盆后。无排尿疼痛等泌尿系统感染征象者，考虑系妊娠子宫压迫膀胱所致，不需处理。

3. 白带增多　是妊娠期正常生理现象。须保持外阴部局部清洁，做到每日清洗，但严禁阴道冲洗。选择透气性好的棉质内裤，避免不良刺激，分泌物过多时可考虑使用卫生护垫并经常更换。必要时检查白带，以排除假丝酵母菌、滴虫、淋球菌及衣原体等感染。

4. 便秘　妊娠期妇女肠蠕动及肠张力减弱，排空时间延长，水分被肠壁吸收。此外，增大的子宫及胎先露压迫肠道下段，均可导致便秘。便秘者可多喝水，多吃易消化的、富含纤维素的新鲜蔬菜和水果，注意适当的活动，并养成按时排便的良好习惯。必要时，在医生指导下使用缓泻剂，如开塞露或甘油栓。禁用峻泻剂及灌肠，以免引起流产或早产。

5. 痔疮　痔静脉曲张可在妊娠期间首次出现，也可系妊娠期间原有的痔疮复发和恶化。妊娠子宫增大或妊娠期便秘使痔静脉回流受阻，导致直肠静脉压升高。妊娠期妇女宜多吃蔬菜，少吃辛辣食物。可用 1 : 5000 高锰酸钾液坐浴，在医生指导下服用缓泻剂软化大便，可缓解痔疮引起的疼痛和肿胀感。

6. 腰背痛　妊娠期间关节韧带松弛，增大的妊娠子宫前突使躯体重心后移，腰椎前突，背肌处于持续紧张状态，故孕妇常出现轻微腰背痛。孕妇宜穿平跟或低跟鞋，避免长时间站立行走或负重。俯拾或抬举物品时，应用两下肢的力量蹲或起，弯曲膝部，保持上身直立。休息时，腰背部垫枕头可缓解疼痛，必要时应卧床休息、局部热敷及在医生指导下服止痛药物。腰背痛明显者，应及时查找原因合理治疗。

7. 下肢及外阴静脉曲张　增大的子宫可压迫下腔静脉使股静脉压力增高，导致下肢及外阴静脉曲张。孕妇应尽量避免长时间站立及行走，日间孕妇可穿弹力裤或袜，晚间睡眠时应适当垫高下肢，外阴有静脉曲张者，可于臀下垫枕，抬高髋部，均有利于静脉回流减轻症状。分娩时应防止外阴部曲张的静脉破裂。

8. 下肢肌肉痉挛 多见于妊娠晚期，以腓肠肌痉挛常见，应考虑孕妇可能缺钙。常在夜间发作，多能迅速缓解。出现下肢肌肉痉挛时，嘱孕妇背屈肢体或站直前倾以伸展痉挛的肌肉，或局部热敷按摩。孕妇应注意避免腿部受凉、疲劳，增加钙的摄入，必要时遵医嘱口服钙剂，600～1500mg/d。

9. 下肢水肿 多见于妊娠晚期，以踝部、小腿下半部轻度水肿常见，休息后可自然消退。嘱妊娠期妇女避免长时间站立或端坐，睡眠时应取左侧卧位，并可适当垫高下肢，以促进下肢血液回流，减轻水肿。水肿明显或休息后水肿未消退应及时诊治。

10. 仰卧位低血压 多见于妊娠晚期。妊娠期妇女较长时间仰卧，增大的子宫压迫下腔静脉，可使回心血量及心排出量减少，出现血压降低。妊娠期妇女应避免长时间仰卧位。出现低血压时应立即采取左侧卧位，一般血压多可迅即恢复正常，不需特殊处理。

11. 贫血 以缺铁性贫血为多见。正常情况下，妊娠中晚期，机体对铁的需求量增多，故妊娠期妇女应注意增加含铁食物的摄入，如动物肝脏、动物血、瘦肉、蛋黄等。出现贫血的孕妇应及时就诊。

二、妊娠期异常症状的识别

妊娠期妇女出现下列症状应及时就诊，如阴道流血或流液，妊娠3个月后仍持续呕吐、寒战发热、腹部疼痛、头痛、眼花、胸闷、心悸、气短、胎动计数突然减少50%等。临近预产期的妊娠期妇女若阴道突然流出大量液体，应立即取平卧位，由家属送医院就诊，以防脐带脱垂而危及胎儿生命。

三、妊娠期性生活指导

目前大多数研究并未显示妊娠期性生活和早产临产、早产分娩、感染性并发症等不良妊娠结局有关，所以目前没有证据应禁止妊娠期性生活。一般认为妊娠期的前3个月及后3个月，均应避免性生活，以防流产、早产及感染。若存在前置胎盘、阴道流血、胎膜破裂等情况，或存在流产、早产风险时应避免性生活。

四、妊娠期营养和体重管理

（一）妊娠期营养

营养是保证胎儿正常生长发育的物质基础，妊娠期营养状况对母婴近、远期健康至关重要。

1. 妊娠期的主要营养需求

（1）能量 妊娠早期胎儿的生长发育速度相对缓慢，妊娠期妇女的基础代谢并无明显改变，妊娠早期不需额外增加能量。妊娠中期开始，胎儿生长发育逐渐加速，母体的基础代谢也逐渐升高，妊娠中晚期推荐在非妊娠期妇女能量推荐摄入量的基础上每日分别增加250kcal和400kcal，并在平衡膳食的基础上增加相应的营养素摄入。

> **知识链接**
>
> **妊娠期能量摄入推荐**
>
> 2023年9月中旬，中国营养学会发布了2023年版《中国居民膳食营养素参考摄入量》，建议孕中期和孕晚期能量额外增加推荐值分别为250kcal/d和400kcal/d，比2013版分别降低50kcal/d。

（2）碳水化合物 是能量的主要来源，占总能量的50%～65%，推荐孕妇适当摄入粗粮、杂粮和全谷类食物。

（3）蛋白质　妊娠期妇女摄取蛋白质不足，不仅会造成胎儿脑细胞分化缓慢，脑细胞总数减少，影响智力，同时会增加妊娠期妇女贫血及妊娠期高血压疾病的发生率。优质蛋白质主要来源于动物，如肉类、牛奶、鸡蛋、奶酪、鸡肉和鱼等。

（4）脂肪　占总能量的20%～30%，脂肪摄入过多易引起妊娠并发症。但长链不饱和脂肪酸有助于胎儿大脑和视网膜发育，因此妊娠期宜适当多吃鱼类和蛋类等富含不饱和脂肪酸的食物。

（5）维生素　维生素是妊娠期妇女维持生理功能及胎儿生长发育所必需的物质，维生素分为水溶性（B族维生素和维生素C）和脂溶性（维生素A、维生素D、维生素E及维生素K）两类。维生素供应不足或过量都可能增加妊娠并发症、胎儿畸形、胎儿流产或者早产的风险。特别是叶酸，叶酸缺乏易发生胎儿神经管缺陷畸形。机体无法自身合成维生素，须从食物中获取。

（6）矿物质　妊娠期需增加矿物质的摄入。胎儿生长发育需要矿物质中的常量元素钙、镁、磷、钾等，微量元素铁、锌、碘等，妊娠期缺乏供应易引起胎儿畸形或发育不良。

（7）膳食纤维　膳食纤维有降低糖和脂肪的吸收、减缓血糖升高、预防和改善便秘的作用，因此，妊娠期应增加膳食纤维丰富的食物，如蔬菜、低糖水果和粗粮类。

2. 妊娠期膳食指导 📱微课2

（1）妊娠早期的膳食指导

1）保持平衡膳食　若无明显早孕反应者无须额外增加食物摄入量。

2）孕吐较为明显或食欲不佳　不必过分强调平衡膳食，注意食物的色、香、味合理搭配，少食多餐，但每日必须摄取至少130g碳水化合物，首选富含碳水化合物、容易消化的粮谷类食物，如米、面、烤面包、烤馒头片、饼干等，根据妊娠期妇女的口味选用。进食困难或孕吐严重者应寻求医生帮助。

3）补充叶酸　整个妊娠期应口服叶酸400μg/d，每日摄入400g各种蔬菜，且1/2以上为新鲜绿叶蔬菜，含叶酸较高的食物如甘蓝、油菜、小白菜、韭菜等。

4）禁烟酒　有吸烟、饮酒习惯的妊娠期妇女必须戒烟禁酒，远离吸烟环境，避免二手烟。

（2）妊娠中晚期的膳食指导

1）适量增加奶、鱼、禽、蛋、瘦肉的摄入　妊娠中晚期每日摄入各种奶类500g，奶是钙最好的食物来源，可选用牛奶、酸奶，也可用奶粉冲调。如果妊娠期体重增长较快，可选用低脂奶。动物性食品如鱼、禽、蛋、瘦肉，妊娠中期每日增加50g，妊娠晚期每日增加125g，以补充足够的蛋白质、钙和能量。同时建议每周食用2～3次鱼类，特别是深海鱼类，如三文鱼、鲱鱼、凤尾鱼等，以提供胎儿大脑和视网膜发育的DHA。

2）常吃含铁丰富的食物　妊娠中晚期应适当增加铁的摄入量，避免发生贫血。可适当增加动物血、肝脏及红肉等含铁丰富食物，如每周摄入1～2次动物血和肝脏，每次20～50g。

3）选用碘盐，常吃含碘丰富海产食物　妊娠期对碘的需要量显著增加，碘缺乏严重损害胎儿脑和智力发育。加碘盐能确保有规律地摄入碘，但仅可获得妊娠期推荐量的50%左右，因此建议妊娠期妇女常吃富含碘的海产品，如海带、紫菜、贝类和海鱼等，每周至少一次海藻类蔬菜。

（二）妊娠期体重管理

妊娠期需监测女性体重变化，体重是评定妊娠期妇女营养状况最实用的直观指标。合理的妊娠期增重是保障胎儿正常生长发育的基本条件，有利于降低妊娠期并发症的风险，对母儿的远期健康尤其是慢性病预防发挥关键作用。

2021年，中国营养学会发布《中国妇女妊娠期体重监测与评价》标准，该标准以妊娠期妇女孕前BMI为基准，推荐其妊娠期体重总增长值范围和妊娠中晚期每周体重增长值及范围，并且参照中国成人体质指数标准分为四类体重状态（低体重、体重正常、超重及肥胖），孕前BMI不同，妊娠期体重增长推荐值不同（表5-3）。另外还应注意，此标准不适用于身高低于140cm或妊娠前体重高于125kg的女性，妊娠期合并症和并发症患者应结合临床意见进行个体化评价。

表5-3 妊娠期妇女体重增长推荐值

妊娠前体重分类	体重指数/（kg/m²）	总增长值范围/kg	妊娠早期增长值范围/kg	妊娠中晚期增长值范围（平均）/（kg/周）
低体重	<18.5	11.0~16.0	0~2.0	0.37~0.56（0.46）
正常体重	18.5≤BMI<24.0	8.0~14.0	0~2.0	0.26~0.48（0.37）
超重	24.0≤BMI<28.0	7.0~11.0	0~2.0	0.22~0.37（0.30）
肥胖	≥28.0	5.0~9.0	0~2.0	0.15~0.30（0.22）

五、妊娠期运动

妊娠期运动又称产前运动。孕期适当的运动是维持孕期体重适宜增长的基础；能促进孕妇的血液循环、增进食欲和睡眠，减轻身体的不适；强化肌肉，使分娩得以顺利进行；帮助产后身体迅速有效地恢复。此外，妊娠期运动也是胎教的重要方式，有利于促进母儿情感交流。

健康的妊娠期妇女每日应进行不少于30分钟的中等强度身体活动。常见中等强度运动包括：快走、游泳、打球、跳舞、孕妇瑜伽、各种家务劳动等。中等强度的身体活动明显加快心率，一般为运动后心率达到最大心率（220-年龄）的50%~70%，主观感觉稍疲惫，但10分钟左右可恢复正常。如28岁妊娠期妇女，活动后的心率为96~134次/分为宜。妊娠期运动宜根据自己的身体状况和运动习惯选择，劳逸结合，循序渐进，量力而行，确保母儿安全。发现流产、早产征象时应立即停止，及早就诊。

六、妊娠期合理用药

妊娠期妇女可能因为疾病需要使用药物，但药物可影响母体内分泌及代谢等，间接影响胚胎及胎儿，小分子药物甚至可直接作用于胚胎及胎儿，导致胚胎及胎儿发育异常。

（一）孕龄与药物损害的关系

最严重的药物毒性是影响胚胎分化和发育，导致胎儿畸形和功能障碍。着床前期是卵子受精至受精卵着床于子宫内膜前的一段时期，指受精后2周内。此期的受精卵与母体组织尚未直接接触，还在输卵管腔或宫腔分泌液中，故着床前期，用药对胚胎的影响为"全"或"无"，即或者胚胎死亡导致流产或不出现异常。

受精后3~8周是胚胎致畸的高度敏感期。此期细胞高度分裂分化，组织器官快速形成。此期用药不当，可导致死胎、畸形、胎儿生长受限等不良影响。

妊娠9周以后直至分娩，胎儿各器官逐渐发育完善，药物致畸作用明显减弱。尚未分化完全的器官，如神经系统和生殖系统，仍可因不当用药出现异常。

（二）孕产妇用药原则

1. 须有明确指征，避免不必要的用药，并做到知情同意。
2. 须在医生指导下用药，不得擅自使用药物。
3. 尽可能选用一种药物，避免联合用药。
4. 选用疗效较肯定的药物，避免新药，特别是尚难确定对胎儿有无不良影响的药物。
5. 用药时宜采用最小有效剂量，避免大剂量。
6. 严格药物剂量和用药持续时间，做到及时停药。

7. 避免妊娠早期用药。病情允许，尽量推迟到妊娠中晚期再用药。

8. 如妊娠早期必须应用对胚胎、胎儿有害的致畸药物，须首先终止妊娠，再用药。

（三）药物对胎儿的危害性

美国食品药品管理局（FDA）根据药物对胎儿的致畸情况，将药物对胎儿的危害性分为 A、B、C、D 和 X 五个级别。在妊娠前 12 周，不宜用 C、D、X 级药物。

A 级：经临床对照研究，未发现药物在妊娠早期与中、晚期，对胎儿有危害作用，其危险性极小，如适量维生素等。

B 级：经动物实验研究，未见对胎儿有危害。临床对照研究，未得到有害证据。可以在医师观察下使用。如青霉素、红霉素、地高辛、胰岛素等。

C 级：动物实验表明，对胎儿有不良影响。由于没有临床对照研究，只能在充分权衡药物对妊娠期妇女的益处、胎儿潜在利益和对胎儿危害情况下，谨慎使用。如庆大霉素、异丙嗪、异烟肼等。

D 级：有足够证据证明对胎儿有危害性。只有在孕妇有生命威胁或患严重疾病，而其他药物又无效的情况下考虑使用。如硫酸链霉素等。

X 级：动物实验和人体试验证实会导致胎儿畸形。在妊娠期间或可能妊娠的妇女禁止使用。如甲氨蝶呤、己烯雌酚等。

七、分娩准备

许多妊娠期妇女，因缺乏分娩相关知识、害怕分娩时不适与疼痛、担心分娩过程中自身和胎儿安全等，会产生焦虑和恐惧心理。而这些负面心理又是影响产程进展和增加难产风险的重要因素。因此，助产士帮助妊娠期妇女做好分娩的准备非常必要，助产士可以通过妊娠期课堂或助产士门诊对妊娠期妇女实施指导。

（一）识别先兆临产

妊娠期妇女在分娩开始前，如果出现假临产、胎儿下降感、见红症状，预示着不久将要临产，称先兆临产。助产士需要告知妊娠期妇女何种情况可继续在家观察、何种情况需要入院，把握好入院的时机。

（二）入院物品准备

1. 产妇用物准备 身份证、社保卡、孕妇保健手册、孕期检查报告、消毒产褥垫、消毒卫生巾、内裤、内衣、毛巾、纸巾、哺乳胸罩、梳子等。

2. 新生儿用物准备 衣物、包被、纸尿裤、毛巾、小帽子、干纸巾、湿纸巾等。若由于疾病不能母乳喂养者，还要准备奶瓶、奶粉、奶嘴等。

以上物品可在孕 7 个月后开始准备，并装在一个待产包内，方便前往医院分娩时拿取。

（三）分娩不适的应对技巧

为帮助妊娠期妇女减轻对分娩过程、分娩疼痛的焦虑与恐惧，指导妊娠期妇女及家属掌握应对分娩不适的方法，有助于减少异常分娩的发生，降低剖宫产率。

1. 分娩知识教育 助产士通过模型、图片、视频等讲解与展示，帮助妊娠期妇女及家属了解有关分娩方面的知识，讲解女性生殖系统结构及分娩过程、体位和姿势、产妇配合用力和母乳喂养等知识，解答其疑惑。

2. 熟悉分娩环境 助产士可通过图片或视频给妊娠期妇女及家属讲解分娩环境及分娩措施，帮助其熟悉分娩环境，减少因陌生分娩环境给产妇带来的焦虑与恐惧。有条件的医院可让妊娠期妇女参观产房，甚至体验分娩预演。

3. 指导非药物分娩镇痛方法　WHO鼓励在产程中优先使用非药物分娩镇痛，因非药物分娩镇痛方法多采用物理疗法，对母婴安全不良影响小。非药物分娩镇痛经过多年的循证实践，被证实其应用效果良好。常用的非药物分娩镇痛方法有导乐陪伴分娩、呼吸减痛法、分娩球应用、自由体位、按摩、水疗、经皮电刺激、音乐疗法、芳香疗法等。助产士可向孕妇及家属详细介绍本院开展的非药物分娩镇痛方法，让孕妇及家属提前了解学习，以便分娩时能更从容地应对分娩不适，建立对自然分娩的信心。

拉玛泽呼吸法是最经典、目前临床使用较为广泛的一种呼吸减痛法，也是孕晚期需要预先学习训练的方法。该呼吸法又称"精神预防法"，1952年由法国产科医生拉玛泽创立。产前通过训练该方法可以使孕妇做好心理和生理准备，当分娩时可以在大脑中产生一个新的注意中心，降低分娩过程中子宫收缩引起的不适，同时有控制的节奏式呼吸也能保证产妇有充足的血氧供应，从而维持良好的生理状态。具体应用方法如下。

（1）廓清式呼吸（每项运动前后均需做此呼吸）　眼睛注视一个焦点，坐、躺皆可，身体完全放松，用鼻子慢慢吸气至腹部，然后用嘴唇像吹蜡烛一样慢慢吐出。

（2）胸式呼吸（初步阶段）　在产程早期宫口开大0～3cm时，每次宫缩进行4～6次胸式呼吸，时长32～48秒。

1）实施方法　身体完全放松，眼睛注视一定点，由鼻孔吸气，嘴吐气，腹部保持放松。每次呼吸速度平稳，吸呼气量均匀。

2）训练步骤及口令　收缩开始，廓清式呼吸；吸二、三、四，吐二、三、四；吸二、三、四，吐二、三、四；吸二、三、四，吐二、三、四……廓清式呼吸，收缩结束。

（3）浅而慢的加速呼吸（加速阶段）　在产程进入加速阶段，宫口开大4～8cm时，每次宫缩进行浅而慢的加速呼吸，总时长约42秒。

1）实施方法　身体完全放松，眼睛注视一定点，由鼻孔吸气，嘴吐气，腹部保持放松。呼吸随子宫收缩增强而加速，随其减弱而减缓。

2）训练步骤及口令　收缩开始，廓清式呼吸；吸二、三、四，吐二、三、四；吸二、三，吐二、三；吸二，吐二；吸、吐，吸、吐……吸二、吐二；吸二、三，吐二、三，吸二、三、四，吐二、三、四；廓清式呼吸，收缩结束。

（4）浅的呼吸（转变阶段）　在临近分娩，宫口开大8～10cm时，每次宫缩进行浅呼吸，总时长约32秒。

1）实施方法　身体完全放松，眼睛注视一定点，微微张嘴快速吸吐，吸吐转换时保持胸部气道高位呼吸，在喉咙处打转发出"嘻嘻嘻"音。完全用嘴呼吸，吸及吐的气量一样，避免换气过度，呼吸速度依子宫强度调整，连续4～6个快速吸吐再大力吐气，重复至收缩结束，产妇也可按照自己的节奏做快速的吸吐。

2）训练步骤及口令　收缩开始，廓清式呼吸；"嘻嘻嘻嘻"吐；"嘻嘻嘻嘻"吐……"嘻嘻嘻嘻"吐……"嘻嘻嘻嘻"吐……廓清式呼吸；收缩结束。

（5）闭气用力运动　宫口开全，指导产妇用力时应用。一般在足月后开始练习，孕期练习时只需模拟即可，不能真的用力。

1）实施方法　身体完全放松，眼睛注视一个定点，遵循自身感觉，等待自发性下坠感的到来，当有自发性用力欲望时，大口吸气后屏气往下用力，头略抬起看肚脐，下巴前缩，顺应身体需要用力5～7秒。

2）训练步骤及口令　收缩开始，廓清式呼吸；吸气，憋气，往下用力，用力……吐气；吸气，憋气，往下用力，用力……吐气……廓清式呼吸；收缩结束。

（6）哈气运动　应用时机为不能用力却又不由自主想要用力时，比如宫口未完全扩张而有强烈的便意感时，或胎头娩出 2/3 左右避免胎儿娩出过快时。

1）实施方法　全身放松，嘴张开，像喘息似的急促呼吸。

2）训练步骤及口令　宫缩开始，不要用力，张嘴哈气，哈 – 哈 – 哈 – 哈……

4. 分娩计划的制订　分娩计划是准父母在产前与助产士或其他分娩服务者共同讨论，依据孕妇自身实际情况、个人期待和愿景，制订的一份表达其愿望与需求的分娩说明清单，涵盖的内容有：分娩环境要求、产时陪伴分娩、预期的分娩方式、产程中的体位与运动、饮食营养、分娩镇痛方法、肌肤接触、新生儿喂养等方面内容。20 世纪 80 年代，WHO 将分娩计划作为促进妊娠期妇女寻求围产期适宜照护服务的干预策略，并强调通过分娩计划书来保障分娩过程的安全。

制订分娩计划可以促进孕妇及家属与助产士或其他医务人员有效沟通，增强信任，强化妊娠期妇女及家属对分娩的认知，自己规划分娩意愿和要求，减少焦虑恐惧和医疗干预，从而改善分娩结局，最大限度保障母婴安全。目前国内分娩计划制定正处于起步阶段，一般多由医院拟定结构化问卷，在妊娠期妇女就诊时由助产士对分娩计划逐条给妊娠期妇女及家属讲解，后者通过阅读、与助产士沟通讨论后，勾选符合自己分娩意愿的选项，形成适合妊娠期妇女的分娩计划；也有小部分医院能够为妊娠期妇女定制个性化分娩计划。

实训 7　拉玛泽呼吸法

情境导入

某孕妇，26 岁，G₁P₀，妊娠 34 周，定期进行产前检查，未发现异常。本次常规进行产前保健，为使该孕妇做好自然分娩准备，请你指导该孕妇进行拉玛泽呼吸法训练。

【实训目的】

1. 学会拉玛泽呼吸法的呼吸方法及技巧，并能根据不同产程进行应用。

2. 能够指导孕妇进行拉玛泽呼吸法训练。

3. 训练过程中能耐心聆听孕妇的述说，态度亲切，语言温柔。

【实训准备】

1. 物品准备　检查床或瑜伽垫、音响设备。

2. 环境准备　宽敞明亮，清洁安静，屏风遮挡。

3. 孕妇准备

（1）告知孕妇训练拉玛泽呼吸法的目的。

（2）孕妇着舒适衣物、排空膀胱。

（3）孕妇体位为仰卧位。

4. 检查者准备　仪表符合要求。

【实训方法】

1. 教师讲解并示教。

2. 学生分组练习。

3. 实训操作流程

素质要求	着装整洁、态度亲切
↓	
准备用物	检查床或瑜伽垫、音响设备
↓	
环境准备	宽敞明亮、清洁安静、隐私性好
↓	
孕妇评估	评估孕妇的妊娠经过
	孕妇对拉玛泽呼吸法的认知以及配合程度
↓	
操作前准备	孕妇排空膀胱，协助其仰卧位，播放轻柔音乐
↓	
廓清式呼吸	眼睛注视一个焦点，身体完全放松，用鼻子慢慢吸气至腹部，然后用嘴唇像吹蜡烛一样慢慢吐出（每项运动前后均需做此呼吸）
↓	
胸式呼吸（初步阶段）	宫口开大 0~3cm 时，身体完全放松，眼睛注视一定点，由鼻吸气，嘴吐气，腹部保持放松
	收缩开始，廓清式呼吸；吸二、三、四，吐二、三、四；吸二、三、四，吐二、三、四；吸二、三、四，吐二、三、四……廓清式呼吸，收缩结束
	每次速度平稳，吸、呼气量均匀。每次宫缩进行 4~6 次胸式呼吸，时长 32~48 秒
↓	
浅而慢的加速呼吸（加速阶段）	宫口开大 4~8cm 时，身体完全放松，眼睛注视一定点，由鼻吸气，嘴吐气，腹部保持放松
	收缩开始，廓清式呼吸；吸二、三、四，吐二、三、四；吸二、三，吐二、三；吸二，吐二；吸、吐、吸、吐……吸二，吐二；吸二、三，吐二、三，吸二、三、四，吐二、三、四；廓清式呼吸，收缩结束
	呼吸随子宫收缩增强而加速，随其减弱而减缓。每次宫缩进行浅而慢的加速呼吸，总时长约 42 秒
↓	
浅的呼吸（转变阶段）	宫口开大 8~10cm 时，身体完全放松，眼睛注视一定点，微微张嘴快速吸吐，吸吐转换时保持胸部气道高位呼吸，在喉咙处打转发出"嘻嘻嘻"音。完全用嘴呼吸，吸及吐的气一样量，避免换气过度
	收缩开始，廓清式呼吸；"嘻嘻嘻嘻"吐；"嘻嘻嘻嘻"吐……"嘻嘻嘻嘻"吐……"嘻嘻嘻嘻"吐……廓清式呼吸；收缩结束
	呼吸速度依子宫强度调整，连续 4~6 个快速吸吐再大力吐气，重复至收缩结束，也可按照自己的节奏做快速地吸吐。每次宫缩浅呼吸总时长约 32 秒
↓	
闭气用力运动	宫口开全，产妇用力时应用。身体完全放松，眼睛注视一个定点，遵循自身感觉，等待自发性下坠感的到来，当有自发性用力欲望时，大口吸气后屏气往下用力，头略抬起看肚脐，下巴前缩
	收缩开始，廓清式呼吸；吸气，憋气，往下用力，用力……吐气；吸气，憋气，往下用力，用力……吐气……廓清式呼吸；收缩结束
	每次用力顺应身体需要用力 5~7 秒。一般在足月后开始练习，孕期练习时只需模拟即可，不能真的用力
↓	
哈气运动	全身放松，嘴张开，像喘息似的急促呼吸
	宫缩开始，不要用力，张嘴哈气，哈－哈－哈－哈……
	应用时机为不能用力却又不由自主想要用力时，比如宫口未完全扩张而有强烈的便意感时，或胎头娩出 2/3 左右避免胎儿娩出过快时

续表

↓	
操作后处理	协助孕妇整理衣物，坐起
	整理用物，洗手

【实训评价】

1. 自我评价　我是否按步骤正确指导训练；能否正确评价被指导者操作的准确性；我是否及时对被指导者提供反馈和指正错误的行为。

2. 同学互评　在指导中是否正确和全面地传达了拉玛泽呼吸法的关键步骤和细节。他们的指导中有无遗漏或错误。

3. 教师评价　在学生实施拉玛泽呼吸法训练的过程中，哪些操作表现出了他们的优点；哪些方面还需要进一步提高；学生在理解和指导拉玛泽呼吸法的实践方面表现如何；他们的指导是否准确无误；他们如何应对训练过程中出现的问题。

【注意事项】

1. 注意保护孕妇隐私。

2. 注意环境安静，防止他人干扰。

3. 应随时观察孕妇状态，不适时停止训练。

【思考题】

1. 拉玛泽呼吸法主要有哪些作用？它是如何帮助产妇管理分娩痛感的？

2. 在产程的不同阶段，应指导产妇采用哪种呼吸方法？这些呼吸法是如何实施的？

目标检测

答案解析

【A₁型题】

1. 关于产前检查的时间，错误的是
   A. 首次产前检查于确诊早孕开始
   B. 确诊早孕后即可建立孕产妇保健手册
   C. 于妊娠20周进行全面产科检查
   D. 孕36周后每1周检查一次
   E. 高危妊娠应增加检查次数

2. 妊娠期口服叶酸的目的是
   A. 预防缺铁性贫血
   B. 促进胎盘的形成
   C. 防止发生胎盘早剥
   D. 预防胎儿脑神经管畸形
   E. 防止胎儿生长受限

【A₂型题】

3. 某孕妇，妊娠24周，在产检时查血常规提示血红蛋白偏低，需补充铁剂，正确的服药时间是
   A. 餐后20分钟
   B. 睡前
   C. 餐前20分钟
   D. 空腹
   E. 晨起后

【A₃型题】

（4~6题共用题干）

某孕妇末次月经2023年2月19日，现妊娠28周，四步触诊法检查结果为宫底是圆而硬有浮球感的胎儿部位，耻骨联合的上方为软而宽、形态不规则胎儿部分，胎背位于母体腹部左侧

4. 该孕妇预产期是

　　A. 2024年9月29日　　　　　B. 2024年11月26日　　　C. 2024年10月5日

　　D. 2024年12月5日　　　　　E. 2024年11月23日

5. 此时胎方位是

　　A. 枕左前　　　　　　　　　B. 枕右前　　　　　　　　C. 骶右前

　　D. 骶左前　　　　　　　　　E. 肩右前

6. 胎心最清楚部位应是

　　A. 脐右下方　　　　　　　　B. 脐左上方　　　　　　　C. 脐左下方

　　D. 脐右上方　　　　　　　　E. 脐周

（张馥绯）

书网融合……

重点小结　　　　微课1　　　　微课2　　　　习题

第六章 正常分娩

学习目标

1. 知识目标 通过本章学习，学生能掌握分娩相关概念、影响分娩的因素、分娩机制、临产诊断、各产程临床经过和评估、助产与照护要点；自由体位分娩与注意事项。

2. 能力目标 能运用所学知识为不同产程的产妇提供照护及健康教育；能正确完成接产。

3. 素质目标 具有良好的沟通能力及评判性思维能力；具有良好的团队协作精神；具有尊重生命、保护隐私、关爱产妇及新生儿的人文情怀。

情境导入

情境： 王女士，27 岁，G_2P_0，妊娠 39 周，因"阵发性腹痛 4 小时"入院。体温 36.2℃，脉搏 86 次/分，呼吸 18 次/分，血压 110/75mmHg。产科检查：骨盆外测量正常，宫高 35cm，腹围 98cm，胎心 140 次/分，宫缩持续 35~40 秒，间隔 3~4 分钟，阴道检查宫口开大 2cm，S−2，胎方位 ROA，胎膜未破，骨盆内诊无明显异常。产妇自觉阵痛强烈，不断询问能否顺产。

思考： 1. 该产妇处于产程的哪个阶段？

2. 请列出该阶段主要的评估要点及照护措施。

第一节 影响分娩的四因素

PPT

妊娠满 28 周及以上，胎儿及其附属物自临产开始到由母体娩出的过程，称为分娩（delivery）。其中，妊娠满 28 周至不满 37 周分娩者，称为早产（premature delivery）；妊娠满 37 周至不满 42 周分娩者，称为足月产（term delivery）；妊娠满 42 周及以上分娩者，称为过期产（postterm delivery）。

产妇能否正常分娩，与产力、产道、胎儿及产妇的精神心理因素密切相关，上述各因素均正常并相互适应，胎儿经阴道顺利自然娩出，为正常分娩。

一、产力

将胎儿及其附属物从母体子宫内逼出的力量称为产力，包括子宫收缩力、腹肌及膈肌收缩力和肛提肌收缩力。

（一）子宫收缩力

子宫收缩力简称宫缩，是临产后的主要产力，贯穿于分娩全过程。临产后，宫缩可使宫颈管逐渐缩短并消失、宫口扩张、胎先露下降和胎儿、胎盘娩出。正常宫缩特点如下。

1. 节律性 宫缩是子宫体肌不随意的、有规律地收缩，是临产的重要标志。每次宫缩都是由弱渐强（进行期），维持一定时间（极期）后逐渐减弱（退行期）直至消失。宫缩间歇期，子宫肌肉松弛（图 6−1）。子宫收缩持续约 30 秒以上，间歇 5~6 分钟，称为规律宫缩，是产程开始的标志。随着产程进展，宫缩逐渐加强，持续时间延长，间歇时间缩短。宫口开全时，宫缩持续时间可达60秒，间歇期仅1~2分钟。随着宫缩强度的增加，宫腔压力也不断升高，在临产初期宫腔压力为25~30mmHg，到第一产程末增至40~60mmHg，第二产程宫缩极期可高达100~150mmHg，而间歇期宫腔压力一般为6~12mmHg。宫缩时子宫肌壁血管及胎盘受压，子宫血流量及胎盘绒毛间隙的血流量减少；宫缩间歇时，子宫及胎盘绒毛间隙血流量重新恢复。因此，宫缩的节律性特点有利于胎儿耐受分娩过程。

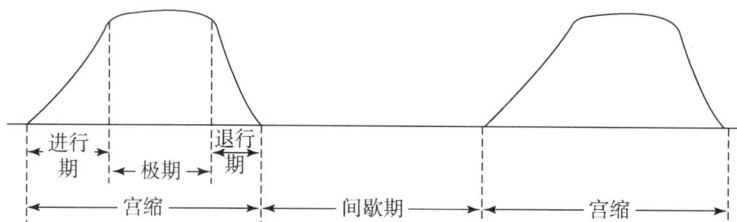

图6-1　临产后正常宫缩节律性示意图

2. 对称性和极性　正常宫缩起源于两侧宫角部，左右对称、均匀地向宫底中线集中，其后以2cm/s的速度向子宫下段扩散，约15秒左右协调均匀地遍布子宫，此为宫缩的对称性。子宫收缩力以宫底部最强且最持久，向下逐渐减弱，此为宫缩的极性（图6-2）。宫底部收缩力的强度可达子宫下段收缩力的2倍，此为宫缩的极性。宫缩的对称性和极性，保证了子宫收缩力的方向为宫颈口方向，促使胎先露随宫缩而顺利下降。

3. 缩复作用　宫缩时，子宫体平滑肌的肌纤维缩短变宽，间歇时肌纤维放松但不能恢复至原来的长度。经过多次宫缩后，肌纤维越来越短，宫腔容积逐渐缩小，这种现象称为缩复作用。该作用迫使胎先露下降及宫颈管缩短、消失，宫口进行性扩张。

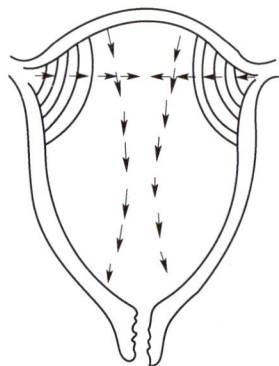

图6-2　子宫收缩力的对称性

（二）腹肌及膈肌收缩力

腹肌及膈肌收缩力简称腹压，是第二产程中促使胎儿娩出的重要辅助力量。宫口开全后，胎先露压迫盆底组织及直肠，反射性地引起排便动作，产妇主动屏气用力。此时，腹肌及膈肌收缩，腹内压增高，配合宫缩促使胎儿顺利娩出。若宫口未开全，产妇过早屏气使用腹压，则易导致产妇疲劳和宫颈水肿，产程延长。腹压在第三产程可使已剥离的胎盘尽早娩出，减少产后出血的发生。

（三）肛提肌收缩力

肛提肌收缩可推动胎先露在骨盆腔完成内旋转。枕先露，当胎头枕部位于耻骨弓下时，肛提肌收缩可协助胎头仰伸及娩出。胎儿娩出后，肛提肌收缩有助于胎盘娩出。

二、产道

产道是胎儿娩出的通道，分为骨产道和软产道两部分。骨产道即真骨盆，其大小、形状与能否顺利分娩密切相关。分娩过程中，受产力和重力作用，骨盆的各骨骼之间有轻度移位，使骨盆腔容积稍有增大。为方便描述分娩机制，通常将骨盆分为三个假想平面。

（一）骨产道的三个平面及其径线 🅔 微课1

骨盆的各个平面如图6-3所示。

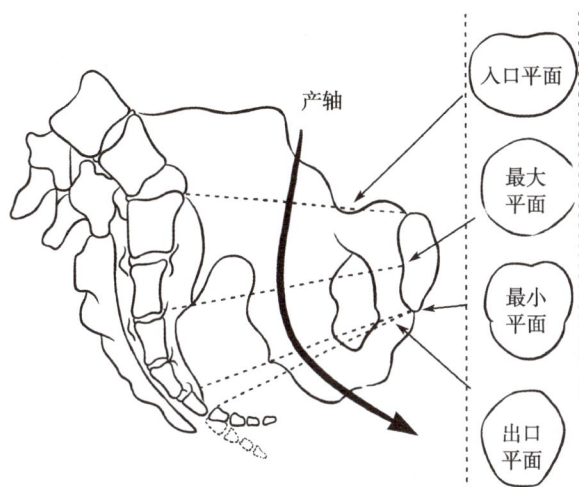

图6-3 骨盆的各个平面

1. 骨盆入口平面（pelvic inlet plane） 为骨盆腔上口，即真假骨盆的分界面，呈横椭圆形。其前方为耻骨联合上缘，两侧为髂耻缘，后方为骶岬上缘。有4条径线（图6-4）。

（1）入口前后径 又称真结合径，耻骨联合上缘中点至骶岬前缘中点的距离。正常值平均约11cm，此径线与胎先露衔接密切相关。

（2）入口横径 左右髂耻缘间的最大距离。正常值平均约13cm。

（3）入口斜径 左右各一，左骶髂关节至右髂耻隆突间的距离为左斜径；右骶髂关节至左髂耻隆突间的距离为右斜径。正常值平均约12.75cm。

2. 中骨盆平面（mid-plane of pelvis） 为骨盆最小平面，是骨盆腔最狭窄的部分，呈前后径长的纵椭圆形。其前方为耻骨联合下缘，两侧为坐骨棘，后方为骶骨下端。有2条径线（图6-5）。

图6-4 骨盆入口平面各径线

1. 前后径；2. 横径；3，4. 斜径

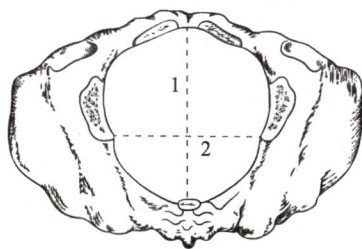

图6-5 中骨盆平面各径线

1. 前后径；2. 横径

（1）中骨盆前后径 耻骨联合下缘中点通过两侧坐骨棘连线中点至骶骨下端间的距离，正常值平均约11.5cm。

（2）中骨盆横径 即坐骨棘间径，两侧坐骨棘之间的距离，正常值平均约10cm，此径线与胎先露内旋转关系密切，为评估胎头下降的重要径线。

3. 骨盆出口平面（pelvic outlet plane） 为骨盆腔下口，由两个不在同一平面的三角形组成，其共同的底边为坐骨结节间径。前三角平面顶端为耻骨联合下缘，两侧为左右耻骨降支；后三角平面顶端为骶尾关节，两侧为左右骶结节韧带。有4条径线（图6-6）。

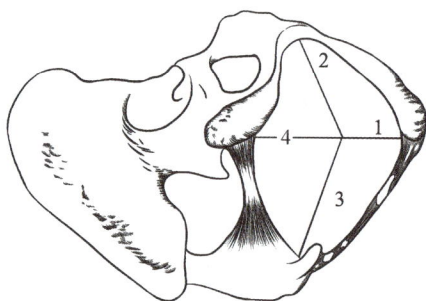

图6-6 出口平面各径线（斜面观）
1. 出口横径；2. 出口前矢状径；3. 出口后矢状径；4. 出口前后径

（1）出口前后径　耻骨联合下缘中点至骶尾关节中点间的距离，正常值平均约11.5cm。

（2）出口横径　又称坐骨结节间径，指两坐骨结节末端内缘间的距离，正常值平均约9cm，与分娩关系密切。

（3）出口前矢状径　耻骨联合下缘中点至坐骨结节间径中点间的距离，正常值平均6cm。

（4）出口后矢状径　骶尾关节中点至坐骨结节间径中点间的距离，正常值平均约8.5cm。若出口横径小于正常值，但出口横径与出口后矢状径之和 >15cm 时，中等大小的足月胎头可利用后三角区经阴道娩出。

（二）骨盆轴与骨盆倾斜度

1. 骨盆轴　连接骨盆各平面中点的假想曲线，称为骨盆轴。此轴上段向下向后，中段向下，下段向下向前。分娩时，胎儿沿此轴下降（图6-7），又称为产轴。

2. 骨盆倾斜度　女性站立时，骨盆入口平面与地平面所形成的角度，称为骨盆倾斜度，其正常值约60°。骨盆倾斜度过大，可影响胎头衔接（图6-8）。

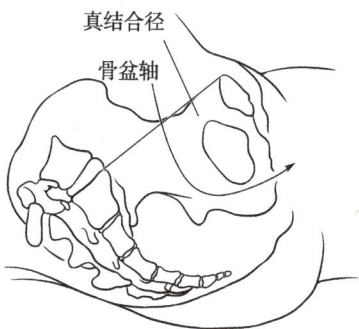

图6-7 骨盆轴

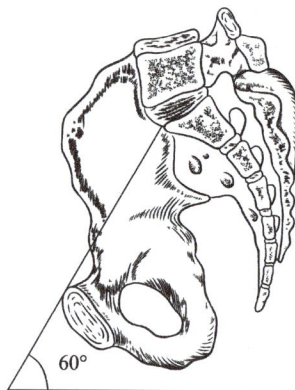

图6-8 骨盆倾斜度

（三）软产道

软产道指由子宫下段、宫颈、阴道及骨盆底软组织构成的弯曲通道。

1. 子宫下段　子宫下段由未孕时的子宫峡部伸展形成。妊娠12周后子宫峡部逐渐扩展，成为宫腔的一部分，至妊娠晚期被逐渐拉长形成子宫下段。临产后出现规律宫缩，子宫下段进一步被拉长至7~10cm，肌壁变薄即形成软产道的一部分（图6-9）。因子宫肌纤维的缩复作用，临产后子宫体肌壁越来越厚，子宫下段肌壁则因牵拉而变得越来越薄，因此，在子宫体与子宫下段之间形成环状隆起，称为生理性缩复环（physiological retraction ring）。正常情况下，此环在腹部不能见到（图6-10）。

(a)非妊娠子宫　　(b)足月妊娠子宫　　(c)分娩第一产程妊娠子宫　　(d)分娩第二产程妊娠子宫

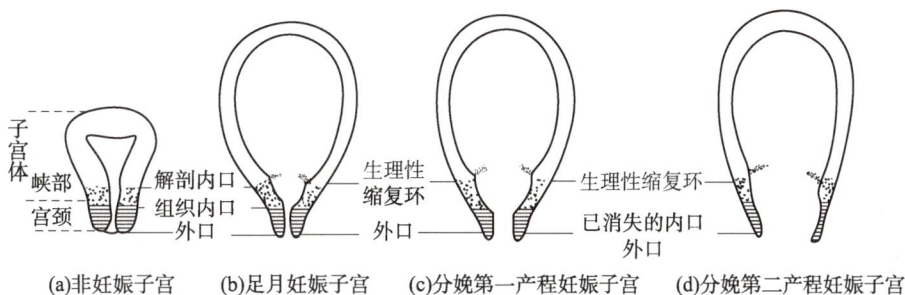

图 6 – 9　子宫下段形成及宫口扩张

图 6 – 10　临产后软产道的变化

2. 宫颈管消失及宫颈管扩张

（1）宫颈管消失（effacement of cervix）　临产前，宫颈管长度约为 2～3cm。临产后，受宫缩牵拉、胎先露及前羊膜囊的直接压迫，宫颈内口向上向外扩张，使宫颈管形成漏斗状，随后宫颈管逐渐变短直至消失。

（2）宫口扩张（dilatation of cervix）　临产前，初产妇宫颈外口仅容一指尖，经产妇可容纳一指。临产后，受宫缩牵拉、胎先露及前羊水囊的压迫使宫口不断扩张。胎膜破裂后，胎先露直接压迫宫颈，机械性扩张宫口的作用更为明显。当宫口开全（10cm）时，足月胎头方能通过（图 6 – 11）。初产妇常宫颈管先消失，而后宫口扩张；经产妇则多为宫颈管消失与宫口扩张同时完成。

3. 盆底、阴道及会阴的变化　临产后，前羊膜囊及胎先露部直接压迫，使阴道上部扩张；破膜后胎先露直接压迫骨盆底，软产道下段形成一个向前向上弯曲的长筒状通道，阴道的横纹皱襞展平，进一步使阴道管腔加宽。肛提肌向下及向两侧扩展，肌纤维逐渐拉长，会阴体由 5cm 厚变为 2～4mm，以利于胎儿通过。分娩时，会阴体虽能承受一定压力，但处理不当也易造成裂伤。

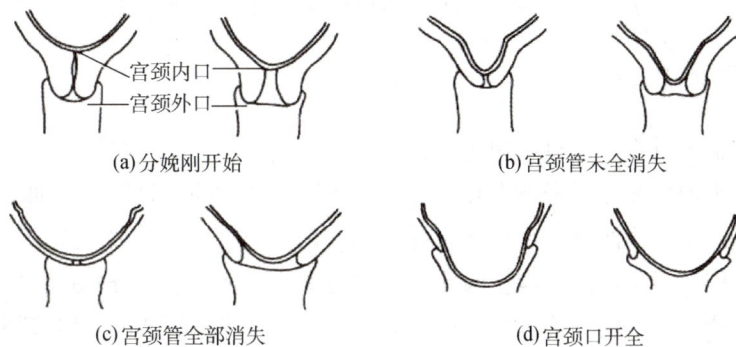

(a)分娩刚开始　　　　　　　　　　(b)宫颈管未全消失

(c)宫颈管全部消失　　　　　　　　(d)宫颈口开全

图 6 – 11　宫颈管消失与宫口扩张步骤

三、胎儿

胎儿大小、有无畸形以及胎方位是否正常是决定分娩顺利与否的重要因素之一。

(一)胎儿大小

1. 胎头颅骨

(1)颅骨 由两块顶骨、额骨、颞骨及一块枕骨构成。

(2)颅缝 颅骨间膜状缝隙为颅缝。两顶骨之间为矢状缝,顶骨与额骨之间为冠状缝,枕骨与顶骨之间为人字缝,颞骨与顶骨之间为颞缝,两额骨之间为额缝。

(3)囟门 两颅缝交界处的较大空隙为囟门,是确定胎方位的重要依据。位于胎头前方的菱形囟门为前囟(大囟门);位于胎头后方的三角形囟门为后囟(小囟门)。颅缝与囟门均有软组织覆盖,头颅骨板有一定的活动余地。在分娩过程中,受产道挤压,胎头颅骨可轻度移位、重叠使头颅变形,缩小胎头体积,利于胎头通过。过熟儿则因胎头偏大、颅骨较硬,胎头不易变形,可导致难产。

2. 胎头径线 见表 6 – 1。

表 6 – 1 胎头径线

径线名称	起止点	正常值/cm
双顶径	两侧顶骨隆突间的距离	9.3
枕下前囟径	前囟中央至枕骨隆突下方的距离	9.5
枕额径	鼻根上方至枕骨隆突间的距离	11.3
枕颏径	颏骨下方中央至后囟顶部间的距离	13.3

(二)胎方位

产道为一纵行管道。纵产式(头先露或臀先露)时,胎体纵轴与母体骨盆轴一致,胎儿容易通过产道;横产式时足月活胎则不能通过产道。头先露时,胎头能使产道充分扩张,胎头颅骨重叠,周径变小,有利于胎头娩出;臀先露时,胎臀小且软,产道扩张不充分,胎头娩出时头颅无变形机会,可出现胎头娩出困难。胎方位为枕前位时,更利于胎头完成分娩机转,而其他胎方位则会不同程度增加分娩难度。

(三)胎儿畸形

胎儿某些畸形,如脑积水、连体儿等,胎儿通过产道的难度增加,易导致难产。

四、精神心理因素

分娩虽是自然的生理过程,但对产妇而言也是一种强烈而持久的应激源,会产生一系列的生理和心理应激反应。其中生理应激主要表现为心率加快、血压升高、呼吸急促等,而心理应激主要表现为紧张、焦虑甚至恐惧。上述应激反应可导致宫缩乏力、宫口扩张缓慢、胎先露下降受阻、产程延长,增加了胎儿窘迫和产妇产后出血的风险。因此,产妇的精神心理因素在分娩过程的作用,近年来越来越受到人们的重视。获取丰富的分娩信息、良好的支持系统、优美舒适的分娩环境、优质的护理服务等,均有助于减轻产妇的分娩应激,促进顺利分娩。

第二节　枕左前位的分娩机制 📱微课2

PPT

分娩机制（mechanism of labor）指胎儿先露部通过产道时，为适应骨盆各平面的形态及大小，被动地进行一系列适应性转动，以其最小径线通过产道的全过程，又称为分娩机转。本节阐述枕左前位的分娩机制。

1. 衔接（engagement） 胎头双顶径进入骨盆入口平面，胎头颅骨最低点接近或达到坐骨棘水平，称为衔接（图6-12），又称为入盆。胎头呈半俯屈状态，以枕额径衔接，胎头枕骨位于骨盆左前方。因枕额径大于骨盆入口前后径，故胎头矢状缝位于骨盆入口的右斜径上。经产妇多在临产后衔接，初产妇多在临产前1~2周衔接。如初产妇在临产后胎头仍未衔接，应警惕头盆不称。

2. 下降（descent） 胎头沿着产轴前进的动作称为下降，贯穿于分娩全过程。下降动作呈间歇性，宫缩时胎头下降，间歇时胎头又稍回缩。促进胎头下降与以下因素有关：①宫缩时宫底直接压迫胎臀；②宫缩时通过羊水传导，压力经胎轴传至胎头；③胎体伸直伸长；④腹肌收缩使腹压增加。临床上将胎头下降程度作为判断产程进展的重要标志。

3. 俯屈（flexion） 胎头降至骨盆底时，半俯屈的胎头遇肛提肌阻力，因杠杆作用原理进一步俯屈，胎头下颏靠近胸部。此时，通过产道的径线由胎头衔接时的枕额径变为枕下前囟径（图6-13），有利于胎头继续下降。

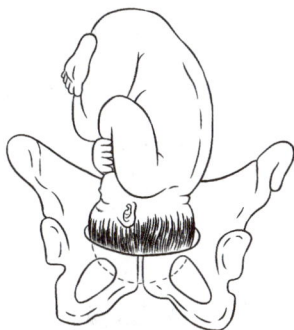

图6-12　胎头衔接

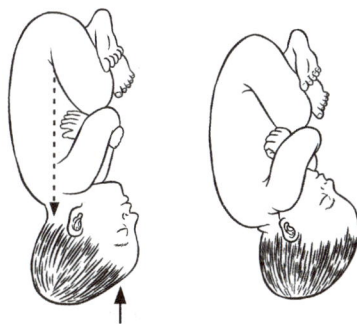

图6-13　胎头俯屈

4. 内旋转（internal rotation） 胎头枕部到达骨盆底时，肛提肌收缩将胎头枕部推向阻力小、部位宽的前方，胎头向前向中央（逆时针）旋转45°，使胎头矢状缝与中骨盆及骨盆出口前后径相一致，称为内旋转（图6-14），以适应中骨盆及骨盆出口前后径大于横径的特点，利于胎头继续下降。胎头于第一产程末完成内旋转，。

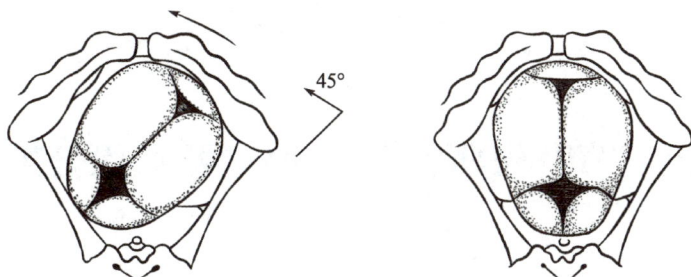

(a)胎头向前旋转45°　　　　　　　(b)后囟转至耻骨弓下

图6-14　胎头内旋转

5. 仰伸（extention） 内旋转完成后，完全俯曲的胎头到达阴道外口，宫缩和腹压迫使胎头下降，而肛提肌收缩力又将胎头推向前，二者合力使胎头沿着骨盆轴下段向下向前的方向转为向上向前。当枕骨下部达耻骨联合下缘时，以耻骨弓为支点，胎头逐渐仰伸，胎头顶、额、鼻、口、颏依次由会阴前缘娩出（图6-15）。此时，胎儿双肩径进入骨盆入口左斜径。

6. 复位（restitution）及外旋转（external rotation） 胎头娩出时，胎儿双肩径沿骨盆入口左斜径继续下降。胎头娩出后，胎头枕部顺时针旋转45°，以恢复胎头与胎肩的正常解剖关系，称为复位。胎肩在骨盆内继续下降，其前（右）肩向前向母体中线（顺时针）旋转45°，胎儿双肩径转成与骨盆出口前后径相一致的方向，胎头枕部随之继续向左（顺时针）旋转45°，以保持胎头与胎肩的垂直关系，称为外旋转（图6-16）。

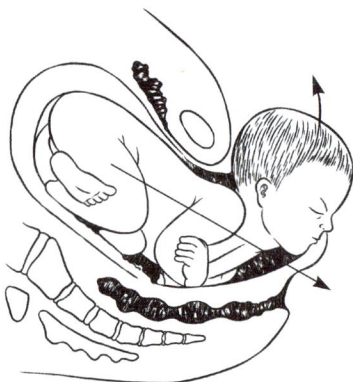

图 6-15 胎头仰伸

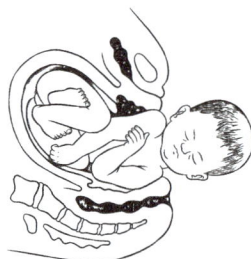

图 6-16 胎头外旋转

7. 胎肩及胎儿娩出 胎头完成外旋转后，胎儿前（右）肩在耻骨弓下先娩出，随即后（左）肩从会阴前缘娩出（图6-17）。胎儿双肩娩出后，胎体及胎儿下肢以侧屈姿势相继娩出，完成分娩全过程。

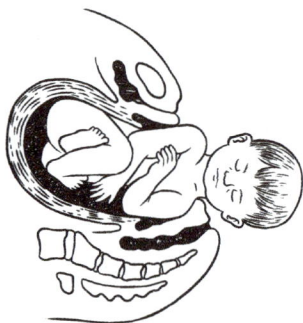

(a)胎儿前(右)肩娩出　　　　(b)胎儿后(左)肩娩出

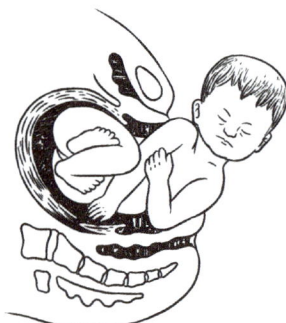

图 6-17 胎儿肩部娩出

第三节　先兆临产、临产及产程分期

PPT

一、先兆临产

产妇在分娩开始前，出现的预示不久将临产的症状，称为先兆临产（threatened labor），又称分娩先兆。

1. 假临产（false labor）　即不规律宫缩，多在临产前 1～2 周出现，其特点是：①宫缩持续时间短（<30 秒）且不规律，间歇时间长，宫缩强度不增加；②不伴有宫颈管缩短和宫口扩张；③常夜间多现，清晨消失；④给予镇静剂可抑制。

2. 胎儿下降感（lightening）　初产妇多在分娩前 1～2 周，因胎先露部入盆，宫底位置下降，产妇自觉上腹部较前舒适，进食量较前增多，呼吸较前轻快。部分产妇可出现尿频，与胎先露进入盆腔压迫膀胱有关。

3. 见红（show）　多出现在临产前 24～48 小时，因胎儿下降，宫颈内口附近的胎膜与子宫壁剥离，毛细血管破裂导致少量出血，与宫颈管内黏液栓混合为血性分泌物，经阴道排出，称为见红，是即将临产比较可靠的征象。如阴道流血量超过平时月经量，应考虑前置胎盘、胎盘早剥等妊娠晚期异常出血性疾病。

二、临产

临产（labor）指出现规律且逐渐增强的子宫收缩，持续 30 秒或以上，间歇 5～6 分钟，伴进行性宫颈管消失、宫口扩张和胎先露下降。使用镇静剂不能抑制宫缩。

三、产程及产程分期

总产程（total stage of labor）即分娩全过程，指从开始出现规律宫缩至胎儿胎盘娩出的过程，分为三个产程阶段。

1. 第一产程（first stage of labor）　又称宫颈扩张期，指从规律宫缩到宫口开全（10cm）。根据宫口扩张速度不同，将第一产程分为潜伏期和活跃期。

（1）潜伏期（latent phase）　为宫口扩张的缓慢阶段。初产妇一般不超过 20 小时，经产妇不超过 14 小时。

（2）活跃期（active phase）　为宫口扩张的加速阶段。宫口扩张 5cm 至宫口开全（10cm）为活跃期，此期宫口扩张速度≥0.5cm/h，初产妇一般不超过 12 小时，经产妇不应超过 10 小时。

> **知识链接**
>
> ### 进入活跃期的标志
>
> 有的产妇在宫口开至 4～5cm 进入活跃期，也有迟至 6cm 才进入活跃期。2018 年，WHO 发表了《产时管理改进分娩体验》的推荐建议，该建议综合分析了 3 项近年发表的关于低危、自然临产孕妇产程进展情况的系统综述，推荐以宫口扩张 5cm 作为活跃期的标志。基于以上证据，经多次专家争论，中华医学会妇产科分会产科学组中华医学会围产分会的《正常分娩指南（2020 年版）》采用宫口扩张 5cm 作为活跃期的标志。

2. 第二产程（second stage of labor）　又称胎儿娩出期，指从宫口开全至胎儿娩出。未行硬膜外麻醉镇痛者，此期初产妇不超过 3 小时，经产妇不超过 2 小时；行硬膜外麻醉镇痛者，初产妇不超过 4 小时，经产妇不超过 3 小时。

3. 第三产程（third stage of labor）　又称胎盘娩出期，指从胎儿娩出至胎盘娩出。此期一般为 5～15 分钟，不超过 30 分钟。

第四节　第一产程的临床经过及照护

PPT

一、第一产程的临床经过

（一）规律宫缩

进入第一产程，出现伴有疼痛的子宫收缩，持续时间约 30 秒，间歇时间 5～6 分钟，宫缩强度弱。随着产程进展，宫缩持续时间逐渐延长至 50～60 秒，间歇时间缩短至 2～3 分钟，强度增加。宫口开全时，宫缩持续时间可达 60 秒，间歇期仅 1～2 分钟。

（二）宫口扩张

随着宫缩增强，宫颈管逐渐缩短直至消失，宫口逐渐扩张。宫口开全时，宫颈边缘消失，子宫下段及阴道形成宽阔的筒腔，有利于胎儿通过。

（三）胎先露下降

胎先露下降程度是判断胎儿能否经阴道分娩的重要指标。随产程进展，先露部逐渐下降，并在进入活跃期后快速下降，直至先露部到达阴道口。

（四）胎膜破裂

胎膜破裂又称破膜。胎先露部衔接后，将羊水分隔为前后两部分，胎先露部前方的羊水称为前羊水，形成的前羊膜囊有扩张宫口的作用。随宫缩不断增强，羊膜腔内压力增加到一定程度时，胎膜自然破裂，前羊水流出。自然分娩的产妇，破膜多发生在宫口近开全时。

二、第一产程产妇的评估

（一）快速评估

快速评估产妇生命体征、胎心、宫缩、胎位、胎儿大小、羊水情况、有无阴道流血，明确是否存在产科高危或急症情况，以进行紧急处理。

（二）基本情况评估

1. 一般情况　产妇年龄、职业、文化程度、身高、步态、体重、营养状况及皮肤弹性等。

2. 此次分娩情况评估　评估目前宫缩情况，包括宫缩开始时间、频率及强度；评估是否破膜，已破膜者了解破膜时间、羊水量、性状、颜色和气味；评估有无阴道流血，有流血者记录流血时间、量、颜色、性状及伴随症状；评估胎动情况和产妇有无其他不适。

3. 查阅孕期检查记录　核对预产期、孕周和本次妊娠经过，包括末次月经、孕早期有无感冒、孕期有无服药及接触有害物质、有无腹痛及阴道流血、有无妊娠期并发症与合并症等。超声检查、血常规、凝血常规、血型、肝肾功能、梅毒、乙肝、HIV 等检查情况，特别注意关注近期产检结果。

4. 评估既往妊娠与分娩史　如妊娠与分娩次数，经产妇重点评估既往分娩方式与新生儿情况，是否为瘢痕子宫，有无难产、阴道助产、产后出血史等情况，有无会阴裂伤史。

（三）专科情况评估

1. 胎心　对低危产妇推荐采用多普勒间断听诊胎心并结合电子胎心监护的方式监测胎心，以及时发现胎儿窘迫。

（1）多普勒胎心听诊 一般潜伏期至少 1 小时、活跃期至少 30 分钟听诊一次，有异常情况可适当增加胎心听诊频率。听诊时，根据胎位找出胎心听诊最佳位置，于宫缩后听诊以及时发现晚期减速，每次听诊 1 分钟并记录。听诊时除判断胎心率外，还应注意胎心律及胎心强弱的变化。

（2）电子胎心监护 最常用的是外监护，视情况连续监护 20~40 分钟。电子胎心监护虽能连续评估胎心率变化及其与宫缩、胎动的关系，但不主张在产程中持续行胎心监护。若有胎儿生长受限、羊水明显胎粪污染、产程中阴道有鲜血流出、怀疑绒毛膜羊膜炎或败血症等情况则推荐持续电子胎心监护。

2. 子宫收缩 通过触诊法或电子胎心监护仪进行评估，触诊法不能准确量化宫缩强度。

（1）触诊法 助产人员将手掌置于产妇腹壁上子宫底部检查，宫缩时宫体部隆起变硬；间歇期松弛变软。观察宫缩持续时间、间歇时间、强度、规律性，并记录。需连续观察 3~5 次宫缩。10 分钟有 3~5 次宫缩为有效产力；宫缩频率 >5 次/10 分，持续至少 20 分钟为宫缩过频。

（2）电子胎心监护 利用电子胎心监护仪上显示的宫缩曲线，了解宫缩持续时间、间歇时间及强度。监测结果受探头放置的位置、胎动、产妇呼吸与腹部皮下脂肪厚度、探头松紧程度多种因素的影响。

3. 宫口扩张与胎先露下降 通过阴道检查进行评估，并将结果绘制于产程图上。阴道检查应在会阴消毒后进行，评估内容包括子宫颈位置、长度、软硬度、容受度、宫颈有无水肿、宫口扩张程度、胎先露及下降程度、胎方位、胎头与骨盆适应度、胎头有无水肿、是否存在脐带脱垂、是否破膜等。首次阴道检查还应了解骨盆情况，已经破膜者应注意观察羊水性状等。

（1）宫口扩张 自然临产产妇，潜伏期每 4 小时、活跃期每 2 小时行 1 次阴道检查，母胎状态良好者，可适当延长检查间隔时间。若产妇出现会阴膨隆、阴道血性分泌物增多、主诉有排便感等可疑宫口快速开大的表现时，应立即行阴道检查。

（2）胎先露下降 胎先露高低是判断分娩难易的有效指标，临床以胎头颅骨最低点与坐骨棘平面的关系表示胎头下降程度（图 6-18）。胎头颅骨最低点平坐骨棘平面时，为 "S=0"；在坐骨棘平面上 1cm 时，以 "-1" 表示；在坐骨棘平面下 1cm 时，以 "+1" 表示，依此类推。

（3）产程图（partogram） 临床通过描记宫口扩张曲线和胎头下降曲线（图 6-19）来记录、观察产程进展情况。绘制产程图以临产时间（小时）为横坐

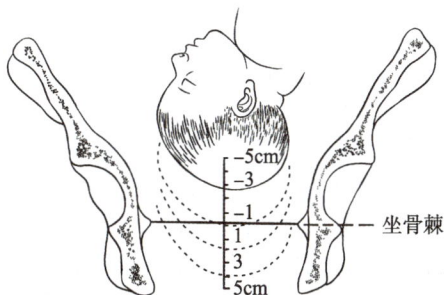

图 6-18 胎头高低判定

标，宫口扩张程度（厘米）及胎先露下降程度为纵坐标，以红笔画 "●" 表示宫口扩张、蓝笔画 "●" 表示先露下降情况。每次阴道检查后，将宫口开大和先露下降情况及时绘制在产程图相应坐标点上。近年来，越来越多的研究表明：经典产程图已经不再适用于当今产妇的分娩模式，因此相关学者提出了在分娩中应用并推广新型产程图（图 6-20）。新型产程图以阶梯状第 95 百分位数线取代直型处理线，从初产妇入院开始起记录宫口扩张程度，分别以宫口扩张 2cm、3cm、4cm 和 5cm 为起点，绘制出 4 条阶梯状处理线。越过相应的处理线则考虑有产程停滞。

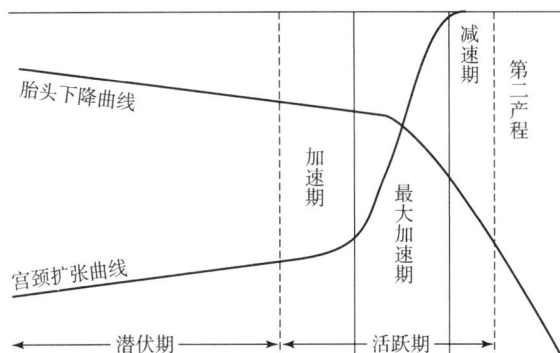

图 6-19 产程图（交叉型）

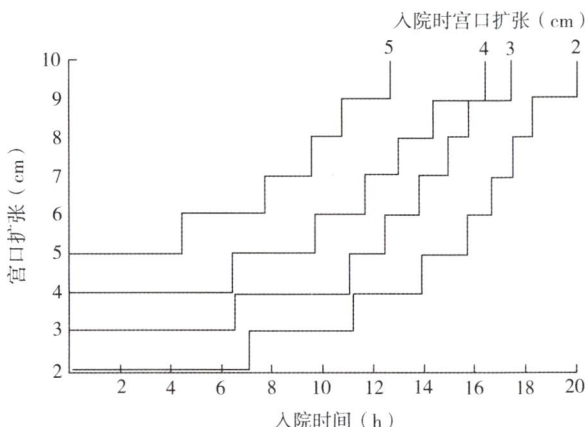

图 6-20 新型产程图

4. 胎膜破裂 评估胎膜是否破裂。一旦破膜，应立即听胎心，观察羊水的量、色和性状。不主张产程中常规行人工破膜。

5. 疼痛 观察产妇面部表情及其他应对行为，选用合适的测评工具，如数字评分法、文字描述评定法、面部表情疼痛评定法等评定产妇疼痛程度。

6. 心理状况 第一产程时间较长，陌生的环境、分娩知识的缺乏以及宫缩疼痛等原因，易让产妇产生焦虑、恐惧等情绪而影响产程进展。通过交谈评估产妇有无上述负性情绪，必要时采用心理测评工具进行测量。

三、第一产程产妇的照护

（一）一般照护

1. 观察生命体征 宫缩时，产妇血压可升高 5～10mmHg，间歇期恢复。第一产程每 4 小时测量 1 次生命体征并记录，胎膜早破者每 2 小时测量一次体温。生命体征异常者，应增加测量次数并汇报医生，给予相应处理。

2. 补充液体和能量 没有高危因素的产妇，第一产程不限制饮食，鼓励产妇根据自己意愿进食和饮水，以保证产妇良好的体力。无法进食者，遵医嘱静脉补充液体和能量。

3. 休息与活动 营造良好的休息环境，保持环境安静、舒适、暗光、温暖及具私密性，确保产妇得到充分的休息和睡眠。产妇长时间仰卧于床上，易发生仰卧位低血压综合征，因此无异常产科情况时，鼓励产妇下床活动，家属陪伴，以分散产妇对疼痛的注意力，有助于加速产程进展。臀位、胎头高浮的产妇一旦破膜，应立即卧床休息，警惕发生脐带脱垂。

4. 督促排便与排尿 鼓励产妇每 2 小时排尿一次，以免膀胱充盈影响宫缩及胎先露下降。排尿困难者，可先采用听流水声、会阴热敷等方法诱导排尿，必要时导尿。产程中不推荐常规肠道准备，产妇主诉有便意时，应先检查宫口扩张程度。可如厕时需有人陪同，指导产妇勿长时间屏气用力排便。

5. 清洁卫生 产妇因宫缩阵痛导致出汗增多，且破膜后阴道流液使其舒适度降低。产程中应注意保持产妇外阴清洁、床单位整洁，及时为产妇擦汗、更衣及更换会阴垫。有阴道流液、流血的产妇，每日行会阴擦洗 2 次，促进舒适度和预防感染。备皮会增加产妇的不舒适感，不推荐阴道分娩前常规备皮。

6. 心理与情感支持 鼓励家属陪伴，避免产妇独处一室。对产妇进行精神安慰，耐心讲解分娩是生理过程，告知产程进展情况，增强产妇阴道分娩的信心。

（二）专科照护

1. 监测胎心 当胎心＜110 次/分或＞160 次/分，指导产妇左侧卧位或变换体位，给予吸氧并密切观察胎心变化，同时报告医生。

2. 观察宫缩 发现宫缩乏力或过强，分析原因并及时去除诱因。减少环境干扰，让产妇变换体位休息，一旦出现病理性缩复环等先兆子宫破裂征象，则应及时通知医生处理，以免子宫破裂。

3. 观察宫口扩张与胎先露下降 观察宫口扩张与先露下降情况，出现异常，及时报告医生处理。

4. 观察破膜 一旦破膜应听诊胎心，如胎心异常，立即行阴道检查了解有无脐带脱垂，观察羊水量、色、性状，出现异常立即报告医生处理；保持会阴清洁，预防感染；胎头衔接不佳者，抬高产妇臀部，防脐带脱垂。

5. 体位指导 鼓励产妇采取自感舒适的任何体位，提供必要的支持工具，如分娩球、分娩椅或凳、软垫等。

6. 减轻宫缩疼痛 首选非药物镇痛方法减轻分娩疼痛，如利用音乐、芳香疗法、柔和灯光等营造温馨环境；采用分娩球、自由体位、按摩、热敷、指导呼吸法减痛、给予导乐陪伴、家庭化分娩、催眠法等帮助产妇减轻分娩疼痛、提供心理支持。必要时根据情况采用药物或麻醉镇痛。

实训 8 填写产妇入院记录

▶▶ 情境导入 ///

情境：产妇王某，32 岁，国企员工，G_3P_1，因"停经 39^{+4} 周，超声提示羊水减少 1 天"于 2023 年 10 月 4 日入院。平素月经规律，12 岁初潮，5/28 日，LMP 2023 – 1 – 31，EDC 为 2023 – 10 – 7。5 年前足月顺产一男婴，身体健康。此次孕期经过顺利，既往体健，无外伤、无手术及药物过敏史。体检：体温 36.6℃、脉搏 88 次/分、呼吸 18 次/分、血压 110/70mmHg，身高 168cm，体重 70kg，心肺肝脾等未见异常，脊柱四肢无畸形，肛门未见异常，腱反射存在，无水肿。产科检查：腹部膨隆，有妊娠纹，宫高 35cm，腹围 102cm，枕左前位，胎心 140 次/分，未扪及宫缩，未见阴道流液。骨盆外测量：IS、IC、EC、TO 分别为 25cm、28cm、20cm、9cm，余未见异常。

思考：产妇入院记录应包含哪些方面的内容？在填写入院记录单时应注意哪些事项呢？

【实训目的】

1. 能正确为产妇进行入院查体；为产妇填写入院记录单。

2. 能判断产妇是否临产、是否为高危妊娠。

3. 培养学生关心、体贴产妇的人文情怀。

【实训准备】

1. 物品准备 骨盆测量仪、软尺、体温计、胎心听诊仪、血压计、产妇入院记录单、笔、洗手液、医疗与生活垃圾桶等等。

2. 环境准备 妇产科实训室，整洁、安静、温暖、私密、光线适宜。

【操作程序】

素质要求	衣帽整洁、举止端庄、语言恰当、态度和蔼
↓	
准备用物	入院记录单、笔、洗手液、体温计、血压计、转尺、骨盆测量仪、胎心听诊仪、
↓	
环境准备	整洁、安静、温暖、私密、光线适宜
↓	
填写记录单页眉	询问并填写姓名、床号等
↓	
采集病史	采集病史后，填写产妇的一般资料、主诉、现病史、既往史、月经史、婚育史、个人史、家族史等内容
↓	
填写体查结果	给产妇行体格检查、产科检查等，并填写结果
↓	
填写常规辅助检查结果	填写常规辅助检查如血常规、尿常规、大便常规、心电图等的结果
↓	
填写入院诊断	填写入院诊断
↓	
操作后处理	整理用物，洗手

【实训评价】

1. 自我评价 病史采集、体格检查是否正确；记录字迹是否工整、内容是否准确、完整；与产妇沟通是否良好。

2. 同学互评 各项内容的填写是否完整、准确。

3. 教师评价 病史采集的方法、体格检查是否正确；记录单字迹是否工整、内容是否准确、完整；与产妇沟通是否良好，是否具有人文关怀。

【注意事项】

1. 病史采集 完整、真实。

2. 结果记录 真实、准确、无涂改。

【思考题】

如果是纸质版入院记录，填写好后能涂改吗？为什么？

【附】产妇入院记录单

××医院

产科入院记录		门诊号	
	入院号		
姓名	出生地		
性别	职业		
年龄	入院时间		
民族	记录时间		
婚姻状况	病史陈述者		

主诉：					
现病史	末次月经：	预产期：		妊娠反应时间：	胎动时间：
	目前症状：				
	孕期患病情况及治疗情况：				
	孕期有害物质接触情况：				
	其他：				
既往史	疾病史：	外伤及手术史：			
	不孕症史：	过敏史：		输血史：	
月经史	岁_____ 年 月 日	月经量：		痛经 □是 □否	
婚育史：	结婚年龄：	丈夫年龄：		丈夫健康状况：	
	孕	产	流	存	

孕次	妊娠年龄	妊娠月份	妊娠经过及结局
1			
2			
3			

个人史	出生地	烟酒嗜好：无 有	程度：
	遗传病	传染病	近亲结婚

体格检查

一般情况	体温	脉搏		呼吸		血压	
	身高	体重		浅表淋巴结			
	面色	发育		营养		神志	
	瞳孔	对光反射		皮肤巩膜	五官	甲状腺	
	全身浅表淋巴结		乳房			乳头	
	心		肺			肝 脾	
	脊柱四肢	水肿		膝腱反射		静脉曲张	
产科检查	腹部外形	宫高		腹围		胎儿体重估计	
	胎先露（S）	胎方位		入盆	宫缩	胎心	
	髂棘间径		髂嵴间径		骶耻外径		
	坐骨结节间径						
	破膜	羊水性状			量		
	肛查或阴指	宫口容受		开大 cm		位置（前、中、后）	
辅助检查	血细胞分析						
	尿液分析						
	生化检查						
	心电图						
	B超						
	胎心监护						
初步诊断							

签名： 年 月 日 时 分

实训9　第一产程的观察及绘制产程图

情境导入

情境：产妇李某，30 岁，$G_1P_0 40^{+2}$ 周孕，因"不规则腹痛 4 小时"于 2024 年 3 月 2 日 1：00 入院。入院查体：体温 36.7℃，脉搏 82 次/分，呼吸 18 次/分，血压 120/80mmHg，宫高 35cm，腹围 105cm，胎心 150 次/分，骨盆外测量无异常。B 超示：宫内单活胎，胎头双顶径 9.9cm，羊水指数 70mm，估计胎儿体重 3700g±350g。产妇于 4：00 出现规律宫缩，8：00 阴道检查宫口开大 2cm，S−2；10：00 自然破膜，羊水清亮。12：00 阴道检查宫口开大 5cm，S＝0；14：00 宫口开大 8cm，S＋1；15：00 宫口开全，S＋2。于 15：55 顺利娩出一健康女婴。

思考：1. 作为助产士，应从哪些方面进行产程评估并为产妇实施照护措施？

　　　　2. 如何正确绘制产程图？

【实训目的】

1. 能熟练完成第一产程的观察与护理。

2. 能正确绘制产程图并根据产程图判断产程是否正常。

3. 针对产程的不同阶段，正确实施健康宣教。

4. 尊重生命，关心、体贴产妇。

【实训准备】

1. 物品准备　多普勒胎心听诊仪、血压计、体温计、分娩球、分娩椅等分娩辅助工具、无菌手套、聚维酮碘消毒液、无菌大棉签、待产记录单及产程图纸、红蓝签字笔各 1 支、洗手液、生活与医疗垃圾桶等。

2. 环境准备　分娩实训室，整洁、安静、暗光、温暖、私密。

【实训方法】

1. 教师讲解并示范。

2. 学生分组练习。

3. 实训操作流程

素质要求	衣帽整洁、举止端庄、语言恰当、态度和蔼
↓	
准备用物	见物品准备
↓	
环境准备	整洁、安静、暗光、温暖、私密
↓	
观察生命体征	每 4 小时测量体温、脉搏、呼吸、血压并记录。生命体征异常者，增加测量次数。胎膜早破者，每 2 小时测量体温 1 次
↓	
观察胎心	潜伏期每 1 小时、活跃期每 30 分钟听胎心一次，于宫缩后听诊，每次听诊 1 分钟并记录。不主张产程中持续行胎心监护
↓	

续表

观察宫缩	一手手掌置于产妇腹壁，感受宫缩时宫体部的软硬变化，同时注意观察产妇面部表情、呼吸、呻吟、屏气用力等，连续观察 3 ~ 5 次宫缩，了解并记录宫缩持续时间、间隔时间和强度
↓	
观察疼痛	观察产妇面部表情及其他应对行为，选用数字评分、文字描述评定、面部表情等方法判断产妇疼痛程度
↓	
观察宫口扩张及先露部下降情况	潜伏期每 4 小时、活跃期每 2 小时行 1 次阴道检查。若产妇出现会阴膨隆、阴道血性分泌物增多、主诉有排便感等可疑宫口快速开大的表现时，应立即行阴道检查
↓	
观察破膜情况	胎膜一般在宫口近开全时破裂，不主张产程中常规行人工破膜。一旦破膜，立即听胎心，观察羊水量、性状并记录，必要时阴道检查以明确有无脐带脱垂；胎头高浮、臀位应卧床休息
↓	
观察体位	鼓励产妇采取自觉舒适的任何体位，提供分娩球、分娩椅或凳、软垫等支持工具，不主张长时间仰卧于床上
↓	
观察进食	无高危因素者，第一产程不限制饮食，指导产妇根据自己意愿进食和饮水
↓	
观察卫生状况	保持会阴清洁，阴道流液、流血者，每日会阴擦洗 2 次，及时为产妇擦汗、更换衣服及会阴垫
↓	
督促排尿、排便	鼓励产妇每 2 小时排尿一次，避免膀胱充盈影响宫缩及胎先露下降。不推荐常规肠道准备，产妇主诉有便意时，先检查宫口扩张程度。如厕时需有人陪同，指导不要长时间屏气用力排便
↓	
观察产妇心理状态	通过交谈评估产妇有无焦虑、恐惧等情绪，必要时采用心理测评工具进行测量
↓	
绘制产程图	以临产时间（h）为横坐标，宫口扩张程度及胎先露下降程度为纵坐标，红笔画"●"标记宫口开张，蓝笔画"●"标记先露下降，并将相邻点连接
↓	
操作后处理	整理用物，洗手，记录

【实训评价】

1. 自我评价　各项检查是否准确；记录是否完整、准确；字迹是否工整；与产妇沟通是否良好。

2. 同学互评　各项内容是否填写完整、准确。

3. 教师评价　产程记录单与产程图填写是否正确；体格检查是否正确；记录是否完整、准确；流程是否符合分娩新理念；与产妇沟通是否良好，是否具有人文关怀。

【注意事项】

1. 体格检查　轻柔、准确，保护产妇隐私，与产妇沟通良好。

2. 检查结果　记录真实、准确、完整，无涂改。

【思考题】

1. 如何根据产程图判断产程是否正常？

2. 纸质版产程图画好之后可以涂改吗？未做检查可以根据前后时间段数据补充一个吗？

附:产程图

××医院

产程图

姓名		年龄		身高		体重		病室		床号	
孕		产		末次月经		预产期			住院号		

临产　　　年　　月　　日　　时　　分

	日期																										
	时间																										
宫颈扩张红色○	10																										
	9																										
	8																										
	7																										
	6																										
	5																										
	4																										
	3																										
	2																										
	1																										
临产时间		1	2	3	4	5	6	7	8	9	10	11	12	13	14	15	16	17	18	19	20	21	22	23	24
胎心	10																									
	15																									
	30																									
	45																									
	60																									
胎膜																										
羊水																										
子宫收缩	强度																									
	间隔时间（分）																									
	持续时间（秒）																									
血压（mmHg）																										
处理																										
签名																										

第五节　第二产程临床经过及照护

PPT

一、第二产程的临床经过

（一）宫缩加强

宫口开全后，宫缩的频率及强度较前增强，每次持续 1 分钟或更长，间歇 1~2 分钟，此时胎膜多已自然破裂。

（二）产妇屏气用力

当胎头下降至骨盆出口时，盆底组织受压，产妇出现排便感，不自主地向下屏气用力，增加腹压，协同宫缩促使胎儿进一步下降。

（三）胎头拨露与着冠

随产程进展，产妇会阴体逐渐膨隆和变薄，肛门括约肌松弛。宫缩时，胎头露出阴道口，宫缩间歇期又缩回阴道内，称为胎头拨露（head visible on vulval gapping）。经过几次胎头拨露后，胎头双顶径越过骨盆出口，宫缩间歇期胎头不再回缩，称为胎头着冠（crowning of head）（图 6-21）。此时，会阴极度扩张，易发生裂伤。

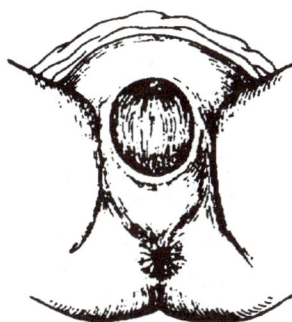

图 6-21　胎头着冠

（四）胎儿娩出

随产程继续进展，胎儿枕骨于耻骨弓下露出，胎头仰伸，接着胎头复位及外旋转，前肩和后肩相继娩出，胎体很快娩出，后羊水涌出，子宫迅速缩小，宫底降至脐平位置，第二产程结束。经产妇第二产程较短，有时仅需几次宫缩即可完成上述动作。

二、第二产程产妇的评估

（一）评估

1. 快速评估　快速评估生命体征、胎心、宫缩、有无阴道流血及急危征象。

2. 专科情况评估

（1）胎心　进入第二产程后，产妇宫缩频而强，需密切监测胎儿有无急性缺氧，每 5~10 分钟听诊胎心 1 次，不主张常规持续胎心监护。

（2）宫缩　注意宫缩持续时间、间隔时间及强度，尤其注意有无强直性宫缩和病理性缩复环。

（3）产程进展 观察产妇会阴膨隆程度、胎头拨露情况、自主屏气用力情况，适时行阴道检查，确定胎方位及胎头下降程度、胎头与骨盆的适应度。观察有无阴道流血，有流血者注意流血量及性状。

（4）会阴情况　了解会阴体长度、弹性、有无瘢痕或疣，是否有水肿、炎症，明确有无会阴切开术的指征，不建议常规会阴切开。

（5）心理状况　通过观察与交谈，了解产妇配合程度，以及是否存在焦虑和对分娩的无助、恐惧情绪。

三、第二产程产妇的照护

(一) 一般照护

1. 监测生命体征   每小时测量生命体征,血压升高者应增加测量次数。重视产妇主诉,注意有无不明原因的寒战、心率加快及胸闷、憋气等症状,发现异常及时处理。

2. 补充能量及水分   鼓励产妇适量摄入流质和半流质食物或液体,不限制产妇饮食。

3. 排空膀胱   督促产妇及时排尿,必要时导尿。

4. 营造良好的休息环境   保持环境安静、温暖及私密,避免产妇独处一室。

5. 心理与情感支持   产程中持续陪伴产妇,给予鼓励性的语言,避免使用影响分娩进程的负性词汇;握住产妇的手,让其感受到支持和关爱。

(二) 专科照护

1. 观察胎心   如有异常,指导产妇左侧卧位或变换体位,给予吸氧并动态监测胎心变化。

2. 观察宫缩及产程进展   发现宫缩乏力或过强,配合医生及时处理。如宫口开全后 2 小时未分娩者,应及时寻找原因并对症处理。

3. 会阴护理   会阴热敷或按摩有助于保持会阴完整性,降低严重会阴裂伤的可能性,可根据产妇具体情况酌情应用。

4. 指导产妇正确屏气用力   产妇正确屏气用力是保证第二产程顺利进展的关键,使用鼓励性语言指导产妇宫缩时自主向下屏气用力。指导产妇双腿屈曲,双足蹬在产床上,两手握住产床两侧的把手,宫缩时先深吸气屏住,使腹肌和膈肌收缩,如排大便样向下用力,以增加腹压。宫缩间歇期,指导产妇呼气,全身肌肉放松、安静休息。再次出现宫缩时,再做屏气动作,如此反复直至胎头着冠。胎头着冠后嘱产妇宫缩时张口哈气,勿屏气,以免胎头娩出过快致会阴裂伤,之后于宫缩间歇期稍用力,使胎头、胎肩缓慢娩出。如自发用力 30 分钟,会阴仍未开始变薄,则应行阴道检查,评估宫口是否开全。若宫口未开全,指导产妇呼吸,勿向下用力。产妇用力不当、胎头下降缓慢时,积极寻找原因并鼓励产妇改变体位,不可滥用腹部加压等措施,以免引起严重损伤。

5. 鼓励自由体位   不主张第二产程一直躺于产床以及常规采用仰卧截石位分娩,鼓励产妇选择自感舒适的体位分娩,如站位、蹲位、侧卧位、俯卧位、半坐卧位、坐位等。

6. 做好接产准备

(1) 环境   维持产房温度在 25～28℃,湿度适宜,清洁安静。

(2) 物品与药品   产包、带秒针的时钟、会阴清洁与消毒包、无菌手套、缩宫素等。

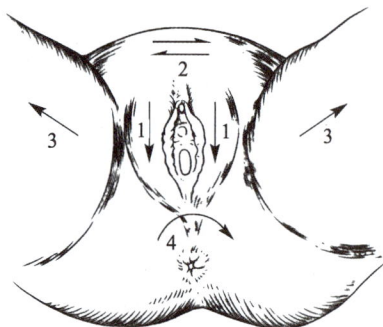

图 6-22   会阴消毒

(3) 复苏准备   新生儿辐射台提前预热,调节温度至 32～34℃(早产儿根据其中心温度设置);检查复苏气囊、面罩、吸引及吸氧装置等均处于功能状态,气囊和面罩放置于距离分娩床 2m 之内。

(4) 人员   所有分娩均由熟练的助产人员完成,现场至少有一名熟练掌握新生儿复苏的人员。

(5) 上产床时间   初产妇宫口开全、经产妇宫口扩张 5cm 上产床,时间不宜过早。

(6) 外阴消毒、铺无菌巾   外阴清洁与消毒顺序为小阴唇、大阴唇、阴阜、大腿内上 1/3、会阴及肛门周围(图

6－22），消毒后铺上无菌巾（详见本章实训10）。

（7）上产台准备接产 打开产包，按无菌操作常规洗手、穿手术衣，戴无菌手套，按照方便使用的顺序摆放器械。

7. 正确接产

（1）适时适度保护会阴 在充分评估产妇会阴情况、胎儿大小及胎头下降速度后，决定开始保护会阴的时间和力度。主张适时适度保护会阴。当胎头拨露约5cm×4cm、阴唇后联合紧张时，开始控制胎头娩出速度，指导产妇于宫缩时哈气、间歇时适当屏气用力，让胎头以最小径线（枕下前囟径），在宫缩间歇期缓慢娩出，避免娩出过急撕裂会阴。

> **知识链接**
>
> #### WHO 对产时服务技术的分类
>
> WHO对近10年来世界各国产时服务技术方面的研究进行了总结，将目前常用的措施分为四大类。
>
> （1）有用的、应鼓励使用的措施，如陪伴分娩、自由体位、非药物性镇痛。
>
> （2）无效的或有害的应废弃的措施，如灌肠、剃毛、肛查、平卧分娩、常规补液。
>
> （3）常用但不适宜的措施，如限制饮食、全身性药物镇痛、电子胎心监护、缩宫素滴注、会阴切开等。
>
> （4）需要进一步研究的措施，如第一产程常规早破膜、分娩时宫底加压等。

（2）助娩胎头 当胎头拨露后，协助胎头俯屈，并控制胎头下降速度。当胎头枕部在耻骨弓下露出时，接产者左手协助胎头仰伸，使胎头缓慢娩出。而后左手清理新生儿口鼻黏液及羊水。胎儿娩出时有脐带绕颈时，若绕颈1周且较松，可用手将脐带沿胎肩上推或从胎头退下；若脐带绕颈过紧或绕颈2周及以上，立刻用两把血管钳夹住一段脐带从中间剪断，注意勿伤及胎儿颈部（图6－23）。

（3）胎头复位及外旋转 胎头娩出后，不急于娩出胎肩，待胎头自然完成复位及外旋转动作，助胎肩旋转至骨盆出口前后径。

（4）协助胎肩、胎体娩出 再次宫缩时指导产妇均匀用力，让宫缩推动胎肩缓慢娩出。双肩娩出后，接产者双手协助胎体娩出。如娩肩困难，按肩难产处理（详见肩难产章节），避免腹部强行加压。

（5）报告新生儿出生时间 胎儿娩出后，助产人员报告新生儿出生时间（精确到秒），报告性别并与产妇共同核对。

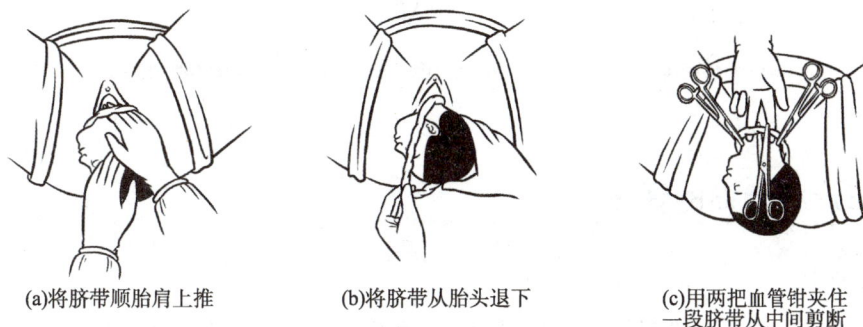

(a)将脐带顺胎肩上推　　(b)将脐带从胎头退下　　(c)用两把血管钳夹住一段脐带从中间剪断

图6－23 脐带绕颈处理

第六节　第三产程临床经过及照护

PPT

一、第三产程的临床经过

（一）宫缩

胎儿娩出后，宫缩暂时停止，宫底降至脐平，产妇略感轻松。约几分钟后，宫缩再次出现。

（二）胎盘剥离

胎儿娩出后，宫腔容积明显缩小，加之宫缩的缩复作用使宫腔容积进一步缩小，但胎盘面积不能相应缩小，胎盘与子宫壁发生错位剥离，血管断裂出血形成胎盘后血肿，导致胎盘从附着处剥离。子宫继续收缩，剥离面积继续扩大，直至胎盘完全剥离而娩出。

胎盘剥离的征象：①宫体变硬呈球形，宫底升高达脐上水平（图6－24）；②阴道口外露的脐带自行延长；③阴道少量出血；④接生者将手掌尺侧置于产妇耻骨联合上方，轻压子宫下段，宫底上升而外露的脐带不再回缩。胎盘剥离及排出方式有如下两种。①胎儿面娩出式多见，胎盘从中央开始剥离，随后向周围剥离，胎盘后血肿被胎膜包住。首先露出阴道口的是胎盘的胎儿面，胎儿面先排出，随后见少量阴道流血。②母体面娩出式少见，胎盘从边缘开始剥离，血液沿剥离面流出。首先露出阴道口的是胎盘的母体面，胎盘排出前先有较多量的阴道流血，然后胎盘再排出。

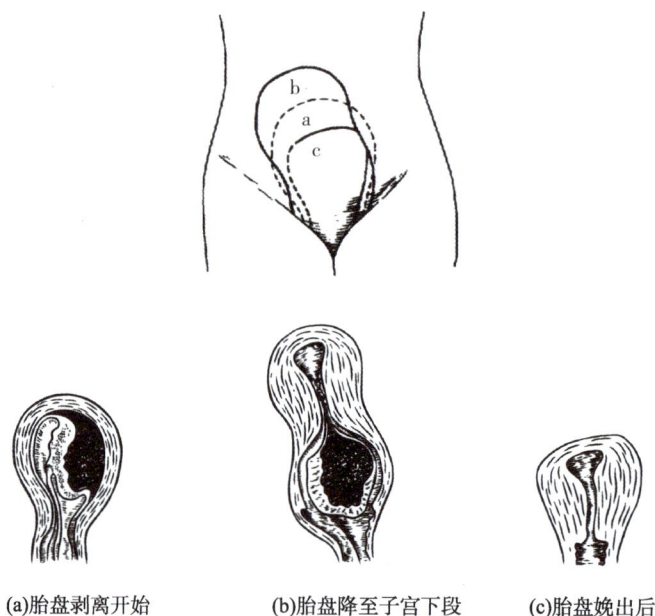

(a)胎盘剥离开始　　　(b)胎盘降至子宫下段　　　(c)胎盘娩出后

图6－24　胎盘剥离时及娩出后子宫的形状

二、第三产程产妇的评估

（一）快速评估

快速评估产妇生命体征、阴道流血、宫缩、心理和情感状态、有无寒战、呼吸困难、血压下降等急危征象。

（二）专科情况评估

专科情况评估主要包含评估宫缩强度；阴道出血量与速度、有无血凝块；胎盘是否剥离。

三、第三产程产妇的照护

（一）协助胎盘娩出

正确协助胎盘娩出，能减少产后出血的发生。确定胎盘完全剥离：助产士应首先观察胎盘有无剥离征象，严禁在胎盘尚未完全剥离时，粗暴按揉、下压宫底或牵拉脐带，以免导致胎盘剥离不全、脐带拉断、子宫翻出等并发症。在确认胎盘已完全剥离后，于宫缩时指导产妇向下屏气，助产士左手握住宫底并稍用力按压宫体，同时右手向外轻拉脐带。当胎盘下降至阴道口时，助产士用双手捧住胎盘，向一个方向旋转胎盘并缓慢向外牵拉，协助胎盘胎膜完整排出（图6-25）。若发现胎膜断裂，可用血管钳夹住断裂上端的胎膜，再继续沿原方向旋转，直至胎膜完全排出。若胎儿娩出30分钟后胎盘未剥离或阴道出血超过250ml，应行人工剥离胎盘术。

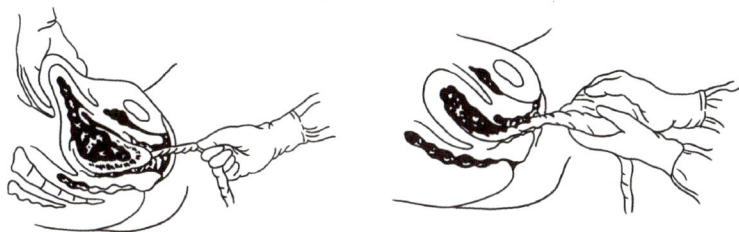

图6-25 协助胎盘胎膜娩出

（二）检查胎盘、胎膜及脐带

将胎盘铺平，首先检查母体面，观察胎盘形状、大小、颜色，胎盘小叶有无缺损，表面有无钙化及梗死，测量胎盘大小及厚度。提起胎盘，使胎膜自然下垂，观察胎盘、胎膜及脐带的整体情况，判断胎膜完整性及胎膜破口位置，注意脐带长度、粗细、血管数量、有无打结等情况。检查胎儿面边缘有无断裂的血管，判断有无副胎盘（succenturiate placenta）（图6-26）。怀疑有副胎盘、胎盘小叶残留或较多胎膜残留时，可在严格无菌操作下行人工剥离胎盘术。若确认仅有少量的胎膜残留，可给予促宫缩药物，待其自然排出。

（三）预防产后出血

正常分娩阴道流血量一般不超过300ml。所有产妇在第三产程建议使用宫缩剂以减少产后出血。首选药物是缩宫素，在胎儿前肩娩出后使用缩宫素10U肌内注射或静脉滴注稀释后的缩宫素10～20U。胎盘胎膜完全排出后，按摩子宫也可促进其收缩，但已预防性使用缩宫素的产妇，不推荐行持续子宫按摩。

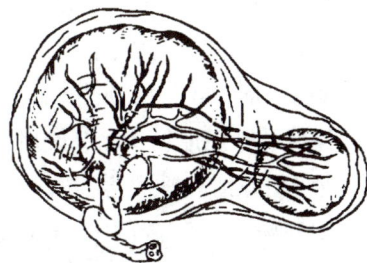

图6-26 副胎盘

（四）观察子宫收缩及阴道出血

胎儿娩出后立即将聚血器置于产妇臀下，收集并记录产时阴道出血量，注意流血时间、颜色和有无血凝块。我国产后出血防治协作组推荐主要使用容积法、称重法、辅以面积法来评估产后出血量，但上述方法均存在一定的不足之处。胎盘娩出前后，应了解子宫收缩的强度和频率。当出血量超过250ml时，应按照产后出血进行处理。

（五）检查软产道

胎盘娩出后，仔细检查产妇会阴、小阴唇内侧、尿道口周围、阴道、阴道穹隆及宫颈有无裂伤或血肿。发现裂伤应立即按解剖层次进行缝合（详见第六章第八节会阴切开缝合术）。出现血肿时，应根据血肿大小给予相应处理。

四、新生儿评估及照护

（一）新生儿评估

1. 快速评估　快速评估新生儿胎龄、羊水、哭声或呼吸、肌张力。有羊水胎粪污染时，还应评估新生儿有无活力（详见第十章第五节新生儿窒息）。

2. 专科情况评估　包括 Apgar 评分、测量身长和体重、体格检查三个方面。Apgar 评分包含心率、呼吸、肌张力、喉反射及皮肤颜色五项体征，每项得分为 0~2 分，满分共 10 分（表 6-2）。得分 8~10 分为正常新生儿；4~7 分为轻度窒息（青紫窒息）；0~3 分为重度窒息（苍白窒息）。分别在新生儿出生后 1 分钟、5 分钟、10 分钟进行评分，其中 1 分钟评分反映的是胎儿宫内的状况，5 分钟及以后的评分反映的是复苏效果，与预后关系密切。新生儿阿普加评分以呼吸为基础，皮肤颜色最灵敏，心率为最终消失的指标。

表 6-2　新生儿 Apgar 评分法

体征	0 分	1 分	2 分
心率	无	<100 次/分	≥100 次/分
呼吸	无	浅慢，不规则	佳，哭声响亮
肌张力	松弛	四肢稍屈曲	四肢屈曲，活动好
喉反射	无反应	有些动作	有咳嗽、恶心
皮肤颜色	全身苍白	身体红润，四肢青紫	全身红润

（二）新生儿照护

1. 擦干保暖　新生儿娩出后，立即置于母亲腹部，用预热的毛巾及时（出生后 5 秒内启动，20~30 秒内完成）、彻底、有力、有序地擦干全身，顺序为眼睛、面部、头部、躯干、四肢，再侧卧擦干背部，以减少热量散失，擦干的同时快速评估新生儿呼吸。擦干结束后立即撤除湿毛巾，将新生儿俯卧，头偏向一侧，戴上已预热的小帽和盖上预热的毛巾，母婴皮肤接触至少 90 分钟。

2. 保持呼吸道通畅　胎头娩出后，接产者以左手清理新生儿口鼻黏液及羊水，不建议常规使用吸痰管或吸引球清理呼吸道。若咽部、鼻腔分泌物较多时，可采用吸引球吸引，以免发生吸入性肺炎。确认呼吸道通畅而新生儿未啼哭，可轻拍新生儿足底或按摩背部以刺激啼哭。

3. 延迟断脐　新生儿娩出后，母儿均健康时可延迟断脐，有助于预防新生儿贫血、脑室出血、坏死性小肠炎等并发症。即在脐带血管停止搏动后（生后 1~3 分钟）再行无菌断脐，目前临床多采用气门芯、脐带夹等进行操作。助产士更换手套，用两把无菌止血钳分别在距离脐带根部 2cm 和 5cm 处夹住脐带，在两钳间剪断脐带或用脐带夹夹断脐带并结扎脐带。脐带断端不需作消毒与包扎处理，待其自然干燥、脱落。

4. 其他照护　出生后 2 小时内，新生儿应尽量与母亲保持皮肤接触，接触期间应推迟任何常规性照护措施。①每 15 分钟为新生儿观察 1 次生命体征。②全面进行新生儿体格检查。观察新生儿四肢活动情况，仔细检查颜面部、手指或足趾、脊柱、生殖器等部位外观有无明显畸形，观察男婴睾丸是否降至阴囊、女婴大小阴唇发育情况以判断是否足月。③为新生儿测量身长、体重。④与产妇共同确认新生儿性别及外观有无畸形，佩戴手、脚腕带，填写新生儿病历及其他信息。⑤注意保暖。新生儿出生后不处理胎脂，24 小时内不沐浴。⑥关注新生儿觅乳行为。在母婴皮肤接触过程中新生儿出现流口水、张大嘴、舔舌或嘴唇、咬手指、寻找或爬行等动作时，协助完成第一次母乳喂养，观察新生儿吸吮情况。⑦遵医嘱完成相关治疗。如眼部护理、肌内注射维生素 K_1、预防接种等。

五、产后 2 小时评估及照护

产后 2 小时对母体恢复以及早期亲子关系的建立至关重要，而且此时也是产后出血的高危时间段，因此，产妇应留在产房继续观察 2 小时。

（一）评估

1. 快速评估　快速评估产妇生命体征、阴道流血、子宫收缩以及是否存在产后高危或急危征象，在排除高危或急危征象后进行专科评估。

2. 专科情况评估　评估产妇子宫收缩情况、阴道流血以及膀胱充盈度。

（二）照护措施

1. 一般照护

（1）观察生命体征　每 15～30 分钟为产妇测量脉搏、呼吸、血压，发现异常及时处理。

（2）补充水分及热量　鼓励产妇进食清淡、易消化的流质或半流质饮食。

（3）保暖　注意保暖，维持体温，注意产妇有无寒战等症状。

（4）休息　调暗灯光休息，保持环境安静，鼓励家属持续陪伴，避免产妇和新生儿独处一室。

（5）清洁　保持外阴清洁，促进产妇舒适度。

2. 专科照护

（1）观察出血征象　15～30 分钟观察一次血压、脉搏、宫底高度、宫缩，膀胱充盈情况，阴道出血的量、颜色、有无血凝块。会阴及阴道有无血肿。督促产妇排尿，必要时导尿，防止尿潴留。如产妇诉肛门坠胀，应立即行肛门检查，排除软产道血肿。

（2）观察母乳喂养情况　母婴皮肤接触至少 90 分钟，新生儿出现觅乳现象时协助第一次母乳喂养，观察产妇情绪和与新生儿的互动行为，帮助建立母子感情。

实训 10　第二、三产程的处理与照护

>> 情境导入 ///

情境：孕妇李某，女，30 岁，G_1P_0，专业技术人员。平素月经规则，末次月经 2023 年 5 月 3 日。今因"孕 40 周，不规则下腹痛 4 小时"入院。

入院体检：体温 36.5℃，脉搏 72 次/分，呼吸 18 次/分，血压 110/70mmHg。孕妇身高 166cm，体重 70kg，宫高 35cm，腹围 105cm，骨盆外测量无异常。B 超（2024 年 2 月 10 日）：单胎 ROA，双顶径 9.9cm；羊水指数 60mm，估计胎儿体重 3700g±350g。

产程经过：04：00 出现规律宫缩，10：00 胎膜自破，羊水清，13：00 产妇宫口开全，宫缩持续

30 秒，间隔 2 分钟，胎心 150 次/分，羊水清，先露头，S+2。

思考：作为责任助产士应如何做好分娩期处理？

【实训目的】

1. 能熟练完成正常分娩接生。

2. 能准确为新生儿进行 Apgar 评分；执行新生儿早期照护；评估产时出血量，预防产后出血。

【实训准备】

1. 物品准备

（1）无菌物品　会阴冲洗包 1 个（弯盘 2 个、有齿卵圆钳 2 个、棉球 5 个、纱布 2 块、妇科巾 1 块）、一次性产包、无菌接产器械包、无菌敷料包、新生儿复苏物品（复苏囊、吸痰管或洗耳球等）、无菌手套若干、无菌纱布若干、1ml 注射器。

（2）仪器设备　分娩操作模型、治疗车、分娩床、电子胎心监护仪、成人生命监护仪、新生儿监护仪、新生儿辐射台、吸引装置、氧气装置。

（3）其他用物及药品　20% 肥皂水、0.5% 碘伏、冲洗盐水 500ml（温度 39~41℃）、便盆或塑料布、新生儿衣物、包被、手腕带、胸牌、维生素 K_1。

2. 环境准备　宽敞明亮、清洁安静、屏风遮挡。

【实训方法】

1. 教师讲解并示范。

2. 学生分组练习。

3. 实训操作流程

素质要求	衣帽整洁、戴口罩帽子、举止端庄、语言恰当、态度和蔼
↓	
准备用物	见物品准备
↓	
环境准备	分娩室安静舒适，光线适宜，室温 25~28℃、相对湿度 30%~60%，新生儿辐射台提前预热（足月儿：32~34℃，早产儿根据其中心温度设置）
↓	
观察并记录宫缩	助产士一手置于产妇宫底部，感觉宫缩时宫体隆起变硬，间歇时宫体松弛变软的情况，并记录。记录方法：宫缩间歇时间/宫缩持续时间
↓	
听诊胎心并记录	动态监测胎心变化，每 5~10 分钟听诊胎心 1 次并记录，在宫缩间歇期听诊
↓	
指导用力	使用鼓励性语言指导产妇宫缩时自主向下用力
↓	
外阴清洁与消毒	1. 协助产妇取膀胱截石位，充分暴露外阴，将产床调节成床尾稍向下倾斜的位置，臀下放置便盆或塑料布 2. 会阴清洁：①用肥皂棉球擦洗外阴部，顺序是：小阴唇→大阴唇→阴阜→大腿内上 1/3→会阴及肛门周围（图 6-27）；②温水冲洗，冲洗顺序：中间→两边→中间，冲洗时用消毒干纱布盖住阴道口，防止冲洗液流入阴道；③消毒的干纱布擦干，顺序是由内向外 3. 会阴消毒：0.5% 碘伏棉球依次消毒（2 遍），消毒顺序同清洁顺序，范围不超过清洁范围 4. 撤掉臀下便盆或塑料布，垫无菌治疗巾

续表

↓	
外科洗手、穿手术衣及戴手套	接产者外科洗手、穿手术衣及戴无菌手套
↓	
铺无菌巾	1. 铺臀下垫单：双手握住产单的上侧两角，用两端的折角将双手包住，将产单的近端铺于产妇臀下 2. 穿两侧腿套：将脚套套于产妇腿部，尽量铺至产妇大腿根部（先左后右） 3. 铺腹部无菌巾
↓	
接产铺台	1. 查看消毒指示卡，清点核对器械、纱布 2. 按照便利和无菌原则，整理摆放用物 3. 再次消毒会阴，顺序同前
↓	
接产及保护会阴	1. 保护会阴：接产者站在产妇正面，当胎头拨露使阴唇后联合紧张时，开始保护会阴，左手在宫缩时协助胎头俯屈 2. 娩出胎头（图6-28）：以最小径线（枕下前囟径），在宫缩间歇期缓慢娩出胎头 3. 接产者左手清理口鼻黏液及羊水 4. 协助胎头复位及外旋转 5. 娩出胎肩（图6-29）：不急于娩肩，等待下一次宫缩时自然娩出前肩和后肩 6. 娩出胎体：胎肩娩出后，保护会阴的右手放松，双手协助胎体娩出 7. 记录胎儿娩出时间（精确到秒）和性别
↓	
新生儿早期基本照护	1. 立即将新生儿置于母亲腹部已预热的干毛巾上，头偏向一侧 2. 彻底擦干新生儿（5秒内启动，20~30秒内完成），顺序：眼睛、面部、头、躯干、四肢，再侧卧位擦干背部 3. 母婴皮肤接触：若新生儿有呼吸，撤除湿毛巾，俯卧位于母亲腹部，头偏一侧，戴上帽子，背部用预热的干毛巾遮盖，开始母婴皮肤接触（至少持续90分钟） 4. 脐带处理：①延迟脐带结扎：等待脐带搏动停止后（生后1~3分钟）结扎；②方法：用2把无菌止血钳分别在距脐带根部2cm和5cm处夹住脐带，并用无菌剪刀在距脐带根部2cm处一次断脐 5. 第1次母乳喂养：母婴皮肤接触持续观察母婴状态及觅乳征象，指导母乳喂养
↓	
阿普加评分	出生后1分钟、5分钟、10分钟行阿普加评分，以心率、呼吸、肌张力、喉反射及皮肤颜色5项体征为依据，每项为0~2分，满分为10分
↓	
计量出血量	胎儿娩出后，产妇臀下垫积血盆接血，测量出血量
↓	
判断胎盘剥离	胎盘剥离征象有：①宫体变硬呈球形，宫底上升达脐上；②剥离的胎盘降至子宫下段，阴道口外露的一段脐带自行延长；③阴道少量流血；④用手掌尺侧在产妇耻骨联合上方轻压子宫下段时，宫体上升而外露的脐带不再回缩
↓	
娩出胎盘	1. 确认胎盘已完全剥离时，左手轻压腹部子宫底，右手牵拉脐带，协助胎盘娩出 2. 胎盘娩出至阴道口时，接产者双手握住胎盘（如为母体面应翻转成胎儿面）向一个方向旋转，缓慢向外牵拉，协助胎膜完整剥离娩出 3. 胎膜娩出过程中，若发现有部分断裂，可用血管钳夹住断裂上端的胎膜，再继续朝原方向旋转，直至胎膜完全娩出
↓	
检查胎盘胎膜	1. 将胎盘铺平，先检查胎盘母体面胎盘小叶有无缺损。然后将胎盘提起，检查胎膜是否完整，再检查胎盘胎儿面边缘有无血管断裂，及时发现副胎盘 2. 检查脐带：查看脐带有无扭转、真结、血管断裂及血管数量（2条脐动脉、1条脐静脉） 3. 测量胎盘长宽高及脐带长度

续表

↓	
检查软产道	胎盘娩出后，仔细检查会阴、小阴唇内侧、尿道口周围、阴道（阴道黏膜伤口有无延伸，阴道壁有无擦伤、血肿）及宫颈，有裂伤及时缝合
↓	
预防产后出血	1. 胎儿前肩娩出后静脉注射缩宫素10U，或肌内注射10U缩宫素，加强子宫收缩；胎盘娩出后，及时按摩子宫 2. 观察子宫收缩，准确测量产后出血量（容积法、面积法、称重法等）
↓	
产后观察	1. 清洁会阴部，更换消毒会阴垫后协助产妇取舒适体位，盖被子保暖 2. 协助产妇适量进食进饮 3. 产妇在产房内留观2小时，观察产妇生命体征、宫缩情况、宫底高度、阴道出血及膀胱充盈度，重视产妇主诉，注意有无肛门坠胀感等血肿征象，无异常转回病房
↓	
新生儿照护	1. 新生儿体检：与产妇确认新生儿性别，测量体重和身长，检查有无外观畸形 2. 标记：佩戴手、脚腕带，穿衣系上胸牌，刻新生儿足印及母亲拇指印于新生儿记录单 3. 测量体温：正常腋下体温是 $36.5 \sim 37.5$℃ 4. 眼部护理：将长约0.5cm红霉素眼膏从下眼睑鼻侧一端开始涂抹，扩展至眼睑的另一端 5. 注射维生素 K_1：常规肌内注射维生素 K_1 预防出血，剂量为1mg，注射部位为新生儿大腿中部正面靠外侧 6. 严密监护：每15分钟记录新生儿呼吸、复苏、心率、氧饱和度等，有异常及时处理
↓	
接产后处理	1. 接产用物按院感要求分类处理； 2. 洗手，填写产时记录 3. 产后宣教

【实训评价】

1. 自我评价 各项操作流程是否正确；操作过程与孕妇沟通是否良好。

2. 同学互评 各项操作是否正确规范。

3. 教师评价 各项操作是否正确，符合无菌原则；操作过程有哪些注意事项。

【注意事项】

1. 各项操作遵循无菌原则。

2. 操作过程及时与产妇沟通，语言恰当，体现人文关怀。

3. 新生儿娩出后应与母亲不间断地持续皮肤接触至少90分钟，接触期间推迟任何常规性操作。如有严重畸形、喘息或呼吸暂停、母亲出现医疗状况需即刻停止皮肤接触，紧急处理。

【思考题】

1. 如何正确应用 Apgar 评分快速评估新生儿状况？

2. 测量产后出血量的方法有哪些？

3. 产妇分娩后为什么要在产房留观2小时？

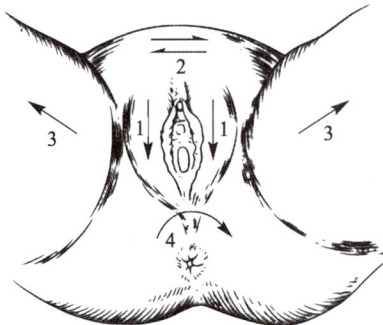

图 6 - 27 会阴消毒

(a)保护会阴协助胎头俯屈　　　(b)协助胎头仰伸

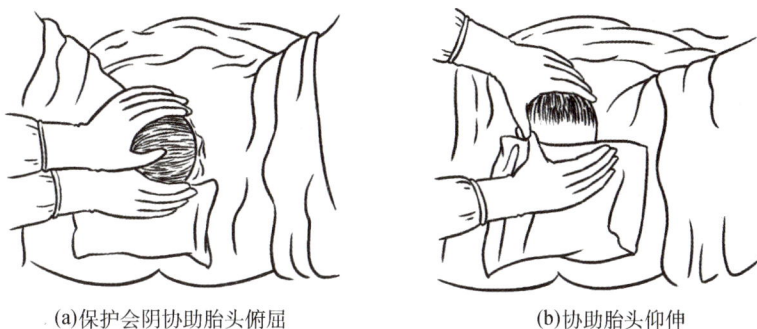

图 6 – 28　胎头娩出

(a)协助前肩娩出　　　(b)协助后肩娩出

图 6 – 29　胎肩娩出

实训 11　填写分娩记录单及新生儿记录单

情境导入

情境：某产妇，25 岁，2024 年 2 月 10 日 01：00 因停经 39^{+5} 周，破膜 1 小时入院。入院可触及阵发性宫缩，持续30秒，间歇4~5分钟，羊水清，宫口未开，胎心145次/分，LOA位，头先露，已衔接。04：00 宫口开2cm入产房待产，11：00 宫口开全，11：45 阴道分娩一男婴，重3030g，身长50cm，新生儿娩出后1分钟、5分钟的 Apgar 评分分别为10分、10分，11：55 胎盘自然娩出，产时出血180ml，会阴Ⅰ度裂伤。

思考：请问作为助产士应如何填写该产妇的分娩记录单及新生儿记录单？

【实训目的】

1. 能正确熟练填写分娩记录单及新生儿记录单。
2. 能为产妇进行产后健康指导。

【实训准备】

1. 物品准备　分娩记录单、新生儿记录单、孕产妇保健手册、笔。

2. 环境准备　产房或分娩实训室，安静、整洁，光线适宜，室温 25~28℃，相对湿度 30%~60%。

【实训方法】

1. 教师讲解并示范。

2. 学生分组练习。

3. 实训操作流程

素质要求	衣帽整洁、举止端庄、语言恰当、态度和蔼
↓	
准备用物	分娩记录单、新生儿记录单、笔
↓	
环境准备	分娩室安静舒适，光线适宜，室温 25～28℃、相对湿度 30%～60%
↓	
填写记录单页眉	询问并填写产妇姓名、年龄、床号、住院号、孕产次及预产期等
↓	
填写分娩记录单	根据产妇分娩情况逐项填写分娩记录单
↓	
填写新生儿记录单	根据新生儿出生情况及体格检查情况逐项填写新生儿记录单，与产妇核对新生儿信息无误后刻新生儿右足印及产妇左手大拇指印
↓	
填写孕产妇保健手册中分娩记录	据实逐项填写孕产妇保健手册中分娩记录
↓	
核查并判断各项结果是否正常	核查分娩记录单、新生儿记录单上各项内容，确保填写无误，正确判断各项结果，有高危因素或异常情况及时汇报医生
↓	
健康宣教	对产妇进行健康宣教，告知产后注意事项
↓	
护送母婴回休养室	产妇及新生儿在产房留观 2 小时，无异常，助产士护送母婴回休养室，并与母婴同室护士交接
↓	
操作后处理	整理用物

【实训评价】

1. 自我评价 记录单上各项内容填写完整、字迹清晰、记录准确无空缺项。根据产妇产时情况进行个体化的健康宣教。

2. 同学互评 各项内容是否填写完整、准确。

3. 教师评价 学生填写的记录单字迹是否清晰、工整，内容是否完整、正确；能否正确判断各项结果是否正常；产后健康宣教过程，是否与产妇良好沟通，结合产妇个体情况给予针对性指导。

【注意事项】

1. 记录及时、真实、准确。

2. 与产妇沟通亲切和蔼、信息准确，宣教具有针对性。

【思考题】

1. 产后对产妇进行哪些方面的健康宣教？

2. 应与病房护士交接哪些事项？

附：分娩记录单、新生儿出生记录单（参考）

××医院
产时记录

病区　　　　　　　　　床号　　　　　　　　　住院号

姓名　　　　年龄　　　　孕次　　　　　产次　　　　预产期

日期	时间	胎方位	胎心		宫缩	先露高低	宫颈扩张	胎膜	检查		血压（mmHg）	备注	检查者签名
			位置	次/分					阴道	肛门			

宫缩开始时间　　年　月　日　时　分　　宫口开全时间　月　日　时　分

破膜时间　月　日　时　分　破膜方式：□自破□手术破　羊水性状：□清　□Ⅰ　□Ⅱ　□Ⅲ　□胎粪　□血性　羊水量　ml

胎儿娩出时间　月　日　时　分　娩出方式：□自产　□胎吸　□产钳　□臀助　娩出方位

胎盘娩出时间　月　日　时　分　娩出方式：□稀氏法　□邓氏法　□人工剥离　胎盘：□完整　□不完整　大小　　cm³

重量　　g　脐带附着部位　脐带长　cm　绕颈　周　胎盘核对者：

婴儿情况　性别　　体重　　g　身长　　cm　Apgar 评分1′　5′　□死胎/□死产

总产程　　时　分　第一产程　　时　分　第二产程　　时　分　第三产程　　时　分

会阴破裂　□0　□Ⅰ　□Ⅱ　□Ⅲ　　会阴切开　□正中　□侧切　内缝肠线　针外缝　针

失血量　　ml　产后宫缩情况　□好　□欠佳　□不好　宫底高度/cm　　产后血压/mmHg

产时用药　　　　　　　　　　　产后用药

分娩经过摘要：

产后诊断：

母婴早接触：早吸吮情况　月　日　时　分　至　月　日　时　分

产后观察	时间				产妇离产房时间　日　时　分		
	宫底				血压　/　mmHg　宫底脐下　指		
	出血量				检查者签名：		

回休养室　血压　/　mmHg　　　接生者签名：

第　页

××医院
新生儿出生记录

住院号：	母亲姓名：		
出生日期：	年　月　日　时　分		出生证号码：
产后诊断：			
母孕期伴发疾病：		HBsAg　　　TPAB　　　HIV1＋2Ab	
新生儿性别		初生时状况	分娩方式

续表

分娩过程		破膜时间：		Apgar 评分	1′		5′	
1 分钟	Apgar 评：	心率		呼吸		肌张力	喉反射	皮肤颜色
5 分钟	Apgar 评：	心率		呼吸		肌张力	喉反射	皮肤颜色

初生时处理抢救方法：

脐带处理：		眼睛滴药：	

体格检查				新生儿右足印：
一般情况	□强 □中 □弱	体重　　　g	身长　　　cm	
双顶径	cm	皮肤	胎脂	
头部产伤	□ 变形	□ 水肿	□ 血肿	
唇		口腔	五官	
胸部发育	□ 正常	□ 异常		
心		肺		
腹部	脐出血	□ 有	□无	产妇左拇指印：
肝		脾	包块	取印者：
四肢		指	趾	
生殖器		睾丸 □ 已降 □未降		转婴者：	婴儿家属签字：
肛门		检查者：		接婴者：
特殊情况：				

出院记录

一般情况	□ 良好　□ 中等　□ 差			出院时体重：　　　g
口腔			吮吸动作	
脐带	□ 干燥　□ 渗液　□ 感染　□ 未脱落　□ 已脱落			脱落时间：
臀部	□ 红臀　□ 尿布疹　　其他			
预防接种	卡介苗　□ 未　□ 已　日期：			
在院哺乳法	□ 母乳　□ 人工　□ 混合		大便情况	
脐血检验		RPR. PRUST		其他
特殊情况				
诊断			正常健康儿　□ 是　□否	
出院建议				
出院日期			医师签名	
新生儿交接	护士签名		新生儿母亲（父亲）签名	

第　　页

第七节　无痛分娩

PPT

一、分娩疼痛的产生

分娩疼痛的产生是一个复杂的生理和心理过程，主要由子宫收缩和胎儿对子宫下段、宫颈、阴道及会阴组织的压迫引起。子宫收缩引起的肌肉组织缺血和胎儿下降导致的产道损伤可释放组胺、5-羟色胺、前列腺素等，加重疼痛。第一产程的疼痛主要来自子宫收缩和宫颈扩张，由内脏交感神经传至 $T_{10}-L_1$ 脊髓神经。第二产程的疼痛包括胎头对盆底、阴道和会阴的压迫及会阴部伸展引起的疼痛，通过阴部神经和骶神经 S_{2-4} 上传。此外，产妇紧张、焦虑情绪可导致害怕-紧张-疼痛综合征。

二、分娩疼痛对母儿的影响

1. 疼痛使产妇呼吸加深加快，通气过度，导致产妇呼吸性碱中毒；使机体血红蛋白释氧量下降，导致胎盘氧交换减少，引起胎儿缺氧、酸中毒等；副交感神经兴奋使产妇大量排汗、呕吐，造成产妇脱水、酸中毒，从而导致胎儿酸中毒的发生。

2. 疼痛加重产妇紧张焦虑情绪，引起害怕-紧张-疼痛综合征。疼痛时，产妇体内肾上腺素、去甲肾上腺素及儿茶酚胺等分泌增加，引起血管收缩，子宫、胎盘血流减少，导致胎儿缺氧、酸中毒。长时间的体力消耗引起子宫收缩不协调，延长产程，甚至发生恐惧-紧张-难产的恶性循环。

3. 持续的疼痛可能对产妇造成分娩创伤，增加产后抑郁的发生。

三、分娩镇痛的原则

1. 对母儿副作用小。
2. 药物起效快，安全可靠，便于给药，能达到全程镇痛。
3. 不影响子宫收缩和产妇活动。
4. 由麻醉医师实施有创镇痛并全程监护。

四、分娩镇痛的意义

1. 安全有效的镇痛可缓解分娩疼痛，提高产妇产时舒适度；减轻产妇焦虑、恐惧心理，减少母体消耗，减轻母体和胎儿缺氧程度，保障母婴安全，促进自然分娩。

2. 享受安全有效的分娩镇痛是每一位产妇的权利。

3. 分娩镇痛是现代产科文明的标志，是衡量医疗服务质量的标准之一。

五、分娩镇痛分类

分娩镇痛包括非药物镇痛和药物镇痛。

1. 非药物性镇痛

（1）精神性预防　是非药物性镇痛最常用的方法。孕期开展健康教育，帮助孕妇了解分娩相关知识，做好心理准备；产时提供单独、安静、光线适宜的待产及分娩环境，由家属陪伴，给予心理支持。根据产妇需求，提供舒适的感官刺激，如聆听音乐、香薰、提供产妇喜欢的饮食等。

（2）呼吸法　产程潜伏期，每次宫缩进行胸式呼吸，用鼻吸气、口呼气，腹部保持放松，每次呼吸速度平稳，吸气量与呼出量保持平衡；产程活跃期，采用浅而慢的加速呼吸，呼吸节奏为深慢－浅快－深慢，即随宫缩的加强而加速，随宫缩减弱而减慢；临近分娩采用浅呼吸，经口快速吸气吐气。第二产程胎儿娩出时，为避免胎儿娩出过快，指导产妇采用张口缓慢深长的哈气。以上各种呼吸前后都需配合廓清式呼吸，即用鼻子慢慢吸气至腹腔，随后嘴唇像吹蜡烛样慢慢呼气。

（3）按摩　通过按摩产妇头部、手臂、肩部、腹部、大腿、背部及腰骶部减轻肌肉痉挛，缓解疼痛，让产妇得到安抚和放松。临床常用的英氏按摩即 LK 程式按摩，是由英国皇家助产士学院的注册助产士 Linda Kimber 在循证研究结果基础上，配合独特的按摩技巧形成的专门针对妊娠期、产时和产后的专业按摩，可提高孕产妇睡眠质量，缓解产时疼痛，促进产后泌乳及康复。

（4）自由体位　产妇在产程中采用卧、坐、立、走、跪、趴、蹲等体位，选择自己感觉舒适的体位，而不限于某一固定姿势。通过体位的变换，使胎头和母体骨盆之间相互适应，达到最佳状态，既可以纠正异常胎方位，还能促进产程进展。

（5）穴位按压　通过腹部托起、骶部按压、骨盆对压、双臀对压、穴位按摩（关元、气海、中极、合谷、足三里等），改善局部组织循环，减少致痛物质蓄积，通过神经传导缓解疼痛。同时还能刺激机体分泌内啡肽等镇痛物质，提高痛阈，提高产妇对疼痛的耐受。

（6）冷热敷　产时产妇腰骶部疼痛、感觉过热、产后会阴部肿胀、痔疮痛时可使用冰袋、冷冻胶袋等进行冷敷。冷刺激可减慢神经传导刺激，提高痛阈，缓解疼痛；使周围血管收缩，减少局部血流，降低血管通透性，减轻肿胀。产时使用热毛巾、加热垫、热豆袋等热敷腰骶部、会阴部提高局部皮肤温度，促进血液循环和组织代谢，并能缓解肌肉痉挛，缓解疼痛。

（7）水疗　产程中使用温水淋浴和盆浴，借助温热之水的温度刺激及水流流动的机械刺激，缓解产妇紧张情绪，使产妇肌肉放松，减轻疼痛。

（8）经皮电神经刺激技术　使用经皮电神经刺激装置作用于产妇下背部，通过发出的微弱电流激活传入神经，抑制分娩过程中子宫、阴道及会阴部引起的疼痛刺激的传递，从而缓解疼痛，对腰骶部酸痛的产妇效果更显著。

（9）音乐疗法　集音乐、医学及心理学为一体的干预方法，基于闸门控制理论，通过聆听音乐竞争疼痛的传入通道缓解产妇分娩疼痛。常与陪伴分娩、自由体位、按摩等非药物镇痛技术联合应用。研究建议选用流畅舒缓、情感平和的低调弦乐或低音铜管演奏，每分钟 60～80 拍；也可根据产妇的喜好和需求选择音乐。

（10）芳香疗法　以精华油为媒介，通过嗅闻、香薰，配合按摩，达到镇静、安神、舒适的作用，使产妇全身放松，有助于缓解疼痛，促进产程。

2. 药物性镇痛

（1）镇静药　通常在分娩早期单独使用或与镇痛药联合使用，减轻产妇紧张焦虑情绪，缓解疼痛，让产妇得到适当休息。临床常用药品有地西泮。

（2）阿片类药物镇痛　产程中应用最广泛的药物镇痛方法之一。可通过间断肌内注射、静脉注射或产妇自控泵给药。阿片类药物主要作用是镇静，可能会引起产妇恶心、呕吐、呼吸抑制、尿潴留、胃排空减慢、新生儿呼吸抑制等不良反应。因其镇痛效果与呼吸抑制呈正相关，产程中使用阿片类药物镇痛时需严密监测。临床常用药品包括哌替啶、芬太尼、瑞芬太尼、舒芬太尼、纳布啡等。

（3）椎管内麻醉镇痛　通过局部麻醉药作用达到身体特定区域的感觉阻滞，根据药物作用部位的不同分为硬膜外麻醉镇痛、蛛网膜下腔麻醉镇痛和腰硬联合麻醉。其镇痛效果确切，可控性好，可长时间保持，对母婴安全性高，紧急情况下可用于剖宫产麻醉，是目前国内应用最为广泛的镇痛方法之一。但如果麻醉平面过高可导致严重呼吸抑制。不良反应包括低血压、产时发热、瘙痒、恶心呕吐、尿潴留、寒战、局部麻醉药全身毒性反应、高平面阻滞、神经损伤、背痛及第二产程延长等。因此，实施椎管镇痛的初产妇第二产程不应超过 4 小时，经产妇不超过 3 小时，初产妇在第二产程开始时即应在指导下用力。

实训 12 自由体位分娩 微课 3

情境导入

情境：某孕妇，25 岁，因宫内妊娠 40 周，下腹阵痛 3 小时入院。孕期规律产检，无异常。入院后查体：身高 163cm，体重 67kg，体温 36.8℃，脉搏 83 次/分，呼吸 18 次/分，血压 110/70mmHg，心肺无异常，宫高 33cm，腹围 93cm，胎心 140 次/分，宫缩持续 30 秒，间歇 4～5 分钟，胎方位 ROP，宫口开 2cm，胎膜未破。入院诊断：G_1P_0 妊娠 40 周临产 ROP。

思考：产妇希望自然分娩，作为助产士，你将如何帮助产妇？

【实训目的】
1. 学会指导与帮助产妇选择体位。
2. 与产妇沟通良好。

【实训准备】
1. 物品准备 助步车、导乐枕、分娩球、瑜伽垫、分娩床、分娩凳、分娩椅。
2. 环境准备 分娩实训室：宽敞明亮、整洁干净、温湿度适宜。
3. 人员准备 导乐师、陪护家属。

【实训方法】
1. 教师讲解并演示分娩辅助工具使用方法及各种分娩体位。
2. 学生分组练习。
3. 实训操作流程

素质要求	着装整齐，举止端庄、态度和蔼，体现良好精神风貌
↓	
评估产妇	评估产妇情况，排除禁忌证
↓	
知情选择	解释并告知产妇体位应用原理、目的、方法及注意事项，取得配合
↓	
环境准备	环境安静安全，移开不稳定的物品；光线柔和，温湿度适宜，可根据产妇需求播放合适的背景音乐
↓	
准备用物	根据不同体位备物
↓	
产妇准备	排空大小便，避免过饱和饥饿状态，着合适服装，穿防滑平底鞋
↓	

续表

指导产妇取站位	1. 站立位：产妇两腿自然分开呈直立位，必要时借助栏杆、助步车、墙面的支撑站或由他人搀扶。第一产程、第二产程使用该体位有利于身体的活动；借助重力作用，加强宫缩，促进产程；站立位配合骨盆摆动，有助于胎头的旋转及下降。如骨盆倾斜度过大、悬垂腹、宫颈水肿、胎膜破裂、胎头与宫颈不贴者、有下床活动禁忌证者不宜使用站立位 2. 站立前倾位：产妇取站立位，上身前倾趴在支撑物上（如分娩球、陪伴者、椅子等），亦可配合骨盆摆动，适用于第一产程、第二产程。其作用：增加重力作用，有利于胎儿下降；增加骨盆入口空间；增加胎轴与骨盆入口的一致性；缓解腰背部不适；促使胎头内旋转，纠正枕横位及枕后位
↓	
指导产妇取坐位	1. 坐位：产妇上身垂直坐于床上、椅子或分娩球等支撑物。第一产程、第二产程使用该体位可借助重力作用，促进产程；便于产妇身体活动及按摩、热敷等措施的实施。相对于站立位，该体位有利于产妇休息；相较于仰卧位，坐位可增加骨盆入口径线和增加胎儿供氧 2. 前倾坐位：产妇坐于支撑物上，身体前倾，双脚放稳，双臂放松，放在大腿上或支撑物上或趴在椅背等支撑物上。作用同站立前倾位
↓	
指导产妇取蹲位	蹲位：产妇取蹲位时，双足平放于地面或床上，由陪伴者或床栏或其他支撑物协助。该体位适用于第二产程或任何时候，以产妇感舒适为宜，可借助重力作用促进胎头下降；增大骨盆出口平面。注意：胎头位置较高或不均倾位者不宜使用，且不适宜长时间采用该体位，建议每1~2次宫缩后协助产妇站立片刻
↓	
指导产妇取跪位	1. 手膝位：产妇双膝着地，身体前倾，双手着地支撑身体，双手分开与肩同宽，双膝分开与臀同宽，膝下垫护垫保护膝盖。第一产程、第二产程均可使用该体位。作用：有利于胎头旋转，纠正枕后位及枕横位；减轻腰骶部及痔疮疼痛；缓解宫颈水肿，帮助宫颈前唇消退 2. 膝胸卧位：产妇前臂及双膝着地，胸部紧贴地面，臀部高于胸部，前臂支撑身体。当大腿与躯干夹角 >90°，称为开放式膝胸卧位；夹角 <90° 称为闭合式膝胸卧位。适用于发生脐带脱垂时、临产前或产程早期怀疑高直后位或前不均倾位。临产早期使用该体位有助于胎头退出骨盆，调整胎头位置，重新入盆；产程中可避免产妇过早使用腹压，减轻宫颈水肿；脐带脱垂时可缓解脐带受压 3. 前倾跪位：产妇双膝跪在地面或床上，膝下垫护垫，身体前倾趴在分娩球、床背或其他支撑物上。作用同站立前倾位
↓	
指导产妇取卧位	1. 仰卧位：产妇仰卧或上身稍抬高（ <45°），双腿弯曲呈自然放松状态置于床上或放在支撑物上或双手抱腿向肩方向牵拉。适用于第一产程、第二产程，便于阴道检查、阴道助产及产妇休息 2. 侧卧位：产妇侧卧，双髋和膝关节屈曲，两腿之间垫靠垫。适用于第一产程、第二产程。侧卧位可减轻胎头对骶骨压迫，达到放松休息的作用；侧卧方向与胎背同侧，有利于枕后位的胎儿内旋转，纠正胎方位 3. 侧俯卧位：产妇面向一侧侧卧，前胸尽量贴近床面，与床面所成夹角 ≤60°，床头抬高45~60°，臀部抬高30°，尽量的突出臀部，下腿尽可能伸直，上腿弯曲呈90°，并在膝下垫软枕。第一产程使用该体位可减轻胎头对骶骨压迫，达到放松作用，同时可加速枕横位和枕后位时胎头的内旋转，纠正胎方位 4. 半卧位：协助产妇取坐位，抬高床头，躯干与床面夹角 >45°。适用于第一产程、第二产程。该体位有助于产妇休息，相对于仰卧位，半卧位可以更好地利用胎儿重力作用，扩大骨盆入口平面和出口平面
↓	
指导产妇取不对称体位	不对称站位、坐位、跪位：产妇取站位、坐位、跪位时一脚抬高置于支撑物上，同侧膝盖及臀部放松，两脚不在同一平面。在该体位的基础上指导产妇来回摆动骨盆。该体位可应用于第一产程及第二产程，促进产程进展；促使胎头内旋转纠正枕横位及枕后位；抬高侧大腿内收肌群收缩，使同侧坐骨外移，增加骨盆出口径线
↓	
评估	体位指导过程中，按正常分娩护理常规要求定时监测产妇生命体征、宫缩、胎心，询问产妇自觉症状，有异常及时停止并处理记录
↓	
操作后处理	整理用物，评价体位指导后的效果，如产妇舒适度、胎方位变化等

【实训评价】

1. 自我评价　是否与产妇沟通良好；是否根据产妇需求选取合适体位；体位指导过程是否关注产妇自觉症状，定期评价。

2. 同学互评　选择体位是否合适。

3. 教师评价　学生实施的操作是否规范；产程中体位选择应遵循的原则有哪些；体位指导过程有哪些注意事项。

【注意事项】

1. 产程中，自由体位的应用仅限于低危产妇，高危产妇需根据医疗常规，结合医嘱采取相应体位，一定以产妇自愿与感觉舒适为前提。

2. 体位的选择应根据母婴情况及产程进展情况确定。

3. 体位指导过程应时刻关注母婴安全及产妇舒适度，每个体位持续时间以 15～30 分钟为宜，药物镇痛者在采取非卧位体位时需评估下肢肌力，避免腿部无力影响身体平衡。

4. 体位指导过程如出现胎心或胎动异常，须立即更换体位并严密监测。

5. 提供安全的分娩支持工具，避免环境伤害。

【思考题】

1. 产程中如发现胎方位为枕左后位，应指导产妇选取哪些体位纠正？

2. 哪些体位可以加速产程进展？

3. 每种体位指导过程中的注意事项有哪些？

（张　薇）

第八节　会阴切开缝合术

PPT

会阴切开术（episiotomy）是第二产程用于扩大产道的手术方法，旨在加速产程、避免严重的会阴裂伤，包括会阴侧斜切开术和会阴正中切开术。相对于会阴裂伤，会阴切开术的伤口整齐且易于缝合修复，曾作为常规手术应用于初产妇。近年来，循证医学证据显示，会阴切开术不仅未达到上述目的，反而与产妇会阴损伤、盆底功能障碍、产后性功能障碍、感染、疼痛、出血等近、远期并发症相关。因此，世界卫生组织建议将会阴切开率控制在 10% 左右，临床医护人员应严格把控会阴切开术指征，开展限制性会阴切开术。

一、适应证

1. 会阴弹性差　会阴过紧、水肿或脆性增加、瘢痕等，估计会阴撕裂不可避免者。

2. 阴道助产术　产钳助产术、胎头吸引术、臀位助产术、肩难产等。

3. 母儿有病理情况需尽快终止妊娠者　如胎儿窘迫、妊娠期高血压疾病、妊娠合并心脏病等。

4. 其他　早产胎头明显受压者。

二、禁忌证

（1）不能或不宜经阴道分娩者。

（2）死胎。

三、术前准备

（一）环境准备

按手术室无菌要求标准设置，温度 24～26℃、相对湿度 50%～60%。

（二）物品准备

1. 麻醉用物 20ml 注射器、无菌注射针、0.9% 氯化钠注射液 10ml、0.5% 利多卡因 10ml 或 0.5% 普鲁卡因 20ml。

2. 会阴切开用物 会阴侧切剪 1 把、止血钳 1 把、无菌纱布若干。

3. 会阴伤口缝合用物 持针器 1 把、有齿镊 1 把、无齿镊 1 把、线剪 1 把、弯盘 1 个、有尾纱条 1 根、无菌纱布若干、阴道拉钩、2－0 可吸收肠线（圆针）、3－0/4－0 可吸收肠线（三角针）或 2－0 可吸收肠线（三角针）。

（三）人员准备

1. 产妇 排空膀胱，取膀胱结石位。

2. 术者 着装规范整洁，戴口罩、帽子、外科洗手。

3. 术前评估

（1）产妇情况

1）全身情况：产妇生命体征、产科情况、辅助检查结果等。

2）局部情况：会阴体长度、弹性，有无炎症、水肿、瘢痕等；骨盆底有无巴氏腺囊肿、阴道直肠瘘等异常情况。

（2）胎儿情况 孕周、胎儿大小、胎方位及胎心等情况。

四、手术步骤

1. 术前沟通 术者向产妇解释会阴切开目的、方式，知情同意并取得配合。

2. 清洁 外阴清洁、消毒。

3. 无菌要求 术者外科洗手，铺无菌巾，穿无菌手术衣，戴无菌手套。

4. 麻醉

（1）阴部神经阻滞麻醉 术者左手示指、中指伸入阴道内，触及坐骨棘作为指示点，右手持带长针头的注射器于肛门与坐骨结节连线中点进针，向坐骨棘内侧 1cm 处进针，穿过骶棘韧带感落空感后停止进针，回抽无回血后注入 0.5% 普鲁卡因或 0.5% 利多卡因 10ml，然后边退针边注射剩余药液。

（2）会阴局部浸润麻醉 术者左手示指、中指置于胎先露与阴道壁之间，右手持注射器在拟切开部位周围扇形注射局麻药，浸润皮内、皮下及阴道前庭黏膜下组织。

5. 会阴切开

（1）会阴侧斜切开术 宫缩间歇期，术者左手示、中指伸入阴道内，置于胎先露与阴道侧壁之间，撑起阴道壁，右手持会阴切开剪自会阴后联合向左或向右旁开 45°，会阴高度膨隆时应旁开 60°，剪刀切面与会阴皮肤垂直，在宫缩时剪开皮肤及阴道黏膜，切缘整齐，内外一致，长度约 3～5cm（图 6－30）。

（2）会阴正中切开术 宫缩间歇期，术者左手示、中指伸入阴道内，置于胎先露与阴道壁之间，撑起拟切开部位的阴道后壁，右手持会阴切开剪沿会阴后联合正中垂直切开 2～3cm（图 6－31）。

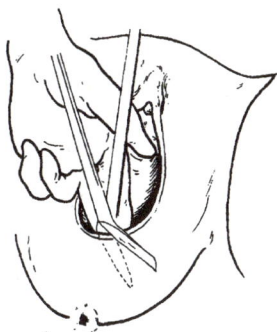

图 6-30　会阴侧斜切开术

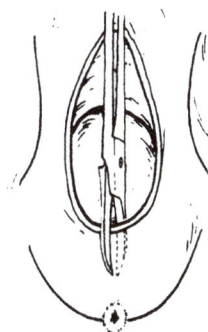

图 6-31　会阴正中切开术

（3）会阴切开时机　胎头拨露后、着冠前，会阴充分扩张变薄后，于宫缩开始会阴部张力增加时切开，估计在切开后 1~2 次宫缩胎儿即可娩出；若需阴道助产，应在助产前切开。

6. 止血　用纱布压迫止血，有小动脉出血者行缝扎止血或使用血管钳夹止血。

7. 检查　检查软产道。

8. 会阴缝合

（1）阴道内填塞有尾纱条，使用阴道拉钩充分暴露并确定伤口顶端，阴道壁有无擦伤及血肿。

（2）黏膜层　术者左手示、中指暴露阴道黏膜切开顶端，用 2-0 可吸收肠线（圆针）从切口顶端上方超过 0.5cm 处开始连续或间断缝合黏膜及黏膜下组织，至处女膜内环处打结。注意缝针的出入点距伤口的距离及伤口两侧缝合的深度应保持一致，进针至切缘 0.5cm，针距 1.0cm，线头留尾 0.3~0.5cm（图 6-32）。

（3）肌层　用 2-0 可吸收肠线（圆针）间断缝合肌层，严密止血，不留死腔（图 6-33）。

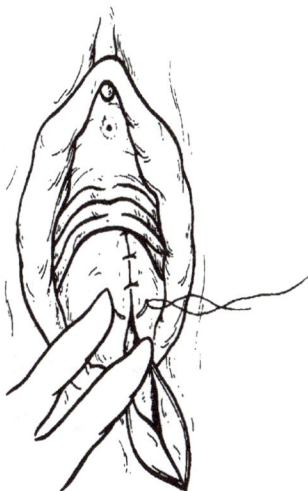

图 6-32　缝合阴道黏膜及黏膜下层

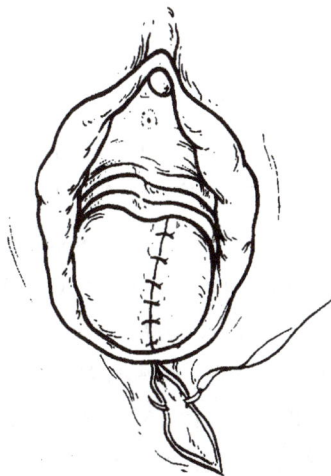

图 6-33　缝合肌层

（4）皮肤

1）皮内缝合：用 3-0/4-0 可吸收肠线（三角针）缝合，缝线松紧适宜，至阴道内打结，线头留尾 0.3cm。

2）外缝：用 2-0 可吸收肠线（三角针）缝合，第一针距切开顶端 0.3cm，针距 1.0cm，进针至切缘 0.5cm，于皮肤外一侧打结，线头留尾 1cm（图 6-34）。

3）用有齿镊对合切开皮肤，观察有无渗血。

9. 再次检查　缝合结束，取出有尾纱条，术者右手示、中指伸入阴道托举宫颈，尽可能复原子宫位置。再次检查伤口对合情况，有无渗血及血肿。

10. 消毒　清洁伤口周围及外阴部血渍，消毒伤口。

11. 常规肛门检查　常规肛门检查有无肠线穿过直肠黏膜，如有，立即拆除，重新消毒后缝合。

12. 清点器具　准确评估产时出血量，清点有尾纱条、纱布、缝针、器械。

13. 安置　安置产妇、清理用物、分类处理。

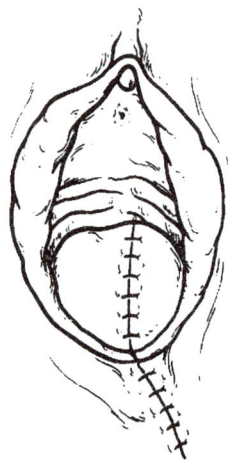

图 6 – 34　缝合皮肤

五、术后护理

1. 会阴侧斜切开者，术后嘱产妇健侧卧位，避免恶露污染切口，影响愈合。

2. 保持外阴清洁干燥，每日擦洗会阴 2 次，同时观察伤口有无水肿、溃疡、阴道壁血肿、硬结及感染征象并评估疼痛情况。如有异常及时告知医生处理。

3. 会阴伤口外缝者，侧斜切口术后 5 天拆线，正中切口术后 3 天拆线。拆线前查看产时记录确认外缝针数，拆线后记录拆线情况。若伤口感染，应提前拆线处理。

实训 13　会阴切开缝合术

>> 情境导入 //

情境：某孕妇，女，30 岁，G_1P_0，专业技术人员。平素月经规则，末次月经 2023 年 5 月 3 日。今因"孕 40 周，不规则下腹痛 4 小时"入院。

入院体检：体温 36.5℃，脉搏 72 次/分，呼吸 18 次/分，血压 112/76mmHg。孕妇身高 166cm，体重 70kg，宫高 35cm，腹围 105cm，骨盆外测量无异常。B 超（2024 年 2 月 10 日）：单胎 ROA，双顶径 9.9cm；羊水指数：60mm，估计胎儿体重 3700g ± 350g。

产程经过：04：00 出现规律宫缩，10：00 胎膜自破，羊水清，13：00 孕妇宫缩持续 40 秒，间歇 2 分钟，宫口开全，胎心 150 次/分，羊水清，先露头，S + 2。13：50 先露棘 S + 3，宫缩时胎头拨露 2cm × 3cm，会阴较紧，伸展不良，会阴正中见皲裂。

思考：作为责任助产士应如何处理？

【实训目的】

1. 掌握会阴切开指征，能正确评估会阴条件。

2. 熟练掌握会阴切开、缝合操作。

3. 能给会阴切开术的产妇正确进行产后宣教。

【实训准备】

1. 环境准备　分娩实训室：宽敞明亮、整洁干净、温湿度适宜。

2. 助产士准备　着装规范、仪表端庄、戴口罩帽子、外科洗手后戴无菌手套。

3. 物品准备

（1）器械 会阴切开剪 1 把、止血钳 1 把、持针器 1 把、有齿镊 1 把、无齿镊 1 把、弯盘 1 个。

（2）用物 会阴模型、20ml 注射器、无菌注射针、无菌纱布若干、有尾纱条 1 根、2 - 0 可吸收肠线（圆针）、3 - 0/4 - 0 可吸收肠线（三角针）或 2 - 0 可吸收肠线（三角针）、无菌手套。

（3）药品 0.9%氯化钠注射液 10ml、2%利多卡因 10ml 或 0.5%普鲁卡因 20ml。

【实训方法】

1. 教师讲解并操作演示。

2. 学生分组练习。

3. 实训操作流程

素质要求	着装规范，仪表端庄，外科洗手戴无菌手套
↓	
环境准备	分娩室安静、整洁，光线适宜，室温 25～28℃、相对湿度 30%～60%
↓	
准备用物	阴部神经阻滞麻醉用物及药品、会阴切开缝合用物
↓	
术前评估	核对产妇姓名、床号、住院号；评估产妇生命体征、胎心、宫缩、胎方位、羊水性状、阴道流血、急危征象、产妇自主用力情况、会阴膨隆程度及胎头拨露情况、会阴体长度、弹性、有无瘢痕或疣，有无水肿、炎症及产妇心理
↓	
沟通解释	向产妇解释会阴切开目的，取得配合；指导产妇用力，使用鼓励性语言给予支持，消除其紧张心理
↓	
产妇体位 ↓	排空膀胱，取膀胱截石位卧于产床
会阴消毒	按正常分娩接产流程行外阴清洁、消毒、铺无菌巾；再次用 0.5%碘伏棉球消毒外阴 2 遍
↓	
麻醉	1. 0.5%～1%的普鲁卡因或 1%的利多卡因 20ml 阴部神经阻滞麻醉及局部浸润麻醉 2. 术者左手示指、中指伸入阴道内，触及坐骨棘作指引，右手持带长针头的注射器，在坐骨结节至肛门连线中点进针，向坐骨棘内侧 1cm 处进针，回抽无血后，注入局麻药 10ml，然后边退针边注射适量药液，约 5ml 3. 针头退至皮下，在切开部位周围扇形注射局麻药
↓	
切开时机	胎头拨露后、着冠前，会阴充分扩张变薄后，于宫缩开始会阴部张力增加时切开，估计在切开后 1～2 次宫缩胎儿即可娩出
↓	
切开	1. 会阴左侧斜切开：宫缩间歇期，术者左手示、中指伸入阴道内，置于胎先露与阴道侧壁之间，撑起阴道壁，右手持会阴切开剪自会阴后联合向左旁开 45°，剪刀切面与会阴皮肤垂直，宫缩时一次全层剪开，切缘整齐，内外一致，长度约 3～5cm，剪开后用纱布压迫止血 2. 会阴正中切开：宫缩间歇期，术者左手示、中指伸入阴道内，置于胎先露与阴道壁之间，撑起拟切开部位的阴道后壁，右手持会阴切开剪沿会阴后联合正中垂直切开 2～3cm
↓	
止血	切开后立即用无菌干纱布压迫止血，有小动脉出血者使用血管钳钳夹止血，必要时缝扎止血
↓	
胎儿胎盘娩出	根据分娩机制，协助胎儿及胎盘娩出

续表

↓		
软产道检查	1. 术者更换无菌手套，用生理盐水清洁会阴伤口 2. 检查会阴、小阴唇内侧、尿道口周围、阴道（阴道黏膜伤口有无延伸，阴道壁有无擦伤、血肿）及宫颈 3. 阴道内填塞有尾纱条	
↓		
缝合	1. 缝合阴道黏膜	（1）术者左手示、中指撑开阴道壁，暴露阴道黏膜切口，右手示指再次探查切开深度 （2）用 2－0 可吸收缝线（圆针）从切口顶端上方超过 0.5cm 处开始，间断或连续缝合阴道黏膜及黏膜下组织，至处女膜内缘处打结 （3）针距 1.0cm，进针至切缘 0.5cm，线头留尾 0.3～0.5cm
	2. 缝合肌层	（1）用 2－0 可吸收肠线（圆针）间断缝合肌层 （2）两侧组织等量对称，打结松紧适宜，严密止血，不留死腔
	3. 还原舟状窝	如阴唇内侧处女膜缘与阴唇系带黑白交界之间缝隙较大，可在此加缝一针，还原舟状窝
	4. 缝合皮下组织及皮肤	（1）皮内缝合：用 3－0/4－0 可吸收肠线（三角针）从外向内缝合，缝线松紧适宜，至阴道内打结，线头留尾 0.3cm （2）外缝：用 2－0 可吸收肠线（角针）从外向内缝合，第一针距切开顶端 0.3cm，针距 1.0cm，进针至切缘 0.5cm，于皮肤外一侧打结，线头留尾 1cm （3）缝合后使用有齿镊对合切开皮肤，观察有无渗血
↓		
缝合后的处理	1. 缝合结束，取出有尾纱条，术者右手示、中指伸入阴道托举宫颈，尽可能复原子宫位置，同时确认无异物遗留于阴道内 2. 清洁伤口周围及外阴部血渍，消毒伤口 3. 阴道检查：再次检查阴道黏膜层伤口有无渗血或血肿形成 4. 肛门检查：右手示指行肛门检查，了解有无肠线穿过直肠黏膜、阴道后壁有无血肿，如有，立即拆除缝线，重新消毒后缝合 5. 准确评估产时出血量，清点有尾纱条、纱布、缝针、器械	
↓		
术后护理	1. 再次清洁会阴部，更换消毒会阴垫后协助产妇取舒适体位，盖被子保暖 2. 协助适量进食进饮	
↓		
操作后处理	1. 清洗器械后送消毒供应中心消毒灭菌 2. 正确记录分娩记录单、新生儿记录单及产后观察单等 3. 产后宣教：做好产后母乳喂养、伤口护理、饮食、活动、排尿等指导 4. 产妇在产房内留观 2 小时，观察产妇生命体征、宫缩情况、宫底高度、阴道出血及膀胱充盈度，重视产妇主诉，注意有无肛门坠胀感等血肿征象，无异常转回病房	

【实训评价】

1. 自我评价　准确把握会阴切开指征，正确掌握会阴切开缝合术的操作流程并独立完成。

2. 同学互评　所实施的操作是否正确；宣教内容是否得当。

3. 教师评价　学生实施的操作流程是否正确；动作是否规范，是否符合无菌原则；操作中的注意事项。

【注意事项】

1. 操作过程及时与产妇沟通，态度和蔼，语言恰当，体现人文关怀。

2. 严格无菌操作，预防感染。

3. 注射麻药前应回抽确认无回血再注射药品。

4. 切开时机正确，切开过早，增加会阴伤口创面出血及暴露时间，增加感染可能；切开过迟，可能会阴裂伤已经发生。

5. 会阴切开时剪刀应与皮肤和阴道壁黏膜垂直，于宫缩时一次性全层切开。

6. 缝合针距及边距均匀，缝线松紧适宜，按解剖结构对合，伤口整齐、美观。

7. 缝合结束，再次检查阴道切开黏膜有无渗血、血肿，确认无异物遗留于阴道内；肛门检查有无肠线穿过直肠黏膜及有无阴道后壁血肿，如有立即拆除重新消毒后缝合。

【思考题】

1. 会阴切开适应证及禁忌证有哪些？

2. 会阴（侧斜/正中）切开损伤的肌肉有哪些？

3. 影响会阴伤口愈合的因素有哪些？

..... 目标检测

答案解析

【A₁型题】

1. 分娩过程中，主要的产力是
   A. 子宫收缩力   B. 膈肌收缩力   C. 腹肌收缩力
   D. 产妇自主屏气   E. 肛提肌收缩力

2. 即将临产最为可靠的征兆是
   A. 规律宫缩   B. 不规律宫缩   C. 见红
   D. 宫口开大   E. 阴道分泌物增加

3. 初产妇潜伏期一般不超过
   A. 10 小时   B. 12 小时   C. 14 小时
   D. 18 小时   E. 20 小时

4. 判断胎先露下降程度的骨性标志是
   A. 耻骨联合   B. 骶尾关节   C. 坐骨结节
   D. 坐骨棘   E. 骶骨岬

5. 第二产程胎心听诊的间隔时间是
   A. 3 ~ 5 分钟   B. 5 ~ 10 分钟   C. 10 ~ 15 分钟
   D. 30 分钟   E. 60 分钟

6. 分娩镇痛的优点是
   A. 无痛分娩起效快，作用可靠
   B. 无痛分娩不影响宫缩，产妇清醒，能主动配合分娩全过程
   C. 无痛分娩可缓解产妇带来的不良生理反应，改善胎儿的氧供和产妇子宫收缩的失调现象，从而增加顺产概率，胎窘发生率降低
   D. 局麻药物浓度低对母儿均无危害
   E. 以上都是

7. 不属于非药物分娩镇痛的方法是
   A. 局部神经阻滞   B. 芳香疗法   C. 拉玛泽呼吸法
   D. 针灸   E. 音乐疗法

8. 会阴切开的时机描述不正确的是
   A. 胎头拨露后、着冠前   B. 会阴高度扩张变薄时

C. 于宫缩间隙期切开   D. 切开后 1 ~ 2 次宫缩即能娩出

E. 需阴道助产，应在助产前切开

【A₂型题】

9. 某孕妇，28 岁，G_3P_0，妊娠 38 周，临产 6 小时，宫口开大 3cm，S－1，胎膜未破，胎心 138 次/分，宫缩持续约 40 秒，间隔 3 ~ 4 分钟。产妇自觉疼痛明显，情绪紧张。该产妇需首先解决的问题是

    A. 人工破膜   B. 加强宫缩   C. 做好心理调适

    D. 定时阴道检查   E. 使用抗生素预防感染

10. 某孕妇，29 岁，G_1P_0，妊娠 41 周，临产 10 小时，宫口开大 8cm 时胎膜自破，羊水清亮。会阴无瘢痕、无水肿，胎心 146 次/分。助产士为其接生时，不符合要求的是

    A. 胎头拨露、会阴后联合紧张时，开始保护会阴

    B. 征求产妇意见，选择其自感舒适的体位

    C. 胎头拨露约 5cm×4cm、会阴后联合紧张时，控制胎头娩出速度

    D. 胎头娩出后立即娩出胎肩

    E. 延迟断脐

11. 足月新生儿，顺产娩出，出生后 1 分钟，Apgar 评分为 10 分，脐带搏动已停止，断脐应距脐带根部

    A. 2cm   B. 5cm   C. 5 ~ 10cm

    D. 10 ~ 15cm   E. 15 ~ 20cm

12. 某孕妇，26 岁，G_2P_1，妊娠 40 周，顺产一健康女婴，产时出血约 100ml。产房留观 2 小时，期间观察的内容不包括

    A. 生命体征   B. 子宫收缩   C. 阴道流血量

    D. 乳汁分泌情况   E. 膀胱充盈情况

13. 某孕妇，女，29 岁，临产 11 小时，宫口开全，胎儿娩出阶段，为了避免胎儿娩出过快，常采用的呼吸方式是

    A. 张口缓慢深长的哈气   B. 胸式呼吸

    C. 浅而慢的加速呼吸   D. 浅呼吸

    E. 自然呼吸

（何　燕　张　薇）

书网融合……

| 重点小结 | 微课1 | 微课2 | 微课3 | 习题 |

第七章 正常产褥

学习目标

1. 知识目标 通过本章学习，学生能掌握产褥期概念、产褥期妇女的护理要点、正常新生儿的特殊生理特点；熟悉产褥期产妇生理和心理的主要变化。

2. 能力目标 能完成正常产褥期妇女的护理评估，实施护理措施，并能进行健康指导；能完成正常新生儿的护理；能正确指导母乳喂养。

3. 素质目标 具有高度责任心，关爱产妇及新生儿，增强保护隐私意识。

情境导入

情境：女，28岁，因发热、恶心、呕吐1小时急诊入院，经检查确诊为产褥中暑。10日前自然分娩1女活婴，回家坐月子，因家中老人担心产妇及新生儿吹风着凉，要求不能使用空调、风扇，并且产妇需穿着长袖、长裤，戴帽子。

思考：1. 坐月子的旧习俗还有哪些？

2. 该如何看待这些旧习俗？

3. 应如何指导科学坐月子？

第一节 产褥期妇女的生理变化

PPT

产妇从胎盘娩出至全身各器官（除乳腺外）恢复正常未孕状态所需的一段时期，称为产褥期（puerperium），一般为6周。

一、生殖系统

产褥期母体各系统变化最大的是生殖系统，尤以子宫的变化最显著。

（一）子宫

胎盘娩出后，子宫逐渐恢复至未孕状态的过程，称为子宫复旧，一般需要6周，包括子宫体肌纤维缩复、子宫内膜再生、子宫下段和宫颈变化等。

1. 子宫体

（1）子宫体肌纤维缩复　子宫平滑肌细胞胞浆蛋白质被分解，胞浆减少，细胞体积缩小，细胞数目不变。产后由于子宫肌纤维的缩复作用，子宫体逐渐缩小，重量逐渐减轻。产后7日子宫约妊娠12周大小，于耻骨联合上方可触及宫底。产后10日子宫降至骨盆内，腹部检查已不能触及宫底。产后6周，子宫恢复至正常非孕期大小。分娩结束时，子宫约重1000g，产后1周时约为500g，产后2周时约为300g，产后6周时为50~70g。剖宫产产妇子宫复旧所需时间稍长。

（2）子宫内膜再生　胎盘和胎膜娩出后，残留的蜕膜表层变性、坏死、脱落，形成恶露的一部分排出。子宫内膜基底层开始再生形成新的功能层。产后3周，除胎盘附着处以外的子宫内膜基本修复。产后 6 周，胎盘附着部位的内膜完全修复。

2. 子宫下段及宫颈变化 产后随着肌纤维缩复，子宫下段逐渐缩短恢复为非孕时子宫峡部。胎盘胎膜娩出后，子宫颈松软、壁薄，子宫颈外口呈环状如袖口；产后 2～3 日宫口可容 2 指；产后 1 周子宫颈内口关闭，子宫颈管复原；产后 4 周左右，子宫颈恢复至非孕状态。分娩时子宫颈外口"3 点钟"及"9 点钟"处常发生轻度裂伤，产后愈合形成瘢痕，经产妇的子宫颈外口呈"一"字形横裂状（已产型）。

（二）外阴及阴道

1. 外阴 因分娩过程中，外阴高度膨隆和胎头持续压迫的影响，产后可出现外阴轻度水肿，常于产后 2～3 日内逐渐消退。会阴轻度撕裂或侧切伤口多于产后 3～4 日愈合。

2. 阴道 分娩结束后阴道壁松弛，肌张力低，阴道黏膜皱襞减少甚至消失，阴道黏膜及周围组织水肿。产后 3 周左右，阴道黏膜皱襞重新出现，肌张力逐渐恢复，但不能完全恢复至未孕时的状态。

（三）盆底组织

在分娩过程中，胎先露长时间压迫盆底肌肉及筋膜，可导致盆底组织过度扩张，弹性减弱，甚至部分肌纤维断裂。盆底肌肉及其筋膜发生严重断裂、产褥期过早进行重体力劳动，可导致阴道壁膨出，甚至子宫脱垂。

二、乳房

乳房最主要的变化是泌乳。胎盘娩出后，产妇体内雌、孕激素及胎盘生乳素水平急剧下降，对垂体催乳素的抑制作用降低，在催乳素作用下，乳汁开始分泌。婴儿吸吮乳头使腺垂体催乳素脉冲式释放，促进乳汁分泌。吸吮乳头还能反射性引起神经垂体释放缩宫素，缩宫素使乳腺腺泡周围的肌上皮收缩，使乳汁喷出，此过程称为喷乳反射。吸吮和不断排空乳房均有利于乳汁分泌。此外，乳汁分泌还与乳房的发育、产妇的营养、休息、睡眠、情绪和健康状态密切相关。

三、血液循环系统

胎盘剥离后，子宫胎盘血液循环停止，大量血液从子宫进入体循环；妊娠期潴留的组织间液重新入血，产后 72 小时内，产妇循环血容量增加 15%～25%，尤其是产后 24 小时内，心脏负担加重，心脏病产妇应警惕发生心衰。产后 2～3 周，循环血量逐渐恢复至未孕状态。

产褥早期血液仍处于高凝状态。血液高凝有利于胎盘剥离创面迅速形成血栓，减少产后出血量。红细胞计数和血红蛋白于产后 1 周左右恢复正常。白细胞总数增加，可达（15～30）×10⁹/L，一般于产后 1～2 周恢复正常。纤维蛋白原、凝血活酶、凝血酶原于产后 2～4 周内降至正常。红细胞沉降率一般于产后 3～4 周恢复正常。

四、消化系统

妊娠期胃肠蠕动减弱，胃液中盐酸分泌减少，产后 1～2 周才能逐渐恢复正常。产后 1～2 日内产妇自觉口渴，喜进流食或半流食。若产妇卧床时间长，活动少，加之腹肌及盆底肌松弛，易发生便秘。

五、泌尿系统

妊娠期潴留的水分主要经肾脏排出，产后 1 周内尿量增多。在分娩过程中膀胱受压时间过长，敏感性降低，加之不习惯卧床排尿、会阴伤口疼痛、区域阻滞麻醉等影响，产妇可出现尿潴留。产后2~8周，妊娠期肾盂及输尿管生理性扩张可恢复。

六、内分泌系统

胎盘生乳素于产后6小时即测不出。雌、孕激素水平急剧下降，产后1周降至未孕水平。哺乳产妇垂体催乳素水平下降，但仍高于非孕水平；未哺乳者产后2周恢复至非孕水平。产妇排卵及月经恢复时间与产后是否哺乳相关。未哺乳者，常于产后6~10周月经复潮，产后10周左右恢复排卵。哺乳者，平均在产后4~6个月恢复排卵。月经复潮较晚者，首次月经复潮前多有排卵，有受孕可能。因此哺乳期有性生活者均须避孕，以避免意外妊娠。

七、腹壁

妊娠期下腹正中线的色素沉着在产褥期逐渐消退。因皮下出血吸收，产妇紫红色妊娠纹逐渐变为银白色。产后，腹壁皮肤弹力纤维部分断裂，腹直肌呈不同程度分离，产妇腹壁松弛明显。腹壁紧张度的恢复需6~8周。

第二节　产褥期妇女的心理变化

PPT

新生命的到来增加了家庭成员的角色，改变了家庭结构，家庭所有成员都需要调整来适应这一变化。产褥期产妇的心理处于脆弱和不稳定状态，需要适应并胜任母亲角色，哺育和照顾新生儿。

根据美国心理学家鲁宾（Reva Rubin）的研究结果，产褥期产妇的心理变化，一般经历三个时期。

1. 依赖期　产后1~3日。产妇需要依赖别人的帮助来满足自己的需求，如喂奶、亲子互动等。较好的分娩经历、丈夫及家人的关心支持、充分的休息与睡眠、均衡的营养、与新生儿接触的愉快体验有利于产妇顺利度过此期。医护人员及时、恰当的母乳喂养指导等可帮助产妇尽快适应母亲角色。

2. 依赖-独立期　产后第3~14日。产妇表现较为独立，主动学习照顾新生儿。但是，产后急剧的内分泌系统变化、照顾新生儿所致的过度疲劳、初为人母的责任感和得到的关爱较孕期减少，这些可使产妇出现情绪不稳定、焦虑、不耐烦或压抑情绪，甚至出现产后精神抑郁。因此，家人尤其是丈夫应及时给予产妇鼓励与支持，肯定产妇的行为，帮助产妇护理和喂养新生儿。鼓励产妇表达自己的感受，与家人或有经验的人进行沟通交流，从而平稳度过该时期。

3. 独立期　产后2周~1个月。产妇基本胜任母亲角色，新家庭形成并开始正常运行。此期，夫妇两人共同享受抚养孩子带来的幸福并承受更多的压力，因此家人之间相互依赖，相互理解有利于维持家庭的和谐。

在产褥期产妇心理调试过程中，若产妇与家人关系不和谐，又缺乏必要的社会支持，容易导致产妇出现产后抑郁等情绪。医务人员及社区工作人员应认真做好产后健康指导、家庭访视，给予相关指导和必要的帮助，助力产妇及其家人顺利度过产后心理调试期。

第三节 产褥期妇女的护理

一、临床表现

（一）生命体征

1. 体温 产后 24 小时内可略升高，一般不超过 38℃。产后 3～4 日，产妇乳房充血，淋巴管充盈，出现乳腺管排乳不畅伴体温升高，称为泌乳热，一般持续 4～16 小时即下降，不属病态。

2. 脉搏 略缓慢，60～70 次/分，产后 1 周左右恢复正常。

3. 呼吸 深慢，14～16 次/分，以胸腹式呼吸为主。

4. 血压 一般较平稳，变化不大。

（二）子宫复旧

胎盘娩出后，宫底在脐下一横指。因盆腔张力恢复，产后第 1 日宫底上升平脐。此后宫底每日下降 1～2cm（约一横指），于产后 10 日，子宫体降入骨盆腔内，在耻骨联合上方不能触及宫底。

（三）产后宫缩痛

产褥早期因子宫收缩引起阵发性、剧烈的下腹疼痛，称为产后宫缩痛。一般于产后 1～2 日出现，持续 2～3 日自然消失。经产妇较明显，哺乳可反射性引起缩宫素分泌增加，使疼痛加剧。

（四）恶露

产后随子宫蜕膜的坏死、脱落，含有血液、坏死蜕膜等组织经阴道排出，称为恶露。正常恶露持续 4～6 周，总量 250～500ml，有血腥味，无臭味。正常恶露可分为血性恶露、浆液恶露及白色恶露三种。

1. 血性恶露 色红，量多，有时可见小血块。含有大量血液、坏死蜕膜组织及少量胎膜组织。一般持续 3～4 日。

2. 浆液恶露 色淡红，量中。含少量血液，有较多坏死蜕膜组织、宫颈黏液、细菌。一般持续 10 日左右。

3. 白色恶露 色较白，质黏稠。含有大量白细胞、坏死蜕膜组织及细菌等。持续 3 周左右。

（五）褥汗

产后 1 周内，产妇皮肤排泄功能旺盛，排出大量汗液，以夜间睡眠和初醒时最为明显，习称"褥汗"。不属病态。

二、护理及健康指导

（一）产后 2 小时护理

产后 2 小时是产后出血、产后子痫、心力衰竭等严重并发症好发时间。应在产房严密观察产妇生命体征、宫缩情况（宫体软硬度及宫底高度）、阴道出血量、会阴伤口情况、有无肛门坠胀和膀胱充盈情况等。协助早期哺乳，鼓励自排小便，注意保暖，防止受凉，促进产妇休息。留观 2 小时后，产妇生命体征平稳，宫缩好，阴道流血量少，将产妇及新生儿送回母婴休息室。

（二）一般护理

1. 环境卫生 保持室内空气清新，安静舒适。调节室温为 22 ~ 24℃，湿度为 55% ~ 65%。注意定时通风，但不宜对流风直吹产妇及新生儿。保持床单位洁净、干燥，根据需要及时更换会阴垫、衣服及被单。

2. 休息与活动 保证产妇充足的睡眠和休息，鼓励产妇与婴儿同步作息。产妇不宜长时间仰卧位，宜采取左右两侧交替卧位，防止子宫后位。有会阴侧切者取健侧卧位。产后应尽早适当活动。经阴道自然分娩者，产后 6 ~ 12 小时即可下床轻微活动，第 2 日可在室内随意活动。行会阴侧切或剖宫产者，可延迟下床活动时间。

3. 营养 产后 1 小时产妇可进食流质或半流质食物。食物多样化，营养均衡，哺乳者多摄入汤汁、富含蛋白质、维生素及矿物质等营养成分，避免进食刺激性食物。

4. 排尿与排便 鼓励产妇及时排尿，以免膀胱过度充盈引起宫缩乏力。产后 4 ~ 6 小时产妇未能自行排尿即为产后尿潴留。其处理方法包括：认真询问产妇，了解排尿困难的原因，解除产妇思想顾虑；温开水冲洗外阴、热敷下腹部和听流水声等诱导排尿；关元、气海、三阴交、阴陵泉等穴位针灸或艾灸；遵医嘱肌内注射甲硫酸新斯的明，兴奋膀胱逼尿肌。以上方法无效时，应予导尿。鼓励产妇早期下床，适当运动，多饮水，多吃富含纤维素食物，促进排便，防止便秘。若发生便秘可予以口服缓泻剂。

（三）会阴护理

1. 保持清洁与干燥 用 0.05% 聚维酮碘液擦洗外阴，每日 2 ~ 3 次。指导产妇及时更换会阴垫，保持外阴清洁、干燥。

2. 会阴水肿与血肿护理 每日应观察会阴伤口情况。水肿严重者，给予 50% 硫酸镁湿热敷，每次 20 分钟，每日两次。会阴血肿较小者可用湿热敷或红外线灯照射，大血肿则需切开处理。

3. 会阴伤口护理 需要拆线者，一般于产后 3 ~ 5 日拆线。出现伤口感染应提前拆线。

（四）观察子宫复旧及恶露

每日同一时间，在产妇排尿后，手测宫底高度，评估子宫复旧情况。询问并观察恶露颜色、性状、量及气味。如恶露量增多、持续时间延长并有臭味，提示子宫复旧不全、胎盘胎膜残留或合并感染，应及时报告医生。

（五）乳房护理 📱微课

母乳含有新生儿及婴儿出生后 4 ~ 6 个月内所需的全部营养物质，是新生儿及婴儿必需的和理想的营养食品。世界卫生组织（WHO）推荐：为了实现最佳生长、发育和健康，婴儿在生命的最初 6 个月应完全接受母乳喂养。哺乳是一种自然行为，新生儿在生后 30 分钟内处于精神警觉状态，吸吮反射最强烈，因此在产后 30 分钟内早接触、早吸吮利于母乳喂养成功。按需哺乳，实施 24 小时母婴同室，提倡母乳喂养 2 年以上。

哺乳时间从最初的每次 3 ~ 5 分钟逐渐延长至每次 20 ~ 30 分钟。以母婴最舒适的姿势进行哺乳。每次哺乳前用温开水清洁乳头及乳晕，禁用肥皂或乙醇等清洁乳房，防止局部皮肤干燥、皲裂。母亲以 "C" 字形手法托起乳房，使新生儿含住整个乳头和大部分乳晕，注意防止乳汁外溢及乳房堵住新生儿鼻孔。哺乳时母亲应用温柔、爱抚的目光注视新生儿。哺乳结束时，可用示指轻压婴幼儿下颏，使空气进入口腔，解除口腔负压，避免强行拉出乳头造成疼痛及损伤。哺乳结束后，应将新生儿竖着抱起轻拍背部 1 ~ 2 分钟，以排出胃内空气，防止吐奶。

在哺乳期，如发生乳房的异常问题，应予以及时处理。

1. 乳房胀痛 当乳房过度充盈或乳腺管阻塞时，产妇可出现乳房胀痛，触之加重，触摸乳房有坚硬感。可在哺乳前湿热敷乳房3~5分钟使乳腺管通畅，同时自乳房根部向乳头方向按摩乳房，频繁哺乳或使用吸奶器使淤积的乳汁排出。为减轻疼痛，可在两次哺乳之间冷敷乳房，以减轻充血。

2. 乳汁不足 指导产妇正确的哺乳方法，鼓励产妇树立母乳喂养的信心。持续的母乳喂养会形成良好的泌乳反射，不断地排空乳房利于乳汁分泌。同时注意调节饮食，多进食营养丰富的汤汁，必要时可采用中医方法催奶。

3. 乳头扁平、凹陷 指导产妇行乳头十字操或捻转乳头。哺乳前热敷乳房乳头3~5分钟，同时行乳房按摩引起泌乳反射。新生儿饥饿时吸吮力强，易吸住乳头和大部分乳晕，因此每次哺乳时先吸吮扁平、凹陷一侧，有利于纠正乳头扁平、凹陷。纠正无效时可指导产妇佩戴乳头罩或将母乳挤出喂养新生儿。

4. 乳头皲裂 皲裂轻者可继续哺乳。指导母亲取正确舒适的哺乳姿势，哺乳前湿热敷乳房3~5分钟，按摩乳房，挤出少量乳汁使乳晕变软。先哺乳损伤轻的一侧乳房。让乳头和大部分乳晕含吮在婴儿口内。增加哺乳的次数，缩短每次哺乳的时间。哺乳后，挤出少许乳汁涂在乳头和乳晕上，短暂暴露待干燥。乳汁不仅具有抑菌作用，还富含蛋白质可促进表皮修复。皲裂严重者，应暂停母乳喂养，将乳汁挤出，用小杯或小匙喂养婴幼儿。

· 知识链接 ·

母乳的储存

1. 新鲜母乳：室温16~29℃可保存4小时内最佳，在非常干净的条件下6~8小时可接受。

2. 冷藏母乳：冰箱冷藏室4℃的条件下母乳可保存4日内最佳，在非常干净的条件下5~8日可接受。

3. 冷冻母乳：母乳放在≤-18℃的冷冻室内时，6个月内最佳，12个月可接受。

4. 解冻母乳：冰箱冷藏室4℃的条件下母乳可保存24小时。

5. 退乳 不宜哺乳者应及时退乳。最简单的方法是停止哺乳，不排空乳房，少喝汤汁。若胀痛明显可酌情使用镇痛药物减轻疼痛。也可采用药物退乳：芒硝250g，分装两纱布袋内，敷于两乳房上，湿硬时更换；生麦芽60~90g，水煎服，连服3~5日；维生素$B_6$200mg，每日三次，连用3~5日。一般不推荐雌激素类药物退乳。

（六）产后盆底恢复指导

产后盆底恢复是指综合运用有关康复治疗技术，恢复、改善或重建女性在妊娠和分娩过程受到不同程度损伤的盆底有关功能，预防和治疗盆底功能障碍相关疾病。产妇可在医护人员指导下进行产后盆底康复训练。一般产后第2日即可开始产后恢复操的练习，根据产妇情况，运动量由小到大、由弱到强循序渐进。产妇在分娩42日后可进行盆底功能检查。如出现盆底功能障碍应及时采取康复措施，恢复盆底肌肉的张力和弹性，预防发生严重的盆底功能障碍。产妇可接受手法辅助、盆底肌肉训练（Kegel训练）、盆底肌肉康复器辅助训练、生物反馈治疗和电刺激等促进盆底恢复措施。

（七）心理护理

见本章第二节产褥期妇女的心理变化。

（八）出院指导

1. 日常指导 保证营养与休息，适当运动。避免负重劳动或蹲位活动，防止子宫脱垂。居室勤通风，注意个人卫生，科学"坐月子"。提倡母乳喂养，保持良好心情，尽早适应新家庭。

2. 产后访视　出院后 3 日内、产后第 14 日和第 28 日，社区医疗保健人员将登门开展 3 次产后访视。其内容主要包括：了解产妇的饮食、睡眠情况和心理状态。了解哺乳情况，开展母乳喂养指导。了解子宫复旧及恶露情况。评估会阴或腹部伤口愈合情况。了解新生儿生长情况，指导新生儿预防接种事项。

3. 产后检查　产妇应于产后第 42 日，携婴儿至分娩医院进行健康检查，以了解产妇全身情况和新生儿发育情况。

4. 计划生育指导　产褥期禁止性生活。产后 42 日起落实避孕措施，哺乳者宜选用避孕套、阴道隔膜或放置宫内节育器避孕，不哺乳者可采用药物避孕。

实训 14　产后恢复操

情境导入

情境：产妇，30 岁，自然分娩后 10 天，自觉肚子很大，担忧体型不能恢复，担忧盆底组织松弛。

思考：作为助产士，你如何指导产妇完成产后恢复操。

【实训目的】

1. 学会产后恢复操。

2. 能指导产妇做产后恢复操。

3. 说出产后恢复操的意义。

【实训准备】

1. 物品准备　温开水、干毛巾、卫生巾、纸巾、干净衣服、瑜伽垫等。

2. 环境准备　室温 24 ~ 26℃、湿度 55% ~ 65%，播放轻松、舒缓的音乐。

3. 产妇准备　排空膀胱、排空乳房，穿舒适衣服，饭后 0.5 ~ 1 小时。

4. 指导者准备　着装整洁，修剪指甲、洗手并温暖双手。

【实训方法】

1. 教师讲解并示教。

2. 学生分组练习。

3. 实训操作流程

素质要求	着装整洁，修剪指甲、洗手并温暖双手
↓	
用物准备	温开水、干毛巾、卫生巾、纸巾、干净衣服、瑜伽垫
↓	
环境准备	室温 24 ~ 26℃、湿度 55% ~ 65%，播放轻松、舒缓的音乐
↓	
产妇准备	排空膀胱、排空乳房，穿舒适衣服，饭后 0.5 ~ 1 小时
↓	

续表

第一节 盆底肌运动	仰卧平躺，双手放于身体两侧。用鼻缓慢吸气并收缩会阴和肛门，坚持几秒后再放松
	有利于预防子宫下垂，促进阴道紧张度恢复
↓	
第二节 伸展运动	仰卧平躺，双手放于身体两侧。双臂向两侧打开伸直，掌心向上；手掌向上贴紧；两手掌分开举过头顶，掌心向上；恢复原位
	有利于增加肺活量、恢复乳房弹性
↓	
第三节 腹肌运动	仰卧平躺，一手放在腹部，鼻子吸气的同时鼓起腹部，呼气时腹部收紧凹陷
	锻炼胸腔和腹部，增加腹肌弹性
↓	
第四节 伸腿运动	仰卧平躺，双手直放于身体两侧。双腿轮流上举和并举，尽量与身体呈直角
	有利于促进下肢血液回流，预防静脉血栓
↓	
第五节 腹背运动	仰卧平躺，屈双膝，双腿分开与肩同宽。向上抬起臀部，使臀部、大腿与小腿尽量呈直角，坚持几秒后恢复原位
	能锻炼腰腹部，预防产后腰部松弛
↓	
第六节 踢腿运动	取跪姿，双膝分开，肩肘垂直，双手平放于垫子上。左右两腿交替向背后高举
	锻炼全身肌肉，有助于身形恢复
↓	
第七节 膝胸卧位	跪坐于垫子一头，双膝分开，双手平放于膝前。双手缓慢向前滑行，胸部慢慢贴近地面，抬高臀部，膝关节呈90°，坚持一会儿再恢复原位
	有利于预防和纠正子宫后倾
↓	
操作后处理	协助产妇休息，喝水、擦汗
	指导产妇检查恶露，根据情况更换衣服

【实训评价】

1. 自我评价 动作是否标准，能否说出各动作的作用。

2. 同学互评 动作是否正确，有无需要改进的地方。

3. 教师评价 学生完成产后恢复操的优缺点有哪些？

【注意事项】

1. 每天做 1~2 次，每个动作 4 个 8 拍，循序渐进，量力而为。

2. 第七节膝胸卧位在产后第 2 周开始做，每次坚持 2~3 分钟，并逐渐延长时间。

3. 关心产妇，询问有无不适，若太累或有不适可暂停。

【思考题】

1. 产后恢复操的动作要点及其作用是什么？

2. 产妇在做产后恢复操时有哪些注意事项？

实训 15　母乳喂养的指导

情境导入

情境：曾女士，30 岁，G_1P_1，顺产后第 2 天，母乳喂养时孩子哭闹不止，家属请求帮助。

思考：作为助产士，你如何为产妇进行母乳喂养指导？

【实训目的】

1. 学会母乳喂养的优点和方法；学会乳房护理。
2. 能熟练完成母乳喂养的指导。
3. 主动关爱母婴，具有保护隐私的意识。

【实训准备】

1. 物品准备　清洁毛巾、温水、盆、脚凳、软枕。

2. 环境准备　病室整洁，室温 22~24℃，关闭门窗。

3. 产妇准备　衣服宽松或者穿哺乳衣，哺乳前热敷乳房并清洁乳头及乳晕。

4. 指导者准备　着装规范，洗手，取得产妇配合。

【实训方法】

1. 教师讲解并示教。
2. 学生分组练习。
3. 实训操作流程

素质要求	着装规范、洗手、关爱妇女、保护隐私
↓	
准备用物	清洁毛巾、温水、盆、脚凳、软枕
↓	
环境准备	宽敞明亮、整洁、温湿度适宜、屏风遮挡
↓	
护理评估	核对母儿信息，讲解母乳喂养的优点 产妇对母乳喂养的了解情况 了解产妇健康状况、用药情况 评估乳房、乳头的情况 评估新生儿健康状况
↓	
指导产妇取舒适体位	1. 坐位哺乳：选择高度合适的座椅，用一个软垫或枕头放在母亲的背后，让母亲肩部放松 2. 卧位哺乳：母亲侧卧与床面呈 90°，后背垫一软枕，下方的手臂抬起放于枕旁
↓	

续表

指导母亲选择适宜喂养姿势	1. 产妇可根据自己的喜好选择不同的喂养姿势如环抱式、交叉式、橄榄球式 2. 向产妇宣教喂养体位的四个要点： （1）新生儿的头及身体应呈一直线 （2）新生儿的脸对着母亲乳房，鼻子对着乳头 （3）母亲抱着新生儿贴近自己 （4）母亲要托着新生儿的头颈部、肩部和臀部
↓	
指导母亲正确托起乳房的方法	母亲将拇指与其余四指分别放于乳房上、下方，呈"C"形托起整个乳房，食指支撑着乳房基底部，靠在乳房下的胸壁上，大拇指放在乳房的上方，两个手指可以轻压乳房，改善乳房形态，使孩子容易含接
↓	
帮助新生儿正确含接乳头	1. 产妇用乳头触碰新生儿嘴唇，诱发觅食反射。当新生儿嘴张大，舌下压时，把乳头及大部分乳晕放入新生儿口中 2. 判断含接正确的方法：①新生儿下唇向外翻；②面颊鼓起呈圆形；③新生儿口腔上方有较多的乳晕；④慢而深地吸吮，有时可突然暂停；⑤能看到有节奏的吞咽动作或听到吞咽声音
↓	
指导产妇正确的离乳方式	哺乳结束后，产妇用示指轻压新生儿下颌取出乳头，避免强行拉出造成乳头疼痛或乳头皮肤损伤
↓	
指导防止新生儿溢乳的方法	竖抱新生儿，头趴在母亲肩上，轻轻拍背1~2分钟，排出胃内空气，以防溢乳
↓	
哺乳结束后的处理	协助母亲放下新生儿，帮助产妇取舒适体位 交代注意事项，整理用物，清洁双手，记录

【实训评价】

1. 自我评价 是否正确实施操作。

2. 同学互评 所实施的操作是否正确；是否存在手法不当、动作不规范等错误操作。

3. 教师评价 学生实施的操作优缺点有哪些？判断喂养姿势正确和新生儿含接正确的要点有哪些？

【注意事项】

1. 在母乳喂养过程中，母亲应面对面注视新生儿，通过目光、语言、抚摸等与新生儿进行情感交流。

2. 母亲在哺乳时要保持清醒状态，避免乳房堵塞新生儿鼻孔造成窒息。

3. 母亲如感觉乳头疼痛，需及时纠正喂养体位及新生儿含接姿势。

4. 母亲在哺乳时不要用手按压新生儿头部。

5. 吸空一侧乳房后再吸另一侧，每次哺乳让婴儿吸空乳汁，乳汁过多不能吸尽者，应将剩余乳汁挤出。

6. 哺乳结束后挤出少许乳汁涂抹乳头和乳晕可防止乳头皲裂。

【思考题】

1. 母乳喂养的优点有哪些？

2. 判断喂养姿势正确的要点是什么？

3. 如何判断新生儿含接正确？

4. 李女士，初产妇，32岁，2天前自然分娩一男婴。左侧乳头有些平坦，母乳喂养有困难。她认为现在的配方奶营养配比很好，不必母乳喂养。

（1）请告知李女士母乳喂养的优点。

（2）取得产妇同意后指导她进行母乳喂养。

第四节　正常新生儿的护理

PPT

>> 情境导入

情境：李女士，28 岁，4 日前顺产一女婴，体重 3500g，Apgar 评分 10 分，生命体征平稳，一般状况良好，拟于今日出院。因新生儿脐带残端仍未脱落，李女士担心出院后护理不当造成感染。

思考：1. 该新生儿脐带未脱落是否正常？

2. 请指导李女士学会新生儿脐部护理。

从胎儿出生后断脐到满 28 日的这段时期称为新生儿期。满 37 周至不足 42 周，出生体重≥2500g 的新生儿，称为足月新生儿。

【常见的新生儿特殊生理状态】

1. 生理性体重下降　新生儿出生后 2~4 日，因摄入量少，经皮肤及肺部排出的水分相对较多，可出现体重下降，称为生理性体重下降。体重下降范围约是出生体重的 3%~9%，一般不超过 10%，4 日后开始回升，7~10 日恢复到出生体重。

2. 生理性黄疸　新生儿出生后 2~3 日出现皮肤、巩膜黄染，持续 4~10 日自然消退，早产儿可延至 2~3 周消退。由于新生儿出生后，体内红细胞破坏增多，产生大量间接胆红素，而肝细胞内葡萄糖醛酸基转移酶的活性不足，不能使间接胆红素全部结合成直接胆红素排出体外，导致高胆红素血症。新生儿一般情况良好。

3. "马牙"和"螳螂嘴"　新生儿上腭中线两旁和齿龈上黄白色韧性小颗粒，俗称"马牙"。新生儿口腔黏膜上皮细胞堆积或黏液腺分泌物蓄积而致，出生后数周可自行消失，不可挑破，以免导致感染。新生儿两侧颊部各有一隆起脂肪垫，俗称"螳螂嘴"，有利于新生儿吸吮。

4. 新生儿红斑及粟粒疹　出生后 1~2 日，部分新生儿头部、躯干及四肢可出现大小不等的多形性斑丘疹，称为"新生儿红斑"，持续 1~2 日后自然消失。新生儿鼻尖、鼻翼及面颊等处的黄白色粟粒疹，称为"新生儿粟粒疹"，是皮脂腺堆积而成，脱皮后自然消失。

5. 乳腺肿大及假月经　新生儿出生后 4~7 日可出现乳腺肿胀，2~3 周自行消退。女婴出生后 5~7 日内，阴道可有少量血性分泌物排出，持续 1 周后自然消失，称假月经。以上两种生理现象均因妊娠期母体内雌激素进入胎儿血液，分娩后来自母体的雌激素中断所致，无需特殊处理。

【护理评估】

（一）健康史

1. 既往史　询问既往妊娠史，有无特殊家族史。

2. 本次孕产史　本次妊娠的经过，胎儿生长发育的情况，分娩经过，产程中胎儿情况。

3. 分娩记录单　新生儿出生日期、时间、性别、体重、Apgar 评分，出生后检查有无异常等。

4. 新生儿记录单　母亲手印、新生儿脚印是否清晰、核对新生儿手（足）腕带上的信息，检查腕带固定是否牢固。

（二）身心状况

1. 生命体征

（1）体温 一般测腋下温度，正常为 36 ~ 37.2℃。体温低于 36℃，常见于室温较低、早产儿或感染等情况，体温超过 37.5℃常见于室温高、保暖过度或脱水热等。

（2）呼吸 正常为 40 ~ 60 次/分。分娩过程中使用麻醉剂、镇静剂或出现新生儿产伤时，新生儿呼吸可减慢。室温变化过大，早产儿亦可出现呼吸过快。持续呼吸加快见于新生儿呼吸窘迫综合征、膈疝等异常情况。

（3）心率 正常为 120 ~ 140 次/分。若心率持续≥160 次/分或≤110 次/分应警惕先天性心脏病。

2. 身长、体重

（1）身长 测新生儿头顶最高点至足跟的距离。测量时将新生儿头部固定于卧式测量仪"0"指示位，缓缓拉直新生儿身体，并拢下肢，紧贴床面，两足跟位置所指刻度即为新生儿身长，正常值为 45 ~ 55cm。新生儿身长与遗传、营养及宫内发育等多种因素有关。

（2）体重 一般在沐浴后测裸体体重。体重 <2500g 见于早产儿或足月小样儿。体重≥4000g 见于父母身材高大、巨大儿、过期妊娠或妊娠期糖尿病等。

3. 皮肤、黏膜 正常新生儿皮肤红润，出生时可有胎脂覆盖，用新生儿润肤油轻轻擦拭可去除胎脂。应注意观察新生儿皮肤有无黄染、青紫、苍白、脓疱、水疱、弥漫性或鳞屑状皮疹，有无海绵状血管瘤等异常情况。观察口腔黏膜是否完整。

4. 头面部 观察头部外形，检查有无产瘤、血肿、皮肤损伤及颅骨骨折等。检查囟门大小及紧张度，前囟门饱满见于颅内压增高，前囟门凹陷见于脱水消瘦。检查眼睛有无水肿及脓性分泌物，巩膜有无黄染或出血点；鼻尖有无粟粒疹，鼻翼有无扇动、分泌物；口腔外观有无唇腭裂，口腔内有无鹅口疮或牙龈粟粒点；外耳有无畸形及分泌物等。

5. 颈部 观察颈部对称性、位置、活动度和肌张力，有无出血所致的肿胀或肿块。

6. 胸部 观察胸廓形态是否对称，有无畸形，有无三凹征；触诊两侧锁骨是否连续、对称；听诊心脏了解心率及心律，有无杂音；听诊肺部了解呼吸音是否清晰，有无干、湿啰音等。

7. 腹部 观察腹部外形是否正常，脐带残端有无渗血或脓性分泌物；触诊肝、脾大小；听诊肠鸣音是否正常。

8. 脊柱及四肢 检查脊柱发育是否正常，脊柱是否连续，排列是否整齐，弯曲度是否正常；评估四肢长短、形状、有无畸形，检查活动度是否正常，有无骨折或关节脱位。

9. 肛门及外生殖器 检查有无肛门闭锁或肛裂；外生殖器有无异常，男婴睾丸是否已降至阴囊，女婴大阴唇是否完全遮盖小阴唇等。

10. 肌张力及活动情况 正常新生儿肌张力好，活动度好，哭声响亮。若肌张力及哭声异常提示神经系统损伤的可能，若出现嗜睡应给予刺激引起啼哭后再评估。

11. 反射 通过观察新生儿反射了解其神经系统的发育情况。正常新生儿在出生时就存在一些先天性的反射活动，如吞咽反射是持久存在的；而觅食反射、吸吮反射、拥抱反射、握持反射等在新生儿出生后数月消失。各种反射活动该出现时未出现、出现后没有及时消退或反射不对称均提示神经系统异常。

12. 大小便 正常新生儿生后不久即排小便，如果生后 48 小时仍未排尿，应查明原因，是否因摄入量不足引起或是泌尿系统畸形所致。新生儿出生后 12 ~ 24 小时内开始排出胎粪，是墨绿色黏稠大便。胎粪一般在 2 ~ 3 日内排完，若生后 24 小时仍未见胎粪排出，应检查消化道有无梗阻畸形。

（三）心理 - 社会支持

通过亲子互动，观察母亲与新生儿的沟通方式与效果，评估母乳喂养情况及护理新生儿的能力。

（四）辅助检查

通过测量体重、身长、头围、胸围、腹围等评估新生儿的生长发育情况。

【主要护理诊断/问题】

1. 有窒息的危险　与呛奶、呕吐有关。

2. 体温过高/过低　与体温调节中枢发育不成熟有关。

3. 有感染的危险　与免疫机制发育不完善、皮肤黏膜屏障功能低下有关。

4. 营养失调　低于机体需要量与喂养不当、摄入不足有关。

【护理目标】

1. 新生儿未发生窒息。

2. 新生儿体温正常。

3. 新生儿未发生感染。

4. 新生儿的营养供应满足其生长需求。

【护理措施】

（一）一般护理

1. 环境　新生儿房间宜向阳，光线充足，空气流通，保持室温在 24 ~ 26℃，相对湿度在 50% ~ 60% 为宜，居室的温度与湿度应随气候温度变化调节。

2. 生命体征　定时测新生儿体温，体温过低者加强保暖，过高者采取解开包被、减少衣物或调节室温等措施降温。确保呼吸道通畅，避免物品遮挡新生儿口鼻腔；保持新生儿舒适体位，仰卧时避免颈部前屈或过度后仰，俯卧时头偏向一侧，专人看护，预防窒息。每次哺乳后先将新生儿置于侧卧位，以防溢奶导致误吸。

3. 预防感染　严格执行消毒隔离制度，接触新生儿前后须洗手，避免交叉感染，带菌者谢绝接触新生儿。

4. 安全措施　新生儿出生后，在其病历上印上右脚脚印和母亲右手拇指指印。在新生儿一侧手腕、足腕上系上写有母亲姓名、床号、住院号、婴儿性别的腕带。每项有关新生儿的操作在操作前、后均应认真核对。新生儿床应铺有床垫、配有床围，床上不放危险物品，以防发生意外伤害。

（二）喂养护理

新生儿的喂养方法有母乳喂养、人工喂养和混合喂养。世界卫生组织提倡母乳喂养。乳汁分泌不足或其他原因不能及时哺乳者，可指导母亲进行混合喂养，即用牛奶、配方奶粉或其他代乳品补充母乳不足。每次应先喂哺母乳，待乳汁吸尽后，再补充其他代乳品。按需哺乳，以喂奶后新生儿安静、无呕吐、腹胀及腹泻，足月儿体重增加 15 ~ 30g/d，早产儿 10 ~ 15g/d 为标准。人工喂养时，奶具要专用并严格消毒。监测新生儿体重，为了解营养状况提供可靠依据。

（三）脐部护理

每次沐浴前先观察脐带残端是否干燥，有无分泌物，脐轮有无红肿。每次沐浴后先用干棉签蘸干脐窝里的水，无感染迹象，无须给脐带断端外敷任何药物或消毒剂。脐带脱落处如有红色肉芽组织增生，轻者可用乙醇局部擦拭，重者可用硝酸银烧灼局部。若脐部有脓性分泌物，应及时就医处理。使用尿布时，注意勿超过脐部，以防大小便污染脐部。

（四）皮肤护理

新生儿出生后即应快速、全面擦干全身，给予刺激，不主动处理胎脂及出生 24 小时内沐浴。在出生24小时后，可每日行新生儿沐浴一次，以保持皮肤清洁，促进血液循环。

（五）臀部护理

保持臀部皮肤干爽清洁是预防和治疗新生儿红臀的关键。护理时应勤换尿布，因尿布长时间与皮肤接触，尿布上的尿素经细菌分解产生氨，刺激皮肤可出现尿布疹。大便后及时用温水洗净臀部，擦干后可涂鞣酸软膏，避免粪便中的刺激物刺激皮肤引起红臀。选择质地柔软、透气性好，能兜住整个臀部及外阴，大小合适、松紧适宜的尿布，不宜垫橡皮垫或塑料布。一旦出现红臀或尿布疹，应保持臀部干燥，可用红外线照射10~20分钟，每日2~3次。若臀部表皮糜烂、脱落，可用消毒植物油或鱼肝油纱布敷于患处。

（六）免疫接种

1. 卡介苗　足月正常新生儿出生后3日内完成接种，在左上臂三角肌下缘外侧处，皮内注射卡介苗0.1ml，预防儿童结核病。1个月内接种不同疫苗时，不可在同臂接种。接种禁忌证：体温高于37.5℃、早产儿、低体重儿、产伤或其他疾病者。

2. 乙肝疫苗　正常新生儿出生后24小时内、1个月和6个月各接种1次。在右上臂三角肌中部，肌内注射乙肝疫苗，预防新生儿乙型肝炎。HBsAg阳性母亲的新生儿需采取联合免疫，即在出生后24小时内尽早（最好在12小时内）注射乙肝免疫球蛋白（HBIG），同时接种乙肝疫苗，出生后1个月、6个月时再次接种乙肝疫苗，阻断母婴传播。

（七）"三早"护理

新生儿出生30分钟内进行早接触、早吸吮、早开奶，即为"三早"。正常分娩的新生儿娩出后，擦干全身，建立呼吸后，可将其裸体放在母亲胸腹部，包被盖于新生儿及母亲身上，尽早开始母婴皮肤接触。剖宫产出生的新生儿在断脐后，擦干全身，让母亲抚摸和亲吻婴儿，母婴脸颊贴脸颊，尽早开始皮肤接触。将新生儿尽早放在母亲身旁，通过皮肤接触、吸吮乳头、目光交流等提升新生儿的安全感，满足感。

（八）健康指导

向新生儿父母宣讲日常护理方法，喂养注意事项、预防接种、疾病筛查、新生儿沐浴、新生儿抚触等相关知识，帮助其尽快适应育儿角色。

【护理评价】

1. 新生儿Apgar评分正常。
2. 新生儿体温正常。
3. 新生儿无感染征象，未发生感染。
4. 新生儿的大小便正常，营养供应满足其生长需要。

目标检测

答案解析

【A₁型题】

1. 母乳喂养时避免乳头皲裂的最有效方法是
   A. 保持新生儿正确的含接姿势　　　　B. 沐浴时涂抹精油
   C. 新生儿多吸吮　　　　　　　　　　D. 哺乳前热敷乳头
   E. 哺乳后热敷乳头

2. 正常情况下，胎盘附着处子宫内膜修复时间是产后
   A. 10日　　　　　　　B. 2周　　　　　　　C. 3周

D. 6 周 　　　　　E. 9 周

3. 一般情况，胎盘娩出后，子宫底每日下降
   A. 1～2cm 　　　　B. 2～3cm 　　　　C. 3～4cm
   D. 4～5cm 　　　　E. 5～6cm

4. 产褥期产妇的生理变化不包括
   A. 产后1周出汗较多 　　　　　　　B. 产后1周尿量减少
   C. 宫颈恢复需要4周 　　　　　　　D. 乳房的变化是泌乳
   E. 产褥早期血液处于高凝状态

【A₂型题】

5. 某产妇，产后1日，为其行会阴护理，不正确的是
   A. 会阴侧切者采取伤口侧卧位
   B. 每日行会阴擦洗2次
   C. 会阴水肿者用50%硫酸镁湿热敷
   D. 会阴伤口红肿者用红外线照射
   E. 每次护理时更换消毒会阴垫

6. 某产妇，妊娠39周，足月分娩。在产房留观2小时，观察内容不包括
   A. 子宫收缩 　　　　B. 宫底高度 　　　　C. 阴道流血量
   D. 乳汁分泌情况 　　E. 膀胱充盈程度

7. 女，28岁，剖宫产后2个月，母乳喂养，选择最恰当的避孕方法是
   A. 宫内节育器 　　　B. 短效避孕药 　　　C. 避孕套
   D. 安全期避孕 　　　E. 长效避孕药

【A₃型题】

(8～10题共用题干)

某孕妇，足月自然分娩，产后第1日。体温37.8℃，白细胞计数 15×10^9/L，恶露鲜红色，有血腥味。

8. 该产妇目前的状况是
   A. 产褥感染 　　　　B. 产后出血 　　　　C. 正常产褥
   D. 乳腺炎 　　　　　E. 尿路感染

9. 视诊：下腹膀胱区隆起，叩诊：耻骨联合上呈鼓音。目前该产妇存在的护理问题是
   A. 疼痛 　　　　　　B. 体液过多 　　　　C. 排尿异常
   D. 尿潴留 　　　　　E. 有子宫内膜感染的危险

10. 针对上述问题护理不当的是
   A. 热敷膀胱区 　　　　　　　　　B. 温开水冲洗尿道口
   C. 针刺关元、三阴交 　　　　　　D. 立即导尿
   E. 肌内注射甲硫酸新斯的明

(11～13题共用题干)

足月新生儿，女，出生体重3400g，Apgar评分10分，现出生后第3日，未发现异常情况。

11. 护士告知产妇新生儿脐带脱落的时间为
   A. 1～2 日 　　　　B. 3～7 日 　　　　C. 8～10 日
   D. 11～14 日 　　　E. 14 日后

12. 护士应将母婴同室的湿度调至
    A. 15%～25%   B. 25%～35%   C. 35%～45%
    D. 45%～55%   E. 50%～60%

13. 一般情况下，新生儿可出现的特殊生理现象，不包括
    A. 生理性体重下降   B. 生理性黄疸   C. 尿布疹
    D. 假月经   E. 乳房肿胀

（黄　丹）

书网融合……

重点小结　　　　　微课　　　　　习题

第八章　妊娠并发症

PPT

学习目标

1. 知识目标　通过本章的学习，掌握自然流产、异位妊娠、早产、过期妊娠、妊娠期高血压疾病的概念、护理评估、护理诊断及护理措施；熟悉自然流产、异位妊娠、早产、过期妊娠、妊娠期高血压疾病的治疗要点；了解自然流产、异位妊娠、早产、过期妊娠、妊娠期高血压疾病病理生理、辅助检查、预防措施。

2. 能力目标　能对妊娠期并发症妇女进行护理评估，制订合理的护理计划并实施护理措施。能对妊娠期并发症妇女进行健康教育。

3. 素质目标　尊重妇女并保护隐私，能与妇女良好沟通，对患者细心耐心，增强患者恢复健康的信心。

第一节　流　产

情境导入

情境：李女士，已婚，G_2P_0，停经52日，今晨上厕所发现有少量阴道流血，色暗红，下腹轻微疼痛，来院就诊，查B超提示：单活胎，宫内妊娠。

思考：1. 李女士的诊断是什么？

　　　2. 请为李女士制定合理的护理措施。

流产（abortion）指妊娠不满28周，胎儿体重不足1000g而终止者。发生在妊娠12周前为早期流产，发生在妊娠12周至不足28周间为晚期流产。流产又分为自然流产（spontaneous abortion，SA）和人工流产（artificial abortion，AA）。自然流产是常见的妊娠期并发症之一，育龄期女性发生1次自然流产的风险为10%左右。胚胎着床后约31%发生自然流产，其中约80%为早期流产。本节内容仅讨论自然流产。

【病因】 🄴微课

引起自然流产的病因很多，主要包括胚胎因素、母体因素、父亲因素和环境因素。

（一）胚胎因素

胚胎或胎儿染色体异常是早期自然流产最常见的原因，约占50%～60%。流产发生越早，胚胎染色体异常概率越高。染色体异常分为数目异常和结构异常。胚胎染色体异常与母体年龄增加有关，年龄>35岁的妇女胚胎染色体异常检出率高达78%。

（二）母体因素

1. 全身性疾病　妊娠期患有全身性疾病，如严重感染、严重心脏病、重度贫血、高血压、血栓性疾病、肾炎等，均可能导致流产。

2. 生殖器官异常 子宫畸形（如纵隔子宫、双角子宫、单角子宫、双子宫、子宫发育不良等）、子宫腔粘连或盆腔肿瘤（如子宫肌瘤）等影响胚胎着床发育而致流产；子宫颈机能不全无法维持妊娠终致流产。子宫颈机能不全是造成晚期流产的主要原因之一。

3. 免疫因素 包括自身免疫功能异常和同种免疫功能异常。如母儿双方免疫不适应、母体内有抗精子抗体等，有可能导致不明原因的复发性流产。

4. 内分泌因素 主要包括多囊卵巢综合征、黄体功能不全、高催乳素血症、甲状腺功能异常、糖代谢异常等。

5. 其他 妊娠期严重的躯体（如手术、直接撞击腹部、性交过频）或心理（过度紧张、焦虑、恐惧、忧伤等精神创伤）不良刺激均可导致流产。患者不良习惯，如过量吸烟、酗酒、过量饮咖啡、吸毒等，也可能导致流产。易栓症患者可因子宫螺旋动脉或绒毛血管微血栓形成，导致子宫－胎盘血环血液灌注不足，流产风险增加。

（三）精子因素

有研究证实精子的染色体异常可导致自然流产。

（四）环境因素

化学因素和物理因素均可引起流产，如过多接触放射线、砷、铅、甲醛、苯、氯丁二烯、氧化乙烯等，发生流产概率增高。

【病理】

早期流产时，胚胎在排出前多数已经死亡，随后发生底蜕膜出血、周围组织坏死、胚胎绒毛与蜕膜层分离，已分离的胚胎组织如同异物，刺激子宫收缩而被排出。妊娠8周前流产，胎盘绒毛发育尚不成熟，与子宫蜕膜连接不牢固，妊娠物多数可以完整地排出，出血不多。妊娠8～12周流产，胎盘绒毛与底蜕膜连接紧密，妊娠物往往不易完整排出，出血较多。妊娠12周以后流产，多数胎儿排出之前尚有胎心，此时胎盘已完全形成，流产时往往先有腹痛，然后排出胎儿、胎盘。少数妊娠物不能排出，底蜕膜反复出血，凝固的血块包绕胎块，形成血样胎块滞留于宫内，也可吸收血红蛋白形成肉样胎块或钙化后形成石胎。还可见压缩胎儿、纸样胎儿、浸软胎儿等表现。

【护理评估】

（一）健康史

应详细询问患者的停经史、早孕反应情况；阴道流血持续时间与量；有无腹痛，腹痛出现的时间、位置、性质及程度；了解阴道有无水样排液，其量、色、气味如何，有无妊娠物排出等。全面了解患者既往病史、月经史、生育史、个人生活习惯等，有无全身性疾病、生殖器官疾病、内分泌功能失调及孕期有无接触有害物质等。

（二）身体状况

停经后阴道出血和腹痛是流产的主要临床症状。在流产发展的各个阶段，其症状发生的时间、程度也不同。一般分为以下几种类型（图8-1、表8-1）。

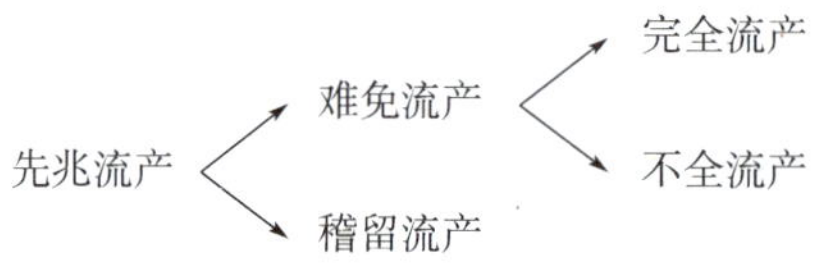

图8-1 各种类型流产的关系

表 8 - 1　各型流产的临床表现及治疗原则

流产类型	症状			妇科检查		辅助检查		治疗原则
	出血量	下腹痛	组织排出	子宫颈口	子宫大小	妊娠试验	B 超	
先兆流产	少	无或轻	无	闭	与孕周相符	阳性	有胎心	保胎
难免流产	中→多	加剧	无	扩张	相符或略小	阳性或阴性	多无胎心	清宫＋病理检查
不全流产	少→多	减轻	部分排出	扩张	小于孕周	阴性	无胎心	清宫＋病理检查
完全流产	少→无	无	全部排出	闭	正常或略大	阴性	无胎心	无需特殊处理
稽留流产	无或少	有或无	无	闭	小于孕周	阴性	无胎心	清宫＋病理检查

1. 先兆流产（threatened abortion）　妊娠 28 周前出现少量阴道流血，常为暗红色或血性分泌物，量少于月经，无妊娠物排出，有时伴有下腹坠胀、阵发性下腹痛或腰背痛。妇科检查：宫颈口未开，胎膜未破，子宫大小与停经周数相符。经休息及治疗后，症状消失，妊娠可继续；若症状加重，阴道流血增多或腹痛加剧，可发展为难免流产。

2. 难免流产（inevitable abortion）　指流产已不可避免。在先兆流产的基础上，出现阴道流血量增多、阵发性腹痛加重或胎膜破裂，晚期难免流产胎膜破裂可有羊水流出。妇科检查：宫颈口已扩张，妊娠物尚未排出，有时可见胚胎组织或羊膜囊堵塞于宫颈口，子宫大小与停经周数相符或略小。

3. 不全流产（incomplete abortion）　难免流产继续发展，妊娠物部分排出体外，部分残留于宫腔内，影响子宫收缩，阴道出血持续不止，严重时可引起失血性休克。妇科检查：宫颈口已扩张，持续有血液流出，妊娠物堵塞宫颈口，有时宫颈口已关闭，子宫小于停经周数。

4. 完全流产（complete abortion）　妊娠物已完全排出，阴道出血逐渐停止，腹痛消失。妇科检查：宫颈口已关闭，子宫接近正常大小或略大。

5. 稽留流产（missed abortion）　又称过期流产，是指胚胎或胎儿已死亡，但滞留在宫腔内未能及时自然排出者。子宫不再增大反而缩小，早孕反应或胎动消失，可伴反复阴道流血。妇科检查：宫颈口关闭，子宫小于停经周数。听诊不能闻及胎心音。

6. 复发性流产（recurrent spontaneous abortion，RSA）　与同一性伴侣连续发生 2 次及 2 次以上的自然流产。复发性流产大多数为早期流产，少数为晚期流产。复发性流产原因与偶发性流产基本一致，每次流产多发生于同一妊娠月份，相当一部分复发性流产具体原因不明，称为原因不明复发性流产。

7. 流产合并感染（septic abortion）　流产过程中，若阴道流血时间过长、有组织残留于子宫腔内或非法堕胎等，均可能引起宫腔内感染。常为厌氧菌和需氧菌混合感染，严重时感染可扩展到盆腔、腹腔乃至全身，并发盆腔炎、腹膜炎、败血症及感染性休克。

知识链接

生化妊娠

生化妊娠又称隐性流产，即发生在月经期前的流产，约占总早期流产的 2/3。自然流产诊治中国专家共识（2020 年版）建议：生化妊娠也是妊娠失败的一种表现形式，属于妊娠丢失的范畴，应纳入自然流产进行管理。

（三）心理 – 社会状况

流产患者常出现焦虑和恐惧的心理。患者面对阴道流血往往不知所措，担心胎儿安危，失去胎儿后会出现哀伤、郁闷、烦躁不安等情绪。患者与家属也可因担忧妊娠结局、今后的孕育出现紧张、焦虑情绪。

（四）辅助检查

1. 超声检查　明确妊娠囊的位置、形态及有无胎心搏动，协助诊断并鉴别流产类型。妊娠 8 周前经阴道超声检查更准确。

2. 实验室检查　连续测定血 β – hCG 动态变化，有助于妊娠诊断和预后判断。

（五）治疗要点

根据流产的不同类型进行处理，先兆流产、复发性流产保胎治疗，难免流产、不全流产、稽留流产应及时清除宫内容物，防治出血与感染。复发性流产应查找原因，对因治疗。

【常见护理诊断／问题】

1. 焦虑　与担心妊娠结局有关。

2. 有感染的危险　与阴道流血时间过长或宫腔内有残留妊娠物等有关。

3. 潜在并发症　失血性休克。

【护理目标】

1. 患者能积极配合治疗与护理，焦虑消失。

2. 患者未发生感染或感染得到及时治疗。

3. 患者未发生失血性休克。

【护理措施】

1. 一般护理

（1）先兆流产患者应适当休息、禁性生活、禁灌肠等，减少刺激。

（2）严格执行无菌操作，加强会阴护理。当发现感染征象后应及时报告医师，按医嘱进行抗感染处理。

（3）注意休息，保证营养，多进食富含铁与蛋白质的食物，提高抵抗力。

2. 病情观察

（1）严密观察患者的病情变化，观察有无腹痛加重、阴道流血量增多及与休克有关的征象等。

（2）监测患者的体温，阴道流血的性状、有无臭味，警惕发生感染。

（3）督促与帮助保胎患者遵医嘱进行超声检查，以了解胚胎发育情况，避免盲目保胎。

3. 治疗配合

（1）先兆流产　黄体功能不全者，遵医嘱予以肌注黄体酮 20mg，每日一次或口服孕激素制剂；甲状腺功能减退者予甲状腺素片小剂量口服。

（2）不能继续妊娠者　难免流产和稽留流产应立即尽早促使妊娠物完全排出，不全流产一旦确诊应立即行刮宫术。护理人员应积极、及时做好终止妊娠的准备，协助医师顺利完成手术。同时开放静脉通道，做好输血、输液准备。严密观察受术者生命体征及面色、阴道流血及与休克有关征象。有凝血功能障碍者需予以纠正后再进行吸宫术或引产术。术后遵医嘱使用宫缩剂促进子宫收缩、抗生素预防感染。

（3）复发性流产者　预防为主，明确病因，对因给予个性化治疗。

（4）流产合并感染者　遵医嘱控制感染，同时协助医师尽快清除宫内残留物。若阴道流血量多，静脉滴注抗生素及输血的同时，先将宫腔内残留大块组织夹出，减少出血，切不可用刮匙全面搔刮宫腔，以免感染扩散，术后应继续使用广谱抗生素，待感染控制后再彻底清宫。

4. 心理护理　患者及家属因失去胎儿，会出现伤心、悲哀等不良情绪。护士应具备同理心，帮助患者及家属接受现实，顺利度过悲伤期。护士和患者及家属共同讨论此次流产的原因，讲解流产的相关知识，帮助他们为再次妊娠做好准备，并坚定治疗的信心。

5. 健康教育　指导复发性流产的患者下一次妊娠确诊后应卧床休息，加强营养，禁止性生活，治疗期必须超过以往发生流产的月份。病因明确者应积极接受对因治疗。黄体功能不全者，遵医嘱补充孕激素，子宫畸形者需在妊娠前行矫治手术，宫颈功能不全者应在妊娠 12 ～ 14 周行预防性宫颈环扎术。

【护理评价】

1. 出院时患者情绪稳定，接受疾病结局。

2. 出院时患者体温正常，无感染征象。

3. 出院时患者阴道流血不多，生命体征正常。

第二节　早　产

> **情境导入**

情境：李女士，28 岁，已婚，G_2P_0，因"停经 33^{+4} 周，不规律腹痛 6 小时"入院。平素月经规律，早孕反应轻、未用药，无放射及化学物质接触史。孕期顺利，按时产检，无异常。6 小时前出现不规律性腹痛，伴少许阴道血性分泌物，无阴道流液。阴道检查：宫颈管未消，宫口未开，胎膜未破。

思考：1. 李女士目前诊断是什么？

2. 李女士可能的护理问题有哪些？

3. 应对李女士采取哪些护理措施？

早产（preterm birth）指妊娠满 28 周至不足 37 周分娩者。此时娩出的新生儿称早产儿，出生体重多小于 2500g，早产儿各器官发育尚未成熟，出生孕周越小、体重越轻，预后越差。国内早产占分娩总数 5% ～ 15%。出生 1 岁以内死亡的婴儿约 2/3 为早产儿。随着早产儿的治疗及监护手段不断进步，早产儿生存率明显提高。

> **知识链接**

超早产

妊娠不满 28 周的早产称为超早产。近年来，由于早产儿及低出生体重儿治疗学的进步，其生存率明显提高，伤残率下降，国外学者提议，将早产定义的时间下限设为妊娠 20 周。在我国，将早产定义下限值下移的呼声越来越大。早产下限值下移，将有利于产儿科医生及家属对于超早产儿更加积极的救治态度，超早产儿可能获得更多的存活机会。但应注意密切关注超早产儿的神经发育和远期健康，加强多学科协作，建立随访及早产干预体系，改善其远期预后。

近年，我国围产医学发展较快，早产儿救治能力提高，部分地区调查显示，满 26 周胎龄的超早产儿存活率已超过 80%，鉴于我国不同地区早产儿救治水平参差不齐，《早产临床防治指南（2024 年版）》早产下限仍然采用妊娠满 28 周的标准。并根据早产孕周将早产分为：晚期早产，妊娠 34 ~ < 37 周的分娩；中期早产，妊娠 32 周至不满 34 周的分娩；极早产，妊娠 28 周至不满 32 周的分娩；超早产，即妊娠不满 28 周的分娩。提倡积极救治满 26 周胎龄的超早产儿。

【分类】

按发生原因不同，早产分为自发性早产和治疗性早产。自发性早产指妊娠不足 37 周出现早产临产或胎膜早破，继而发生早产分娩。自发性早产包括胎膜完整早产和胎膜早破后早产。治疗性早产是指由于母体或胎儿的健康原因不允许继续妊娠，在不足妊娠 37 周采取引产或剖宫产终止妊娠。

【病因】

早产病因复杂，机制不明。常见高危因素有：既往自发性早产史、中期妊娠流产史、子宫颈手术史、短宫颈、宫颈机能不全、孕妇年龄过小或过大、妊娠间隔时间过短、过度消瘦或肥胖、多胎妊娠、辅助生殖技术妊娠、胎儿及羊水量异常、有妊娠合并症或并发症、吸烟等不良嗜好者。

【护理评估】

（一）健康史

应详细评估可致早产的高危因素，孕妇以往有无流产、早产史，本次妊娠是否为双胎或者多胎妊娠，是否有羊水量过多，是否存在宫腔感染，是否有妊娠合并症或并发症等。

（二）身体状况

1. 症状 指妊娠 37 周前出现阵发性下腹胀痛不适，常伴有少许阴道流血或血性分泌物。

2. 体征 早产可分为先兆早产和早产临产两个阶段。先兆早产可扪及规律性宫缩（20 分钟≥4 次，或 60 分钟≥8 次），宫颈尚未扩张，经阴道超声测量宫颈长度≤20mm。早产临产可扪及规律性宫缩（20 分钟≥4 次，或 60 分钟≥8 次），伴有宫颈管的进行性缩短，子宫颈缩短≥80%，且子宫颈口扩张。若规律宫缩不断加强，宫口扩张至 4cm，则早产不可避免。

（三）心理 - 社会状况

早产不可避免时，孕妇常会产生自责感。担忧胎儿的安危，出现恐惧、焦虑的不良情绪反应。

（四）辅助检查

1. 阴道 B 超 了解宫颈长度是近年来预测早产的常用方法。妊娠 24 周前，宫颈长度≤25mm，提示早产风险增大。

2. 宫颈分泌物的生化指标 妊娠 20 周后，对有高危因素的孕妇检测宫颈分泌物的生化指标如胎儿纤维连结蛋白等，联合宫颈长度来评估早产的风险。

（五）治疗要点

先兆早产的主要治疗措施为抑制宫缩，同时积极控制感染、治疗合并症和并发症，胎膜完整者期待治疗至 34 周；若胎膜已破、早产不可避免时，使用宫缩抑制剂延长妊娠时间，为促胎肺成熟治疗和宫内转运赢得时机，尽可能提高早产儿存活率。

【常见护理诊断/问题】

1. 有新生儿窒息的危险 与早产儿发育不成熟有关。

2. 焦虑 与担心早产儿预后有关。

【护理目标】

1. 新生儿未发生窒息或发生窒息被及时发现并进行干预。

2. 产妇接受病情，焦虑缓解，情绪稳定。

【护理措施】

1. 一般护理 加强营养，保持情绪稳定。指导产妇卧床休息，左侧卧位为宜，以减轻宫颈承受的压力并改善子宫血液循环；避免刺激宫缩的活动，如性生活、乳房护理等。胎膜已破者，取头低臀高左侧卧位。

2. 病情观察 早产治疗期间，密切监测胎心，监测孕妇的生命体征，及时发现感染征象。密切监测宫缩及产程进展情况，及时做好分娩准备。

3. 治疗配合

（1）遵医嘱应用宫缩抑制剂 ①钙通道阻滞剂：选择性阻滞钙离子进入肌细胞，抑制宫缩。常用药物为硝苯地平，应密切注意孕妇心率及血压变化。已用硫酸镁者慎用，以防血压急剧下降。②前列腺素合成酶抑制剂：抑制前列腺素合成，从而抑制宫缩。常用药物有吲哚美辛及阿司匹林等。此类药物可通过胎盘，大剂量长期使用导致动脉导管过早关闭，造成胎儿血液循环障碍，目前临床仅在妊娠32周前短期选用。③β-肾上腺素受体激动药：其作用机制为激动子宫平滑肌β受体，松弛子宫平滑肌，从而抑制宫缩。此类药物的副作用为心跳加快、血压下降、血糖增高、血钾降低、恶心、出汗、头痛等。常用药物有：利托君、沙丁胺醇等。④阿托西班：缩宫素受体拮抗剂，通过竞争子宫平滑肌细胞膜上的缩宫素受体，抑制由缩宫素所诱发的子宫收缩，其抗早产的效果与利托君相似，但副作用轻微，无明确禁忌证。

（2）促胎肺成熟 妊娠<35周，一周内有可能分娩的孕妇，遵医嘱使用糖皮质激素促胎儿肺成熟，降低新生儿呼吸窘迫综合征的发生。

（3）保护胎儿脑神经 产前应用硫酸镁可降低早产儿脑瘫风险和严重程度。推荐妊娠34周前即将早产者常规应用。镁离子治疗安全范围较小，容易中毒。密切观察患者有无中毒反应，有条件者可监测镁离子浓度。

（4）防治感染 感染是早产的重要原因之一，遵医嘱应用抗生素防治感染。

（5）做好分娩准备 若早产不可避免，应尽早决定合理的分娩方式。充分做好早产儿保暖和复苏的准备，临产后慎用镇静剂，避免抑制新生儿呼吸。早产儿应延长至分娩60秒后断脐，可减少新生儿输血的需要及脑室内出血的发生率。

4. 心理护理 护士向产妇和家属讲解早产的原因、治疗和护理措施，使其主动配合医务人员，以取得较好的预后。早产是属于异常的情况，产妇对产程中的孤独、无助尤为敏感，因此护士需重视对产妇的心理支持，减轻产妇的负疚感，帮助产妇重建自尊，以良好的心态承担早产儿母亲的角色。

5. 健康教育

（1）预防早产 积极预防早产是降低围产儿死亡率的重要措施之一。护士要指导孕妇定期规范产检，注意孕期卫生，积极治疗孕期疾病，避免再次发生早产。

（2）宣教 向产妇和家属传授早产儿喂养及相关护理知识。

【护理评价】

1. 早产儿呼吸平稳，皮肤颜色红润，无缺氧表现。

2. 产妇出院时情绪稳定，焦虑缓解。

第三节 过期妊娠

情境导入

情境：张女士，30 岁。因"超过预产期15 日"入院待产。患者既往月经规律，6 日/30 日，量中等，无血块，不伴有痛经。LMP：2023 年 3 月 30 日，EDC：2024 年 1 月 6 日。孕期检查胎心、胎位、血压、糖筛查等均正常。体格检查：体温 36.5℃，呼吸 20 次/分，脉搏 86 次/分，血压 126/80mmHg，孕妇神志清楚，面色红润，心肺正常。产科检查：腹部柔软，宫高 40cm，腹围 110cm，胎儿估重 3600g，子宫轮廓清，头先露，已入盆，LOA。阴道检查：宫口未开，居中，质软，先露 S-2，胎膜未破。

思考：1. 列举张女士的主要护理诊断/问题。

2. 请列出护理该患者的主要措施。

平时月经规律，妊娠达到或超过 42 周（≥294 日）尚未分娩者，称为过期妊娠（postterm pregnancy）。近年来过期妊娠发生率明显下降。过期妊娠使胎儿窘迫、胎粪吸入综合征、过熟综合征、新生儿窒息、围生儿死亡、巨大儿及难产等不良结局发生率增高，并随妊娠期延长而增加。

【病因】

目前为止，病因尚不明确。可能与雌、孕激素比例失调、头盆不称、胎儿畸形、遗传因素有关。

【病理】

1. 胎盘 过期妊娠的胎盘病理有两种类型。①胎盘功能正常，除重量略增加外，胎盘外观和镜检与足月妊娠的胎盘无异。②胎盘功能障碍，肉眼观胎盘母体面呈片状或多灶状梗死及钙化，胎儿面及胎膜常被胎粪污染，呈黄绿色。母儿间气体、物质交换功能等明显下降，胎儿对缺氧的耐受力下降，易出现胎儿窘迫甚至胎死宫内。

2. 羊水 正常妊娠 42 周后羊水迅速减少，约30% 可减至 300ml 以下；羊水粪染率明显增高，是足月妊娠的 2~3 倍，如同时伴有羊水过少，羊水粪染率可达71%。

3. 胎儿 过期妊娠胎儿生长模式与胎盘功能有关，可有以下三种。

（1）正常生长 胎盘功能正常者，能维持胎儿继续生长，约25% 成为巨大胎儿，其中约5.4% 胎儿出生体重 >4500g。

（2）胎儿过熟综合征 10%~20% 过期妊娠并发胎儿过熟综合征。胎盘功能障碍、胎盘血流灌注不足、胎儿缺氧及营养缺乏，胎儿不易再继续生长发育，表现为皮肤干燥、松弛、起皱、脱皮，尤以手心和脚心脱皮明显；身体瘦长、胎脂消失、皮下脂肪减少；头发浓密，指（趾）甲长；新生儿睁眼、异常警觉和焦虑，容貌似"小老人"；胎儿皮肤黄染，羊膜和脐带呈黄绿色。

（3）胎儿生长受限 胎儿的危险性增加，约1/3 过期妊娠死产儿为生长受限儿。

【护理评估】

（一）健康史

询问月经史、此次妊娠经过、早孕反应及胎动出现的时间，孕早期B 超检查结果等，再次确认预产期，核实孕周。询问相关家族史。

（二）身体状况

1. 症状 停经时间≥42 周，仍无产兆。有的患者出现胎动减少。

2. 体征　体重、宫高、腹围不再增长或增长缓慢，羊水偏少，腹壁触及胎体明显。

（三）心理－社会状况

超过预产期无产兆，出乎孕妇及家属的意料，表现为担心、焦虑，常迫不及待要求手术终止妊娠。

（四）辅助检查

1. B型超声　每周1~2次检查羊水量、胎头双顶径、股骨长度、胎盘成熟度等；多普勒脐动脉血流检查，协助判断胎儿宫内状况。

2. 电子胎心监护　NST为无反应型，OCT出现频繁晚期减速者，提示胎儿缺氧；出现胎心变异减速，提示脐带受压，多与羊水过少有关。

3. 羊膜镜检查　观察羊水颜色，了解胎儿是否因缺氧而排出胎粪。

> **知识链接**
>
> ### 胎儿监护
>
> 最新"晚期足月和过期妊娠指南"指出用于晚期足月和过期妊娠的胎儿监护的方法包括无应激试验（nonstress test，NST）、宫缩应激试验（contraction stress test，CST）、胎儿生物物理评分（biophysical profile，BPP）、改良BPP（modified BPP，NST＋羊水测量）。超声检查可发现羊水过少，应使用最大羊水池垂直深度（deepest vertical pocket，DVP）测定诊断羊水过少。

（五）治疗要点

妊娠41周以后，即应考虑终止妊娠。过期妊娠一旦确诊，应尽快终止妊娠，降低围生儿病死率。根据胎儿安危状况、胎儿大小、胎盘功能及宫颈成熟度综合分析，恰当选择治疗方案。

【常见护理诊断/问题】

1. 有围产儿受伤的危险　与胎盘功能障碍或巨大儿难产有关。

2. 知识缺乏　缺乏过期妊娠的相关知识。

3. 焦虑　与担心能否顺利分娩、胎儿是否有危险有关。

【护理目标】

1. 新生儿未受伤，生命体征正常。

2. 患者了解了过期妊娠的相关知识。

3. 患者心理压力缓解，不再焦虑。

【护理措施】

1. 一般护理　指导患者卧床休息时取左侧卧位，增加胎儿血氧供应，改善缺氧状态。调整饮食，加强营养。定时间断性吸氧。坚持每日散步，每次30分钟，每日1~2次。

2. 病情观察　监测生命体征。加强产前检查，观察体重、宫高、腹围的变化；指导孕妇胎动计数，如2小时胎动<10次，提示胎儿窘迫；勤听胎心，必要时行电子胎心监护。密切观察子宫收缩情况，并及时记录，发现异常情况及时报告医生。

3. 治疗配合

（1）引产术配合　Bishop评分<7分者，遵医嘱予以促宫颈成熟后引产；Bishop评分≥7分者可直接引产，遵医嘱静脉点滴缩宫素并严密监护，临产后行连续电子胎心监护；严密观察产程进展及胎心、羊水情况，给氧。发现胎心率变化或羊水污染，及时报告及处理；协助阴道助产，做好抢救新生儿的准备。

（2）剖宫产术配合　过期妊娠，胎儿窘迫风险增高，可适当放宽剖宫产指征，做好剖宫产术的术前准备、术中配合、术后护理。做好抢救新生儿窒息的准备。

4. 心理护理 向孕妇及家属讲明过期妊娠的危害，说明及时终止妊娠的必要性及终止妊娠的方法，减轻他们的矛盾心理，使他们能接受及配合治疗和护理。

5. 健康教育

（1）指导孕妇加强产前检查，定期产前检查，尽早识别过期妊娠，适时终止妊娠。加强健康宣教，使孕妇及其家属认识过期妊娠的危害性。

（2）重视产后休息、营养，促进康复；加强新生儿护理，指导母乳喂养。

【护理评价】

1. 新生儿未受伤，生命体征正常。

2. 患者能说出过期妊娠的相关知识。

3. 患者焦虑缓解，情绪稳定，积极配合治疗。

第四节　异位妊娠

>> 情境导入

情境： 李女士，28岁，G_3P_0，已婚，停经46日，自测妊娠试验（+），2日前出现左下腹隐隐疼痛，阴道少量咖啡色分泌物。今下午突感左下腹剧烈疼痛，晕厥，急诊入院。查体：血压90/50mmHg，脉搏103次/分。左下腹明显压痛、反跳痛，并有肌紧张。妇科检查：阴道后穹隆饱满，宫颈举痛明显，宫口未开，子宫正常大小，有漂浮感，双附件触诊不满意。

思考： 1. 李女士最有可能的诊断是什么？

　　　　2. 需要进一步完善哪些检查以明确诊断？

　　　　3. 针对李女士，该采取哪些护理措施？

异位妊娠（ectopic pregnancy）指受精卵在子宫体腔外着床发育，习称宫外孕。异位妊娠是妇产科常见急腹症之一，发生率2%~3%，可引起腹腔内严重出血，是早期妊娠妇女死亡的主要原因。异位妊娠中输卵管妊娠最为常见，约占95%。本节仅讨论输卵管妊娠。输卵管妊娠根据发生部位不同又可分为间质部、峡部、壶腹部和伞部妊娠。其中壶腹部妊娠多见，约占78%，其次为峡部、伞部妊娠，间质部妊娠少见（图8-2）。

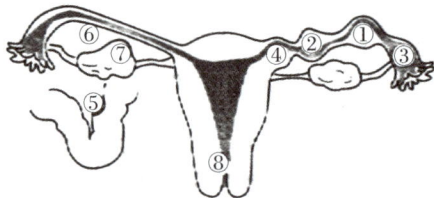

①输卵管壶腹部妊娠；②输卵管峡部妊娠；③输卵管伞部妊娠；

④输卵管间质部妊娠；⑤腹腔妊娠；⑥阔韧带妊娠；

⑦卵巢妊娠；⑧宫颈妊娠

图8-2　异位妊娠发生部位

【病因】

1. 输卵管炎症　为输卵管妊娠的主要病因。包括输卵管黏膜炎和输卵管周围炎。输卵管黏膜炎可使黏膜粘连、管腔变窄或纤毛功能受损，受精卵在输卵管内运行受阻并于病变处着床；输卵管周围炎病变累及输卵管浆膜层或浆肌层，常导致输卵管周围粘连，输卵管扭曲，管腔狭窄，蠕动减弱，从而影响受精卵运行。淋病奈瑟菌及沙眼衣原体所致的输卵管炎常累及黏膜，而流产和分娩后感染往往引起输卵管周围炎。

2. 输卵管妊娠史或手术史　既往有输卵管妊娠病史的女性再发风险 10%～25%。有输卵管绝育史及手术史者，输卵管妊娠的发生率为 10%～20%。

3. 输卵管发育不良或功能异常　输卵管过长、肌层发育差、黏膜纤毛缺乏等发育不良；输卵管功能受雌、孕激素调节，调节失常可影响受精卵正常运行；此外，精神因素可引起输卵管痉挛和蠕动异常，干扰受精卵运行而致输卵管妊娠。

4. 辅助生殖技术　近年来，由于辅助生殖技术的广泛应用，输卵管妊娠发生率明显增加，既往少见的异位妊娠类型，如卵巢妊娠、宫颈妊娠、腹腔妊娠的发生率亦呈上升趋势。

5. 避孕失败　采用宫内节育器或口服紧急避孕药避孕失败，发生异位妊娠的几率增加。

6. 其他　子宫肌瘤或卵巢肿瘤压迫输卵管，使受精卵运行受阻。输卵管子宫内膜异位可增加受精卵着床于输卵管的可能性。

【病理】

1. 输卵管妊娠的结局　输卵管管腔狭窄，管壁薄，缺乏黏膜下组织，受精卵植入后，蜕膜形成差，不能适应胚胎的生长发育，常出现以下结局。

（1）输卵管妊娠流产　多见于妊娠 8～12 周输卵管壶腹部或伞端妊娠。由于蜕膜形成不完整，囊胚常向管腔突出，最终突破包膜而出血。囊胚与管壁分离（图 8-3），若整个囊胚剥离落入管腔，刺激输卵管逆蠕动排入腹腔，即形成输卵管妊娠完全流产，出血一般不多；若囊胚剥离不完整，部分组织仍残留管腔，形成输卵管妊娠不全流产，滋养细胞继续侵蚀输卵管壁，导致反复出血，形成输卵管周围血肿或盆腔血肿。如出血量大，血液可流入腹腔。

（2）输卵管妊娠破裂　多见于妊娠 6 周左右的输卵管峡部妊娠。受精卵在峡部着床后，绒毛侵蚀输卵管管壁肌层及浆膜，最终穿破浆膜，形成输卵管妊娠破裂（图 8-4）。输卵管肌层血管丰富，短时间内可大量出血导致休克，也可反复出血，形成盆腔及腹腔血肿。间质部妊娠虽不多见，但由于输卵管间质部管腔周围肌层较厚，破裂时间较晚，常发生于妊娠 12～16 周。间质部血运丰富，一旦破裂，犹如子宫破裂，在短时间内出现低血容量休克，后果更为严重。

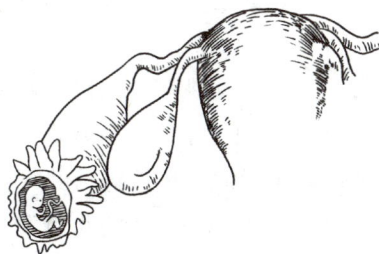

图 8-3　输卵管妊娠流产

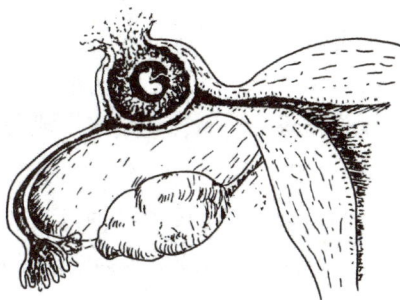

图 8-4　输卵管妊娠破裂

（3）陈旧性异位妊娠　输卵管妊娠流产或破裂后，长期反复内出血形成的盆腔血肿不消散，血肿机化变硬并与周围组织粘连，临床上称为"陈旧性宫外孕"。机化性包块可存在多年，甚至钙化形成石胎。

（4）继发性腹腔妊娠　输卵管妊娠流产或破裂，胚胎排入腹腔，存活胚胎的绒毛组织仍附着于原位或排至腹腔后重新种植而获得营养，继续生长发育，形成继发性腹腔妊娠。

（5）输卵管妊娠胚胎停止发育并吸收　这种情况在临床上常被忽略，要靠检测血 hCG 进行诊断。

2. 子宫变化　囊胚滋养细胞产生 hCG，刺激妊娠黄体分泌雌、孕激素，月经停止来潮。子宫增大变软。子宫内膜出现蜕膜反应。若胚胎发育不良或死亡，蜕膜失去激素支撑，从子宫壁剥离，随阴道流血排出。有时蜕膜可完整剥离，形成三角形的蜕膜管型，有时蜕膜呈碎片排出。排出的组织无绒毛结构、无滋养细胞。

【护理评估】

（一）健康史

详细询问患者的月经史，以准确推断停经时间；询问生育史、避孕方法、既往史等，了解有无不孕、放置宫内节育器、绝育术、输卵管复通术、盆腔炎等与发病相关的高危因素。

（二）身体状况

1. 症状　与受精卵着床部位、是否流产或破裂、出血量及时间长短等有关。典型症状为停经、腹痛与阴道流血。

（1）停经　多有 6~8 周停经史，输卵管间质部妊娠停经时间较长。约 20%~30% 的患者主诉无停经史，可能是将不规则阴道流血误认为月经，或月经仅过期数日而不认为是停经。

（2）腹痛　95% 的输卵管妊娠患者出现腹痛，是患者就诊的主要症状。输卵管妊娠未发生流产或破裂前，常表现为一侧下腹隐痛或酸胀感。发生流产或破裂时，患者突感一侧下腹部撕裂样疼痛，常伴有恶心、呕吐。血液积聚于直肠子宫陷凹，可出现肛门坠胀感。血液由下腹部流向全腹，出现全腹痛；血液刺激膈肌，可引起肩胛部放射性疼痛及胸部疼痛。

（3）阴道流血　60%~80% 的输卵管妊娠患者有不规则阴道流血，色暗红或深褐，量不多，一般不超过月经量，常为点滴状，淋漓不尽，病灶除去后，阴道流血才能停止。

（4）晕厥与休克　阴道流血量不能反映腹腔内出血量。腹腔内大量出血，导致血容量减少和剧烈腹痛，可出现晕厥甚至休克。休克程度取决于腹腔内出血速度及出血量，出血越多越快，症状也越严重。

（5）腹部包块　当输卵管妊娠流产或破裂后所形成的血肿时间过长，可因血液凝固、机化变硬并与周围器官粘连而形成包块，如包块大或位置较高则可于腹部触及。

2. 体征

（1）一般情况　突发腹痛和大出血时，患者呈现急性痛苦面容、面色苍白、脉细弱、血压下降等休克表现。

（2）腹部检查　输卵管妊娠流产或破裂时，下腹部可有明显压痛、反跳痛、尤以患侧明显，轻度腹肌紧张。如出血量大，叩诊出现移动性浊音。如有较大包块形成，可于下腹部触及。

（3）盆腔检查　阴道内可见少量暗红色血液，后穹隆饱满；宫颈举痛、摇摆痛，并可见宫颈口有血液流出；子宫增大，软，当内出血量较大时，可出现子宫漂浮感，子宫旁或后方可触及压痛明显但边界不清晰之包块。病变持久时，肿块机化变硬，边界逐渐清晰。

（三）心理 - 社会状况

输卵管妊娠流产或破裂后，患者因剧烈腹痛常感痛苦、绝望；当其得知可能危及生命以及失去胎儿后，会感到悲哀等；对后续治疗和护理焦虑不安；如有生育要求者，康复后对未来受孕产生担忧和焦虑；无生育要求者，对未来可能再次发生异位妊娠害怕、担忧。面对患者死亡的威胁，家属往往表现出极度恐慌和无助。

（四）辅助检查

1. 超声检查 超声检查可以明确异位妊娠部位和大小，经阴道超声检查较经腹部超声检查准确性高。但要注意即使宫外未探及异常回声，也不能排除异位妊娠。

2. β-hCG 测定 异位妊娠时患者体内 β-hCG 低于宫内妊娠者且上升缓慢。虽然此方法灵敏度高，但阴性者仍不能完全排除异位妊娠，因此要动态观察血 β-hCG 的变化。

3. 经阴道后穹隆穿刺 是一种简单可靠的诊断方法，适用于疑有腹腔内出血的患者。子宫直肠陷凹是盆腔最低处，腹腔内出血易积聚在此处，即使出血量不多，也能经阴道后穹隆穿刺抽出。用长针头自阴道后穹隆刺入子宫直肠陷凹，抽出暗红色不凝血为阳性；如抽出血液较红，放置 10 分钟内凝固，表明误入血管。无内出血、内出血量少、血肿位置较高或子宫直肠陷凹有粘连时，也可能抽不出血液，因此穿刺阴性不能完全排除异位妊娠。

4. 腹腔镜检查 腹腔镜检查不再是异位妊娠诊断的"金标准"，目前很少将腹腔镜作为检查的手段，而更多用于手术治疗。

5. 诊断性刮宫 目前此方法很少应用，宫腔排出物或刮出物见到绒毛，可诊断为宫内妊娠，仅见蜕膜未见绒毛结构有助于诊断异位妊娠。

（五）治疗要点

异位妊娠的处理原则应结合病情，予以期待治疗、药物治疗或手术治疗。

1. 期待治疗 病情稳定，血清 hCG 水平低且呈下降趋势的患者，取得知情同意后，可进行期待治疗。

2. 药物治疗 化学药物治疗主要适用于输卵管妊娠病情稳定、要求保留生育能力的年轻患者，常用药物甲氨蝶呤。药物治疗应严格掌握适应证和禁忌证，治疗中若有严重内出血征象、疑似输卵管间质部妊娠或胚胎继续生长时应及时行手术治疗。

3. 手术治疗 包括患侧输卵管切除的根治手术和保留患侧输卵管的保守手术，应根据患者病情和生育要求选择合适的手术方式。手术治疗适用于：①生命体征不稳定或有腹腔内出血征象者；②异位妊娠有进展者（如血 hCG＞3000U/L 或持续升高、有胎心搏动、附件区大包块等）；③无随诊条件者；④药物治疗无效或有禁忌证者；⑤持续性异位妊娠者。

【常见护理诊断／问题】

1. 潜在并发症 失血性休克

2. 恐惧 与担心生命安全和不能再次妊娠有关。

【护理目标】

1. 患者未发生休克或休克得到及时发现与抢救。

2. 患者恐惧情绪缓解，配合接受治疗。

【护理措施】

1. 一般护理

（1）指导患者休息 提供生活护理，嘱输卵管妊娠未破裂患者卧床休息，避免增加腹压的活动，减少破裂可能。

（2）指导患者加强营养 摄入富含铁、蛋白质和膳食纤维的食物，保持大便通畅，增强患者抵抗力。

2. 病情观察 密切观察患者的一般情况和生命体征；观察阴道出血量、腹痛情况及有无肛门坠胀等，及时发现病情变化和休克征象。保守治疗患者注意观察化疗药物的副作用并定期复查血 β – hCG 和盆腔 B 超，监测病情变化。

3. 治疗配合

（1）手术治疗患者的护理 严密监测生命体征，迅速开放静脉通道，予患者吸氧、取中凹卧位、做好输血输液的准备。按急诊手术要求做好术前准备。有休克者，积极配合进行抢救。

（2）药物治疗患者的护理 遵医嘱给予甲氨蝶呤。

4. 心理护理 向患者及家属介绍输卵管妊娠相关知识、治疗、手术过程，帮助患者正视现实；保持周围环境安静，给予安慰和支持，减少和消除患者的紧张、恐惧心理，取得患者和家属信任和配合。

5. 健康教育 向患者讲解异位妊娠的可能病因、治疗过程和注意事项，使患者正确认识异位妊娠。指导患者增强营养，尤其是富含铁、蛋白质的食物；保持良好的卫生习惯，勤洗勤换，注意经期卫生；预防流产、产后及宫腔术后感染，避免引起盆腔炎；有盆腔炎症者应及时彻底治疗；再次妊娠时及时就医检查。

【护理评价】

1. 患者生命体征平稳。

2. 患者情绪稳定，无恐惧情绪，恢复较好。

第五节　妊娠期高血压疾病

>> 情境导入 //

情境： 陈女士，21 岁，G_1P_0，因"停经 32 周，发现高血压高 2 月，视物模糊 3 日"入院。患者诉孕 4 个月前产前检查时血压正常，后未定期产前检查，孕 6 月余产前检查血压为 170/110mmHg，近 3 日出现视物模糊。体格检查：体温 36.3℃，脉搏 78 次/分，呼吸 20 次/分，血压 162/108mmHg，神志清楚，急性病容。双下肢水肿（＋＋）。产科检查：胎方位 LOA，胎心率 142 次/分。辅助检查：尿蛋白（＋＋＋）。诊断为重度子痫前期，收入院。

思考： 1. 列举陈女士的主要护理诊断/问题。

2. 如何为该患者实施护理措施，并说出患者用药的注意事项。

妊娠期高血压疾病（hypertensive disorders of pregnancy，HDP）是妊娠与血压升高并存的一组疾病，是妊娠期特有疾病，包括妊娠期高血压、子痫前期、子痫、慢性高血压并发子痫前期及妊娠合并慢性高血压。发病率为 5% ~12%。多数病例在妊娠期出现一过性高血压、蛋白尿症状，分娩后随即消失。该病严重影响母婴健康，是目前孕产妇及围产儿死亡的主要原因。

【病因】

妊娠期高血压疾病的发病原因至今不明确，可能与子宫螺旋小动脉重铸不足、炎症免疫过度激活、血管内皮功能障碍、钙、锌、硒等营养素缺乏、遗传等因素有关。与妊娠期高血压疾病的发病密切相关的中危因素：①首次妊娠；②初次产检时体重指数（BMI）≥30kg/m² 者；③孕妇年龄≥35 岁；④个人病史因素（低体重儿或小于胎龄儿分娩史、前次不良妊娠结局、妊娠间隔时间≥10 年者）。高危因素：①子痫前期病史；②多胎妊娠；③慢性高血压、慢性肾炎、糖尿病；④自身免疫性疾病，如系统性红斑狼疮、抗磷脂综合征。

【病理】

本病的最基本病理生理变化是全身小血管痉挛和血管内皮细胞损伤。由于小血管痉挛，引起管腔狭窄，外周阻力增加，血管内皮细胞损伤，通透性增加，血液浓缩等系列病理变化，临床表现为血压升高、蛋白尿等症状。全身各组织器官因缺血缺氧而受到不同程度损害，严重时心、脑、肝、肾及胎盘等的病理生理变化可导致心、肾功能衰竭、脑水肿、脑出血、抽搐、昏迷、肝破裂、胎盘功能下降、胎盘早剥、DIC 等严重并发症。

【分类及临床表现】

妊娠期高血压疾病分类及临床表现见表 8 - 2。

表 8 - 2　妊娠期高血压疾病分类与临床表现

分类	临床表现
妊娠期高血压	妊娠 20 周后首次出现高血压，收缩压≥140mmHg 和（或）舒张压≥90mmHg，并于产后 12 周内恢复正常；尿蛋白（-）；产后方可确诊
子痫前期	妊娠 20 周后，收缩压≥140mmHg 和（或）舒张压≥90mmHg，伴有或随机尿蛋白（++），或尿蛋白≥0.3g/24h，或尿蛋白/肌酐≥0.3
	或虽无蛋白尿，但合并下列任意 1 项者：①血小板减少，血小板 <100×10^9/L；②肝功能损害（血清转氨酶水平为正常值 2 倍以上）；③肾功能损害（血肌酐水平 >1.1mg/dl 或为正常值 2 倍以上）；④肺水肿；⑤新发头痛（药物治疗不能缓解且不能用其他疾病解释）；⑥视觉障碍
子痫	子痫前期基础上发生不能用其他原因解释的抽搐
慢性高血压并发子痫前期	慢性高血压女性妊娠前无尿蛋白，妊娠 20 周后出现尿蛋白；或妊娠前有尿蛋白，妊娠后尿蛋白明显增加；或出现血压进一步升高等重度子痫前期的任何 1 项表现
妊娠合并慢性高血压	妊娠 20 周以前发现收缩压≥140mmHg 和（或）舒张压≥90mmHg（除外妊娠滋养细胞疾病），妊娠期无明显加重；或妊娠 20 周后首次诊断高血压并持续到产后 12 周后

伴有严重表现的子痫前期母儿不良预后风险明显增加，为引起临床重视，便于临床诊断和管理，将子痫前期伴有下述任一表现称为"重度"子痫前期：①收缩压≥160mmHg 和（或）舒张压≥110mmHg；②血小板减少（血小板 <100×10^{9}L）；③肝功能损害（血清转氨酶水平为正常值 2 倍以上），严重持续性右上腹或上腹疼痛，不能用其他疾病解释，或两者均存在；④肾功能损害（血肌酐水平 >1.1mg/dl 或无其他肾脏疾病时肌酐浓度为正常值 2 倍以上）；⑤肺水肿；⑥新发头痛（药物治疗不能缓解且不能用其他疾病解释）；⑦视觉障碍。

【护理评估】

（一）健康史

详细询问患者有无高血压病史，特别是孕前及妊娠 20 周前有无高血压，妊娠后血压变化情况，是否伴有蛋白尿、头痛、视力改变、上腹部不适等表现。是否存在高血压家族史。是否存在因素，如肥胖或高龄产妇、初产妇、多胎妊娠、糖尿病、肾脏疾病等。

（二）身体状况

1. 高血压　同一手臂至少 2 次测量，收缩压≥140mmHg 和（或）舒张压≥90mmHg 定义为高血压。若较基础血压升高 30/15mmHg，但低于 140/90mmHg 时，不作为诊断依据，需严密观察。

2. 蛋白尿　高危孕妇每次产检均检测尿蛋白。常规取清洁中段尿。发现尿蛋白异常时，应排除泌尿系统感染、严重贫血、心力衰竭和难产所致的蛋白尿。

3. 水肿 为凹陷性或非凹陷性。水肿一般由脚踝处先开始，可延及小腿、大腿、会阴甚至腹部和全身。若水肿仅限于小腿，休息后未消退者，以"＋"表示；水肿至大腿处，以"＋＋"表示；水肿延及外阴和腹部，以"＋＋＋"表示；全身水肿甚至出现腹水、胸水，以"＋＋＋＋"表示。孕期需定期监测体重变化，警惕隐性水肿的发生。

（三）心理－社会评估

孕妇的心理状态与病情的轻重、病程的长短、孕妇对疾病的认识、自身的性格特点及社会支持系统等因素有关。有的孕妇对自身及胎儿预后过分担忧和恐惧，也有的孕妇则产生否认、愤怒、自责、悲观、失望等情绪。有部分孕妇及家属担心药物对胎儿有影响而拒绝药物治疗，因此孕妇及家属均需要不同程度的心理疏导。

（四）辅助检查

应进行以下常规检查，如血常规、尿常规、肝功能、肾功能、凝血功能、心电图、电子胎心监护、超声检查胎儿、胎盘及羊水等。视病情发展，应酌情增加以下项目：眼底检查；超声等影像学检查肝、胆、胰、脾及肾等脏器；电解质；动脉血气分析；心脏彩超及心功能检查；脐动脉和子宫动脉等多普勒血流监测；头颅 CT 或磁共振检查。有条件者，可检查自身免疫性疾病相关指标。其他检查，如心电图、超声心动图、胎盘功能、胎儿成熟度检查等，视病情而定。

（五）治疗要点

治疗目的是控制病情，延长孕周，尽可能保障母儿安全。其治疗原则主要为降压、解痉及镇静等，密切监测母儿情况，适时终止妊娠是最有效的处理措施。妊娠期高血压和子痫前期孕妇可门诊治疗。门诊治疗效果不佳，病情加重以及子痫者均应住院治疗。

【常见护理诊断／问题】

1. 体液过多 与水钠潴留、营养不良性低蛋白血症有关。

2. 有受伤的危险 与抽搐、昏迷有关。

3. 焦虑 与担心疾病预后有关。

4. 知识缺乏 缺乏妊娠期高血压疾病的相关知识。

5. 潜在并发症 胎盘早期剥离、DIC 等。

【护理目标】

1. 患者体液过多得到控制，水肿减轻或消退。

2. 母婴未受伤。

3. 患者情绪稳定，积极配合治疗与护理。

4. 患者了解了妊娠期高血压疾病的相关知识。

5. 患者未发生并发症。

【护理措施】

（一）一般护理

1. 充足休息 保证充分的睡眠，每日休息不少于 10 小时。在休息和睡眠时，以左侧卧位为宜，可减轻右旋增大的子宫对腹主动脉、下腔静脉的压迫，使回心血量增加，改善子宫胎盘的血供。左侧卧位 24 小时可使舒张压降低 10mmHg。

2. 调整饮食 从妊娠 20 周开始，每日补充钙剂 1～2g，可降低妊娠期高血压疾病的发生。轻症患者需摄入足够的蛋白质（100g/d 以上）、蔬菜，补充维生素、铁和钙剂。不必严格限制食盐摄入，因为长期低盐饮食可引起低钠血症，易发生产后血液循环衰竭，且低盐饮食会影响食欲，减少蛋白质的摄入，对母儿均不利。但全身水肿的孕妇应限制食盐摄入量。

3. 间断吸氧 可增加血氧含量，改善全身主要脏器和胎盘的氧供。

（二）病情观察

轻症患者可住院也可在家休息，但建议子痫前期患者住院治疗。观察并监测孕妇的生命体征，定时监测血压、脉搏、呼吸，观察孕妇有无头晕、眼花、头痛、视力改变、上腹不适等症状；观察并记录子痫患者发生抽搐的次数、持续的时间等；每日测体重，每日或隔日复查尿蛋白。监测胎儿发育状况和胎盘功能。

（三）用药护理

用药过程中应及时、严格遵医嘱给药，注意给药剂量、方式及速度，认真观察药物效果及副反应，发现异常应及时报告医生并处理。

1. 降压 降压治疗的目的是：预防子痫、心脑血管意外和胎盘早剥等严重母儿并发症。收缩压≥160mmHg 和（或）舒张压≥110mmHg 的重度高血压必须降压治疗。收缩压应控制在 130 ~ 139mmHg，舒张压应控制在 80 ~ 89mmHg；降压过程力求血压下降平稳，不可波动过大。为保证子宫胎盘血流灌注，血压建议维持在 130/80mmHg 左右。

临床上常用口服降压药物降压，口服药物控制血压不理想者，给予静脉用药。妊娠期一般不使用利尿剂降压。不推荐使用阿替洛尔和哌唑嗪，禁止使用血管紧张素转换酶抑制剂和血管紧张素Ⅱ受体拮抗剂。目前临床常用的降压药物有拉贝洛尔、硝苯地平、甲基多巴、尼卡地平、乌拉地尔、硝酸甘油、酚妥拉明、硝普钠等。

2. 解痉 硫酸镁是目前预防和控制子痫发作的首选药物。用药前应明确硫酸镁的用药方法、毒性反应以及注意事项。

（1）用药方法 硫酸镁可采用静脉用药或肌内注射。①静脉给药：静脉用药负荷剂量为 4 ~ 6g，溶于 25% 葡萄糖溶液 20ml 静脉推注（15 ~ 20 分钟），或溶于 5% 葡萄糖 100ml 快速静脉滴注（15 ~ 20 分钟），继而硫酸镁 1 ~ 2g/h 静滴维持。②肌内注射：晚间睡前停用静脉用药，换用 25% 硫酸镁溶液 20ml + 2% 利多卡因 2ml 深部肌内注射。通常于用药 2 小时后血药浓度达高峰，且体内浓度下降缓慢，作用时间长，但局部刺激性强，注射时应使用长针头行深部肌内注射，加利多卡因于硫酸镁溶液中，以缓解局部疼痛，注射后用无菌棉球或创可贴覆盖针孔，防止注射部位感染，必要时可行局部按揉或热敷，促进肌肉组织对药物的吸收。

（2）毒性反应 硫酸镁的用药有效浓度和中毒浓度相近，进行硫酸镁治疗时，应严密观察其用药效果和毒性反应。硫酸镁的滴注速度以 1g/h 为宜，不超过 2g/h。硫酸镁每日总量不超过 30g。硫酸镁过量中毒首先表现为膝反射减弱或消失，血镁浓度的增加可出现全身肌张力减退及呼吸抑制，严重时出现心搏骤停。

（3）注意事项 用药前及用药过程中应监测孕妇血压，同时还监测以下指标：①膝腱反射必须存在；②呼吸不少于 16 次/分；③尿量每 24 小时不少于 400ml，或每小时不少于 17ml。随时备好 10% 的葡萄糖酸钙注射液，以便出现毒性反应时予以解毒。10% 的葡萄糖酸钙 10ml 在静脉推注时宜在 5 ~ 10 分钟推完，必要时可每小时重复 1 次，直至呼吸、排尿和神经抑制恢复正常，但 24 小时内不超过 8 次。

3. 镇静 镇静药物可缓解孕产妇精神紧张、焦虑症状，改善睡眠。应用硫酸镁无效或有禁忌证时，可使用镇静药物预防并控制子痫。常用药物有地西泮、冬眠药物、苯巴比妥钠。

4. 利尿 不主张常规应用利尿剂。患者出现全身性水肿、肺水肿、脑水肿、肾功能不全、急性心力衰竭时，可酌情使用呋塞米等快速利尿剂。甘露醇主要用于脑水肿，甘油果糖适用于肾功能有损伤者。严重低蛋白血症伴腹腔积液者，可补充白蛋白后再给予利尿剂。

5. 促胎肺成熟 孕周<34 周的子痫前期患者，预计 1 周内可能分娩者，均应给予糖皮质激素促进胎儿肺成熟。

（四）子痫患者的护理

子痫是妊娠期高血压疾病最严重的阶段，处理原则是及时控制抽搐、防止受伤、减少刺激、加强监护，适时终止妊娠。

1. 控制抽搐 患者一旦发生抽搐，应尽快控制。硫酸镁为首选药物，必要时可加用镇静药物。

2. 专人护理 子痫发生后，首先应保持呼吸道通畅，并立即给氧，用开口器或于上、下磨牙间放置一缠好纱布的压舌板，用舌钳固定舌以防咬伤唇舌或致舌后坠的发生。患者取头低侧卧位，以防黏液吸入呼吸道或舌头阻塞呼吸道，也可避免发生低血压综合征。必要时，用吸引器吸出喉部黏液或呕吐物，以免窒息。在患者昏迷或未完全清醒时，禁止给予饮食和口服药，以防误入呼吸道而致吸入性肺炎。

3. 减少声光刺激 患者应安置于单人暗室，保持绝对安静，以避免声、光刺激；一切操作尽量轻柔且相对集中，避免一切外来刺激以诱发抽搐。

4. 密切监护 密切观察并监测血压、脉搏、呼吸、体温及尿量、记出入量。及时进行必要的血、尿化验和特殊检查，及早发现脑出血、肺水肿、急性肾衰竭等并发症。

5. 适时终止妊娠 应严密观察及时发现产兆，并做好母儿抢救准备。及时做好终止妊娠的准备。

（五）产时及产后护理

妊娠期高血压疾病患者的分娩方式应根据母儿的情形而定。若决定经阴道分娩，需加强各产程护理。第一产程，应密切监测患者的生命体征、尿量、胎心、子宫收缩情况以及有无自觉症状。第二产程应尽量缩短产程，避免产妇用力，初产妇可行会阴侧切术与阴道助产术。第三产程，预防产后出血，在胎儿前肩娩出后立即静脉推注缩宫素，禁用麦角新碱，及时娩出胎盘并按摩宫底，观察血压变化，重视患者的主诉。胎儿娩出后监测血压，病情稳定后方可送回病房。在产褥期仍需监测血压，产后 48 小时内应至少每 4 小时观察 1 次血压。重症患者产后应继续硫酸镁治疗 1～2 日，产后 24 小时至 5 日内仍有发生子痫的可能。此外，产前未发生抽搐的患者产后 48 小时亦有发生的可能，故产后 48 小时内仍应继续硫酸镁的治疗和护理。应严密观察产妇的子宫复旧情况，严防产后出血。

（六）心理护理

妊娠期指导孕妇保持心情愉快，有助于抑制妊娠期高血压疾病的发展。告知孕妇治疗的重要性，解除其思想顾虑，增强信心，积极配合治疗。

（七）健康教育

对妊娠期高血压疾病患者病情轻者，应进行饮食指导并注意休息，以左侧卧位为主，加强胎儿监护，自数胎动，掌握自觉症状，加强产前检查，定期接受产前保护措施；妊娠期高血压疾病患者病情重者，应掌握识别不适症状及用药后的不适反应。还应掌握产后的自我护理方法，母乳喂养指导。同时，注意家属的健康教育，使孕妇得到心理和生理的支持。

【护理评价】

1. 患者出入量恢复平衡，水肿减轻或消退。

2. 母婴生命体征正常。

3. 患者情绪稳定，积极配合治疗与护理。

4. 患者能说出妊娠期高血压疾病的相关知识。

5. 患者无出血倾向，病情好转，未发生并发症。

知识链接

妊娠期高血压的临床诊治规范

《妊娠期高血压疾病诊治指南（2020）》遵循循证医学理念，进一步规范我国妊娠期高血压疾病的临床诊治。在指南中，明确强调了妊娠期高血压疾病孕妇发病的背景复杂，尤其是子痫前期和子痫存在多因素、多机制、多通路致病的综合征发病性质。指南在强调各种风险因素识别同时，提出应重视妊娠期的临床预警信息，强化产前检查，提高早期识别和诊断能力，并在降压和预防抽搐等对症处理的基础上，注意各种诱发病因的诊治。该指南旨在为妊娠期高血压及子痫前期的临床诊治提供指导，并扩展临床多方面诊治思路。

第六节　妊娠剧吐

妊娠早期孕妇出现频繁恶心、呕吐，不能进食，并引起脱水、酮症甚至酸中毒，需要住院治疗者，称为妊娠剧吐。其发病率为 0.3%～3.0%。体重可较妊娠前减轻≥5%、体液电解质失衡及新陈代谢障碍。

【病因】

本病病因不清。目前认为可能与 hCG 水平升高、刺激素水平升高有关。同时，过度紧张、焦虑、生活环境及经济状况较差孕妇易患本病。

【护理评估】

（一）健康史

详细询问本次妊娠经过，早孕反应出现时间，呕吐的情况，体重变化情况等。了解有无消化系统疾病、糖尿病等病史。

（二）身体状况

1. 症状　妊娠剧吐多在停经 10 周以前发生。典型表现为停经 6 周左右出现恶心、呕吐，初起多为晨吐，逐渐加重，至妊娠 8 周左右发展为频繁呕吐不能进食，导致孕妇脱水、电解质紊乱甚至酸中毒。呕吐严重者，可出现尿量减少、口唇干裂、皮肤干燥、全身乏力等症状；长期剧吐导致维生素 B_1 缺乏可并发 Wernicke 脑病等严重并发症。

2. 体征　体重下降，精神差，皮肤黏膜干燥，眼球凹陷，巩膜黄染等。并发 Wernicke 脑病者可出现眼球震颤、共济失调、意识模糊、昏迷等。妇科检查：子宫增大与停经月份相符，质软。

（三）心理－社会状况

孕妇及家属因担心孕妇的健康及胎儿的生长发育，甚至担心有可能会失去胎儿，多表现为焦虑或恐惧。

（四）辅助检查

1. 尿液检查　测 24 小时出入量、尿比重、尿酮体；中段尿细菌培养排除感染。

2. 血液检查 监测血常规、肝肾功能、电解质等了解病情严重程度。

3. B 超检查 了解胎儿发育情况，排除多胎妊娠、妊娠滋养细胞疾病等。

（五）治疗要点

持续性呕吐合并酮症者应住院治疗，静脉补液、补充维生素尤其是 B 族维生素，控制呕吐、纠正脱水，维持水电解质平衡，防治并发症。

【常见护理诊断/问题】

1. 有体液不足的危险 与频繁呕吐有关。

2. 营养失调：低于机体需要 与频繁呕吐、进食困难，营养摄入不足有关。

3. 焦虑 与担心母儿健康状况有关。

【护理目标】

1. 患者体液不足被纠正。

2. 患者营养摄入满足需要。

3. 患者焦虑消失。

【护理措施】

1. 一般护理 为患者提供安静、舒适的环境，尽量避免接触易诱发呕吐的食物、气味。及时为患者做好口腔护理。指导患者少量多餐，进食高蛋白、高维生素、清淡易消化食物，呕吐剧烈不能有效进食者遵医嘱给予静脉输液以保证生理需要。

2. 病情观察 严密观察患者生命体征及全身情况，如神志、皮肤及巩膜颜色、视力等；记录 24 小时出入量，观察尿液颜色；注意有无皮肤黏膜干燥、眼窝凹陷等脱水症状，监测电解质水平，发现异常，及时报告医生处理。

3. 治疗配合 不能进食、出现脱水症状者，遵医嘱静脉补液、补充维生素、静脉营养支持治疗。早期应注意补充维生素 B_1，预防 Wernicke 脑病，补充电解质，维持电解质平衡。可遵医嘱根据病情选用维生素 B_6、甲氧氯普胺、多西拉敏复合制剂、昂丹司琼等止吐治疗。

4. 心理护理 关心患者，耐心倾听其倾诉，鼓励家属尤其是其丈夫多陪伴、关心、体贴患者，使患者保持情绪平稳，积极接受治疗，对继续妊娠充满信心。

5. 健康教育 指导饮食及孕期保健知识。告知早孕时胎儿所需营养物质有限，只要及时、积极治疗，不会因为短时间的妊娠剧吐而发育不良或导致胎儿畸形。解释该病大多数经过规范治疗，病情很快缓解，并随着妊娠进展消失，母儿预后良好。

【护理评价】

1. 患者病情缓解，呕吐减轻，体液不足被纠正。

2. 患者呕吐减轻，能进食，营养摄入满足需要。

3. 患者自述无焦虑，情绪平稳。

实训 16　妊娠期并发症孕妇的护理

> **情境导入**

情境：某孕妇，30 岁，G_2P_1，因"超过预产期 15 日"入院待产。患者既往月经规律，3～6 日/30 日，量中等，无血块，不伴有痛经。LMP：2023 年 3 月 30 日，EDC：2024 年 1 月 6 日。孕期检查胎心、胎位、血压、糖筛查等均正常。既往体健，无药物过敏史，无遗传性疾病史。体格检查：体温 36.5℃，呼吸 20 次/分，脉搏 86 次/分，血压 126/80mmHg，孕妇神志清楚，面色红润，心肺正常。产科检查：腹部柔软，自觉胎动正常，宫高 40cm，腹围 110cm，胎儿估重 3600g，子宫轮廓清，头先露，已入盆，LOA。阴道检查：宫口未开、居中、质软，先露 S-2，无见红，胎膜未破。辅助检查：NST 结果阴性，B 超无异常提示，生化检查无异常。

　　讨论：1. 列出可能的医疗诊断，并说明其原因。

　　　　　2. 列出护理诊断/问题并拟订相应的护理目标及护理措施。

　　　　　3. 针对该孕妇拟订健康教育及分娩计划。

【实训目的】

1. 学会对各种类型的流产、早产、过期妊娠、异位妊娠、妊娠期高血压疾病和妊娠剧吐等妊娠期并发症的患者进行护理评估。

2. 能配合医生做好异位妊娠大出血的抢救、妊娠期高血压疾病等治疗。

3. 能为流产、早产、过期妊娠、异位妊娠、妊娠期高血压疾病和妊娠剧吐等妊娠期并发症的患者制订个性化的护理计划。

4. 能对流产、早产、过期妊娠、异位妊娠、妊娠期高血压疾病和妊娠剧吐等妊娠期并发症的患者进行心理护理、疾病的护理措施和健康教育等。

5. 能关心和体恤患者，尊重妇女并保护隐私，能与妇女良好沟通，有较强的团队协作精神，对患者细心、耐心，能增强患者恢复健康的信心。

【实训准备】

1. 案例情境　选择典型的妊娠期并发症案例，进行讨论并分析案例资料，或在病房见习直接面对患者收集病例资料。相关临床案例主要包括流产、早产、过期妊娠、异位妊娠、妊娠期高血压疾病和妊娠剧吐等住院治疗的患者案例。

2. 环境准备　宽敞明亮，整洁干净，保护孕妇隐私。

【实训组织】

1. 评估分组　见习前充分评估学生的理论掌握情况，在学习通上布置案例，提前让学生查阅相关资料，并要求学生提前进行情景模拟演练，同时将学生随机分组，各组分别选出组长、汇报者、记录者，由教师带领同学复习妊娠期并发症患者的护理评估内容和护理措施等，使学生对流产、早产、过期妊娠、异位妊娠、妊娠期高血压疾病和妊娠剧吐等妊娠期并发症的患者的疾病特点能熟练掌握。

2. 案例分析　教师展示案例情境，并提出问题，请同学们带着问题讨论或者见习。

3. 讨论举措　阅读情境案例，整理资料，根据资料，请各组同学进行小组讨论，找出患者现存和潜在的护理问题，提出合理、可行的护理措施，制定一份护理计划和健康教育计划。

4. 学生意见　各组组长分别进行综合发言，提出各自案例讨论意见。

5. 老师总结　教师总结反馈，补充和完善案例最终的结论及相关事项。

【实训方法】

1. 在实训室病例讨论，则可分组讨论情境中的案例，进行分析。

2. 在医院见习的学生可依据下述步骤进行。

素质要求	衣帽整洁、举止端庄、语言恰当、态度和蔼		
↓			
准备用物	体格检查所有用物		
↓			
环境准备	整洁，安静，室温和光线适宜，屏风遮挡，注意保护患者隐私		
↓			
患者准备	排空膀胱，取平卧位或者妇产科检查体位		
↓			
护士准备	携用物至产妇床前，核对产妇床号及姓名，检查者站于患者右侧，注意保护隐私		
↓			
护理评估	病史评估（包括既往史、过敏史、家族史）		
	身体状况评估		
	心理社会状况评估		
	辅助检查		
↓			
提出护理诊断/问题	根据护理评估内容，列举护理诊断/问题	焦虑/恐惧	
		知识缺乏	
		其他具体护理问题	
↓			
制定护理目标	患者情绪平稳，配合治疗和护理		
	患者了解疾病相关知识，了解自我监护、护理的方法		
	患者能正确面对自身及胎儿的现状		
	其他护理问题的相应护理目标		
↓			
制订护理措施	一般护理		
	心理护理		
	病情观察		
	治疗配合		
	健康教育		
↓			
护理评价	患者情绪平稳，能积极主动配合治疗和护理		
	患者能说出疾病相关知识，了解自我监护及护理的方法		
	患者能与医护人员讨论自身及胎儿的现状、安危		
	其他护理问题基本得到解决		

【实训评价】

1. 自我评价 见习期间学生能合理收集护理评估资料、与患者进行良好沟通。能积极参与案例情境讨论并发现和提出合理的护理诊断，护理计划制定是否切实可行有待提升。

2. 同学互评 见习期间护理评估资料收集是否完善；讨论案例情境是否全面、认真，护理计划是否存在欠缺和不足之处；健康教育实施是否全面。

3. 教师评价 学生案例讨论的优缺点；制订护理计划的针对性和合理性、应把握的方向等。

【思考题】

1. 妊娠期高血压疾病常见的护理诊断及合作性问题有哪些？（列举 3~4 个）

2. 早产、妊娠期高血压疾病的主要护理评估内容有哪些？

3. 对不同类型的流产患者应如何做好康复指导和健康教育？

4. 如何正确给异位妊娠患者制订一份护理计划？

5. 请完成下述案例分析。

陈女士，21 岁，G_1P_0，因"停经 32 周，高血压"入院。患者诉孕 4 个月前产前检查时血压正常，后未定期产前检查，孕 6 月余产前检查，血压为 170/110mmHg，未遵医嘱用药，无自觉症状就自行停药，近 1 周来自感头晕、乏力、双下肢水肿，视物模糊 3 天。既往体健，无药物过敏史，其母亲有高血压疾病史 10 年。体格检查：体温 36.3℃，脉搏 78 次/分，呼吸 20 次/分，血压 162/108mmHg，神志清楚，急性病容。产科检查：胎方位 LOA，胎心率 142 次/分。辅助检查：尿蛋白（＋＋＋），NST 结果阴性。诊断为重度子痫前期，立即收入院进行治疗，同时进一步完善相关检查。

讨论：（1）陈女士可能会发生什么情况？为什么？（2）如何加强病情观察？（3）病情稳定后应做哪些健康指导？（4）列举陈女士的主要护理诊断及相关因素。（5）为陈女士采取的主要护理措施，并列举出用药的注意事项。

••••• **目标检测**

答案解析

【A₁ 型题】

1. 异位妊娠最常发生部位是

　A. 阔韧带　　　　　　　B. 子宫　　　　　　　　C. 卵巢

　D. 输卵管　　　　　　　E. 腹腔

2. 输卵管妊娠最常见原因是

　A. 输卵管炎　　　　　　　　　　　B. 肿瘤压迫输卵管

　C. 输卵管结扎后再通　　　　　　　D. 输卵管发育异常

　E. 孕卵游走

【A₂ 型题】

3. 某孕妇，26 岁，停经 50 日，阴道流血 2 日，量少，伴轻微腹痛，首先考虑为

　A. 先兆流产　　　　　　　B. 月经失调　　　　　　C. 过期流产

　D. 宫外孕　　　　　　　　E. 难免流产

4. 某孕妇，28 岁，停经 2 个月，腹痛、阴道流血 1 日，阴道流血多于月经量 1 日，子宫如孕2 个月大小，宫口有组织物堵塞，宫颈无举痛，最适当的处理是

　A. 保胎治疗　　　　　　　B. 行刮宫术　　　　　　C. 观察

　D. 检查尿 HCG 明确诊断　E. 给予输液及止血药

5. 某孕妇，妊娠 42 周 1 日，无产兆。产前检查：子宫如孕足月大小，胎心 136 次/分，宫颈Bishop 评分 7 分。下列护理措施不正确的是

　A. 解除焦虑心理　　　　　　　　　B. 核实预产期

　C. 嘱患者休息时左侧卧位　　　　　D. 立即剖宫产

　E. 分娩时要注意新生儿窒息的抢救

6. 某孕妇，25 岁，夫妇同居，未避孕，从未怀孕过，平素月经规律，现停经 47 日，今上午抬举重物劳动时突感有下腹剧烈疼痛伴阴道点滴出血，遂来院就诊。体检：血压 100/50mmHg，白细胞计数 $9.0 \times 10^9/L$。妇科检查：阴道内有少许暗红色血，宫颈举痛明显，后穹隆饱满。该孕妇最可能的诊断是

    A. 先兆流产   B. 稽留流产   C. 异位妊娠破裂

    D. 习惯性流产   E. 急性阑尾炎

7. 某孕妇，25 岁。妊娠 10 周时出现阵发性下腹痛及大量阴道出血，伴小块组织物排出，并发生失血性休克，应首先考虑

    A. 先兆流产   B. 难免流产   C. 不全流产

    D. 完全流产   E. 稽留流产

8. 某孕妇，妊娠 33 周，血压 150/100mmHg，下肢水肿，尿蛋白为 1.0g/24h，无自觉症状，临床诊断为

    A. 妊娠高血压   B. 妊娠水肿   C. 重度子痫前期

    D. 先兆子痫   E. 子痫前期

9. 某孕妇，妊娠 24 周，重度子痫前期，今晨患者发生抽搐时，首要的护理措施是

    A. 使患者取头低侧卧位，保持呼吸道通畅

    B. 加床档，防止受伤

    C. 观察病情，详细记录

    D. 用舌钳固定舌头，防止舌咬伤及舌后坠

    E. 立即静脉推注硫酸镁

10. 某孕妇，妊娠 30 周。诊断为重度子痫前期，用硫酸镁治疗，每日 20g，已用 4 日，今发现患者膝反射消失。首选的处理方法是

    A. 静脉注射呋塞米 40mg

    B. 立即注射冬眠灵合剂半量

    C. 静脉滴注低分子右旋糖酐 500ml

    D. 20% 甘露醇 250ml 静脉快速滴注

    E. 立即停用硫酸镁，并给 10% 葡萄糖酸钙 10ml 缓慢静脉注射

11. 某孕妇，27 岁，宫内妊娠 32 周，阵发性腹痛，阴道少量流血 1 日入院。查体：宫缩 25 ~ 30 秒/（5 ~ 6 分），胎心 144 次/分，宫颈管缩短 70%，宫口未开。最可能的诊断是

    A. 先兆早产   B. 早产临产   C. 前置胎盘

    D. 胎盘早剥   E. 先兆子宫破裂

（徐玲娣）

书网融合……

        重点小结   微课   习题

第九章 妊娠合并症

学习目标

1. 知识目标　掌握妊娠合并心脏病、糖尿病、贫血妇女的护理评估及护理措施。熟悉妊娠合并心脏病、糖尿病、贫血妇女的临床表现；妊娠合并病毒性肝炎的临床表现、护理评估及护理措施。了解病毒性肝炎与母儿之间的相互影响。

2. 能力目标　能应用所学的知识对妊娠合并心脏病、病毒性肝炎、糖尿病、贫血妇女实施整体护理及健康教育。

3. 素质目标　具有较强的责任心，关爱母儿的健康，树立正确的价值观。

情境导入

情境：某孕妇，25 岁，G_1P_0，妊娠 32 周。因"停经 32 周，心悸 1 周，咳嗽 2 日"入院。患者末次月经 2024 年 1 月 1 日，近 1 周轻微活动后感心悸、气急，休息时无不适，昨日出现咳嗽，咳白色泡沫痰，夜间为甚，无发热等不适。该孕妇及丈夫担心母儿预后，反复询问护士孕妇病情。

思考：1. 该孕妇心功能怎样？

　　　　2. 该孕妇可能存在的护理诊断/问题有哪些？

　　　　3. 对该孕妇应给予哪些护理措施？

第一节　妊娠合并心脏病

妊娠合并心脏病是严重的产科合并症，在我国孕产妇死因顺位中居第二位，为非直接产科死因的首位。其发病率为 0.5% ~ 3.0%，最常见的是妊娠合并先天性心脏病，主要死亡原因是心力衰竭和感染。

【常见类型】 📱微课

1. 结构异常性心脏病　最常见的结构异常性心脏病有先天性心脏病、瓣膜性心脏病和心肌炎。其中先天性心脏病占 35% ~ 50%。

2. 功能异常性心脏病　见于各种无心血管结构异常的心律失常。

3. 妊娠期特有的心脏病　主要包括妊娠期高血压疾病性心脏病和围生期心肌病。

【妊娠、分娩对心脏病的影响】

1. 妊娠期　妊娠期妇女血容量较妊娠前增加 30% ~ 45%，孕妇血容量自妊娠第 6 周开始逐渐增加，32 ~ 34 周达高峰，并持续到分娩前，产后 2 ~ 6 周逐渐恢复至妊娠前水平；血容量增加引起心排血量增加，心率增快；妊娠早期主要引起心排血量增加，妊娠 4 ~ 6 个月时心排血量增加最多，较妊娠前平均增加 30% ~ 50%；妊娠中晚期心率增加，至分娩前 1 ~ 2 个月心率平均每分钟增加 10 次。妊娠晚期，子宫增大、膈肌上升使心脏向左向上移位，导致心脏大血管轻度扭曲。故此，妊娠期妇女心脏负担会加重，至妊娠 32 周达高峰，容易导致心脏病孕妇发生心力衰竭。

2. 分娩期 分娩期为孕妇心脏负担最重的时期。第一产程，子宫收缩增加周围血液循环阻力、回心血量及血压；据研究表明，每次宫缩有 250 ~ 500ml 血液被挤入体循环，使心排血量增加约 24%，心率加快 15 次/分，血压增加 5 ~ 10mmHg。第二产程，除子宫收缩外，孕妇屏气肺循环压力增加，腹肌与骨骼肌收缩使外周阻力更加增加、腹压增加导致内脏血液涌向心脏。第三产程，胎儿娩出后，子宫迅速缩小，腹腔内压骤减，血液淤滞于内脏血管床，回心血量急剧减少；胎盘娩出后，胎盘循环停止，子宫收缩，大量血液从子宫快速进入血液循环，回心血量增加。这种分娩期的血液动力学急剧变化，使心脏负担增加，故此期心脏病孕妇最易发生心力衰竭。

3. 产褥期 产后 3 日，尤其 24 小时内，仍是心脏负担较重的时期。子宫缩复使一部分血液进入体循环，同时妊娠期组织间潴留的液体回到体循环，使体循环血量一定程度增加；妊娠期出现的一系列心血管变化，在产褥期尚不能立即恢复至妊娠前状态；加之分娩疲劳、宫缩痛、伤口疼痛和新生儿哺乳等负担，此时心脏病孕妇仍应警惕发生心力衰竭。

综上所述，妊娠 32 ~ 34 周及以后、分娩期及产后 3 日内是心脏负担最重的时期，有器质性心脏病的孕产妇极易发生心力衰竭，应严密监护，避免心力衰竭的发生。

【心脏病对妊娠的影响】

心脏病不影响受孕。如心脏病孕妇心功能良好，胎儿相对安全，大部分孕妇能顺利地度过妊娠期，但剖宫产概率增加。如心功能不良，可因慢性缺氧而引起胎儿生长受限和胎儿窘迫，当心力衰竭时，由于缺氧可引起子宫收缩，发生流产、早产，甚至胎死宫内。围产儿死亡率是正常妊娠的 2 ~ 3 倍。此外，多数先天性心脏病为多基因遗传，其后代患先天性心脏病几率增加。

【护理评估】

(一) 健康史

应详细、全面地了解产科病史，此次妊娠后孕妇对妊娠的适应情况和日常工作状况，评估是否存在增加心脏负荷的因素，如感染、贫血、便秘、情绪激动等。了解既往史，尤其与心脏病相关的既往史，包括心脏病的类型、既往治疗经过与心功能状态、是否出现过心力衰竭等。了解有无胎儿畸形等不良妊娠史。

(二) 身体状况

1. 症状与体征 病情轻者可无症状，重者可出现乏力、心悸、胸闷、胸痛、呼吸困难、咳嗽、咯血等症状。不同类型的妊娠合并心脏病患者有不同的体征。心脏结构或瓣膜异常者，心脏听诊闻及各种类型的心脏杂音；心律失常者可出现各种异常心律。

2. 心功能分级 纽约心脏病协会（NYHA）根据患者生活能力状况，将心功能分为以下 4 级。

Ⅰ级：一般体力活动不受限制。

Ⅱ级：一般体力活动轻度受限制，日常活动后心悸、轻度气短，休息时无症状。

Ⅲ级：一般体力活动明显受限制，休息时无不适，轻微日常工作即感不适、心悸、呼吸困难或既往有心力衰竭史者。

Ⅳ级：一般体力活动严重受限制，不能进行任何体力活动，休息时有心悸、呼吸困难等心力衰竭表现。

3. 早期心力衰竭的临床表现 妊娠合并心脏病的孕妇，若出现下列症状和体征，应考虑为早期心力衰竭：①轻微活动后即出现胸闷、心悸、气短；②休息时心率超过 110 次/分，呼吸超过 20 次/分；③夜间常因胸闷而坐起呼吸，或到窗口呼吸新鲜空气；④肺底部出现少量持续性湿啰音，咳嗽后不消失。

（三）心理－社会状况

随着妊娠的进展，心脏负担逐渐加重，由于缺乏相关知识，孕产妇及家属的心理负担较重，甚至产生恐惧心理，不能有效应对。若产后分娩顺利，母子平安，产妇则逐渐表现出护理婴儿的意愿和行为；若分娩不顺利，产妇则心情抑郁，少言寡语。

（四）辅助检查

1. 心电图检查　可见严重心律失常，如心房颤动、心房扑动、ST 段及 T 波异常改变等。

2. X 线检查　可显示心脏显著扩大，尤其个别心腔扩大。

3. 超声心动图检查　可显示心腔扩大、心肌肥厚、心瓣膜结构及功能异常等。

4. 电子胎心监护　无应激试验或缩宫素激惹试验，可预测胎儿宫内储备力，评估胎儿宫内安危。

（五）治疗要点

规范进行孕期保健或干预，早期发现和防治心力衰竭，控制感染，适时终止妊娠。

发生以下情况时终止妊娠。①心脏病妊娠风险低且心功能 I 级者可以妊娠至足月，如不伴有肺动脉高压的房间隔缺损、室间隔缺损、动脉导管未闭；不伴有结构异常的单源、偶发的室上性或室性期前收缩等。如出现严重心脏并发症或心功能下降则提前终止妊娠。②妊娠风险较高但心功能 I 级的心脏病患者可以妊娠至 32 ~ 36 周终止妊娠，严密监护，必要时可提前终止妊娠。③有妊娠禁忌证的严重心脏病患者，一旦诊断需尽快终止妊娠。

知识链接

妊娠合并心脏病患者的心脏手术问题

妊娠期发生的血流动力学变化使心脏负担加重，心功能储备减小，影响心脏手术后的恢复，而且手术中的用药及体外循环对胎儿可造成不良影响，故一般不主张在孕期行心脏手术，尽可能选择孕前及分娩后行心脏手术。但心功能 IV 级、进行性心功能减退，经内科积极治疗无效，而只有通过手术治疗心功能才能改善的心脏病孕妇，可考虑心脏手术。心脏手术通常选择在妊娠 12 周以内进行，围术期应注意保胎和预防感染。单纯性二尖瓣分离术等手术较简单，且操作时间短，不需要体外循环，对母儿影响较小，安全性大。

【常见护理诊断／问题】

1. 活动无耐力　与心排血量下降有关。

2. 自理能力缺陷　与心脏病活动受限有关。

3. 焦虑　与担心自己或胎儿的安危等有关。

4. 潜在并发症　心力衰竭、感染。

【护理目标】

1. 孕产妇能结合自身情况，调整日常生活以适应妊娠。

2. 孕产妇能适应自理能力降低的状态，住院期间生活需要得到满足。

3. 孕产妇焦虑程度减轻。

4. 孕产妇未发生心力衰竭和感染等并发症或并发症被及时发现与处理。

【护理措施】

（一）非孕期

对患有心脏病的妇女，应做好妊娠前的咨询工作，指导其根据心脏病的种类、病变程度、心功能分级等确定是否妊娠。心脏病变轻，心功能Ⅰ～Ⅱ级，既往无心衰史，亦无其他并发症，妊娠风险低者可以妊娠。心脏病变较重，心功能Ⅲ～Ⅳ级，有极高孕产妇死亡和严重母儿并发症风险者不宜妊娠。指导不宜妊娠者采取有效措施严格避孕。

（二）妊娠期

1. 一般护理

（1）休息与活动　根据心功能状况限制体力活动，避免过度劳累、情绪激动或精神压力。睡眠应充足，夜间有9小时睡眠，中午至少休息1小时，早、晚餐后各休息半小时。每日至少10小时睡眠，休息时以左侧卧位或半卧位为主，避免过劳、精神压力及情绪激动。风心病致心衰者，协助患者经常更换卧位、活动双下肢，以防血栓的形成。

（2）饮食　指导孕产妇饮食，营养科学合理，以高蛋白、高维生素和低盐低脂肪饮食为宜，防止过度加强营养而导致体重过度增长，以整个妊娠期体重增加不超过12kg为宜，建议根据孕前BMI，控制孕期体重的增长。注意微量元素的补充，妊娠20周以后预防性应用铁剂防止贫血。一般食盐量不超过4～5g/d。少食多餐，多食蔬菜和水果，防止便秘加重心脏负担。

（3）清洁卫生　保持口腔清洁卫生，预防口腔炎；每日清洗会阴，预防泌尿生殖系统感染。

2. 治疗配合　根据心脏病种类、病变程度、心功能级别及是否手术矫治等综合判断能否继续妊娠。

（1）决定能否继续妊娠　凡不宜妊娠的心脏病孕妇，应在妊娠12周内行人工流产。妊娠超过12周者，终止妊娠的危险性不亚于继续妊娠和分娩，应密切监护，积极防治心力衰竭，使之度过妊娠与分娩期；对顽固性心力衰竭的病例，应与内科医生配合，在严密监护下行剖宫取胎术。

（2）定期产前检查　从妊娠早期开始定期进行产前检查，根据妊娠风险决定产检次数，妊娠32周后发生心衰风险增加，应每周检查1次。每次产检均重新评估妊娠风险，动态了解心功能情况，发现早期心力衰竭的征象，立即住院治疗。孕期经过顺利者，也应在36～38周住院待产。妊娠期应进行胎儿心脏结构的筛查，评估胎儿预后。妊娠28周后加强胎儿宫内生长发育与安危监测。

（3）防治诱发心力衰竭的各种因素　预防感染（尤其是上呼吸道感染）、贫血、发热、心律失常及妊娠期高血压疾病等。一旦出现感染征兆，应积极控制感染并卧床休息。定期监测血压、尿蛋白等，及早发现并治疗妊娠期高血压疾病。使用输液泵严格控制输液滴速。不主张预防性应用洋地黄。

（4）治疗心力衰竭　多学科协同抢救心力衰竭。早期心力衰竭者，常选用作用和排泄较快的地高辛，每次0.25mg，每日2次口服，2～3日后可根据临床效果改为每日1次，不主张用饱和量，病情好转即停药。出现急性左心衰竭者，选用速效洋地黄制剂毛花苷C 0.4mg加入25%葡萄糖液20ml缓慢静脉注射，必要时2小时可重复给药0.2mg，毛花苷C总量不超过1.6mg，毒毛花苷K不超过75mg。

3. 心理护理　及时提供孕妇目前疾病及妊娠进展情况，加强心理护理，防止情绪激动及精神紧张，减轻孕产妇及家属的焦虑。

4. 健康教育　指导孕妇及家属掌握妊娠合并心脏病的相关知识及自我监护技巧，如：诱发心力衰竭的因素及预防，早期心衰的常见表现；遵医嘱用药的重要性；指导孕妇掌握自我监护技巧，监测心率、呼吸、体重、出入量及胎动计数等，紧急情况下急救和应对措施。

（三）分娩期

1. 分娩方式选择　心脏病妊娠风险低且心功能Ⅰ级者一般可以阴道分娩。胎儿不大、胎位正常、宫颈条件良好者，可考虑严密监护下经阴道分娩。有条件者可以选择分娩镇痛。有产科指征或心功能Ⅲ～Ⅳ级者行择期剖宫产术；心脏病妊娠风险分级高但心功能Ⅱ级者，应考虑择期剖宫产术。

2. 经阴道分娩患者的护理

（1）第一产程　①专人护理，鼓励产妇多休息，避免精神紧张。在两次宫缩间歇期尽量完全放松，调整呼吸，运用放松技巧缓解宫缩时的不适。遵医嘱应用地西泮、哌替啶等镇静剂。取左侧卧位，避免仰卧，防止仰卧位低血压综合征发生。②心电监护监测血压、脉搏、呼吸及心率等，一旦发现心力衰竭征象，立即取半卧位，高浓度面罩吸氧，并根据医嘱给予强心药物治疗，注意观察用药后反应。③产程开始即应用抗生素预防感染，一切操作严格遵循无菌原则。④严密观察产程进展，避免产程过长。若产程进展不顺利或心功能不全加重，应及时做好剖宫产术准备。

（2）缩短第二产程　①继续严密观察产妇心功能状况、产程进展及胎儿情况，做好新生儿抢救准备。②分娩时取半坐位，下肢尽量低于心脏水平，以免回心血液过多增加心脏负担。③避免过早屏气用力，行会阴侧切术，用低位产钳或胎头吸引助产术，尽可能缩短第二产程，但应避免胎儿娩出过快。

（3）第三产程　①胎儿娩出后，产妇腹部放置沙袋24小时，防止腹压骤降诱发心力衰竭。②防止产后出血过多而加重心肌缺血，遵医嘱静脉或肌内注射缩宫素10～20U，禁用麦角新碱，以防静脉压增高诱发心衰。产后出血过多者，应及时输血、输液，注意输液速度不可过快。③严密观察产妇的心功能状况，指导产妇避免情绪激动。

3. 剖宫产患者的护理　做好术前、术中及术后护理。严格限制输液量及输液速度。不宜再妊娠者可同时行输卵管结扎术。

（四）产褥期

产后3日，尤其产后24小时内，仍是发生心力衰竭的危险时期，产妇须充分休息并密切监护，重点预防产后出血、感染和血栓栓塞等极易诱发心力衰竭的严重并发症。

1. 一般护理　产后3日，尤其产后24小时内，产妇应绝对卧床休息，取半卧位或左侧卧位，必要时遵医嘱给予镇静剂；在心脏功能允许的情况下，鼓励其早期适度活动，以减少血栓的形成；制订循序渐进式的自我照顾计划，逐渐恢复自理能力；避免尿潴留，保持外阴部清洁；指导产妇摄取清淡饮食，少量多餐，防止便秘，必要时遵医嘱给予缓泻剂。剖宫产术后给予有效镇痛。

2. 病情观察　产褥期需严密监测生命体征、心功能状态及主诉，及时识别早期心衰症状。注意观察产妇会阴切口或腹部切口愈合情况、恶露量及性状等。

3. 治疗配合　产后遵医嘱继续使用缩宫素10～20U静脉滴注或肌内注射，使用抗生素预防感染5～10日。

4. 心理护理　详细评估产妇身心状况及家庭功能，并与家人一起制订康复计划，采取渐进式、恢复其自理能力为目的的护理措施。若心功能状态尚可，应鼓励产妇适度参加照顾婴儿的活动，以增进母子互动，避免产后抑郁。

5. 健康指导　心脏病妊娠风险低且心功能Ⅰ级者可以母乳喂养，但应避免过劳；保证充足的睡眠和休息。病情严重者不宜哺乳，应及时回乳，指导家属人工喂养的方法。制订详细出院计划，确保产妇和新生儿得到良好的照顾。不宜再妊娠的产妇做好严格避孕宣教；需行绝育术者，若心功能良好，应于产后1周手术，若有心力衰竭，待心力衰竭控制后行绝育术。指导产妇根据病情及时复诊，积极配合治疗原发心脏疾病。

【护理评价】

1. 孕产妇能调整日常生活，能适应妊娠过程。

2. 孕产妇能适应自理能力降低的状态，住院期间生活需要得到满足。

3. 孕产妇情绪平稳，无焦虑。

4. 孕产妇并发症被及时发现与处理，心功能好转，体温正常。

第二节　妊娠合并病毒性肝炎

病毒性肝炎是由肝炎病毒引起，以肝脏病变为主的传染性疾病。妊娠合并病毒性肝炎严重威胁孕产妇生命安全，是我国孕产妇死亡的主要原因之一。

【常见类型及传播方式】

病毒性肝炎的致病病毒可分为甲型、乙型、丙型、丁型、戊型等，其中以乙型最为常见。

1. 甲型肝炎病毒（hepatitis A virus，HAV）　主要经粪－口传播，其病毒一般不会通过胎盘感染胎儿。分娩过程中接触母体血液、吸入羊水、粪便污染可导致新生儿感染。

2. 乙型肝炎病毒（hepatitis B virus，HBV）　母婴垂直传播为 HBV 重要的传播途径，HBV 母婴传播途径包括宫内传播、产时传播和产后传播，主要通过妊娠期、分娩时接触受感染的阴道血液和分泌物，以及出生后的密切接触而传播。我国婴幼儿的 HBV 感染，母婴传播约占 1/3，HBeAg 阳性及 HBeAg 滴度越高者母婴传播的可能性越大。如果产妇是乙型肝炎 e 抗原阳性且为高病毒载量，没有进行新生儿免疫预防，母婴传播风险可高达 90%。

3. 丙型肝炎病毒（hepatitis C virus，HCV）　传播方式与 HBV 相似，但孕妇感染后易发展为慢性肝炎，最终发生肝硬化和肝癌。

4. 丁型肝炎病毒（hepatitis D virus，HDV）　HDV 为缺陷病毒，必须同时与 HBV 感染导致肝炎，传播方式与 HBV 相同。若感染 HBV 的基础上重叠感染 HDV，易发展为重症肝炎。

5. 戊型肝炎病毒（hepatitis E virus，HEV）　传播途径及临床表现与 HAV 相似，孕产妇一旦感染，病情重且死亡率高。

【妊娠对病毒性肝炎的影响】

1. 妊娠期母体基础代谢率加快，营养物质消耗增多，食欲减退，使肝内糖原储备降低，肝脏抗病能力下降；妊娠期大量雌激素需在肝脏灭活，妨碍了肝脏对脂肪的转运和胆汁的排泄；胎儿代谢产物需在母体肝脏解毒，增加了肝脏负担。

2. 分娩时产妇体力消耗、麻醉及出血等，可加重肝脏负担。

【病毒性肝炎对妊娠的影响】

1. 对母体的影响　妊娠早期合并病毒性肝炎，可使早孕反应加重；发生于妊娠晚期则妊娠期高血压疾病发生率增高，这与患者肝脏对醛固酮的灭活能力下降有关。分娩时，产妇因肝功能受损、凝血因子合成功能减退，易发生产后出血。若为重症肝炎患者，常并发 DIC，出现全身出血倾向，直接威胁母婴生命。

2. 对围生儿的影响　妊娠早期患肝炎，胎儿畸形发生率增高 2 倍。肝功能异常时，易造成流产、早产、死胎、死产，围生儿死亡率明显增高。妊娠期患病毒性肝炎，胎儿可通过垂直传播而感染。围生儿感染 HBV 后，80% 以上将成为慢性 HBV 感染者，以后易发展成为肝硬化或原发性肝癌。

【护理评估】

1. 健康史 了解本次妊娠经过；重症肝炎应评估其诱发因素、治疗用药情况。了解有无与肝炎患者密切接触史或半年内输血、注射血制品史；有无肝炎家族史及当地流行病史等。

2. 身体状况 临床表现主要为孕妇出现不明原因的食欲减退、恶心、呕吐、腹胀、厌油腻、乏力、肝区疼痛等消化系统症状；重症肝炎多见于妊娠末期，起病急、病情重，表现为畏寒发热、皮肤巩膜迅速黄染、尿色深黄、食欲极度减退、频繁呕吐、腹胀、腹水、肝臭气味、肝脏进行性缩小，肝区叩击痛、急性肝衰竭及不同程度的肝性脑病症状，如嗜睡、烦躁、神志不清甚至昏迷。妊娠晚期受增大子宫影响，肝脏极少被触及，如能触及则为异常。

> ### 知识链接
>
> #### 妊娠期肝内胆汁淤积症
>
> 妊娠期肝内胆汁淤积症又称妊娠特发性黄疸。发生率仅次于病毒性肝炎，占妊娠期黄疸的1/5。常有家族史或口服避孕药后发病的病史，现已引起临床广泛的重视。病理改变为肝小叶中央区毛细胆管内胆汁淤积。胎盘组织也有胆汁沉积，引起胎盘血流灌注不足，胎儿缺氧，因此本病早产率及围生儿死亡率较高。妊娠肝内胆汁淤积症的临床表现主要是全身瘙痒、黄疸，但孕妇一般状况较好，无典型肝炎症状。分娩后瘙痒、黄疸迅速消退，再次妊娠复发。血清总胆汁酸增高，是诊断的重要依据。肝功能检查呈阻塞性黄疸表现，主要为血清 AST、ALT 的轻度升高。妊娠期肝内胆汁淤积症对妊娠的影响主要有：早产、胎儿窘迫、产后出血等。

3. 心理-社会状况 评估孕妇及家人对疾病的认知程度及家庭社会支持系统是否完善。治疗用药的不良反应也可能引起孕产妇情绪变化。

4. 辅助检查

（1）肝功能检查 谷丙转氨酶（ALT）、门冬氨酸转氨酶（AST）升高。

（2）血清病原学检测 判断病毒性肝炎类型及传染性。①HAV：急性期患者血清中抗 HAV-IgM 阳性有诊断意义。②HBV：检测 HBV 血清学标志物（表9-1）。③HCV：血清中检测出 HCV 抗体多为既往感染，不可作为抗病毒治疗的证据。④HDV：需同时检测血清中 HDV 抗体和"乙肝两对半"。⑤HEV：由于 HEV 抗原检测困难，而抗体出现较晚，需反复检测。

表9-1 乙型肝炎病毒血清学标志物检测及其意义

项目	血清学标志物及意义
HBsAg	HBV 感染的特异性标志，见于乙型肝炎患者或无症状携带者
HBsAb	保护性抗体，曾感染 HBV 或接种疫苗，机体具有免疫力
HBeAg	肝细胞内有 HBV 活动性复制，其滴度高低反映传染性强弱
HBeAb	血清中病毒颗粒减少或消失，传染性减弱
抗 HBc-IgM	HBV 复制阶段，出现于肝炎早期
抗 HBc-IgG	主要见于乙型肝炎恢复期或慢性感染

（3）其他检查 血常规、纤维蛋白原和凝血酶原时间等；B超检查；胎盘功能检查、胎儿成熟度检查、电子胎心监护等。

5. 治疗要点 护肝、对症、支持治疗，缩短第二产程及预防产后出血。

【常见护理诊断/问题】

1. 营养失调：低于机体需要量 与食欲下降、恶心、呕吐、厌油等有关。

2. 知识缺乏 缺乏病毒性肝炎感染途径、母儿危害和预防保健等知识。

3. 有感染的危险（胎儿） 与肝炎病毒的传染性有关。

4. 潜在并发症 肝性脑病、产后出血。

【护理目标】

1. 孕妇摄入的营养能满足机体和胎儿发育需要。

2. 孕产妇及家人了解了病毒性肝炎感染途径及自我保健等相关知识。

3. 围生儿未发生感染或感染几率降低。

4. 患者未发生肝性脑病、产后出血等并发症。

【护理措施】

（一）非孕期

提供孕前咨询。妇女妊娠前应常规检测 HBV 标志物，若无抗体者应进行常规乙型肝炎疫苗接种，以预防妊娠期感染 HBV。HBV 感染的育龄妇女在妊娠前应行肝功能、血清 HBV-DNA 检测以及肝脏 B 超检查，最佳受孕时机是肝功能正常、血清 HBV-DNA 低水平以及肝脏 B 超无特殊改变。选用干扰素抗病毒治疗的妇女，停药半年后可以考虑妊娠。

（二）妊娠期、分娩期及产褥期

1. 一般护理 提供安静、清洁、舒适环境。孕妇应注意休息，避免重体力劳动。病情严重者应卧床休息。加强营养，给予高优质蛋白、高维生素、低脂和足够碳水化合物饮食。保持大便通畅。严格执行消毒隔离制度，医院应有肝炎孕妇专门诊室，临产后进入隔离待产室、分娩室；肝炎孕产妇所接触器械、布类、衣物、用物、排泄物、呕吐物等均应隔离和严格消毒，分娩后胎盘宜做特殊处理。

2. 病情观察 密切观察生命体征，及时发现感染征兆。监测胎儿宫内情况，加强产程观察，注意产后子宫收缩及阴道流血情况，及时发现产后出血。重症肝炎者，严密观察患者有无肝性脑病前驱症状，如性格改变、行为异常及扑翼样震颤等；记录出入量；观察有无口鼻、皮肤黏膜出血倾向；监测肝功能、凝血功能、血生化及血常规等指标。

3. 治疗配合

（1）妊娠期 定期产前检查，监测肝功能与凝血功能等指标。遵医嘱给予护肝药物，如丹参注射液、门冬氨酸钾镁等，必要时补充白蛋白、新鲜冰冻血浆等血制品。治疗后病情继续发展者，配合医生终止妊娠。妊娠中晚期 HBV-DNA 载量 $>2 \times 10^5$ IU/ml 者，在孕妇充分了解和知情同意后，可于妊娠 28 周开始给予替诺福韦抗病毒治疗，减少 HBV 围产期传播。

（2）分娩期 分娩前 1 周，遵医嘱每日肌内注射维生素 K_1 20～40mg，预防 DIC。交叉配血，备新鲜血。密切观察产妇生命体征、宫缩、胎心音和产程进展、有无出血倾向。正确处理产程，防止母婴传播。防止滞产，宫口开全后行阴道助产，缩短第二产程，防止产道损伤。遵医嘱给予维生素 K_1，胎肩娩出后遵医嘱立即使用缩宫素预防产后出血。胎儿娩出后，抽脐血做新生儿血清病原学检查及肝功能检查。

（3）产褥期 密切观察子宫收缩及恶露情况；加强伤口和会阴部护理，遵医嘱给予对肝脏损害较小的广谱抗生素预防感染。经过主动和被动免疫后，HBV 感染者可以母乳喂养，肝炎急性期、重症肝炎患者禁止哺乳。病情严重不宜哺乳者，应尽早退奶，教会产妇人工喂养的知识和技能。退奶禁用雌激素等对肝脏有损害的药物，可选择生麦芽煎服或乳房外敷芒硝。乙肝产妇的新生儿需行 HBV 母儿阻断（表 9-2）。

表 9-2　新生儿 HBV 母儿阻断方案

孕妇情况	新生儿情况	乙肝免疫球蛋白（100IU/ml）接种方案	乙肝疫苗（10μg/ml）接种方案	随访
HBsAg（−）	足月新生儿或早产儿出生体重≥2000g	不需要	3针：0、1、6月方案	不需要
	早产儿出生体重<2000g	不需要	3针：体重≥2000g 时，出生后第1针、间隔1个月第2针、再隔5个月第3针	不需要
HBsAg（+）	足月新生儿或早产儿出生体重≥2000g	必须，出生后12小时内（越快越好）接种。按时接种第2针疫苗者，无须重复使用；第2针疫苗延迟接种超过1个月者，重复使用1次	3针：0、1、6月方案，首针出生后12小时内（越快越好）	需要，最后1针后1~6个月
	早产儿出生体重<2000g	必须，出生后12小时内（越快越好）接种。及早或极低体重儿，1月龄左右可重复一次	4针：出生后12小时内第1针、3~4周第2针、再隔1个月第3针、再隔5个月第4针	需要，最后1针后1~6个月

4. 心理护理　理解孕产妇及家属的紧张和焦虑，给予情感及心理支持，向孕产妇及家属介绍妊娠合并肝炎相关知识，告知当前阻断母婴传播的方法与效果，减轻孕产妇及家属的焦虑，增强对疾病治疗的信心。

5. 健康教育

（1）乙肝 HBsAg 携带者约40%为母婴传播，因此预防乙肝在围生期的传播意义重大。已患肝炎的育龄妇女应避孕，待肝炎痊愈后至少半年、最好2年再妊娠。

（2）妊娠早期进行 HBV 血清检查和肝功能检查，对筛查结果阳性的孕妇进行追踪和动态观察直至分娩，测新生儿脐血 HBsAg，以确定是否有宫内感染。肝炎流行地区的妇女尤其应注意加强营养，避免因营养不良增加对肝炎病毒易感性。

（3）加强围生期保健，重视孕期监护，加强乙肝传染期管理。

【护理评价】

1. 孕妇摄入的营养能满足机体和胎儿发育需要。
2. 孕产妇及家人能描述病毒性肝炎感染途径及自我保健等相关知识。
3. 新生儿进行联合免疫。
4. 患者神志清楚，无黄疸，阴道流血不多，生命体征正常。

第三节　妊娠合并糖尿病

糖尿病（diabetes mellitus）是一组以慢性血糖水平增高为特征的代谢性疾病。由于胰岛素分泌缺陷和（或）胰岛素作用缺陷而引起糖、蛋白质、脂肪代谢异常。妊娠合并糖尿病现在称为妊娠期高血糖，属高危妊娠，严重危害母婴健康，必须引起高度重视。

【常见类型】

妊娠期高血糖有以下三种情况。

1. 孕前糖尿病（pregestational diabetes mellitus，PGDM）合并妊娠　指妊娠前已明确诊断为糖尿病，分为1型糖尿病合并妊娠、2型糖尿病合并妊娠。

2. 糖尿病前期合并妊娠　包括空腹血糖受损和糖耐量受损合并妊娠。

3. 妊娠期糖尿病（gestational diabetes mellitus，GDM）　指妊娠前糖代谢正常，妊娠期才发现

的糖尿病。约占妊娠期高血糖的90%，包括 A1 型和 A2 型，其中经过营养管理和运动指导可将血糖控制理想者为 A1 型 GDM；需要加用降糖药物才能将血糖控制理想者为 A2 型 GDM。

【妊娠、分娩对糖尿病的影响】

1. 妊娠期　妊娠可加重糖尿病患者病情。由于血液稀释，胰岛素相对不足。妊娠早中期，孕妇空腹血糖低于非孕妇，孕妇长时间空腹易发生低血糖和酮症酸中毒。妊娠中晚期，孕妇体内抗胰岛素样物质增加，如胎盘生乳素、雌激素、孕激素、皮质醇和胎盘胰岛素酶等，使孕妇对胰岛素的敏感性随孕周增加而降低。为了维持正常糖代谢水平，胰岛素需求量须相应增加。而胰岛素分泌受限的孕妇，妊娠期不能发生代偿导致血糖升高，使原有糖尿病加重或出现 GDM。随妊娠进展，空腹血糖下降及胎盘生乳素具有分解脂肪的作用，体内脂肪分解成的碳水化合物及脂肪酸增多，故妊娠期糖尿病易发生糖尿病酮症酸中毒。

2. 分娩期　子宫收缩导致体内消耗大量糖原，产妇进食减少，大量糖原被消耗；临产后的剧烈疼痛和精神紧张均可使血糖发生较大波动，若不及时调整胰岛素用量，更易发生低血糖和酮症酸中毒。

3. 产褥期　由于胎盘排出以及全身内分泌激素逐渐恢复至非孕水平，胎盘分泌的抗胰岛素样物质迅速消失，使胰岛素需要量相应减少，如不及时调整胰岛素用量，极易发生低血糖。

【糖尿病对母儿的影响】

1. 对孕妇的影响　血糖控制不良者，流产、妊娠期高血压疾病、羊水过多、手术产率、产伤、产后出血、感染等发生率增高。

2. 对胎儿、新生儿的影响　容易导致巨大胎儿、胎儿畸形、早产、胎儿生长受限、胎儿窘迫、死胎、死产、新生儿呼吸窘迫综合征和新生儿低血糖等。

【护理评估】

1. 健康史　询问此次妊娠经过，有无糖尿病的临床表现以及症状出现的时间，治疗经过等。了解孕妇既往病史，有无糖尿病病史以及诊治过程。评估是否有高龄、妊娠前体重超重、多囊卵巢综合征、巨大胎儿分娩史、前次妊娠 GDM 史、慢性高血压、糖尿病家族史等 GDM 高危因素存在。是否有胎儿畸形、新生儿死亡等不良孕产史。

2. 身体状况

（1）症状和体征　大多数 GDM 孕妇无明显临床表现，有的孕妇可出现多饮、多食、多尿症状，妊娠晚期体重增长较快。妊娠期还应注意低血糖、高血糖、酮症酸中毒、外阴阴道假丝酵母菌病、感染及妊娠期高血压疾病等并发症表现，监测胎儿宫内发育情况，有无巨大儿或胎儿生长受限等；分娩期重点观察低血糖及酮症酸中毒的症状与体征，监测产程进展，注意子宫收缩、生命体征及胎心音等有无异常；产褥期注意产妇有无低血糖或高血糖症状、有无产后出血及感染征兆，评估新生儿状况。

（2）妊娠期高血糖分期　评估糖尿病的严重程度及预后：采用 White 分类法（表 9 - 3），根据患者糖尿病的发病年龄，病程长短以及有无血管病变等进行分期，这种分类法有助于判断病情的严重程度及预后。

表 9 - 3　White 分类法

分级	分级依据
A 级	妊娠期诊断的糖尿病
A1 级	经营养管理和运动指导可控制血糖，空腹血糖 <5.3mmol/L，餐后 2 小时血糖 <6.7mmol/L
A2 级	需加用降糖药将血糖控制理想者

续表

分级	分级依据
B 级	显性糖尿病，20 岁以后发病，病程 <10 年
C 级	10 ~ 19 岁发病，或病程长达 10 ~ 19 年
D 级	10 岁以前发病，或病程 ≥20 年，或眼底单纯性视网膜病变
F 级	有糖尿病性肾病
R 级	有眼底有增生性视网膜病变或玻璃体积血
H 级	有冠状动脉粥样硬化性心脏病
T 级	有肾移植史

3. 心理 - 社会状况 孕妇及家属或因担心母儿的安危而紧张、恐惧，或因不了解疾病而忽视。应评估孕妇及家人对疾病知识的掌握程度，有无焦虑、恐惧心理，社会及家庭支持系统是否完善等。

4. 辅助检查

（1）空腹血糖测定 建议所有孕妇在首次产前检查时进行空腹血糖筛查，空腹血糖 ≥5.6mmol/L 者可诊断为妊娠合并空腹血糖受损。早孕期空腹血糖在 5.1 ~ 5.6mmol/L 时，不作为 GDM 的诊断依据，建议此类孕妇在妊娠 24 ~ 28 周直接行 OGTT 检查，也可以复查空腹血糖，空腹血糖 ≥5.1mmol/L 可诊断为 GDM，空腹血糖 <5.1mmol/L 则行 75g OGTT 检查。孕前未确诊、孕期发现血糖升高达到以下任何一项标准应诊断为 PGDM：FPG ≥7.0mmol/L（空腹 8 小时以上但不适宜空腹过久）；伴有典型的高血糖或高血糖危象症状，同时任意血糖 ≥11.1mmol/L；糖化血红蛋白 ≥6.5%。

（2）75g 口服葡萄糖耐量试验（oral glucose tolerance test，OGTT） 建议所有尚未诊断的孕妇，在妊娠 24 ~ 28 周或 28 周以后首次就诊时行 75g OGTT。空腹及服糖后 1、2 小时的血糖值分别应低于 5.1mmol/L、10.0mmol/L、8.5mmol/L。任何一点血糖值达到或超过上述标准即诊断为 GDM。孕妇具有 GDM 高危因素，首次 OGTT 正常者，必要时在妊娠晚期复测。未定期孕期检查者，首次产前检查在妊娠 28 周以后，建议行 OGTT 检查。

┃知识链接┃

OGTT 检查方法

OGTT 检查方法：准备进行 OGTT 检查前禁食 8 ~ 10 小时；应避免空腹时间过长而导致第 2 日清晨反应性高血糖，从而影响诊断。检查前连续 3 日正常饮食，即每日进食碳水化合物不少于 150g。检查时 5 分钟内口服含 75g 葡萄糖（无水葡萄糖粉）的液体 300ml，分别抽取服糖前、服糖后 1 小时、2 小时的静脉血（从开始饮用葡萄糖水计算时间），放入含有氟化钠的试管中，采用葡萄糖氧化酶法测定血浆葡萄糖水平 OGTT。检查日应清晨 9 点前抽取空腹血，时间较晚可能影响检验结果。检查期间静坐、禁烟。

（3）糖化血红蛋白检查 一般认为糖化血红蛋白能反映采血前 2 ~ 3 个月的平均血糖水平，可作为评估病情控制情况的指标。妊娠早期糖化血红蛋白 5.7% ~ 6.4%，进展为 GDM 的风险高。

（4）其他检查 肝、肾功能检查，24 小时尿蛋白定量，尿酮体及眼底检查，B 超检查，胎盘功能测定、胎儿成熟度检测等。

5. 治疗要点 积极控制血糖在正常范围或接近正常范围，加强母儿的监护，减少并发症，降低围生儿并发症。

【常见护理诊断／问题】

1. 营养失调：低于或高于机体需要量 与血糖代谢紊乱有关。

2. 知识缺乏 缺乏血糖监测、妊娠期高血糖自我管理等相关知识。

3. 有感染的危险 与血糖增高、机体对感染的抵抗力下降有关。

4. 潜在并发症 产后出血、新生儿低血糖、新生儿呼吸窘迫综合征。

【护理目标】

1. 孕妇能执行个体化饮食方案，营养满足机体需要。
2. 孕妇了解血糖监测方法，掌握控制血糖的措施。
3. 孕妇能保持良好的卫生习惯，无新增感染。
4. 产妇未发生产后出血，新生儿未发生低血糖、新生儿呼吸窘迫综合征。

【护理措施】

（一）非孕期

确诊为糖尿病、糖尿病前期或有 GDM 史的妇女计划妊娠时，应进行孕前咨询和病情评估，主要包括妊娠前血糖控制水平，有无糖尿病视网膜病变、糖尿病肾病、神经病变、心血管疾病、甲状腺功能异常等。病情重者不宜妊娠，病情轻者，控制血糖在正常范围再妊娠。建议孕前控制糖化血红蛋白在 6.5% 以内。

（二）妊娠期

1. 一般护理

（1）饮食指导 指导孕妇合理饮食，严格控制血糖水平。理想的饮食控制目标是：保证孕妇和胎儿能量需要，维持血糖在正常范围，不发生饥饿性酮症。部分 GDM 孕妇仅用饮食控制即可维持血糖正常。提倡少量多餐，每日进餐 5~6 次。根据孕前体重指数、妊娠期体重增长速度指导孕期能量摄入，妊娠早期不低于 1600kcal/d，妊娠中、晚期 1800~2200kcal/d，孕前肥胖者应适当减少能量摄入。每日摄入的碳水化合物不低于 175g，摄入量占总热量的 50%~60% 为宜；蛋白质不应低于 70g；饱和脂肪酸不超过总能量摄入的 7%；限制反式脂肪酸的摄入；推荐每日摄入 25~30g 膳食纤维。孕前体重正常者，妊娠期体重增加 8~14kg 为宜，孕前超重和肥胖者妊娠期增重应适当减少。

（2）运动指导 适度的运动可提高胰岛素的敏感性，降低血糖。避免在空腹或胰岛素剂量过大的情况下运动，避免剧烈运动。无运动禁忌证的孕妇，一般 1 周至少 5 日，每日 30 分钟中等强度的运动，国际妇产科联盟建议进食 30 分钟后进行。运动方式以有氧运动为宜，如步行、快走、游泳、固定式自行车运动、瑜伽、慢跑和力量训练等，避免仰卧位运动。不宜下床活动的孕妇，可选择床上活动，如上肢运动。运动后休息 30 分钟，同时计数胎动，注意有无宫缩，并监测血糖。

2. 病情观察

（1）孕妇监护 ①指导孕妇每日监测血糖，并做好记录。GDM 孕妇妊娠期血糖控制目标设定为餐前及空腹血糖值为 <5.3mmol/L，餐后 1 小时血糖 <7.8mmol/L，餐后 2 小时血糖 <6.7mmol/L，夜间血糖不低于 3.3mmol/L。无低血糖风险者，妊娠期糖化血红蛋白宜 ≤6.0%，有低血糖风险者放宽至 7.0%。②定期产前检查，加强监护。妊娠期高血糖妇女的产前检查次数和间隔时间视病情轻重而定。孕前患糖尿病孕妇早期应每周检查 1 次至第 10 周，以后每 2 周检查 1 次，妊娠 32 周后每周检查 1 次。每日监测血压，每周测量体重、宫高、腹围，每 1~2 个月测定肾功能及糖化血红蛋白含量，同时进行眼底检查。孕期应加强监护，注意观察低血糖和酮症酸中毒症状，并需内科、产科医护人员密切合作，共同监测糖尿病病情和产科情况的变化。

（2）胎儿监护 孕晚期每 2~4 周行 1 次 B 超检查，监测胎头双顶径、羊水量、胎儿成熟度等，并确定有无胎儿畸形。孕 32 周开始行电子胎心监护，密切监测胎心、胎动情况，判断胎儿宫内安危，必要时尽早住院。

3. 治疗配合　通过饮食、运动治疗不能控制血糖或调整饮食后出现饥饿性酮症、增加热量摄入后血糖又超标GDM孕妇，应予以药物控制血糖，以避免低血糖、酮症酸中毒的发生。因磺脲类能通过胎盘对胎儿产生毒性反应，故不推荐孕妇使用。胰岛素为主要的治疗药物，遵医嘱给予胰岛素治疗，一般从小剂量开始，根据病情、孕期进展及血糖值，不断调整胰岛素用量。指导孕妇规范用药。

4. 心理护理　与患者良好沟通，鼓励孕妇说出自己的担心和焦虑，如因担心妊娠失败、胎儿畸形等，自尊心受到打击，因担心自身和胎儿的安危而焦虑不安等。理解孕妇所思所虑，给予科学的解释和疏导，协助澄清错误观点；及时告知治疗与护理计划，让孕妇对诊治充满信心，主动积极配合治疗与护理。

5. 健康教育　指导孕妇正确执行饮食控制、运动治疗计划及遵医嘱用药，尽量控制血糖在正常范围内；教会孕妇胎动计数、监测血糖和并发症。

（三）分娩期

1. 选择分娩时机与分娩方式　①终止妊娠时机：A1型GDM产妇，严密监测至妊娠40周终止妊娠；A2型GDM产妇若血糖控制良好，无母儿并发症，严密监测下，可于妊娠39周终止妊娠。②终止妊娠方式：妊娠合并糖尿病不是剖宫产指征，如决定阴道分娩者，应制订分娩计划。如有胎位异常、糖尿病伴微血管病变及其他产科指征，如怀疑巨大胎儿、胎盘功能不良等，应选择剖宫产术。妊娠期血糖控制不佳、胎儿偏大或既往有死胎、死产史者，应适当放宽剖宫产手术指征。

2. 病情观察　产程中监测产妇血糖水平，查看有无低血糖及酮症酸中毒症。监测产程进展、子宫收缩、胎心率、产妇生命体征等。

3. 治疗配合　①做好阴道分娩产妇的护理。临产后进行采用糖尿病饮食。鼓励产妇左侧卧位或半卧位。产程中一般应停用皮下注射胰岛素，孕前患糖尿病者静脉输注0.9%氯化钠注射液加胰岛素，根据产程中测得的血糖值调整静脉输液速度，使血糖控制在5.0~8.0mmol/L。监测血糖、尿糖、尿酮体、注意低血糖症状，防止发生低血糖。严密监测宫缩、胎心、产程进展，备好产钳，预防肩难产。产程不宜过长，否则增加酮症酸中毒、胎儿缺氧和感染危险。遵医嘱于胎肩娩出时，给予缩宫素20U肌内注射，防产后出血。②做好剖宫产术产妇的护理。在手术日停止皮下注射胰岛素，根据产妇空腹血糖水平及每日胰岛素用量，改为小剂量胰岛素持续静脉滴注。每1~2小时测血糖1次，使术中血糖控制在5.0~8.0mmol/L。术后每2~4小时测1次血糖，直到饮食恢复。

（四）产褥期

1. 产妇的护理　及早识别感染征象，并及时处理。鼓励产妇母乳喂养，早接触、早吸吮和按需哺乳；监测血糖，有无产后出血及感染征象；大部分CDM产妇分娩后无须使用胰岛素，仅少数产妇仍需要胰岛素治疗。胰岛素应减量，并根据产后空腹血糖值调整用量。

2. 新生儿的护理　新生儿无论出生时状况如何，均应视为高危新生儿，注意保暖，吸氧及早开奶，密切观察有无低血糖、新生儿呼吸窘迫综合征等。新生儿出生时取脐血检查血糖，对于无低血糖症状的新生儿，监测血糖时间为初次喂养后（出生后1.5小时内）以及出生后24小时内每3~6小时检测1次喂养前血糖。有低血糖症状的新生儿需随时监测血糖。新生儿血糖监测目标：生后4小时内血糖水平≥2.2mmol/L，24小时内血糖水平≥2.6mmol/L。

3. 健康教育　鼓励母乳喂养，指导母乳喂养方法。嘱产妇出院后坚持饮食控制与运动治疗，定期接受产科、内科复查，监测血糖。对有GDM史的产妇，在产后4~12周行75g口服葡萄糖耐量试验（OGTT），结果正常者，推荐此后每1~3年进行血糖检测。

【护理评价】

1. 孕妇能执行个体化饮食方案，体重增长保持正常范围。

2. 孕妇了解血糖监测方法，掌握控制血糖的措施，并能正确实施。

3. 孕妇能保持良好的卫生习惯，体温正常，无感染征象。

4. 孕妇未发生产后出血，新生儿血糖正常、呼吸正常。

第四节　妊娠合并贫血

妊娠期外周血红蛋白（hemoglobin，Hb）<110g/L 及血细胞比容<0.33 为妊娠期贫血。贫血是妊娠期较常见的一种合并症，以缺铁性贫血最常见，约占95%。

【分度】

根据血红蛋白水平，妊娠合并缺铁性贫血可分为轻度贫血（100 ~ 109g/L）、中度贫血（70 ~ 99g/L）、重度贫血（40 ~ 69g/L）和极重度贫血（<40g/L）。

【病因】

妊娠期血容量增加多于红细胞的增加，导致血液稀释出现妊娠期生理性贫血。妊娠期铁需要量增加，尤其是妊娠中晚期，为满足胎儿生长发育需求，孕妇铁需要量明显增加，如孕妇铁摄取不足或不能满足需求，容易耗尽体内储存铁而导致缺铁性贫血。另外铁吸收障碍或丢失过多也是导致贫血的原因。

【贫血对母儿的影响】

1. 对孕妇的影响　贫血孕妇的抵抗力低下，对分娩、手术和麻醉的耐受力差，即使是轻度或中度贫血，孕妇在妊娠和分娩期间的风险也会增加。重度贫血可导致贫血性心脏病、妊娠期高血压疾病或妊娠期高血压疾病性心脏病、产后出血、失血性休克、产褥感染等并发症，危及孕产妇生命。

2. 对胎儿的影响　因孕妇骨髓和胎儿在竞争摄取孕妇血清铁的过程中，胎儿组织占优势，而铁通过胎盘由孕妇运至胎儿是单向运输，因此胎儿缺铁程度一般不太严重。孕妇贫血严重时，经胎盘供氧和营养物质不足，容易导致胎儿生长受限、胎儿窘迫、早产、死胎或死产等不良后果。一般认为，孕期血红蛋白>60g/L 对胎儿影响不大。

【护理评估】

（一）健康史

了解孕妇此次妊娠有无贫血的症状，治疗经过等。询问既往有无月经过多等慢性失血性疾病史，是否有长期偏食、胃肠功能紊乱导致的营养不良等病史。

（二）身体状况

1. 症状　轻度贫血者多无明显症状，严重贫血者可表现为头晕、乏力、耳鸣、心悸、气短、倦怠、食欲缺乏、腹胀、腹泻以及口腔炎、舌炎等，甚至出现贫血性心脏病、妊娠期高血压疾病性心脏病等并发症的相应症状。再生障碍性贫血主要表现为进行性贫血、皮肤及内脏出血和反复感染。地中海贫血多无特殊临床表现，严重患者患儿在宫内出现重度贫血。

2. 体征　皮肤、口唇黏膜和睑结膜苍白。皮肤毛发干燥、无光泽；指甲脆薄易折断或反甲，可伴发口腔炎和舌炎等体征。

（三）心理 - 社会状态

估孕妇因长期疲倦或知识缺乏而引起倦怠心理。同时应评估孕妇家人对疾病的认知情况，以及家庭、社会支持系统是否完善等。

（四）辅助检查

1. 血常规　外周血涂片为小细胞低色素性贫血。血红蛋白 < 110g/L，血细胞比容 < 0.33，红细胞计数 < 3.5×10^{12}/L，白细胞及血小板计数均在正常范围。

2. 血清铁测定　血清铁 < 6.5μmol/L，即可诊断为缺铁性贫血。

3. 骨髓细胞学检查　骨髓细胞学检查为红细胞系统呈轻度或中度增生活跃，中、晚幼红细胞增生为主。

4. 铁代谢检查　血清铁蛋白是评估铁缺乏最有效和最容易获得的指标。铁缺乏指血清铁蛋白 < 20μg/L。

（五）治疗要点

补充铁剂、去除病因，治疗并发症。建议对血红蛋白 < 70g/L 者给予输血。血红蛋白在 70 ~ 100g/L，根据患者手术与否和心脏功能等因素，决定是否需要输血。接近预产期或短期内需行剖宫产术者，应少量、多次输血，避免加重心脏负担而诱发急性左心衰。同时积极预防产后出血和产褥感染。再生障碍性贫血给予激素治疗，注意观察感染征象。

【常见护理诊断／问题】

1. 活动无耐力　与红细胞减少导致携氧能力受损有关。

2. 有感染的危险　与血红蛋白低、组织低氧血症、机体抵抗力下降有关。

3. 有受伤的危险　与贫血引起的头晕、眼花等症状有关。

【护理目标】

1. 孕产妇能结合自身情况进行日常活动。
2. 孕产妇住院期间未发生感染。
3. 孕产妇住院期间无跌倒等意外发生。

【护理措施】

（一）非妊娠期

提供妊娠前咨询，指导女性妊娠前应积极预防贫血，治疗慢性失血性疾病，纠正长期偏食等不良习惯，调整饮食结构，增加营养，必要时补充铁剂。

（二）妊娠、分娩及产褥期护理

1. 一般护理　建议孕妇摄取含铁丰富的食物如动物血、肝脏、瘦肉等，同时多摄入富含维生素 C 的深色蔬菜、水果，以促进铁的吸收和利用。注意饮食搭配，避免蔬菜、谷类和茶叶中的磷酸盐、鞣酸等影响铁的吸收。

2. 病情观察　加强产前检查，监测血红蛋白及全血情况，积极预防孕期并发症，注意胎儿生长发育情况，及时发现感染及其他妊娠期并发症。

3. 治疗配合

（1）补充铁剂　一般认为妊娠 20 周以后，孕妇应常规补铁，如硫酸亚铁 0.3g，一日 3 次口服，同时服维生素 C 300mg 及 10% 稀盐酸 0.5 ~ 2ml 或给予右旋糖酐铁 50 ~ 100mg 深部肌内注射。指导孕妇饭后服用铁剂，减少对胃黏膜的刺激；向孕妇解释服药后大便呈黑色是正常现象。如口服疗效差、不能口服或病情较重者，需用注射法补充铁剂时，为减少铁的刺激，注射时应行深部肌内注射。

（2）支持治疗　建议对血红蛋白 <70g/L 者给予输血。血红蛋白在 70～100g/L，根据患者手术与否和心脏功能等因素，决定是否需要输血。接近预产期或短期内需行剖宫产术者，应少量、多次输血，避免加重心脏负担而诱发急性左心衰。

（3）分娩期护理　因贫血产妇对出血的耐受性差，少量出血易引起休克，因此应积极预防产后出血。中、重度贫血的产妇，临产前遵医嘱给予维生素 K_1、卡巴克洛（安络血）、维生素 C 等药物，并配血备用。避免产妇劳累，尽量缩短第二产程，酌情于第二产程行阴道助产，以减少产妇体力消耗。胎儿前肩娩出后遵医嘱肌内或静脉注射缩宫素或当胎儿娩出后经阴道或肛门置入卡前列甲酯栓 1mg，以加强宫缩，预防产后出血。产程中严格无菌操作，产时及产后应用广谱抗生素预防和控制感染。

（4）产褥期护理　严密观察生命体征、子宫收缩和阴道流血情况，遵医嘱给予铁剂纠正贫血，有感染征象者给予抗生素抗感染。重度贫血患者不宜哺乳，指导产妇采用正确的退奶方法。

4. 心理护理　提供妊娠合并贫血的相关知识，取得治疗、护理配合，给予情感及心理支持，鼓励正确面对病情，减轻孕产妇及家属紧张、焦虑情绪。

5. 健康教育　注意劳逸结合，依据贫血的程度安排工作及活动量。轻度贫血者可下床活动，适当减轻工作量；重度贫血者需卧床休息，避免因头晕、乏力引起意外伤害。指导母乳喂养，对因重度贫血不宜哺乳者，详细讲解原因，并指导人工喂养的方法。产妇回乳可口服生麦芽或芒硝外敷乳房。加强亲子互动，提供避孕指导。

【护理评价】

1. 孕产妇积极地应对贫血对身心的影响，能够完成日常生活所需的活动。
2. 产妇妊娠、分娩经过顺利，无感染发生。
3. 产妇住院期间无跌倒、受伤等意外发生。

实训 17　妊娠合并症的护理

情境导入

情境： 某孕妇，妊娠 38 周，一般体力活动稍受限制，活动后心悸、轻度气短，休息时无症状。检查：脉搏 102 次/分，骨盆正常，胎心 140 次/分，胎位 LOA，宫缩好，宫口开大 6cm，胎先露 S^{+1}，既往有心肌炎的病史。

思考： 1. 该孕妇选择哪种分娩方式为宜？

　　　2. 妊娠合并心脏病的妇女分娩时应如何预防心力衰竭的发生？

【实训目的】

1. 学会对妊娠合并心脏病、妊娠合并病毒性肝炎、妊娠合并糖尿病、妊娠合并贫血妇女现存和潜在的健康问题进行护理评估和诊断。

2. 初步识别妊娠合并心脏病、妊娠合并毒性肝炎、妊娠合并糖尿病、妊娠合并贫血，配合医生处理及监护。

3. 能为妊娠合并心脏病、妊娠合并病毒性肝炎、妊娠合并糖尿病、妊娠合并贫血妇女制订一份护理计划。

4. 能运用所学知识对妊娠合并心脏病、妊娠合并病毒性肝炎、妊娠合并糖尿病、妊娠合并贫血妇女进行护理及健康教育。

5. 实践中常会面临突发、不可预见性的病情，需要护士具有良好的心理和身体素质、高度的责任心、准确的判断力、细心的病情观察、娴熟的实践技能、默契的团队合作与有效的沟通能力。

【实训准备】

1. 案例情境 选择典型患者的病例分析资料，或在病房见习直接面对患者收集病例资料。相关临床案例包括妊娠合并心脏病、妊娠合并病毒性肝炎、妊娠合并糖尿病、妊娠合并贫血。

2. 环境准备 宽敞明亮、整洁干净、保护孕妇隐私。

【实训组织】

1. 见习前将学生随机分组，各组分别选出组长、汇报者、记录者，由教师带领同学复习妊娠合并症的护理评估内容和护理措施。使学生对妊娠合并心脏病、糖尿病等疾病特点能熟悉、理解。

2. 教师展示案例情境，并提出问题，请同学们带着问题讨论或者见习。

3. 阅读情境案例，整理资料，根据资料，请各组同学进行小组讨论，找出患者现存和潜在的护理问题，提出合理、可行的护理措施，制订一份护理计划和健康教育计划。

4. 各组同学分别发言，提出各自案例讨论意见。

5. 教师总结反馈，补充和完善案例结论。

【实训方法】

在医院见习的学生可依据下述步骤进行。如在实训室病例讨论，则可分组根据情境中的案例进行分析。

素质要求	衣帽整洁、举止端庄、语言恰当、态度和蔼	
↓		
准备用物	体格体查用物	
↓		
环境准备	整洁，安静，室温和光线适宜，屏风遮挡，注意保护孕产妇隐私	
↓		
孕产妇准备	携用物至孕产妇床前，核对孕产妇床号及姓名，检查者站于孕产妇右侧	
↓		
护理评估	病史评估	
	身体状况评估	
	心理状况评估	
	辅助检查	
↓		
提出护理问题	根据护理评估内容，找出护理问题	活动无耐力
		焦虑、恐惧
		潜在并发症
		其他具体护理问题
↓		

续表

制订护理目标	孕产妇的日常生活需要得到满足
	孕产妇焦虑程度减轻，舒适度增加
	孕产妇未发生并发症或并发症被及时发现及处理
	其他护理问题得到解决
↓	
制订护理措施	一般护理
	心理护理
	病情观察
	治疗配合
	健康教育
↓	
护理评价	孕产妇的日常生活需要得到满足
	孕产妇焦虑程度减轻，舒适度增加
	孕产妇未发生并发症或并发症被及时发现及处理
	其他护理问题得到解决

【实训评价】

1. 自我评价　见习期间是否能合理收集护理评估资料、与患者进行良好沟通。能否积极参与案例情境讨论并发现和提出合理的护理诊断，护理计划制定是否切实可行。

2. 同学互评　见习期间护理评估资料收集是否完善。能否认真讨论案例情境？护理计划是否存在欠缺和不足之处。健康教育实施是否全面。

3. 教师评价　学生案例讨论的优缺点有哪些；制订护理计划的针对性和合理性应如何把握。

【思考题】

1. 简述妊娠合并心脏病产妇产褥期护理要点。

2. 简述75g口服葡萄糖耐量试验的方法及诊断标准。

3. 简述如何对妊娠合并贫血孕妇进行护理和健康指导。

4. 简述乙型肝炎病毒母婴传播途径。

5. 请完成下述案例分析。

某孕妇，26岁，妊娠39周，妊娠前已有糖耐量异常，但仅需饮食控制（病程2年）。每日能自觉控制饮食，并适当限制食盐摄入，补充维生素、钙、铁剂。入院经各项检查后，初步诊断：①妊娠合并糖尿病；②G_2P_0，宫内妊娠39周LSA待产；③巨大儿。决定采取的分娩方式：剖宫产术。

讨论：

（1）请列出万女士的护理诊断/问题。

（2）针对护理诊断/问题应给予哪些护理措施？

目标检测

答案解析

【A₁型题】

1. 关于妊娠合并心脏病叙述哪一项不对

　　A. 妊娠合并心脏病是孕产妇死亡的主要原因之一

B. 妊娠 32~34 周血容量增加达高峰

C. 分娩期第三产程心脏负担仍很重

D. 分娩期第二产程心脏负担最重

E. 产后 2~3 天心脏负担减轻

【A₂型题】

2. 某孕妇，31 岁。宫内妊娠 33 周，妊娠合并贫血，对其进行护理。不妥的是

A. 嘱注意休息　　　　　　　　　　B. 嘱定期产前检查

C. 注射铁剂应深部肌内注射　　　　D. 嘱合理安排活动与休息

E. 纠正贫血首选注射右旋糖酐铁

3. 某孕妇，27 岁，宫内妊娠 38 周，妊娠合并糖尿病。下述描述正确的是

A. 易发生羊水过少　　　　　　　　B. 新生儿应按过期产儿加强护理

C. 分娩过程中，产妇血糖更高　　　D. 易出现新生儿低血糖

E. 前置胎盘的发生率增加

4. 某孕妇，28 岁，风湿性心脏病患者，新婚，前来咨询是否可以怀孕。护士应告知能否怀孕的依据主要是心功能分级。下述哪一种情况可怀孕

A. 一般体力活动稍受限制者　　　　B. 一般体力活动明显受限制者

C. 风湿性心脏病患者风湿热活动期　D. 一年前心衰，经治疗好转

E. 上楼梯到二楼出现胸闷、气促

5. 某孕妇，宫内妊娠 26 周，妊娠合并心脏病。最可能是患哪一种心脏病

A. 先天性心脏病　　　B. 围生期心肌病　　　C. 风湿性心脏病

D. 心肌炎　　　　　　E. 贫血性心脏病

（徐含秀）

书网融合……

重点小结　　　微课　　　习题

第十章　胎儿与新生儿异常

学习目标

1. 知识目标　通过本章学习，学生能掌握巨大胎儿、胎儿生长受限、多胎妊娠、胎儿窘迫、新生儿窒息、新生儿产伤的概念，新生儿复苏的程序和步骤；熟悉各疾病的护理评估与护理要点，了解各疾病的病因。

2. 能力目标　能早期识别胎儿窘迫，初步具备处理胎儿窘迫的能力，能配合完成新生儿复苏。

3. 素质目标　具有高度责任心，关爱产妇、胎儿及新生儿健康。

情境导入

情境：女，30岁，妊娠36周，A1型妊娠期糖尿病，来院进行产前检查。经检查：宫高38cm，腹围110cm，胎儿估重超过4000g，胎心136次/分。

思考：1. 该胎儿情况是否正常？

2. 应如何对其进行健康指导？

第一节　巨大胎儿

PPT

巨大胎儿（macrosomia）指胎儿体重达到或超过4000g。因胎儿过大，肩周径增大，常需手术助产，易造成头盆不称、肩难产、软产道裂伤、产后出血等不良后果。近年来，因营养过剩致巨大胎儿的情况，有逐渐增多趋势，文献报道，国内发生率为7%，国外发生率为15.1%，男胎多于女胎。

【对母儿的影响】

1. 对母体影响　头盆不称发生率上升，增加剖宫产率。经阴道分娩易发生肩难产，其发生率与胎儿体重成正比，可导致严重的阴道损伤和会阴裂伤甚至子宫破裂。子宫过度扩张，易发生子宫收缩乏力及产程延长，导致产后出血。胎先露长时间压迫产道，易发尿瘘或粪瘘。

2. 对胎儿影响　胎儿大，常需手术助产，可引起颅内出血、锁骨骨折及臂丛神经损伤等产伤，严重时甚至死亡。

【护理评估】

（一）健康史

询问孕妇年龄、月经史、生育史及本次妊娠经过，有无妊娠合并症，准确评估妊娠周数。重点评估有无导致巨大胎儿的高危因素，如孕妇肥胖、妊娠期高血糖（尤其是2型糖尿病合并妊娠）、过期妊娠、经产妇、父母身材高大、高龄产妇、有巨大胎儿分娩史、种族和民族因素。

（二）身体状况

1. 症状　妊娠期体重增加迅速，常在妊娠晚期出现呼吸困难，腹部沉重及两肋部胀痛等症状。

2. 体征　腹部明显膨隆，宫高 >35cm。触诊胎体大，先露部高浮，若为头先露，多数胎头跨耻征为阳性。听诊时胎心清晰，但位置较高。

（三）心理－社会状况

孕妇及家属因担心胎儿过大，易致难产，倍感紧张及焦虑。

（四）辅助检查

1. B超检查 测量胎儿双顶径、股骨长、腹围及头围等各项生物指标，可监测胎儿的生长发育情况。巨大胎儿的胎头双顶径往往大于10cm，此时，需进一步测量胎儿肩径及胸径，肩径及胸径大于头径者，需警惕难产的发生。

2. 电子胎心监护 正常胎心率为110～160次/分，当胎心率<110次/分或>160次/分时，可行电子胎心监护了解胎儿宫内缺氧情况。

（五）治疗要点

加强妊娠期监护，控制体重，积极治疗合并症，根据头盆关系、产力和胎位等母儿情况，综合考虑，选择终止妊娠的合适时机与方式。

妊娠期可疑巨大胎儿者应行糖筛查试验，以早发现糖尿病。糖尿病孕妇应积极控制血糖；可在妊娠39～40周终止妊娠。估计胎儿体重≥4000g合并糖尿病者宜行剖宫产术终止妊娠；无糖尿病者，阴道试产，如产程进展不顺利应行剖宫产术终止妊娠。

【常见护理诊断/问题】

1. 营养失调：高于机体需要量 与孕妇孕期营养过剩和妊娠合并症有关。

2. 有胎儿受伤的危险 与剖宫产、阴道助产有关。

3. 焦虑 与担心胎儿过大、能否顺利自然分娩有关。

【护理目标】

1. 胎儿生长发育正常。

2. 新生儿未发生产伤。

3. 孕妇焦虑减轻。

【护理措施】

（一）一般护理

指导孕妇科学安排孕期饮食，根据不同妊娠周期的需要恰当摄入营养物质，避免营养过剩；配合科学的产前运动，保证胎儿的健康生长发育。

（二）病情观察

对高危孕妇要做好观察记录。观察孕妇体重、宫高、腹围增长情况，以早发现巨大胎儿，及时处理。

（三）治疗配合

1. 妊娠期护理 定期行产前检查，监测血糖，排除糖尿病，尤其对于有巨大胎儿分娩史或妊娠期疑为巨大胎儿者。若确诊为糖尿病，应积极治疗，控制血糖。合并羊水过多者，应注意有无胎儿畸形，羊水过多引起的孕妇压迫症状应及时处理。足月后根据胎盘功能及糖尿病控制情况等综合评估，决定终止妊娠时机。妊娠期发现可疑巨大胎儿者，不建议预防性引产，预防性引产不能改善围生儿结局，不能降低肩难产率，反而可能增加剖宫产率。

2. 分娩期护理

（1）经阴道试产者　应加强监护，必要时行产钳助产，同时做好处理肩难产的准备工作以及新生儿抢救准备，放宽剖宫产指征。分娩后应详细检查软产道是否损伤，并预防产后出血。

（2）行剖宫产术者　做好术前准备、术后护理。

（3）新生儿按高危儿护理　预防新生儿出生后反应性低血糖，在出生后 30 分钟监测血糖。出生后 1~2 小时开始喂糖水，早开奶。轻度低血糖者口服葡萄糖，严重低血糖者静脉滴注。新生儿易发生低钙血症，应补充钙剂，多用 10% 葡萄糖酸钙 1ml/kg 加入葡萄糖液中静脉滴注。

（四）心理护理

耐心给予产妇及家属心理辅导，分析导致巨大胎儿的原因，提供解决办法，向孕妇及其家属讲解巨大胎儿的妊娠结局，减轻其心理负担。

（五）健康教育

指导孕妇积极进行产前检查，及时治疗妊娠合并症，避免过期妊娠。加强孕期保健，普及孕期营养及运动常识，合理安排孕早期、中期、晚期的膳食，避免孕期营养过剩。

【护理评价】

1. 孕妇孕期体重、宫高、腹围的增长在正常范围，胎儿生长发育良好。
2. 新生儿无产伤，母儿平安。
3. 孕妇焦虑减轻，积极配合治疗与护理。

第二节　胎儿生长受限

PPT

超声估测体重或腹围低于同胎龄应有体重或腹围的第 10 百分位数的胎儿称为小于胎龄儿（small for gestational age infant，SGA）。胎儿生长受限（fetal growth restriction，FGR）指因母体、胎儿、胎盘疾病等病理因素的影响，胎儿生长达不到其应有的遗传潜能，而导致胎儿超声估测体重或腹围低于同胎龄的第 10 百分位数。严重的 FGR 指胎儿估测体重或腹围小于同胎龄的第 3 百分位数或伴有多普勒血流异常。

知识链接

健康小样儿

并非所有的出生体重小于同孕龄体重第 10 百分位数者均为病理性的生长受限。大约有 25%~60% 的 SGA 是因为种族或产次或父母身高、体重等因素而造成的"健康小样儿"。这部分胎儿除了体重及体格发育较小外，各器官无功能障碍，无宫内缺氧表现。

【病因】

影响胎儿生长的因素，包括母亲因素、胎儿因素和胎盘脐带因素。其病因复杂，约 40% 患者病因尚不明确，主要危险因素如下。

1. 孕妇因素　最常见，占 50%~60%。

（1）营养因素　孕妇偏食、妊娠剧吐以及摄入蛋白质、维生素及微量元素不足，胎儿营养供应不足导致胎儿生长受限。

（2）妊娠并发症与合并症　妊娠并发症如妊娠期高血压疾病、多胎妊娠、胎盘早剥、过期妊娠、妊娠期肝内胆汁淤积症等；妊娠合并症如心脏病、肾炎、贫血、抗磷脂抗体综合征、甲状腺功能亢进、自身免疫性疾病等，均可使胎盘血流量减少，影响胎儿生长。

（3）其他　如孕妇年龄、地域、身高、体重、经济状况不良、多胎妊娠、子宫发育畸形、吸烟、吸毒、酗酒、宫内感染、母体接触放射线或有毒物质等。

2. 胎儿因素　经研究，生长激素、胰岛素样生长因子等调节胎儿生长的物质在脐血中降低，可能会影响胎儿内分泌和代谢。胎儿基因或染色体异常、先天发育异常，也是造成胎儿生长受限的常见原因。

3. 胎盘因素　胎盘的各种病变导致子宫胎盘血流量减少，胎儿血供不足。

4. 脐带因素　如脐带过长、脐带过细、脐带过度扭转、脐带打结等，影响胎儿血供。

【护理评估】

（一）健康史

询问孕妇月经史、早中孕期超声结果等，核实孕周，准确计算预产期。了解有无妊娠合并症与并发症，有无烟酒等不良嗜好；了解本次妊娠经过，有无接触放射线或有毒物质。重点评估有无导致胎儿生长受限的高危因素。

（二）身体状况

1. 症状　孕中晚期，定期测量体重，孕妇体重增加不明显，甚至不增或下降。

2. 体征

（1）定期产前检查，测量子宫长度、腹围值，连续3周均在第10百分位数以下者。

（2）胎儿发育指数小于 -3，提示可能为FGR。胎儿发育指数 = 子宫长度（cm） -3 ×（月份 +1），在 -3 和 +3 之间为正常。

（三）心理 - 社会状况

孕妇及其家属因担心胎儿安危，倍感紧张、焦虑。部分孕妇可因未重视孕期保健，及时纠正去除病因而感内疚。

（四）辅助检查

1. B超检查　B超测胎儿双顶径、头围与腹围比值（HC/AC）、股骨长度，采取基于无并发症妊娠的胎儿超声生长曲线估测胎儿体重，从而判断是否为FGR。超声检查进行胎儿结构异常筛查，了解胎盘脐带形态、羊水量的多少、胎儿发育情况并进行胎儿生物物理评分。妊娠晚期行彩色多普勒超声检查，测脐动脉收缩期最大流速/舒张末期血流速度（S/D）比值有助于诊断和处理。妊娠晚期 S/D 比值正常为 ≤3，若此比值升高，提示胎盘血供减少。

2. 遗传学检测　超声检查发现胎儿结构发育异常，可介入性产前诊断技术获取胎儿细胞或 DNA，对胎儿进行遗传学检测。

3. 电子胎心监护　判断胎儿宫内安危，有助于正确决定分娩时机及选择分娩方式。

4. 其他　寻找病因的其他检查，如抗心磷脂抗体检测、病毒检测等。TORCH 感染的高危人群或超声发现多个指标异常怀疑 TORCH 感染者，可行 TORCH 筛查。

（五）治疗要点

积极寻找病因、补充营养、改善胎盘循环，加强对胎儿的监护，适时终止妊娠。

【常见护理诊断/问题】

1. 焦虑　与担心胎儿生长发育不良，围生儿安危有关。

2. 知识缺乏　缺乏胎儿生长受限对围生儿影响、处理与护理的知识。

【护理目标】

1. 孕妇情绪稳定，母儿平安。
2. 孕妇能说出疾病对围生儿的不良影响以及处理与护理措施，积极配合治疗。

【护理措施】

（一）一般护理

指导孕妇休息时取左侧卧位，改善胎盘的血供。吸氧，一日 2～3 次，每次 0.5～1 小时。明确 FGR 为孕妇营养不良所致者，指导孕妇科学饮食，保证营养供给。

（二）病情观察

观察孕妇宫高、腹围、体重增长情况。

（三）治疗配合

妊娠 32 周前开始治疗疗效佳，妊娠 36 周后疗效差。

1. 静脉补充营养　明确 FGR 为孕妇营养不良所致者，可遵医嘱静脉补充营养，如给予孕妇补充氨基酸、能量合剂及葡萄糖等，有利于胎儿生长。

2. 药物治疗　β‐肾上腺素激动剂能舒张血管，改善子宫胎盘血流，促进胎儿生长发育；硫酸镁能恢复胎盘正常的血流灌注。丹参能促进细胞代谢、改善微循环，有利于维持胎盘功能；低分子肝素、阿司匹林用于抗磷脂抗体综合征 FGR 治疗。孕周＜34 周，遵医嘱予硫酸镁保护胎儿神经系统，糖皮质激素促胎肺成熟。

3. 胎儿健康状况监测　遵医嘱指导孕妇接受完成无应激试验（NST）、胎儿生物物理评分（BPP）及胎儿血流监测等，如脐动脉彩色多普勒，大脑中动脉血流等。胎儿监护应从确诊为 FGR 开始或在妊娠 28～30 周以后。在多普勒血流正常的胎儿中，监护的频率通常为每周 1 次。多普勒血流发现异常，应更加严密监护，应每周 2 次 NST 或 BPP。

4. 产科护理

（1）继续妊娠指征　胎儿状况良好，胎盘功能正常，妊娠未足月、孕妇无合并症及并发症者，可以在密切监护下妊娠至足月，但不应超过预产期。

（2）终止妊娠指征　妊娠≥37 周的 FGR，考虑适时终止妊娠。其待治疗过程中，应综合运用各种措施，全面评估 FGR 胎儿宫内健康情况，权衡利弊，决定分娩时机。

（3）分娩方式选择　FGR 胎儿对缺氧耐受力差，胎儿胎盘储备不足，难以耐受分娩过程中子宫收缩时的缺氧状态，应适当放宽剖宫产指征。

1）阴道分娩　胎儿情况良好，胎盘功能正常，胎儿成熟，Bishop 宫颈成熟度评分≥7 分，羊水量及胎位正常，无阴道分娩禁忌证者，可经阴道分娩。胎儿难以存活，无剖宫产指征时予以引产。

2）剖宫产　胎儿病情危重，产道条件欠佳，阴道分娩对胎儿不利，或有其他剖宫产指征时，应行剖宫产终止分娩。

（四）心理护理

向孕妇及其家属讲解 FGR 的相关知识，帮助孕妇树立信心，积极配合治疗。对围生期失去胎儿的孕产妇应及时给予关心，帮其度过悲伤期，避免产后抑郁。

（五）健康教育

加强孕期营养指导，避免不良生活饮食习惯。开展科学的定期产前检查，积极治疗妊娠并发症。

加强新生儿护理，宣传母乳喂养，促进新生儿的生长发育。计划再妊娠者应进行产前诊断，孕前咨询。指导既往有 FGR 和子痫前期史的孕妇，从妊娠 $11 \sim 13^{+6}$ 周开始应用低剂量阿司匹林直至妊娠 36 周，降低再发 FGR 的风险。

【护理评价】

1. 孕妇情绪稳定，母儿平安。
2. 孕妇能说出疾病对围生儿的不良影响以及治疗与护理措施。

第三节　多胎妊娠

PPT

多胎妊娠是一次妊娠宫腔内同时有两个或者两个以上的胎儿。多胎妊娠是生理现象，但易引起妊娠期高血压疾病、贫血、胎膜早破、早产等并发症，围产儿死亡率高，属高危妊娠。多胎妊娠中以双胎妊娠最多见，三胎少见，四胎及四胎以上罕见。本节主要讨论双胎妊娠（twin pregnancy）。

【病因】

1. 遗传因素　凡夫妇一方家庭中有分娩双胎者，双胎的发生率增加。单卵双胎与遗传无关。双卵双胎有明显遗传史，母亲的基因型影响较父亲大。

2. 年龄及产次　随年龄及产次增加，双卵双胎的发生率增加。

3. 促排卵药物的应用　多胎妊娠是药物诱发排卵的主要并发症。

【分类】

1. 双卵双胎　多见，由两个卵子分别受精而形成的双胎妊娠。胎儿的基因不同，其性别、血型、性格、容貌可相同亦可不同。在宫内有各自的胎盘和胎囊，两者血液互不相通。

2. 单卵双胎　由一个卵子受精后分裂而形成的双胎妊娠。胎儿的基因相同，其性别、血型一致，容貌相似。常有共同的胎盘，两个胎囊之间隔有两层羊膜，血液相通。

【护理评估】

（一）健康史

询问家族中有无双胎史；孕前是否使用促排卵药诱发排卵；孕妇的年龄，双胎发生率会随着孕妇年龄增大而增加，尤其是 35 ～ 39 岁最多见；孕妇胎次越多，发生双胎的机会也越多。

（二）身体状况

1. 症状　早孕反应重，持续时间长。孕 10 周以后，子宫明显大于单胎妊娠，孕 24 周后增长迅速。妊娠晚期因子宫过大易出现压迫症状，常有呼吸困难、下肢及腹壁水肿，下肢及外阴静脉曲张等。妊娠期并发症多，包括流产、胎儿畸形、胎儿生长受限、贫血、妊娠期高血压疾病、羊水过多、前置胎盘、早产、双胎输血综合征及双胎之一宫内死亡等。

2. 体征　产科检查：子宫明显大于孕周；触及 2 个胎头，多个肢体；胎头较小，与子宫大小不成比例；胎动部位不固定且胎动频繁，在子宫不同部位闻及中隔无音区的两个胎心音，可见下肢水肿、静脉曲张等。

（三）心理－社会状况

双胎妊娠的孕妇在孕期必须适应两次角色转变，首先是接受妊娠，当被告知是双胎妊娠时，必须适应第二次角色转变，即成为两个孩子的母亲。双胎妊娠属于高危妊娠，孕妇常常担心母儿的安危，尤其是担心胎儿的存活率，因此评估需要孕妇及家属对双胎妊娠的反应。

（四）辅助检查

B超检查是确诊双胎妊娠的最主要方法。在孕6周时，即可显示着床在宫内不同部位的胚囊个数，每个胚囊与周围蜕膜组成具有双环特征的液性光环。至孕7周末以后，胚芽内出现有节律搏动的原始心管。孕12周后，胎头显像，可测出各胎头的双顶径。多普勒超声检查于孕12周后，用多普勒胎心仪可听到频率不同的胎心音。

（五）治疗要点

妊娠期加强营养与孕期监护，防治早产和并发症。分娩期第一胎儿为头先露者可经阴道分娩，严密观察产程进展及胎心，防产程延长、宫缩乏力等；产后积极预防产后出血、感染。

【常见护理诊断/问题】

1. 营养失调：低于机体需要量　与营养需要量增加，摄入不能满足母儿需求有关。

2. 知识缺乏　缺乏双胎妊娠的护理、保健知识。

3. 潜在并发症　早产、胎膜早破、产后出血等。

【护理目标】

1. 孕妇摄入足够的营养，满足母婴营养需求。

2. 孕妇了解了双胎妊娠相关护理、保健知识。

3. 孕产妇未发生早产、胎膜早破、产后出血等并发症。

【护理措施】

（一）一般护理

1. 增加产前检查的次数，监测宫高、腹围和体重。

2. 注意休息，尤其是妊娠最后的8~12周，宜多卧床休息，防止摔跌等意外。卧床时最好取左侧卧位，增加子宫的血供，减少早产的机会。

3. 加强营养，特别注意补充钙、铁及叶酸等，以满足双胎妊娠的需要。

（二）病情观察

1. 妊娠期　监测宫高、腹围和体重的增长，一般双胎妊娠孕期体重增加16~18kg为宜。双胎妊娠妇女易并发妊娠期高血压疾病、前置胎盘、贫血等并发症，严密观察以及时发现。

2. 分娩期　监测生命体征，严密观察胎心、宫缩及产程进展，一旦发现宫缩乏力或产程延长，及时报告医师处理。

（三）治疗配合

1. 妊娠期　加强营养，以增加热量、蛋白质、矿物质、维生素及必需脂肪酸的摄入为原则，并适当补充铁剂、叶酸和钙剂。孕中期后，多卧床休息。防治早产，妊娠34周前出现早产征象，应遵医嘱给予宫缩抑制剂。及时治疗妊娠合并症、并发症。

2. 分娩期　保持良好产力，保证足够的能量摄入与睡眠。第一胎儿娩出后，助手在腹部维持第二胎儿为纵产式。第一个胎儿娩出后，立即夹紧脐带，防止第二个胎儿失血。助产士处理好第一胎儿后，检查第二胎儿胎心好且无脐带先露应行破膜，宫缩乏力者应静脉滴注缩宫素。通常第一个胎儿娩出后，等待20分钟左右，第二个胎儿自然娩出；如等待15分钟仍无宫缩，则可协助人工破膜或遵医嘱静脉滴注缩宫素促进宫缩。两胎儿娩出间隔时间以15分钟为宜。胎儿窘迫或者胎盘剥离者，尽快阴道助产娩出第二胎儿。第二胎儿娩出后，及时应用缩宫素及麦角新碱，经腹壁按摩子宫，防产后出血。腹部放置沙袋，防止腹压骤降引起休克。需行剖宫产术终止妊娠者，做好术前准备与术后护理以及新生儿抢救准备。

3. 产褥期　做好早产儿护理，预防新生儿硬肿症及肺出血，注意保暖。指导母乳喂养。

（四）心理护理

帮助双胎妊娠的孕妇完成两次角色转变，接受成为两个甚至以上孩子的母亲的事实。告知双胎妊娠虽然属于高危妊娠，但孕妇不必过分担心母儿的安危，解释说明保持心情愉悦、积极配合护理治疗的重要性。指导家属准备新生儿用物。

（五）健康教育

嘱加强产前检查，以利于及早发现与及时治疗并发症，如贫血、妊娠期高血压疾病等；双胎孕妇于 35～36 孕周住院，三胎及以上的双胎妊娠孕妇，孕中期即住院及卧床休息。产后注意阴道流血量及子宫复旧情况，防止发生产后出血。

【护理评价】

1. 孕妇摄入足够的营养，满足母婴的营养需求。
2. 患者能说出双胎妊娠相关护理、保健知识。
3. 孕产妇未发生早产、胎膜早破、产后出血等并发症。

第四节　胎儿窘迫

PPT

胎儿窘迫（fetal distress）指胎儿在子宫内因急性或慢性缺氧危及其健康和生命的综合征状。急性胎儿窘迫多发生在分娩期；慢性胎儿窘迫多发生在妊娠晚期，未能及时纠正，可延续至分娩期加重。

【病因】

1. 母体因素

（1）血循环障碍　母体严重血循环障碍致胎盘灌注急剧减少，常见于各种原因所导致休克。

（2）母体血液含氧量不足　常见于妊娠合并先天性心脏病或伴心功能不全、肺部感染、慢性肺功能不全、哮喘反复发作及重度贫血等。

（3）缩宫素使用不当　宫缩过强及不协调宫缩，导致产程延长，胎儿缺氧。

（4）药物过量　孕妇应用麻醉药及镇静剂过量。

2. 胎儿因素　胎儿严重的心血管疾病、呼吸系统疾病，胎儿畸形，母儿血型不合，胎儿宫内感染、颅内出血及颅脑损伤，致胎儿运输及利用氧能力下降等。

3. 脐带、胎盘因素　脐带因素有脐带绕颈、脐带真结、脐带扭转、脐带脱垂、脐带血肿、脐带过长或过短、脐带附着于胎膜；胎盘因素有前置胎盘、胎盘早剥、子宫胎盘血管硬化、狭窄、梗死，使绒毛间隙血液灌注不足，如妊娠期高血压疾病、慢性肾炎、糖尿病、过期妊娠等。

【病理生理】

胎儿对缺氧有一定的代偿能力。缺氧初期通过自主神经反射，兴奋交感神经，肾上腺儿茶酚胺及皮质醇分泌增多，血压上升，心率加快。胎儿的大脑、肾上腺、心脏及胎盘血流增加来保证心脑血流量，而肾、肺、消化系统等血流减少，出现羊水过少、胎儿发育迟缓等。缺氧持续，则转为兴奋迷走神经，血管扩张，有效循环血流减少，主要脏器血流不能保证，功能受损，于是胎心率减慢。缺氧继续发展下去，无氧糖酵解持续增加，发展为代谢性酸中毒。乳酸堆积并出现胎儿重要器官尤其是脑和心肌进行性损害，可引起缺血缺氧性脑病甚至胎死宫内。重度缺氧可致胎儿呼吸运动加深，羊水吸入，出生后可出现新生儿吸入性肺炎。

胎儿窘迫的发生发展过程是：首先低氧血症至缺氧，然后引起代谢性酸中毒，主要表现为胎动减少，羊水少，胎心监护基线变异差，出现晚期减速，甚至出现呼吸抑制。缺氧时胎儿肠蠕动加快，肛门括约肌松弛导致胎粪排出，引起羊水粪染。

【护理评估】

（一）健康史

询问孕妇的年龄、生育史、有无妊娠合并症、并发症，本次妊娠经过，分娩经过如产程延长，缩宫缩使用不当。了解胎儿发育情况，有无脐带、胎盘因素。

（二）身体状况

1. 急性胎儿窘迫　主要发生在分娩期。多因脐带异常、胎盘早剥、宫缩过强、产程延长及休克等引起。

（1）胎心改变　产时胎心率异常是急性胎儿窘迫重要征象，胎心 >160 次/分或 <110 次/分。缺氧早期胎心率加快，缺氧严重时则出现胎心减慢。胎心率 <100 次/分，提示胎儿危险。

（2）胎动异常　缺氧初期为胎动频繁，继而减弱及次数减少，进而消失。

（3）羊水污染　羊水污染分3度。①Ⅰ度：羊水呈浅绿色，常见于慢性缺氧。②Ⅱ度：羊水呈深绿色或黄绿色，提示胎儿急性缺氧。③Ⅲ度：羊水呈棕黄色，稠厚，提示胎儿缺氧严重。临床上，单纯羊水胎粪污染不是胎儿窘迫的证据，需结合胎心监护进行评估。

2. 慢性胎儿窘迫　主要发生在妊娠晚期，常延续至临产并加重，甚至导致死产。

（1）胎动异常　胎动减少或消失。缺氧初期为胎动频繁，继而减弱及次数减少，最后消失。胎动减少为胎儿慢性缺氧的重要表现，应警惕，临床常见胎动消失24小时后胎心消失。如胎动计数 <6 次/2 小时提示胎儿缺氧可能。

（2）胎儿生长受限　胎儿长时间、慢性缺氧可导致胎儿生长发育受限，甚至死胎。新生儿体重低下，新生儿病死率增加。

（3）胎心改变　胎心率异常提示胎儿有缺氧可能。

（三）心理-社会状况

孕妇及家属因担心胎儿安全，倍感紧张及焦虑。慢性胎儿窘迫者，孕产妇可因未重视自我监护，未能积极去除病因而感内疚。突发急性胎儿窘迫者，孕妇及其家属常缺乏有效的应对能力和平和心态。

（四）辅助检查

1. 胎心监护　缺氧早期，电子胎心监护可出现胎心基线代偿性加快、晚期减速或重度变异减速。随产程进展，尤其在较强宫缩刺激下胎心率基线可下降到 <110 次/分。当胎心率基线 <110 次/分，基线变异 <5 次/分，伴频繁晚期减速或反复变异减速时提示胎儿缺氧严重，胎儿常结局不良，可胎死宫内。

2. 血气分析　胎儿头皮血气分析 pH <7.20（正常值 7.25~7.35），提示胎儿酸中毒。出生后，测胎儿脐血分析，如 pH <7.00 和（或）碱剩余 < -12.00mmol/L，和（或）乳酸水平 ≥6.0mmol/L，提示胎儿酸血症。

3. 胎儿生物物理评分　如 ≤4 分提示胎儿缺氧，5~6 分提示可疑胎儿缺氧。

4. 多普勒超声检查 检查脐动脉血流情况，胎儿生长受限的胎儿出现进行性舒张期血流降低。脐动脉搏动指数升高提示胎盘灌注不足。严重病例可出现舒张末期血流缺失或倒置，提示随时有胎死宫内的危险。

（五）治疗要点

急性胎儿窘迫应积极寻找病因，采取果断措施，迅速改善胎儿缺氧状态，尽快终止妊娠。慢性胎儿窘迫针对病因，根据妊娠周数、胎儿成熟度、胎儿缺氧程度等综合考虑，拟订治疗方案。

【常见护理诊断/问题】

1. 气体交换受损（胎儿） 与母胎间血氧运输及交换障碍有关。

2. 焦虑 与担忧胎儿安危有关。

【护理目标】

1. 胎儿缺氧情况改善，胎心率、胎动恢复正常。

2. 孕妇焦虑减轻，能积极配合治疗。

【护理措施】

（一）急性胎儿窘迫

1. 一般护理 左侧卧位，应用面罩或鼻导管给氧，10L/min，每次吸氧30分钟，间隔5分钟。

2. 病情观察 严密监测产程进展，胎心变化，每15分钟听一次胎心或持续行胎心监护。观察破膜与羊水情况。

3. 治疗配合

（1）病因治疗 去除病因，改善孕产妇全身情况，因缩宫素使用不当引起宫缩过频过强时，应停用缩宫素，予特布他林、硫酸镁或其他β受体兴奋剂抑制宫缩。羊水过少，有脐带受压征象，可经腹行羊膜腔灌注。

（2）协助尽快终止妊娠 如无法短时间经阴道自娩，且有进行性胎儿缺氧和酸中毒的证据，一般干预后无法纠正者，均应尽快手术终止妊娠。

剖宫产适用于宫口未开全或预计短期内无法阴道分娩者。指征有：①胎心基线变异消失伴胎心基线 <110 次/分，或伴频繁晚期减速，或伴频繁重度变异减速；②正弦波；③胎儿头皮血 pH <7.20。

经阴道助娩适用于宫口开全，胎头双顶径已达坐骨棘平面以下者。

（3）做好抢救准备 做好新生儿窒息抢救和复苏的准备。

（二）慢性胎儿窘迫

1. 一般护理 左侧卧位，定时吸氧，每日2～3次，每次30分钟。加强胎儿监护，注意胎动变化。

2. 治疗配合

（1）期待疗法 积极治疗妊娠合并症及并发症。孕周小，估计胎儿娩出后存活可能性小，尽量保守治疗，延长胎龄，同时促胎肺成熟，争取胎儿成熟后终止妊娠。

（2）终止妊娠 妊娠近足月或胎儿已成熟，胎动减少，胎盘功能进行性减退，胎心监护出现胎心基线率异常伴基线变异差、OCT 出现频繁晚期减速或重度变异减速、胎儿生物物理评分≤4 分者，建议行剖宫产术终止妊娠。

（三）心理护理

向孕妇及其家属解释医护措施的目的、操作过程、预期结果及孕妇及其家属配合方法。告知真实情况，减轻其焦虑，帮助他们面对现实。对于胎儿不幸死亡的父母亲，可安排单间，陪伴他们，鼓励他们诉说悲伤，接纳其哭泣、悲伤的情绪宣泄。帮助他们使用适合自己的压力应对技巧和方法。

（四）健康教育

1. 加强孕期保健，定期产前检查，发现异常及时就诊。
2. 指导孕妇自数胎动，监测胎儿健康情况。

【护理评价】

1. 胎儿缺氧情况改善，胎心率、胎动正常。
2. 孕妇焦虑减轻，积极配合治疗。

第五节　新生儿窒息

PPT

新生儿窒息（neonatal asphyxia）是指胎儿出生后不能建立正常的自主呼吸而导致低氧血症、高碳酸血症、代谢性酸中毒及全身多脏器损伤，是引起新生儿死亡和儿童伤残的重要原因之一。

【病因】

新生儿窒息的本质是缺氧，凡是影响新生儿气体交换的因素均可引起窒息。新生儿窒息多为胎儿窘迫的延续。

1. 胎儿窘迫　胎儿在分娩前即处于缺氧状态，未得到及时纠正。

2. 呼吸中枢受抑制或损害　产程延长，胎头受压过久，造成颅内出血、脑缺氧使呼吸中枢受损；分娩过程中应用麻醉剂、镇静剂，抑制呼吸中枢。

3. 呼吸道阻塞　胎儿娩出时吸入胎粪、羊水等，引起呼吸道阻塞，影响气体交换。

4. 早产或胎儿发育异常　早产、胎肺发育不良、先天性心脏发育畸形、呼吸道畸形均可导致新生儿窒息。

【护理评估】

（一）健康史

了解分娩过程是否顺利，有无产程过长、胎儿窘迫、脐带脱垂、急性失血等导致胎儿缺氧的因素存在，是否使用镇静剂、麻醉剂等；新生儿有无颅内出血、早产等。询问孕期情况，孕妇是否患有妊娠期血压疾病、前置胎盘、胎盘早剥、心脏病、胎膜早破等；胎儿有无先天性心脏病等。

（二）身体状况

新生儿窒息分为轻度窒息和重度窒息，以 Apgar 评分为重要参考指标。分别于生后 1 分钟、5 分钟和 10 分钟进行评分。临床上持续复苏抢救时需每 5 分钟评分一次，直至新生儿评分达正常水平。1 分钟评分反映窒息严重程度，是复苏的依据，5 分钟评分反映了复苏的效果，对判断预后很重要。评分越低，酸中毒和低氧血症越严重，如 5 分钟评分≤3 分，则新生儿死亡率、脑损伤后遗症的概率明显增加。

1. 新生儿轻度（青紫）窒息　出生后 1 分钟 Apgar 评分 4~7 分。新生儿面部与全身皮肤呈青紫色；呼吸表浅或不规律；心跳规则且有力，心率减慢（80~110 次/分）；对外界刺激有反应；喉反射存在；肌张力好，四肢稍屈。如抢救不及时，可转为重度窒息。

2. 新生儿重度（苍白）窒息　出生后 1 分钟 Apgar 评分 0~3 分。新生儿皮肤苍白、口唇暗紫；

无呼吸或仅有喘息样微弱呼吸；心跳不规则，心率＜80 次/分、较弱；对外界刺激无反应，喉反射消失；肌张力松弛。抢救不及时可致死亡。

（三）心理－社会状况

新生儿窒息直接威胁新生儿的生命安全，家长十分焦虑，渴望新生儿得到救助，此时家长容易情绪激动而导致医疗纠纷的发生。新生儿窒息可导致新生儿缺血缺氧性脑病，大多数家长非常恐惧和不知所措，应及时了解家长对本病的认识程度，评估家长对该病后遗症康复的了解。另外，评估家长是否有新生儿入住重症监护室可能面临的经济压力。

（四）辅助检查

1. 血生化检查　可出现 PO_2 下降，血清钾、钠、钙、镁离子及血糖降低。

2. 头颅 B 超和 CT　新生儿头颅 B 超显示脑水肿或颅内出血；必要时可做 CT 检查。B 超和 CT 检查等可帮助确定病变的部位、范围及有无颅内出血等情况。

（五）治疗要点

新生儿出生后立即评估，并由产科、儿科、麻醉科医生共同协作抢救。

【常见护理诊断/问题】

1. 气体交换受损（新生儿）　与胎儿窘迫未纠正、呼吸道阻塞、呼吸中枢抑制等有关。

2. 有受伤的危险（新生儿）　与抢救操作、脑缺氧有关。

3. 预感性悲哀（产妇）　与预感可能失去孩子及孩子可能留有后遗症有关。

4. 恐惧（产妇）　与新生儿的生命受到威胁有关。

【护理目标】

1. 新生儿自主呼吸恢复，气体交换得到改善。
2. 新生儿未受伤或脑缺氧得到及时救治。
3. 产妇情绪稳定，接受疾病治疗效果。
4. 产妇恐惧情绪消失，能积极配合治疗与护理。

【护理措施】

（一）复苏步骤和程序

"评估－决策－措施"的程序在整个复苏过程中不断重复。启动复苏程序后的评估主要基于以下 3 项指标：呼吸、心率和脉搏血氧饱和度。通过评估这 3 项指标确定每一步骤是否有效，其中心率是最重要的指标。（复苏步骤和程序详见本章实训 18 新生儿复苏）。

（二）复苏后护理

复苏后应密切观察新生儿，加强护理。继续保暖，随时吸出呼吸道分泌物，保持呼吸道通畅。适当延期哺乳，以免呕吐。复苏后仍需监测体温、呼吸、心率、血压、尿量、氧饱和度及窒息引起的多器官损伤。

（三）心理护理

各种抢救操作沉着、有序，以免加重产妇的思想负担。同时安慰产妇，缓解产妇紧张、恐惧情绪，避免情绪紧张引起产后出血，并选择适宜的时间告知新生儿具体情况。

（四）健康教育

指导产妇及家属观察新生儿面色、呼吸、哭声、吸吮，大、小便情况，及时发现异常情况尽早治疗。对恢复出院的患儿，嘱家长注意定期复查。对有后遗症的患儿，应指导家长学会康复护理的方法。

【护理评价】

1. 新生儿自主呼吸恢复，抢救成功。

2. 新生儿并发症降低或无并发症。

3. 家长情绪稳定，焦虑程度减轻。

实训 18　新生儿复苏 　微课

情境导入

情境：某产妇，32 岁，G_1P_0，妊娠 37^{+2} 周。急诊诊断为"妊娠合并高血压；急性胎儿窘迫"收入院。入院后立即指导产妇左侧卧位并面罩给氧，通知相关人员到场。经胎心监护发现频发晚期减速，最低至 80 次/分，恢复慢，遵医嘱行子宫下段剖宫产术，术中娩出一男婴，Apgar 评分 3 分。

思考：1. 该新生儿窒息分度属什么？

2. 请配合医生进行新生儿复苏。

【实训目的】

1. 掌握新生儿复苏的基本程序，熟悉评估的主要指标。

2. 能在团队协作下，有序完成新生儿复苏。

3. 培养学生的应变能力和团队协作能力。

【实训准备】

1. 物品准备　预热的辐射暖台及温度传感器、预热的毛巾或毛毯、婴儿帽子、塑料袋或保鲜膜（<32 周）、预热的床垫（<32 周）；肩垫、吸引球、负压吸引器、10F 和 12F 吸管、胎粪吸引管；听诊器、3－导联心电监测仪和电极片、脉搏血氧饱和度仪及传感器、目标血氧饱和度参考值表格；自动充气式气囊、T－组合复苏器、足月儿和早产儿面罩、6F 和 8F 胃管、注射器；氧源、空氧混合仪、吸氧导管；喉镜、0 号和 1 号镜片（00 号可选）、导管芯（金属导丝）、不带套的气管导管（2.5、3.0、3.5 mm）、软尺和气管插管深度表、防水胶布、剪刀、喉罩气道；1：10000（0.1 mg/ml）肾上腺素，0.9% 氯化钠注射液，1、2、5、10、20、50ml 注射器；脐静脉导管、三通、脐静脉置管所需其他物品。

2. 环境准备　调节室温至 $24 \sim 26℃$，确保分娩室内无空气流动。

3. 复苏团队准备　根据产前咨询情况确定人员数量，确保至少有 1 名能够实施初步复苏并启动正压通气的医护人员在场，负责护理新生儿。明确团队成员职责和分工，做好复苏计划。

【实训方法】

1. 教师讲解并示教。

2. 学生分组练习。

3. 实训操作流程

素质要求	着装整洁
↓	
产前咨询	分娩前要询问 4 个问题：孕周多少；羊水清吗；预期分娩的新生儿数目；母婴有何高危因素
↓	
准备人员	根据产前咨询信息决定应准备的人员
↓	
准备用物	见物品准备
↓	
环境准备	室温 24~26℃，确保分娩室内无空气流动
↓	
快速评估	足月吗
	羊水清吗
	肌张力好吗
	有哭声或呼吸吗
↓	
初步复苏	保暖：迅速擦干新生儿头部，用预热毛巾包裹、擦干后置于辐射保暖台上 体位：将新生儿头部轻度仰伸，呈鼻吸气位，打开气道（图 10-1） 吸引：用吸引球或吸痰管清理气道，先口后鼻。（吸引非常规进行，新生儿气道有较多分泌物且呼吸不畅时进行） 擦干：快速彻底擦干新生儿头部、躯干和四肢，进一步保暖。重新摆正体位 刺激：如新生儿仍无自主呼吸，用手轻拍或手指弹新生儿足底或摩擦背部 2 次以诱发自主呼吸（图 10-2） 以上步骤应在 30 秒内完成
↓	
初步复苏后评估	初步复苏后，评估新生儿，有无自主呼吸、肌张力、发绀情况，心率是否 <100 次/分
↓	
正压通气	如新生儿仍呼吸暂停或喘息样呼吸，心率 <100 次/分，应立即正压通气。无论足月儿或早产儿，正压通气均要在氧饱和度仪的监测指导下进行。足月儿可用空气复苏，早产儿开始给 21%~40% 的氧，用空氧混合仪根据氧饱和度调整给氧浓度，使氧饱和度达到目标值。正压通气需要 20~25cmH$_2$O，少数病情严重者需 30~40cmH$_2$O，2~3 次后维持在 20cmH$_2$O；通气频率为 40~60 次/分（胸外按压时为 30 次/分）。有效的正压通气应显示心率迅速增快，以心率、胸廓起伏、呼吸音及氧饱和度作为评估指标。经 30 秒充分正压通气后，如有自主呼吸，且心率 >100 次/分，可逐步减少并停止正压通气。如自主呼吸不充分，或心率 <100 次/分，须继续用气囊面罩或气管插管正压通气
↓	
胸外心脏按压	充分正压通气 30 秒后心率持续 <60 次/分，应同时进行胸外心脏按压。用双拇指（图 10-3）或单手示指、中指（图 10-4）按压胸骨体下 1/3 处，频率为 90 次/分（每按压 3 次，正压通气 1 次，即每分钟 90 次按压和 30 次人工呼吸），按压深度为胸廓前后径的 1/3。持续正压通气可产生胃充盈，应常规插入 8F 胃管，用注射器抽气并通过在空气中敞开端口缓解。45~60 秒配合默契的胸外按压和正压人工呼吸后，如心率 >60 次/分，可停止胸外按压，继续行正压人工呼吸（40~60 次/分）
↓	
药物治疗	①肾上腺素：经正压通气、同时胸外按压 45~60 秒后，心率仍 <60 次/分，应立即给予 1∶10000 肾上腺素 0.1~0.3ml/kg，首选脐静脉导管内注入；或气管导管内注入，剂量为 1∶10000 肾上腺素 0.5~1.0ml/kg，5 分钟后可重复 1 次。②扩容剂：给药 30 秒后，如心率 <100 次/分，并有血容量不足的表现时，给予 0.9% 氯化钠注射液，剂量为每次 10ml/kg，于 10 分钟以上静脉缓慢输注。大量失血需输入与新生儿交叉配血阴性的同型血。③碳酸氢钠：在复苏过程中一般不推荐使用碳酸氢钠
↓	
胸外按压后评估	助产士持续按压 60 秒后，助手用听诊器听诊，新生儿心率 100 次/分。停止心脏按压和正压通气，新生儿常压吸氧
↓	

续表

复苏后护理	继续加强新生儿护理，保证呼吸道通畅，密切观察生命体征、血氧饱和度、神志、肌张力、面色及肤色、尿量等
↓	
操作后处理	填写产时新生儿复苏记录并签名 告知产妇及家属新生儿复苏后需要加强监护，密切观察生命体征变化，取得配合 仪器、用物整理 按照医院院感要求进行污物分类处理

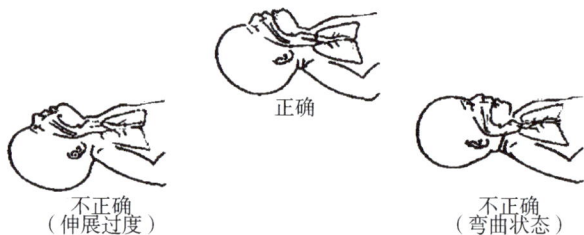

图 10-1 摆好体位

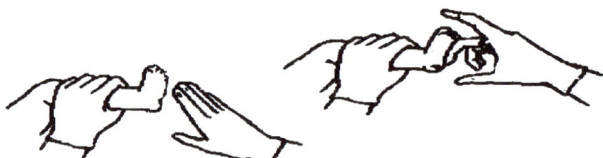

图 10-2 刺激呼吸的方法

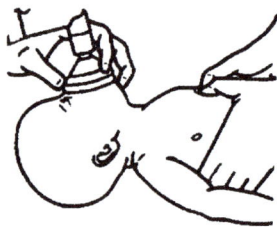

图 10-3 胸外心脏按压（拇指法）

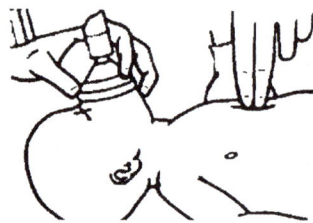

图 10-4 胸外心脏按压（单手法）

【实训评价】

1. 自我评价 是否按抢救流程正确实施操作。

2. 同学互评 所实施的操作是否正确；是否存在手法不当、动作不规范等错误操作。

3. 教师评价 学生实施的操作优缺点有哪些。

【注意事项】

1. 操作前提前预热辐射保暖台，成立复苏团队，明确分工，有效合作。

2. 初步复苏时用吸引球或吸管清理分泌物，应先清理口咽再清理鼻腔，避免过度吸引。

3. 重视复苏后的护理。

【思考题】

1. 新生儿 Apgar 评分的依据是什么？

2. 如何配合医生进行新生儿复苏？

3. 初产妇，妊娠合并糖尿病，分娩一足月活男婴。新生儿出生后进行 1 分钟评估，发现心率 90 次/分，呼吸微弱且不规则，四肢肌张力松弛，喉反射消失，全身皮肤青紫。

请问：（1）该新生儿 Apgar 评分多少？

（2）作为助产士，对该新生儿应如何处理？

第六节　新生儿产伤

PPT

新生儿产伤（birth injury）是指分娩过程中机械因素对胎儿或新生儿造成的损伤。临床上常见的新生儿产伤有头颅血肿、锁骨骨折、臂丛神经麻痹和面神经麻痹。产程延长、胎位不正、急产、巨大儿、产妇骨盆异常及接产方式不当等为新生儿产伤的高危因素。近年来由于产前检查的规范性普及及产科技术的提高，新生儿产伤发生率已明显下降。

一、骨折

在产程延长、难产、巨大儿或胎儿窘迫需要快速娩出时，容易发生新生儿骨折。常见有锁骨骨折、颅骨骨折以及肱骨、股骨骨折等。新生儿骨折为非骨裂，骨折后骨痂出现较早，愈合较快，导致永久性畸形者少见。引起几种常见骨折的病因如下。

1. 颅骨骨折　多因使用产钳、胎头吸引器、骨盆狭窄或牵引用力不当导致颅骨不均匀受压时发生颅骨骨折。胎头吸引易并发顶骨骨折，产钳术则易致凹陷性骨折。

2. 锁骨骨折　产伤骨折中最常见的一种。与分娩方式、胎儿娩出方位和出生体重有关。难产、胎儿转位幅度大、巨大儿时发生率高。骨折多发生在右侧锁骨中外 1/3 处，此处锁骨较细，无肌肉附着，当胎肩娩出受阻时，S 形锁骨凹面正好卡在产妇耻骨弓下，容易折断。

3. 肱骨骨折　因臀位牵引术中，胎儿上肢娩出困难，助产者未按操作规范进行，动作粗暴所致；头位分娩时，如果上肢通过耻骨联合下方，压力过大或娩出时胎肩抬得过高，尤其是巨大儿，也容易发生肱骨骨折。

【护理评估】

1. 健康史　评估分娩时情况，了解新生儿出生体重，是否有阴道助产以及助产方式等，评估患儿出生后有无被动活动患肢而哭闹等表现。

2. 身体状况

（1）症状　大部分锁骨骨折患儿无明显症状，故极易漏诊，多因其他情况摄胸片时发现。仔细观察可发现患儿患侧上臂活动减少或被动活动时哭闹，骨折处可见局部肿胀；肱骨、股骨干骨折可见患肢出现肿胀、畸形、皮下瘀斑，被动活动时患儿哭闹；青枝骨折则易漏诊，至骨折愈合、局部骨痂隆起时才被发现。

（2）体征　锁骨进行常规触诊发现双侧锁骨不对称，病侧有增厚模糊感，局部软组织肿胀，有压痛、骨摩擦感，甚至可扪及骨痂硬块，患侧拥抱反射减弱或消失，X 线片可确诊。肱骨骨折多发生在肱骨中段和中上 1/3 交界处，以横形或斜形骨折多见，位移明显，患侧上肢活动受限；股骨骨折部位多在股骨中下 1/3 交界处，患肢活动受限；如为颅骨骨折可触及颅骨局部凹陷。各类骨折均有可能伴有软组织损伤。

3. 心理 - 社会状况　孕妇及家属因担心新生儿病情以及治疗效果，倍感紧张及焦虑。

4. 辅助检查　X 线、CT 或 MRI 有助于骨折的诊断。

【常见护理诊断/问题】

1. 疼痛　与骨折周围软组织损伤、肿胀、血肿压迫等有关。

2. 焦虑　与家长担心患儿伤痛及担心预后有关。

【护理目标】

1. 患儿的疼痛得以缓解，损伤减轻，患肢的功能得以恢复。

2. 患儿家长能了解患儿骨折的原因，焦虑减轻，配合诊疗。

【护理措施】

1. 一般护理 日常护理时减少患肢移动，采取有利于减少患儿患肢移动的体位喂奶，指导产妇采用环抱式或健侧侧卧位姿势哺乳。患儿沐浴时脱衣服先脱健侧，再脱患侧，穿衣服则先穿患侧，再穿健侧，动作轻柔。必要时用温水擦浴，擦浴过程中注意观察患肢局部有无肿胀、压痛，患侧肢体的血液循环及活动情况，每日轻柔按摩患肢远端肢体。

2. 治疗配合 处理原则是固定患肢处于功能位，避免压迫伤处或牵动患肢。对于锁骨青枝骨折一般不需治疗；对于完全性骨折，多数学者认为也无须处理，随着婴儿生长发育，肩部增宽，错位及畸形均自行消失；也可在患侧腋下置一软垫，患肢以绷带固定于胸前，2 周可愈合。

（1）采取适当的固定方法 锁骨骨折可将患侧上臂固定于躯干上，使患侧手部达对侧锁骨的水平；肱骨骨折可在患侧腋下置一棉垫，使肘关节处于直角位，前臂屈曲置于胸前，然后加以固定；股骨骨折可用小夹板固定或悬垂牵引。骨折经固定 2 周后可治愈。

（2）避免压迫患处或牵动患肢 遵医嘱保持好固定位置，以免移位。指导产妇注意避免患儿患侧肢体受压，避免患儿患侧肢体过度外展、前屈、后伸及上举，锁骨骨折患儿不能从腋下将其抱起。

3. 心理护理 新生儿骨折常导致产妇及家属紧张、焦虑，部分产妇及家属不能接受骨折的事实。他们担心患儿日后肢体的功能恢复。在护理过程中应做好解释工作，使产妇及家属了解新生儿骨折只要细心照顾，减少患侧肢体的移动，保持功能位，预后较好，不会留下任何功能障碍等后遗症。

4. 健康教育

（1）认真进行产前检查，结合 B 超检查结果，正确估计胎儿体重，及时筛查巨大胎儿。尤其是对妊娠期高血糖、身材高大、过期妊娠、曾分娩过巨大胎儿的孕妇，阴道分娩时应警惕肩难产发生。

（2）熟悉头先露的分娩机制，掌握正确的娩肩技巧、臀位助产技巧，接产过程中用力适度，切忌暴力牵引。

（3）正确处理肩难产。及时采取屈大腿法，令产妇双手抱大腿或抱膝尽力屈曲大腿，使双大腿紧贴腹壁，以减少腰骶段脊柱的弯曲度，缩小骨盆倾斜度，升高耻骨联合以增大出口平面，有助于嵌顿耻骨后的前肩自然松解，此法简单有效。

（4）向家长介绍有关患儿骨折的护理知识，教会家长护理患肢功能锻炼，争取患儿完全康复。

【护理评价】

1. 患儿的疼痛缓解，损伤减轻，患肢的功能恢复。

2. 患儿家长了解患儿骨折的原因，情绪平稳，配合诊疗。

二、神经损伤

周围神经产伤以臂丛神经麻痹和面神经损伤较多见，可分别引起患侧上肢运动障碍和面部肌肉麻痹。引起神经损伤的病因如下。

1. 臂丛神经麻痹 臂丛神经麻痹是新生儿周围神经损伤中最常见的一种。由于难产、臀位、肩娩出困难等因素使臂丛神经过度牵拉受损，足月儿、大于胎龄儿多见。

2. 面神经麻痹 面神经麻痹常由于胎头在产道下降时，产妇骶骨压迫或产钳助产受损导致周围性面神经损伤。

【护理评估】

1. 健康史 了解患儿分娩时的情况，包括胎位、分娩方式、是否有阴道助产以及助产方式、新生儿的出生体重、是否为巨大胎儿等，询问家长患儿出生后的表现及有无患肢活动受限，吸吮力如何及哺乳时有无乳汁从口角溢出等。

2. 身体状况

（1）臂丛神经麻痹 按受损部位不同，可分为 3 型。

1）上臂型 第 5、6 颈神经根受损所致，此型临床上最多见。患侧上肢下垂、内收，不能外展及外转。肘关节表现为前臂内收，伸直，不能旋后或弯曲。腕、指关节屈曲，受累侧拥抱反射不能引出。

2）中臂型 颈 7 神经根损伤，桡神经所支配的肌肉麻痹，前臂、腕、手的伸展动作丧失或减弱，而肱三头肌、拇指伸肌为不完全麻痹。

3）下臂型 颈 8 至胸 1 神经根受损，引起腕部屈肌及手肌无力，握持反射弱，临床上较少见。若第 1 胸椎根的交感神经纤维受损，可引起受累侧 Horner 综合征，表现为瞳孔缩小、睑裂变窄等。

（2）面神经麻痹 常为一侧，不能闭眼、不能皱眉，哭闹时面部不对称，患侧鼻唇沟浅、口角向健侧歪斜。哺乳时乳汁从口角溢出。面瘫部位与胎位有密切关系。

3. 心理 – 社会状况 孕妇及家属因担心新生儿病情以及治疗效果，倍感紧张及焦虑。

4. 辅助检查 磁共振可确定臂丛神经麻痹病变部位，肌电图检查及神经传导试验也有助于诊断。

【常见护理诊断/问题】

1. 肢体活动障碍 与患肢神经损伤造成运动障碍有关。

2. 焦虑 与家长担心患儿损伤的治疗效果以及是否会留下残疾有关。

【护理目标】

1. 患儿损伤程度减轻，肢体功能或面部表情恢复正常。

2. 患儿家长能了解患儿的病情，理解其原因，对治愈有信心，并配合治疗，直到患儿康复。

【护理措施】

1. 治疗配合 处理原则是臂丛神经麻痹者，生后第 1 周开始做按摩及被动运动，大部分患儿可于治疗后 2～3 个月内获得改善和治愈。预后取决于受损程度，若损伤为神经功能性麻痹，数周内可完全恢复。面神经麻痹治疗主要是注意保护角膜，多数系受压神经周围组织肿胀所致，患儿预后良好，多在生后 1 个月内能自行恢复。个别因神经撕裂持续 1 年未恢复者需行神经修复术治疗。

2. 促进功能恢复

（1）臂丛神经损伤患儿保持患肢呈松弛状态，将患臂置于外展、外旋、肘部屈曲位。1 周后开始进行按摩及被动运动，以防肌肉萎缩。

（2）周围性面神经麻痹患儿，眼睑不能闭合者，用眼罩或在睡眠时涂眼膏以保护患侧角膜。

（3）遵医嘱给予支持性治疗。

3. 心理护理 向家长介绍患儿的病情，肢体功能或面部表情会恢复正常，树立其治愈的信心。鼓励患儿家长积极配合治疗，争取患儿康复。注意避免不良语言刺激家长。

4. 健康教育

（1）识别和正确处理肩难产。当胎儿头部娩出后，如有胎颈回缩，胎儿颏部紧压会阴部，立即采取屈大腿法和压前肩法，协助胎儿娩出前肩和后肩。

（2）正确掌握臀位助产指征和技巧，胎儿躯干娩出后，立即协助双肩内收。双肩娩出后再牵拉胎头，用力适度，不能强行牵拉，并应适当放宽剖宫产指征。

（3）耐心教会家长保护患儿的患肢，以及被动运动的方法。

【护理评价】

1. 患儿的疼痛缓解，损伤减轻，患肢的功能恢复。

2. 患儿家长了解患儿骨折的原因，配合诊疗。

三、头颅血肿

头颅血肿（cephalohematoma）是由于产伤导致骨膜下血管破裂、血液积聚于骨膜下所致。常由胎位不正、头盆不称、胎头吸引或产钳助产引起。

【护理评估】

1. 健康史 了解患儿分娩时的情况，包括胎位、分娩方式、是否有阴道助产以及助产方式。

2. 身体状况 血肿部位以头顶部多见，枕、颞、额部少见，常为一侧性，少数为双侧。血肿在生后数小时至数日逐渐增大，因颅缝处骨膜与骨粘连紧密，故血肿不超越骨缝，边界清楚，触之有波动感，其表面皮肤颜色正常。如由产钳牵拉或胎头吸引所致，皮肤常有溃破或呈紫红色。血肿机化从边缘开始，故在基底部形成硬环，逐渐至血肿中央部，吸收常需 6~8 周，血肿大者甚至需 3~4 个月。由于血肿内红细胞破坏增多，常致黄疸加重，严重者发生胆红素脑病。

应注意与下列疾病鉴别。①先锋头：又称产瘤（表 10-1），是由于分娩时头皮循环受压，血管渗透性改变及淋巴回流受阻引起的皮下水肿，多发生在头先露部位，出生时即可发现，肿块边界不清、不受骨缝限制，头皮红肿、柔软、压之凹陷、无波动感，出生 2~3 日即消失。有时与血肿并存，待头皮水肿消退后才显出血肿。②帽状腱膜下出血：出血发生在头颅帽状腱膜与骨膜之间的疏松组织内，因无骨缝限制，故出血量较大，易于扩散。头颅外观呈广泛性肿胀，有波动感，但可超过骨缝。出血量大者，眼睑、耳后和颈部皮下可见紫红色斑，常伴有高胆红素血症、贫血，甚至休克。

表 10-1 头颅血肿与产瘤的区别

项目	头颅血肿	产瘤
部位	骨膜下血肿	先露部血肿
范围	不超过骨缝	不受骨缝限制
出血时间	产后 2~3 日	娩出时即存在
局部特点	有波动感	凹陷性水肿
消失时间	3~8 周	产后 2~4 日
处理	静卧，肌内注射维生素 K_1	不需处理

3. 心理-社会状况 孕妇及家属担心新生儿头颅血肿是否能恢复。

【常见护理诊断/问题】

1. 焦虑 与家长担心患儿病情及预后有关。

2. 潜在并发症 贫血、休克。

【护理目标】

1. 患儿家长的焦虑缓解。

2. 患儿无并发症发生。

【护理措施】

1. 治疗配合 治疗原则是血肿小者不需治疗；大血肿伴中度以上高胆红素血症者，应在严格无菌操作下抽吸血肿，并加压包扎2~3日，以避免胆红素脑病的发生。同时每日肌内注射1次维生素K₁ 1mg，共3次。帽状腱膜下出血伴严重贫血者应给予输血治疗。

2. 心理护理 加强患儿家长心理指导，解释疾病相关知识，鼓励家长积极参与新生儿的护理，减轻其焦虑。

3. 健康教育 血肿小的一般不需特殊处理，宜保持患儿安静，忌按揉，忌穿刺。血肿大的给予维生素K₁肌内注射，每日一次。

【护理评价】

1. 患儿家长的焦虑得以缓解。
2. 患儿无并发症发生。

目标检测

答案解析

【A₁型题】

1. 新生儿轻度窒息的Apgar评分为
   A. 生后1分钟，评分为3~6分　　B. 生后1分钟，评分为4~7分
   C. 生后1分钟，评分为6~8分　　D. 生后5分钟，评分为3~6分
   E. 生后5分钟，评分为4~7分

2. 新生儿轻度窒息的表现是
   A. 发绀窒息　　B. 苍白窒息　　C. Apgar评分3分
   D. 心率<80次/分　　E. 喉反射消失

3. 新生儿窒息吸氧的流量为
   A. 1L/min　　B. 2L/min　　C. 3L/min
   D. 4L/min　　E. 5L/min

【A₂型题】

4. 某女士，26岁，初孕妇，妊娠39周，胎心音160次/分，行胎头吸引术，新生儿Apgar评分1分钟评3分，首选措施正确的是
   A. 胸外按压每分钟按压120次　　B. 清理呼吸道
   C. 俯卧位　　D. 大流量给氧
   E. 倒悬拍打足底刺激呼吸

5. 某女士，28岁，初孕妇，38周，临产，考虑胎儿窘迫，其护理措施不妥的是
   A. 立即吸氧，左侧卧位　　B. 纠正酸中毒
   C. 监护胎心　　D. 静脉滴注催产素，加速产程
   E. 静脉注射10%葡萄糖、维生素、地塞米松

6. 新生儿，出生后皮肤苍白，无呼吸，心律不规则，心率慢且弱。诊断为重度窒息，立即进行复苏抢救。抢救新生儿窒息中，不需要采取的措施是
   A. 保暖　　B. 头低足高位　　C. 吸痰
   D. 吸氧　　E. 严密观察

7. 某新生儿，生后皮肤苍白，喘息样微弱呼吸，心率<80次/分，1分钟Apgar评分2分，诊断为重度窒息，立即进行复苏抢救。复苏后护理措施，不正确的是
   A. 按时哺乳　　B. 观察心率、体温　　C. 观察面色及哭声

D. 保持呼吸道通畅　　　　E. 预防感染

【A₃型题】

(8~10题共用题干)

某女士，足月分娩一女婴。皮肤苍白，四肢稍屈，无喉反射，不规律呼吸，心跳不规则，心率80次/分，诊为重度窒息，经抢救后复苏。

8. 属于新生儿重度窒息的表现是

　　A. 对外界刺激轻微反应　　B. 呼吸表浅　　　　　　C. 皮肤苍白

　　D. 四肢稍屈　　　　　　　E. 心率110次/分

9. 在新生儿窒息的抢救中，错误的是

　　A. 新生儿置于抢救台，取侧卧位　　　B. 气管插管，吸净黏液

　　C. 加压供氧30次/分　　　　　　　　D. 自动呼吸后，改一般供氧

　　E. 脐静脉给药纠正酸中毒

10. 以上新生儿窒息复苏后的护理措施，错误的是

　　A. 保持安静、继续保暖　　　　　B. 每日进行沐浴

　　C. 治疗与护理集中进行　　　　　D. 观察新生儿面色、呼吸

　　E. 适当延期哺乳

(王　诺)

书网融合……

重点小结　　　微课　　　习题

第十一章 胎儿附属物异常

学习目标

1. 知识目标 通过本章学习，学生能掌握前置胎盘、胎盘早剥、胎盘植入、胎膜早破、羊水量异常、脐带脱垂的概念、护理评估及护理措施；熟悉各疾病护理诊断、临床类型。

2. 能力目标 能识别前置胎盘、胎盘早剥、胎盘植入、胎膜早破、羊水量异常、脐带脱垂，配合医生处理，能为患者实施护理措施，进行健康指导。

3. 素质目标 具有良好的沟通能力、高度的责任心，关爱母儿健康。

情境导入

情境：某孕妇，29岁，已婚，G_2P_0，宫内妊娠32周，近3周内阴道流血2次，色鲜红伴有血块，比月经量稍多，不伴腹痛。体格检查：体温36.5℃，脉搏96次/分，呼吸20次/分，血压110/80mmHg，宫高29cm，腹围90cm，臀先露，浮，胎心144次/分。血常规：血红蛋白115g/L，红细胞计数3.8×10^{12}/L，白细胞计数9.3×10^9/L。

思考：1. 应考虑的诊断是什么？

2. 首选的辅助检查是什么？

3. 该孕妇的护理措施是什么？

第一节　前置胎盘

PPT

孕28周后，若胎盘附着于子宫下段，甚至胎盘下缘达到或覆盖宫颈内口，位置低于胎先露部，称前置胎盘（placenta previa）。前置胎盘是妊娠晚期阴道出血最常见的原因，为妊娠晚期严重并发症之一，病情严重者可危及母儿生命。国内报道发病率为0.24%～1.57%。

前置胎盘的诊断在妊娠28周后才成立。妊娠中期发现胎盘低置，常因胎盘"移行"而发生变化，妊娠20～27周，前壁胎盘移行的速度大于后壁胎盘。妊娠中期诊断的低置胎盘，妊娠晚期可移行至正常位置；胎盘掩盖子宫颈内口的范围>15mm，分娩时前置胎盘的可能性较大。应特别注意的是，既往有剖宫产术史的孕妇，由于子宫瘢痕影响了胎盘"移行"，前置胎盘的风险增加3倍。

【病因】 微课

该病的病因目前尚不清楚，可能与下述因素有关。

1. 子宫内膜损伤或病变 多次清宫、产褥感染、多次孕产、剖宫产等可致子宫内膜损伤及炎症变化，受精卵着床后，子宫蜕膜层血管生长不良，使得胎盘血供不足，为了摄取足够的养分，胎盘延伸至子宫下段以增加面积。既往剖宫术史增加了前置胎盘的发生风险，且风险与剖宫术的次数呈正相关。

2. 胎盘异常 胎盘形态和大小异常。胎盘位置正常而副胎盘位于子宫下段接近宫颈内口；膜状胎盘大而薄扩展到子宫下段，均可发生前置胎盘。双胎妊娠时胎盘面积过大，前置胎盘发生率较单胎妊娠高 1 倍。

3. 受精卵滋养层发育迟缓 受精卵到达宫腔时，滋养层尚未发育到能着床的阶段，受精卵继续向下游走，着床于子宫下段而形成前置胎盘。

4. 其他因素 因子宫内膜异位症或输卵管因素采取辅助生殖技术治疗的孕妇发生前置胎盘的风险明显升高。既往前置胎盘史、高龄、吸烟、子宫形态异常等与前置胎盘发生有关。

【分类】

按胎盘边缘与子宫内口的关系分为以下四类（图 11 – 1）。

1. 完全性前置胎盘 又称中央性前置胎盘，胎盘组织完全覆盖宫颈内口。

2. 部分性前置胎盘 胎盘组织部分覆盖宫颈内口。

3. 边缘性前置胎盘 胎盘附着于子宫下段，边缘到达宫颈内口，未覆盖宫颈内口。

4. 低置胎盘 胎盘位于子宫下段，边缘距宫颈内口 <2cm，称为低置胎盘。

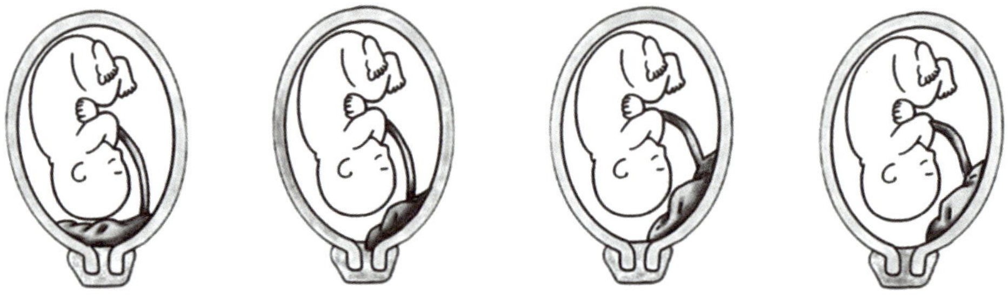

（a）完全性前置胎盘　　（b）部分性前置胎盘　　（c）边缘性前置胎盘　　（d）低置胎盘

图 11 – 1　前置胎盘的类型

胎盘下缘与宫颈内口的关系可因宫颈管消失、宫口扩张而改变。前置胎盘的分类可随妊娠及产程的进展而变化，因此应以临床处理前的最后 1 次检查来确定其分类。

> **知识链接**
>
> **凶险性前置胎盘**
>
> 凶险性前置胎盘是指既往有剖宫产史或子宫肌瘤切除术史，再次妊娠如发生前置胎盘，胎盘附着于原手术瘢痕部位，并常伴有胎盘植入。多次妊娠、子宫手术史尤其是剖宫产史、高龄妊娠尤其是大于 40 岁的妊娠期妇女、吸烟、酗酒、宫内感染、辅助生殖技术都可能增加凶险性前置胎盘的风险。凶险性前置胎盘是产前、产时、产后大出血的主要原因之一。具有高危因素的女性，妊娠期出现阴道流血要及时排除凶险性前置胎盘。

【护理评估】

（一）健康史

详细询问既往有无流产、宫腔操作、产褥感染，既往前置胎盘、剖宫产术等病史，多胎、多产、高龄、吸烟、摄入可卡因、辅助生殖技术等。

（二）身体状况

1. 症状 典型症状是妊娠晚期或临产时，发生无诱因、无痛性、反复的阴道流血。妊娠晚期由于子宫下段逐渐伸展，临产后宫口扩张，附着于子宫下段或宫颈内口的胎盘不能相应地伸展，胎盘与其附着处错位、剥离，血窦破裂，引发出血。阴道出血发生时间的早晚、出血量多少以及反复出血的次数与前置胎盘的类型有关。完全性前置胎盘初次出血时间早，约在妊娠 28 周左右，次数频繁，量多，有时一次阴道大量出血，可使患者陷入休克状态，贫血程度与出血量成正比；边缘性前置胎盘与低置胎盘出血时间晚，多于妊娠 36 周后或临产后，出血量较少；部分性前置胎盘介于之间。

2. 体征　一般情况与出血量、出血速度密切相关。

（1）失血体征　反复出血可呈现贫血貌。大量出血时可出现面色苍白、四肢湿冷、脉搏细弱、血压下降等休克表现。

（2）腹部检查　子宫软、子宫大小与孕周相符，无宫缩、无压痛，因胎盘前置，影响胎儿先露入盆，故常出现先露高浮，胎位异常，胎心一般可闻及，出血多时可出现胎心异常，严重时甚至胎心消失，胎盘附着子宫前壁时可在耻骨联合上方闻及胎盘血流杂音。

（三）心理 - 社会状况

因突然发生无任何诱因的阴道出血，孕妇会出现恐惧或焦虑，孕妇及家属担心胎儿宫内的安危，担心孕妇的生命安全。

（四）辅助检查

1. 超声检查　B 超是安全、有效、首选的辅助检查，可清晰地看到子宫壁、胎先露、宫颈及胎盘的位置，胎盘定位准确率95% 以上。推荐使用经阴道超声进行检查。其准确性明显高于经腹超声，并具有安全性。

2. 磁共振成像检查　怀疑合并胎盘植入者，可行磁共振成像检查。与经阴道超声检查相比，磁共振成像检查对胎盘定位无明显优势。

3. 产后检查胎盘及胎膜　胎盘的前置部分可见陈旧血块附着呈黑紫色或者暗红色，如胎膜破口距离胎盘边缘 <7cm，则为前置胎盘。

（五）治疗要点

抑制宫缩，纠正贫血，预防感染，适时终止妊娠。根据阴道流血量、孕周、胎儿状况、是否临产及前置胎盘类型等综合考虑期待治疗或终止妊娠。无症状的前置胎盘孕妇，推荐妊娠 36 ~ 38 周终止妊娠；有反复阴道流血史、合并胎盘植入或其他相关高危因素的前置胎盘或低置胎盘孕妇，考虑妊娠 34 ~ 37 周终止妊娠。无症状、无头盆不称的边缘性前置胎盘和低置胎盘者，尤其是妊娠 35 周后经阴道超声测量胎盘边缘距子宫颈内口为 11 ~ 20mm 的孕妇可考虑严密监测下阴道试产，同时做好紧急剖宫产和输血的准备。

【常见护理诊断/问题】

1. 有感染的危险　与反复出血导致机体抵抗力下降、胎盘剥离面靠近子宫颈口细菌易经阴道上行感染有关。

2. 焦虑　与担心自身及胎儿的生命安全有关。

3. 潜在并发症　早产、产后出血。

【护理目标】

1. 孕妇住院期间未发生感染或感染被及时发现和处理。

2. 孕妇焦虑减轻，积极配合治疗和护理。

3. 产妇未发生早产、产后出血等并发症或被及时处理。

【护理措施】

（一）一般护理

适当休息，活动性出血者应卧床休息，左侧卧位为宜。指导孕妇加强营养，补充富含铁剂及蛋白质的食物，纠正贫血；注意高纤维素饮食摄入，避免便秘。加强会阴护理，保持会阴清洁、干燥，防止逆行感染。避免劳累、紧张、腹泻等诱发宫缩的因素，禁止肛门检查和不必要的阴道检查。

（二）病情观察

1. 注意阴道流血量，计算卫生纸的用量并称重。

2. 观察生命体征，严密监测血压、脉搏，尤其是大量出血时，观察休克的表现。监测体温，及时发现感染征象。常规进行血常规、凝血功能检测并备血。

3. 注意观察有无宫缩等，如因宫缩使阴道流血增多，应立即报告医生，给予处理。监护胎儿情况，胎心率、胎动计数、电子胎心监护及胎儿生长发育情况等。

（三）治疗配合

1. 期待疗法孕妇的护理　期待治疗是在母儿安全的前提下，延长孕周，提高胎儿存活率。适用于一般情况良好，胎儿存活，阴道流血不多，无需紧急分娩的前置胎盘孕妇。对于有阴道流血或子宫收缩的孕妇，推荐住院治疗。

（1）纠正贫血　遵医嘱补充铁剂，维持血红蛋白≥110g/L、血细胞比容≥0.30。

（2）宫缩抑制剂的使用　存在风险和益处的争议。基于母亲或胎儿情况需终止妊娠时，不应再使用宫缩抑制剂延长孕周。对于有先兆早产症状者，可遵医嘱使用宫缩抑制剂48小时，以利于完成糖皮质激素治疗。

（3）糖皮质激素的使用　对于妊娠＜37周、有阴道流血的前置胎盘孕妇，遵医嘱予以糖皮质激素促胎肺成熟；有早产高危因素的孕妇，可在妊娠34周前做好促胎肺成熟的准备。

（4）预防血栓　长期住院治疗者，血栓栓塞的风险增加，应指导孕妇注意防范。

2. 终止妊娠产妇的护理　剖宫产术是前置胎盘终止妊娠的主要方式，做好剖宫产术的术前术后护理。伴有失血性休克者，配合做好休克的抢救，做好新生儿抢救准备。经阴道分娩者，备足血源，严密观察产程进展、阴道流血情况、血压、脉搏、胎心等，如产程进展不顺利，及时改行剖宫产。胎儿娩出后及时遵医嘱应用宫缩剂促进子宫收缩，预防产后出血。

（四）心理护理

认真评估孕妇对疾病的心理承受能力，对治疗方案的接受程度。通过护理活动与孕妇建立良好的护患关系，鼓励孕妇表达对胎儿的安危和自己身体状况的担忧，尤其在期待疗法过程中，一定要鼓励孕妇调整情绪，积极配合护理。

（五）健康教育

1. 指导继续妊娠的孕妇加强产前检查，避免剧烈活动，禁性生活，加强胎动及胎心监测。出现阴道流血等异常情况时应立即就诊。

2. 指导孕产妇出院后注意休息，保持外阴清洁。加强营养，摄入高蛋白、高营养、高纤维素的饮食，多食含铁丰富的食物以纠正贫血，增强抵抗力，预防出血和感染。

3. 指导产妇采取科学的计划生育措施，采取合理的避孕方法。阴道分娩者一般应在6个月后再孕，而剖宫产妇女18个月内不得再孕。产褥期避免重体力劳动，以防子宫脱垂。

【护理评价】

1. 孕妇住院期间体温正常，无感染征象。

2. 孕妇情绪平稳，无焦虑。

3. 产妇阴道流血不多，生命体征正常，新生儿得到良好护理。

第二节　胎盘早剥

PPT

妊娠 20 周后或分娩期，正常位置的胎盘在胎儿娩出前部分或全部从子宫壁剥离，称为胎盘早剥（placental abruption）。胎盘早剥是妊娠晚期严重的并发症之一，具有起病急、发展快的特点，如处理不及时可危及母儿生命。发生率约为 1%。

【病因】

确切病因及发病机制目前尚不清楚，主要与下述因素有关。

1. 血管病变　妊娠期高血压疾病、慢性高血压、慢性肾脏疾病或全身血管病变的孕妇，底蜕膜螺旋小动脉痉挛或硬化，易底蜕膜出血，致胎盘早剥的发生率增高。

2. 机械性因素　外伤特别是腹部直接受撞击或挤压；脐带过短（＜30cm）或脐带过长致脐带绕颈，分娩过程中胎儿下降牵拉脐带造成胎盘剥离。

3. 宫腔内压力骤减　双胎妊娠分娩时，第一胎儿娩出过速；羊水过多时，人工破膜后羊水流出过快，均可使宫腔压力骤减，而发生胎盘早剥。

4. 子宫静脉回流受阻　妊娠晚期或临产后，孕妇长时间仰卧位，妊娠子宫压迫下腔静脉，此时子宫静脉淤血，静脉压增高，蜕膜静脉床淤血或破裂，形成胎盘后血肿，导致部分或全部胎盘剥离。

5. 其他　高龄孕妇、吸烟、吸毒、孕妇代谢异常、有血栓形成倾向、子宫肌瘤、接受辅助生殖技术助孕等胎盘早剥风险明显增高。有胎盘早剥史的孕妇再次发生的危险性比没有相关病史者高约 10 倍。

【病理】

1. 主要病理变化　底蜕膜出血，形成胎盘后血肿，使该处胎盘与子宫壁剥离。

2. 出血类型

（1）显性剥离（外出血，有阴道出血）　底蜕膜出血，形成胎盘后血肿，胎盘剥离面也随之扩大，血液冲开胎盘边缘，沿胎膜与子宫壁之间经子宫颈管向外流出（图 11 - 2a）。

（2）隐性剥离（内出血，无阴道出血）　胎盘边缘或胎膜与子宫壁未剥离，或由于胎先露固定于骨盆入口，使血液积聚于胎盘和子宫壁之间而不能外流，故无阴道出血表现（图 11 - 2b）。

当隐性剥离内出血急剧增多时，胎盘后血液积聚于胎盘和子宫壁之间，压力逐渐增大，血液浸入子宫肌层，引起肌纤维分离、断裂甚至变性，血液浸入子宫浆膜层时，子宫表面呈现紫蓝色瘀斑，以胎盘附着处最明显，称子宫胎盘卒中（uteroplacental apoplexy）。剥离处的胎盘绒毛和蜕膜中释放大量的组织凝血活酶，进入母体血液循环中，激活凝血系统，导致弥散性血管内凝血（DIC）。

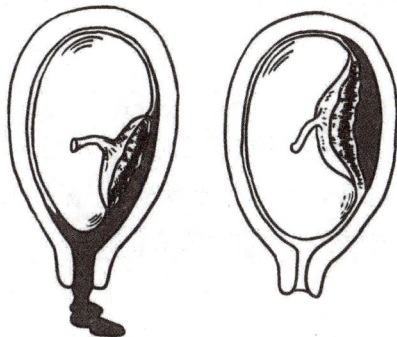

(a)显性剥离　　　(b)隐性剥离

图 11 - 2　胎盘早剥出血类型

【护理评估】

（一）健康史

详细询问有无突然腹痛、阴道流血等情况。了解孕妇有无外伤史，有无妊娠期高血压疾病、慢性高血压、慢性肾病或血管性疾病等病史，是否有羊水过多、双胎或巨大儿等情况。

（二）身体状况

1. 症状与体征 典型症状是阴道流血、腹痛，可伴有子宫张力增高和子宫压痛，尤以胎盘剥离处最明显。阴道流血特征为陈旧不凝血，但出血量不一定与疼痛程度、胎盘剥离程度相符，尤其是后壁胎盘的隐性剥离。早期表现通常以胎心率异常为首发变化，宫缩间歇期子宫呈高张状态，胎位触不清。严重时子宫呈板状，压痛明显，胎心率改变或消失，甚至出现休克征象。

在临床上推荐按照胎盘早剥的 Page 分级标准评估严重程度，见表 11-1。

表 11-1 胎盘早剥的 Page 分级标准

分级	标准
0 级	胎盘后有小凝血块，无症状，分娩后回顾性产后诊断
I 级	无或少量阴道流血，子宫轻压痛，产妇无休克，无胎儿窘迫
II 级	可能有阴道流血，子宫明显压痛，产妇无休克，有胎儿窘迫
III 级	可能有阴道流血，持续腹痛，子宫强直性收缩，触诊呈板状，产妇有休克，胎儿死亡，伴或不伴弥散性血管内凝血

2. 胎儿早剥对母儿影响 产妇剖宫产率增高，易发生产后出血、DIC、急性肾功能衰竭、失血性休克等严重并发症。胎儿可能出现早产、胎儿窘迫甚至胎死宫内，围生儿死亡率增高。

（三）心理-社会状况

胎盘早剥常发病突然，出乎孕妇及家属的意料，病情变化快，一旦确诊须立即处理。因此，孕妇和家属常常措手不及，倍感惊慌。加之有出血和腹痛情况，孕妇及家属常表现出对孕妇及胎儿生命安危的担忧，对大出血的恐惧。

（四）辅助检查

1. B 型超声 可协助了解胎盘的位置及胎盘早剥的类型，并可明确胎儿大小及存活情况。典型的声像图显示胎盘与子宫壁之间出现边缘不清楚的液性低回声区，并见胎盘增厚。胎盘附着在子宫后壁时，可能出现超声检查假阴性。

2. 电子胎心监护 协助判断胎儿宫内状况。

3. 实验室检查 血常规了解孕妇贫血程度。病情严重者应检查肝肾功能、二氧化碳结合力、凝血功能等。

（五）治疗要点

胎盘早剥的治疗要点是早期识别、纠正休克、及时终止妊娠、防治并发症。一旦确诊 II、III 级胎盘早剥应及时终止妊娠。阴道分娩适用于 0~I 级胎盘早剥，病情轻，胎儿存活，以外出血为主，宫口已开大，经产妇一般情况较好，估计短时间内能结束分娩者。

【常见护理诊断/问题】

1. 组织灌注无效（外周） 与反复或大量阴道出血有关。

2. 有感染的危险 与失血导致机体抵抗力下降、胎盘剥离面靠近子宫颈口细菌易经阴道上行感染有关。

3. 潜在并发症 胎儿窘迫、弥散性血管内凝血、肾功能衰竭、产后出血等。

4. 焦虑 与大出血、担心自身及胎儿的生命安全有关。

【护理目标】

1. 孕妇出血得到有效控制，组织灌注改善。

2. 孕妇无感染发生或感染被及时发现和控制。

3. 孕妇弥散性血管内凝血、肾功能衰竭、产后出血、胎儿窘迫被及时预防和处理。

4. 孕妇焦虑减轻，积极配合治疗和护理。

【护理措施】

（一）一般护理

指导孕妇绝对卧床休息，取左侧卧位，间断吸氧，尽量保证胎儿的血氧供应。在卧床期间，护理人员应提供生活护理，满足孕妇的基础需要，同时加强会阴护理。

（二）病情观察

1. 严密观察生命体征。

2. 观察宫底高度、子宫壁的紧张度及压痛情况，阴道流血量与孕妇失血程度是否相符，以评估内出血及病情的严重程度。

3. 观察全身皮肤、黏膜有无出血征象，留置导尿管并记录尿量，遵医嘱迅速及时抽血完成凝血功能等的检测并追查结果，以判断有无凝血功能障碍或肾功能衰竭等并发症发生。

4. 连续监测胎心以判断胎儿宫内情况。

（三）治疗配合

1. 纠正休克 建立静脉通路，遵医嘱输液、输新鲜血。同时应注意保暖，吸氧。

2. 终止妊娠准备及配合 确诊胎盘早剥后，应迅速配合做好急诊剖宫产或阴道分娩的准备，完善新生儿抢救准备工作。阴道分娩过程中密切观察血压、脉搏、宫底高度、宫缩与出血情况，宜全程行电子胎心监护，了解胎儿宫内状况，并备足血制品。

3. 防治并发症 遵医嘱给予宫缩剂预防产后出血，及时补充血容量和凝血因子、纤维蛋白原等防治 DIC，当发现孕妇尿少或无尿时，遵医嘱给予利尿剂，保持电解质及酸碱平衡等救治。

（四）心理护理

及时向孕妇及家属提供疾病相关信息，解释治疗方法，消除恐惧心理。同情和理解产妇及家属失去胎儿甚至切除子宫的心理感受，耐心倾听其诉求，耐心安慰与开解产妇，帮助产妇及其家属尽快恢复正常心态。

（五）健康教育

指导产妇注意休息、加强营养、纠正贫血、增强抵抗力。保持外阴清洁，阴道流血未干净前禁止盆浴，产褥期禁止性生活。剖宫产术后应严格避孕至少 18 个月。

【护理评价】

1. 孕产妇出血得到有效控制，组织灌注改善。

2. 孕产妇无感染发生或感染被及时发现和控制，体温、血常规正常。

3. 孕产妇弥散性血管内凝血、肾功能衰竭、产后出血、胎儿窘迫被及时预防和处理。

4. 孕产妇焦虑减轻，积极配合治疗和护理。

第三节 胎盘植入性疾病

PPT

胎盘植入性疾病（placenta accreta spectrum disorders，PAS）指胎盘绒毛不同程度地侵入子宫肌层的一组疾病。胎盘植入性疾病是孕期子宫破裂、严重产后出血、产科紧急子宫切除乃至孕产妇死亡的重要原因。据报道，本病发病率0.01%～1.1%。

【分类】

1. 根据胎盘绒毛侵入子宫肌层的深度分类 分为以下3类(图11-3)。

（1）胎盘粘连（placenta accreta） 胎盘绒毛直接黏附于子宫肌层表面。

（2）胎盘植入 胎盘绒毛侵入子宫肌壁间。

（3）穿透性胎盘植入（placenta percreta） 胎盘绒毛穿过子宫肌层到达或超过子宫浆膜面。

2. 根据植入面积分类 可分为完全性胎盘植入与部分性胎盘植入。完全性胎盘植入因胎盘未剥离而无出血。部分性胎盘植入因胎盘部分剥离，部分未剥离，影响子宫收缩，导致大出血。

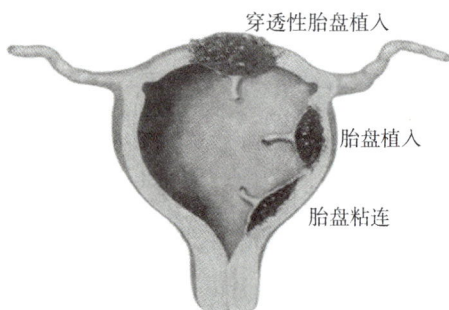

图11-3 胎盘植入类型

【病因】

常见的高危因素为前置胎盘、剖宫产史、多次宫腔操作史、子宫肌瘤剔除术史、子宫穿孔史、胎盘植入史、多次流产史、高龄妊娠等。

【护理评估】

（一）健康史

详细询问孕妇病史，了解孕妇有无前置胎盘、剖宫产史、子宫肌瘤剔除术史、子宫穿孔史、胎盘植入史、多次流产史、高龄妊娠等。

（二）身体状况

PAS在产前常无典型临床表现，可因合并前置胎盘出现阴道流血。胎儿娩出后超过30分钟，胎盘仍未自行剥离，伴或不伴阴道流血，行徒手取胎盘时剥离困难或发现胎盘与子宫壁粘连紧密无缝隙；或行剖宫产时发现胎盘植入，甚至穿透子宫肌层。出血多者可有贫血貌、休克体征。

（三）心理－社会状况

因担心胎儿可能会存在某种畸形，常会感到紧张、焦虑，甚至会产生恐惧心理。

（四）辅助检查

1. 超声检查 彩色多普勒超声检查是产前诊断胎盘植入的主要手段。

2. MRI 多用于评估子宫后壁胎盘植入、植入的深度、周围脏器受累程度等。可作为超声检查的补充手段。

（五）治疗要点

剖宫产适用于PAS合并前置胎盘或其他产科指征者。PAS合并前置胎盘病情稳定者建议妊娠34～37周终止妊娠，病情严重或危及母儿生命者，应考虑立即终止妊娠。

【常见护理诊断/问题】

1. 恐惧　与胎盘植入致产后出血、子宫破裂危及生命有关。

2. 潜在并发症　失血性休克、产后出血、子宫破裂。

【护理目标】

1. 产妇恐惧情绪消失。

2. 产妇未发生产后出血、子宫破裂、失血性休克等并发症。

【护理措施】

（一）妊娠期

1. 指导孕妇加强营养，进食富含铁与蛋白质的食物。保持外阴清洁，有阴道流血者，每日会阴擦洗两次，勤换护理垫，防止感染。

2. 严密观察有无阴道流血、腹痛等表现。

3. 可疑 PAS 者，应选择至 PAS 管理经验丰富、具备多学科诊治能力的医院加强监护，且每 3 ~ 4 周做 1 次超声检查评估胎盘、胎儿发育情况。

4. PAS 合并贫血者，及时查因，遵医嘱对因治疗，补充铁剂，维持血红蛋白在 110g/L 以上。分娩前充足备血。

（二）分娩期产妇的护理

为需行剖宫产术的产妇做好术前准备，除常规剖宫产术前准备、新生儿抢救准备外，还应充分做好产后出血的防治准备，包括血液制品、药物、有经验的手术人员、多学科诊疗团队等准备。子宫切口依据 PAS 严重程度与胎盘附着位置而定，原则上应避开胎盘或胎盘主体部分，术中积极采用多样化止血措施；胎儿娩出后及时使用宫缩剂，以防产后出血，严密观察产妇生命体征及阴道流血情况，发现异常及时报告医师处理。术后需预防性应用抗生素防治感染。

（三）心理护理

孕产妇大多会有紧张、焦虑等心理表现，应向孕产妇讲解胎盘植入的有关知识，耐心解答孕产妇的疑问，让亲属多陪伴，给予孕产妇心理支持和安慰。

（四）健康教育

做好计划生育宣传，避免因多产、多次刮宫等操作损伤子宫内膜；提倡自然分娩，避免因剖宫产损伤子宫内膜；加强围生期保健，发现阴道流血、腹痛等情况及时就诊，以早诊断、及时治疗。嘱前置胎盘孕妇孕期行 B 超检查是否合并胎盘植入。

【护理评价】

1. 孕妇情绪平稳，能配合治疗与护理。

2. 产妇平安度过妊娠期与分娩期，未发生并发症。

第四节　胎膜早破

PPT

胎膜早破（premature rupture of membranes，ROM）指临产前胎膜自然破裂。足月胎膜早破指妊娠满 37 周在临产前发生的胎膜破裂；未足月胎膜早破（preterm premature rupture of membranes，PPROM）指在妊娠未满 37 周在临产前发生的胎膜破裂。足月单胎 PROM 发生率为 8%；单胎妊娠

PPROM 发生率为 2% ~4%，双胎妊娠 PPROM 发生率为 7% ~20%。胎膜早破可引起早产、胎盘早剥、羊水过少、脐带脱垂、胎儿窘迫和新生儿呼吸窘迫综合征，孕产妇及胎儿感染率、围生儿病死率显著升高。

【病因】

1. 生殖道感染 是胎膜早破的主要原因。可由厌氧菌、衣原体、B 族链球菌和淋病奈瑟球菌等病原体上行感染，引起胎膜炎，使胎膜局部张力下降而导致胎膜破裂。

2. 胎先露部衔接不良 胎位异常、头盆不称等使胎先露部不能与骨盆入口衔接，前羊膜囊承受压力不均，导致胎膜破裂。

3. 羊膜腔压力增高 双胎妊娠、羊水过多及巨大儿等导致宫内压力增加，易引起胎膜破裂。

4. 创伤 妊娠晚期性生活、腹部撞伤、羊膜腔穿刺不当等均可能引起胎膜早破。

5. 营养因素 孕妇维生素 C、锌及铜等缺乏，影响胎膜的胶原纤维、弹力纤维合成，胎膜抗张能力下降，易引起胎膜早破。

6. 其他 未足月胎膜早破常与羊膜腔内感染相关，尤其是在孕龄较小的情况下。前次 PPROM 病史是此次妊娠 PPROM 或早产的主要危险因素。此外，宫颈管长度缩短、中晚孕期出血、体质量指数（BMI）低、社会经济地位低、吸烟以及使用违禁药物等都是 PROM 的危险因素。

【护理评估】

（一）健康史

详细询问与胎膜早破有关的现病史与既往史，了解诱发胎膜早破的原因，确定孕周、破膜时间、破膜后处理情况、有无宫缩及宫内感染发生。

（二）身体状况

1. 症状 典型症状是孕妇突感有较多液体自阴道流出，当咳嗽、打喷嚏、大笑等腹压增加时阴道流液增多。

2. 体征 阴道检查触不到前羊水囊，上推胎先露部时，见阴道流液量增多。阴道窥器检查见阴道后穹隆处羊水积聚或有羊水自宫口流出，即可确诊胎膜早破。

（三）心理－社会状况

突然发生不可自控的阴道流液，孕妇可能惊慌失措、焦虑不安，担心胎儿安全及自身健康。部分孕妇可因胎膜早破带来的种种后果而焦虑，甚至感到恐惧。

（四）辅助检查

1. 阴道液酸碱度检查 正常阴道液 pH 为 4.5 ~6.0，羊水 pH 为 7.0 ~7.5。检查阴道流出液 pH ≥6.5 为阳性，但血液、尿液、宫颈黏液、精液及细菌污染可出现假阳性。

2. 阴道液涂片检查 阴道后穹隆积液涂片镜下见羊齿植物叶状结晶。

3. B 超检查 连续检查羊水量减少可协助诊断。

4. 宫颈阴道液生化检查 测定胰岛素样生长因子结合蛋白 -1、可溶性细胞间黏附分子 -1、胎盘 α 微球蛋白 -1，具有较高的敏感性及特异性，且不受精液、尿液、血液或阴道感染的影响。

（五）治疗要点

足月胎膜早破超过 12 小时应预防性应用抗生素，并及时终止妊娠。未足月胎膜早破应根据孕周、母胎状况、当地新生儿救治水平及孕妇和家属的意愿进行综合决策，如果终止妊娠的益处大于期待治疗，应考虑终止妊娠。

1. 足月胎膜早破

（1）破膜超过 12 小时遵医嘱预防性应用抗生素。

（2）如无明确剖宫产指征，破膜后 2 ~ 12 小时内引产。对宫颈成熟的孕妇，遵医嘱首选予以缩宫素引产。对宫颈不成熟且无促宫颈成熟及阴道分娩禁忌证者，前列腺素制剂促宫颈成熟。有明确剖宫产指征时宜行剖宫产终止妊娠，做好术前术后护理。

2. 未足月胎膜早破 妊娠 <24 周，以引产为宜。妊娠 24 ~ 27^{+6}周，依据孕妇本人及家属意愿选择终止妊娠或期待治疗。妊娠 28 ~ 33^{+6}周无继续妊娠禁忌，期待治疗尽量延长至妊娠 34 周以上。妊娠34 ~ 36^{+6}周已接近足月者、绒毛膜羊膜炎、胎儿窘迫、胎盘早剥等应终止妊娠。

【常见护理诊断/问题】

1. 有感染的危险 与胎膜破裂后，下生殖道内病原体上行感染有关。

2. 焦虑 与担心胎儿能否存活及自身健康有关。

3. 潜在并发症 早产、脐带脱垂、胎儿窘迫、胎盘早剥。

【护理目标】

1. 孕妇未发生感染或感染被及时发现和处理。

2. 孕妇焦虑程度减轻，能正确面对病情。

3. 孕妇未发生并发症或并发症得到及时处理。

【护理措施】

（一）一般护理

胎先露未衔接、胎位异常者绝对卧床休息，取左侧卧位，抬高臀部，避免增加腹压的动作，防止脐带脱垂。协助孕妇做好生活护理，如洗漱、进食及穿脱衣等。保持外阴清洁，会阴擦洗，每日 2 次，便后及时擦洗，使用并及时更换消毒会阴垫，避免不必要的肛查及阴道检查。

（二）病情观察

密切观察体温、脉搏、阴道流液性状、宫体有无压痛和白细胞计数，及时发现感染征象。严密监测胎动及胎心率的变化，注意羊水性状、颜色和气味等，了解胎儿宫内安危情况。结合 B 超或羊水检测，了解胎儿成熟度。

（三）治疗配合

1. 期待治疗孕妇的护理

（1）促胎肺成熟 产前使用糖皮质激素能减少新生儿呼吸窘迫综合征，妊娠 <34 周者，遵医嘱给予地塞米松 6mg 肌内注射，每 12 小时一次，共 2 日；或倍他米松 12mg 肌内注射，每日一次，共 2 日。

（2）预防感染 破膜超过 12 小时者，遵医嘱予以抗生素 5 ~ 7 日，可有效延长孕周，减少感染的发生。

（3）抑制宫缩 妊娠 <34 周者，遵医嘱给予宫缩抑制剂 48 小时，配合促胎肺成熟治疗并宫内转运至有新生儿 ICU 的医院。

（4）胎儿神经系统的保护 妊娠 <34 周前有早产风险者，静滴硫酸镁预防脑瘫的发生。

2. 终止妊娠产妇的护理 做好阴道分娩或剖宫产术的准备以及新生儿复苏的准备，分娩后进行胎盘组织病理检查。

（四）心理护理

鼓励孕妇及家属表达其担忧的问题和心理感受，给予科学的解释和疏导，鼓励正确面对现实。帮助孕妇及家属做好迎接新生儿的准备，指导早产儿护理方法，缓解其焦虑情绪。

（五）健康教育

加强围产期卫生宣教与指导，积极预防和治疗生殖道感染。妊娠后期禁止性生活，避免突然腹压增加及腹部受碰撞。宫颈内口松弛者，可于妊娠 12～14 周行宫颈环扎术。注意营养平衡，补充足量的维生素、钙、锌及铜等营养素。

【护理评价】

1. 孕产妇体温正常，白细胞计数正常，未发生感染或感染被及时发现和处理。
2. 孕产妇焦虑程度减轻，主动配合治疗及护理。
3. 孕产妇生命体征正常，新生儿生命体征正常，未发生并发症或并发症被及时发现和处理。

第五节　羊水量异常

PPT

正常妊娠时，羊水的产生与吸收处于动态平衡中。若羊水产生和吸收失去平衡，将导致羊水量异常。羊水量异常预示潜在的母胎并发症，直接危害围产儿的安全。

一、羊水量过多

妊娠任何时期羊水量超过 2000ml 者，称为羊水过多（polyhydramnios）。发生率为 0.5%～1%。羊水量在数日内快速增多，称为急性羊水过多；羊水量在数周内缓慢增多，称为慢性羊水过多。

【病因】

在临床约 1/3 羊水过多的原因不清，称为特发性羊水过多。2/3 羊水过多可能与胎儿畸形及妊娠合并症、并发症等因素有关。

1. 胎儿畸形　羊水过多孕妇中约 25% 合并胎儿畸形，其中以中枢神经系统和消化系统畸形最常见。中枢神经系统畸形多见于无脑儿、脊柱裂等神经管缺陷。因脑脊膜暴露，脉络膜组织增殖，渗出液增加，导致羊水过多，以及胎儿缺乏中枢吞咽功能，无吞咽反射，同时抗利尿激素缺乏，导致尿量增多，使羊水量增加。消化道畸形以食管及十二指肠闭锁最常见，因胎儿不能吞咽羊水，导致羊水积聚而发生羊水过多。18-三体、21-三体等胎儿可出现吞咽羊水障碍，而引发羊水过多。

2. 多胎妊娠　双胎妊娠羊水过多的发生率约为 10%，是单胎妊娠的 10 倍，以单卵双胎居多，两个胎儿间血液循环相互沟通，占优势胎儿的循环血量多，尿量增加，使羊水形成过多。

3. 胎盘脐带病变　胎盘绒毛膜血管瘤直径 >1cm 者，15%～30% 合并羊水过多。巨大胎盘、脐带帆状附着也可能导致羊水过多。

4. 妊娠合并症　妊娠期高血糖患者羊水过多的发生率为 13%～36%，孕妇高血糖致胎儿血糖也增高，产生渗透性血尿，使羊水过多。母儿血型不合时，胎儿免疫性水肿、胎盘绒毛水肿影响液体交换，导致羊水过多。

【护理评估】

（一）健康史

详细询问孕妇病史，了解孕妇年龄、有无妊娠合并症、有无先天畸形家族史及生育史。

（二）身体状况

1. 症状　一般羊水量超过 3000ml 会出现症状。

（1）**急性羊水过多** 多发生在妊娠 20 ~ 24 周，腹部增长迅速。孕妇由于短时间子宫急速增大，出现压迫症状，如腹部胀痛，呼吸困难，心悸气短，不能平卧，便秘，行动不便等。

（2）**慢性羊水过多** 较多见，多发生在妊娠晚期，羊水在数周内缓慢增加，多数孕妇能适应。孕妇自觉体重增长过快，且胎动感不明显。

2. 体征 腹部检查见增大的子宫明显大于相应孕周，腹壁皮肤紧张发亮，触诊时胎位不清，有液体震荡感，胎心遥远或听不清，下肢、外阴水肿甚至静脉曲张。

（三）心理社会状况

孕妇可因压迫症状严重、行动不便而烦躁不安；因担心胎儿可能存在某种畸形，甚至可能失去胎儿，而自责、焦虑、害怕。

（四）辅助检查

1. B 超检查 最重要的辅助检查方法，不仅能测量羊水量，还可了解胎儿的情况，如无脑儿、脊柱裂、胎儿水肿及多胎等。羊水过多超声诊断标准：最大羊水暗区垂直深度（amniotic fluid volume，AFV）≥8cm 或羊水指数（amniotic fluid index，AFI）≥25cm。

2. 甲胎蛋白（AFP）测定 羊水及母血中 AFP 明显增高提示胎儿神经管畸形可能性大。

3. 孕妇血型、血糖检查 以排除母儿血型不合和妊娠期高血糖。

4. 胎儿染色体检查 排除胎儿染色体异常。

（五）治疗要点

取决于胎儿有无畸形、孕周及自觉症状的严重程度。羊水过多合并严重胎儿畸形者，应及时终止妊娠，非严重畸形，与孕妇及家属沟通后决定处理方式。胎儿无畸形，症状轻者，继续妊娠，加强监护；妊娠未足月，压迫症状严重者，可行羊膜腔穿刺放羊水缓解症状。如羊水量反复增长，自觉症状严重者，妊娠≥34 周，胎肺已成熟，可终止妊娠。如胎肺未成熟，可促胎肺成熟后再考虑终止妊娠。

【**常见护理诊断/问题**】

1. 有胎儿受伤的危险 与破膜时易并发胎盘早剥、脐带脱垂、早产等有关。

2. 舒适改变 与子宫过大引起腹部胀痛、呼吸困难、下肢及外阴水肿不能平卧有关。

3. 焦虑 与担心胎儿畸形等有关。

【**护理目标**】

1. 孕妇在院期间胎儿未受伤或得到及时处理。

2. 孕妇的压迫症状得到改善，舒适度增加。

3. 孕妇焦虑情绪减轻或消失。

【**护理措施**】

（一）一般护理

1. 注意休息 指导孕妇多卧床休息，取左侧卧位，压迫症状明显可采取半卧位。

2. 饮食指导 进食低盐饮食，多吃蔬菜、水果，保持大便通畅，以防用力排便时腹压增高导致胎膜破裂。一旦破膜应抬高臀部，采用头低臀高位，防止羊水流出过多或发生脐带脱垂。

3. 间断吸氧 每日吸氧 1 ~ 2 次，每次 30 分钟，改善胎儿缺氧症状。

（二）病情观察

严密观察胎心及临产先兆，教孕妇数胎动、检测胎儿宫内情况。羊膜腔穿刺术中严密观察孕妇生命体征、胎心率、宫缩、阴道流血、腹痛等情况，及时发现胎盘早剥征象等。

（三）治疗配合

1. 继续妊娠孕妇的护理　寻找病因，治疗原发病。自觉症状严重者，可行羊膜腔穿刺术放羊水。协助做好术前准备，严格无菌操作，配合医生完成羊膜腔穿刺，控制羊水流出速度不超过 500ml/h，一次放羊水量不超过 1500ml。腹部放置沙袋或加腹带包扎，以防腹压骤降发生休克。术后遵医嘱给予宫缩抑制剂、镇静剂预防早产，抗生素预防感染。

2. 终止妊娠产妇的护理　做好终止妊娠的各项准备。需行高位人工破膜术者，注意破口要小，控制羊水缓慢流出，固定胎儿为纵产式。破膜前后听胎心，预防和及时发现胎盘早剥。密切观察宫缩与产程进展。胎儿娩出后及时应用宫缩剂，预防产后出血。

（四）心理护理

理解并尊重孕妇对胎儿畸形形成或失去胎儿的悲伤心理，安慰孕妇及其家属，使其接受现实。鼓励家属多与孕妇沟通，缓解痛苦情绪。

（五）健康教育

指导孕妇摄取低盐饮食，防止便秘。减少增加腹压的活动以防胎膜早破。教会孕妇胎动的监测方法和技巧，同时积极预防胎膜早破的发生。稳定孕妇情绪，指导其学会观察病情变化，并及时就医。

【护理评价】

1. 孕妇在院期间胎心正常。
2. 孕妇的压迫症状得到改善，舒适度增加。
3. 孕妇情绪稳定，能平静接受疾病预后。

二、羊水量过少

妊娠晚期羊水量少于 300ml 者称为羊水过少（oligohydramnios）。发生率为 0.4% ~ 4%。羊水过少严重影响围生儿预后，当羊水量少于 50ml，围生儿死亡率高达 88%，临床应高度重视。

【病因】

羊水过少主要与羊水产生减少或羊水外漏增加有关。部分羊水过少原因不明。

1. 胎儿畸形　以胎儿泌尿系统畸形为主，如胎儿肾缺如、肾发育不全、输尿管或尿道梗阻引起少尿或无尿，导致羊水过少。

2. 胎盘功能障碍　过期妊娠、胎儿生长受限、妊娠期高血压疾病、胎盘退行性变均可导致胎盘功能减退，胎儿宫内慢性缺氧引起胎儿血液重新分配，为保障胎儿脑、心脏血液供应，肾血流量降低，胎儿尿生成减少导致羊水过少。

3. 羊膜病变　有部分学者认为羊膜本身病变与某些不明原因的羊水过少有关。

4. 胎膜早破　羊水外漏速度超过羊水生成速度，导致羊水过少。

5. 其他　孕妇脱水、血容量不足时，孕妇血浆渗透压增高能使胎儿血浆渗透压相应增高，尿液形成减少。孕妇服用某些药物（如吲哚美辛、利尿剂），也能引起羊水过少。

【护理评估】

（一）健康史

认真询问病史，了解孕妇的月经史、生育史、妊娠期有毒有害物质接触史，评估本次妊娠情况，有无用药，有无妊娠合并症、胎膜早破，既往有无畸形胎儿孕产史等。

（二）身心状况

1. 症状　孕妇胎动时多有不适感，甚至感腹痛，自觉腹部增大不明显，体重增加较少或不增。临产后阵痛明显。

2. 体征　腹部检查：宫底高度与正常孕周相比多偏小，触诊时子宫敏感度较高，临产后常出现宫口扩张较慢，可有产程延长。

（三）心理 – 社会状况

孕妇可因担心胎儿畸形，产程不顺利而紧张、焦虑。

（四）辅助检查

1. B 超检查　是最重要的辅助检查方法。妊娠晚期羊水最大暗区垂直深度（AFV）≤2cm 为羊水过少，≤1cm 为严重羊水过少。如羊水指数（AFI）≤5cm 诊断羊水过少。除此之外，B 超还可以及时发现胎儿生长受限，以及胎儿肾缺如、肾发育不良、输尿管或尿道梗阻等畸形。

2. 电子胎心监护　常可见 NST 无反应性，严重者可出现胎心变异减速和晚期减速。

3. 胎儿染色体检查　排除胎儿染色体异常。

4. 直接测量羊水量　如破膜时羊水量 <300ml 即可诊断。直接测量不能做到早期诊断，往往为产后补充诊断。

（五）治疗要点

根据胎儿有无畸形和孕周大小选择治疗方案。

【常见护理诊断/问题】

1. 有胎儿受伤的危险　与羊水少导致胎体粘连、生长受限、缺氧等有关。

2. 焦虑　与担心胎儿畸形、产程延长有关。

【护理目标】

1. 孕妇妊娠期胎儿未受伤。
2. 孕妇焦虑减轻或消失。

【护理措施】

（一）一般护理

1. 注意休息　指导孕妇多卧床休息，取左侧卧位，改善胎盘血液供应。

2. 加强营养　营养丰富，保证孕妇及胎儿的营养需求。

3. 间断吸氧　每日吸氧 1~2 次，每次 30 分钟，改善胎儿缺氧症状。

（二）病情观察

严密观察孕妇的生命体征，定期测量宫高、腹围和体重；定期 B 超监测羊水量，并注意观察有无胎儿畸形。监测胎盘功能、胎动、胎心和产程进展，及时发现孕产期并发症。

（三）治疗配合

根据胎儿有无畸形和孕周大小选择治疗方案。

对妊娠足月者，尽早终止妊娠，可行人工破膜引产术。破膜后密切观察羊水情况，有异常及时报告医生。对胎儿窘迫，短时间内不能结束分娩者，应积极协助医生行剖宫产术终止妊娠。做好抢救新生儿的准备，新生儿按高危儿护理。对妊娠未足月者，遵医嘱进行羊膜腔灌注治疗，注意严格无菌操作，遵医嘱给予抗生素预防感染，同时应用宫缩抑制剂防止发生早产。

（四）心理护理

理解并尊重孕妇对胎儿畸形形成或失去胎儿的悲伤心理，安慰孕妇及其家属，使其接受现实。鼓励家属多与孕妇沟通，缓解痛苦情绪。

（五）健康教育

1. 指导孕妇定期行产前检查，加强孕期保健，积极治疗妊娠并发症及合并症。

2. 教会孕妇胎动的监测方法和技巧，有异常及时就诊。

3. 胎儿畸形产妇引产后避孕 6 个月方可再次受孕，再孕要进行遗传咨询，孕后行产前检查，加强监护。

【护理评价】

1. 孕妇妊娠期胎心正常；胎儿宫内情况良好。

2. 孕妇情绪稳定，主动配合治疗及护理。

第六节　胎盘异常及脐带异常

PPT

一、胎盘异常

本节主要讨论异常形状的胎盘。

（一）副胎盘

副胎盘是指与主胎盘相连的另一小胎盘，两者以胎膜相连。副胎盘与主胎盘之间有胎儿来源的血管相连，副胎盘由中等大小的绒毛膜血管经副叶和主胎盘间的胎膜接受胎儿的血液循环。

在产前未明确副胎盘诊断，产后未仔细检查胎盘胎膜者，易造成副胎盘遗留，引起产后大出血、感染。超声检查可早期发现副胎盘。

（二）帆状胎盘

帆状胎盘指脐带附着于胎膜，血管经胎膜呈扇形分布进入胎盘。帆状胎盘在双胎中的发生率较单胎高 9 倍。

本病对母体基本无影响，对胎儿的影响比较大，易造成胎儿死亡。脐带附着点在胎盘下缘近宫颈者，因胎儿先露部的压迫，可导致胎儿窘迫及死亡。还可造成血管前置，一旦前置血管破裂，极易导致胎儿失血及休克，甚至死亡。

二、脐带异常

（一）脐带先露与脐带脱垂

详见第十四章第四节脐带脱垂。

（二）脐带长度异常

脐带正常长度为 30 ~ 100cm，平均长度为 55cm。脐带短于 30cm 者，称为脐带过短（excessively short cord）。脐带超过 100cm 者，称为脐带过长（excessively long cord）。脐带过短者妊娠期无明显异常，临产后先露下降，脐带被牵拉过紧，胎儿血循环受阻，引起胎儿窘迫，严重者出现胎盘早剥。临产后疑脐带异常，应抬高床脚，给予吸氧，严密观察胎心。胎心无改善者应立即行剖宫产术结束分娩。脐带过长易导致脐带缠绕、打结、脱垂或脐带受压等。

（三）脐带缠绕

脐带围绕胎儿颈部、四肢或躯干，称为脐带缠绕（cord entanglement）。90% 为脐带绕颈，绕颈一周最为多见，约占分娩总数 20%。本病的发生一般认为与脐带过长、胎儿小、羊水过多及胎动频繁等有关。脐带绕颈对孕妇影响不大。其对胎儿的影响与脐带缠绕松紧、缠绕周数及脐带长短有关。超声检查可在产前明确诊断。临产后，可出现胎先露下降受阻和胎儿窘迫。胎心监护可发现频繁的变异减速。经吸氧及体位改变不能改善胎儿缺氧者，应及时终止妊娠。

（四）脐带打结

脐带打结可分为假结（false knot）和真结（true knot）两种。脐带假结系脐血管较脐带长，血管卷曲似打结，或因脐静脉较脐动脉长形成迂曲似打结。一般对胎儿无影响。脐带真结较少见，多因脐带缠绕胎体，后胎儿穿过脐带套环而形成。真结一旦拉紧可导致死胎或死产。

（五）脐带扭转

脐带扭转（torsion of cord），胎儿在宫腔内的活动可使脐带顺其纵轴扭转呈螺旋状，生理性扭转可达 6~11 周。脐带过度扭转在近胎儿脐轮部，可致此处脐带变细呈索状，引起血管闭塞或伴血栓形成，胎儿血运中断而死亡。

（六）单脐动脉

脐带如只有一条动脉，称为单脐动脉（single umbilical artery）。产前 B 超多可明确诊断。孕期发现单脐动脉，无其他结构异常者，新生儿预后较良好；合并有其他结构异常者，应行产前诊断。

（七）脐带附着异常

脐带分别附着于胎儿处和胎盘处。

脐带在胎儿处附着异常时可发生脐膨出、腹裂等，超声检查多数可明确诊断，根据胎儿有无结构异常及评估预后，选择继续妊娠还是终止妊娠。

正常情况下，脐带附着于胎盘胎儿面的近中央处。若脐带附着于胎盘边缘，称为球拍状胎盘（battledore placenta），分娩过程中对母儿无大影响，多在产后检查胎盘时发现。若脐带附着于胎膜上，脐带血管通过羊膜与绒毛膜间进入胎盘，称为脐带帆状附着（cord velamentous insertion）。若胎膜上的血管跨过宫颈内口位于胎先露部前方，称为前置血管（vasa previa）。前置的血管缺乏华通胶的保护，宫缩时容易受到胎先露的压迫或发生破膜时血管断裂，导致脐血循环受阻、胎儿失血而出现胎儿窘迫，甚至死亡。由于脐带帆状附着对胎儿危害大，超声检查时应注意脐带附着于胎盘的部位。已诊断为脐带帆状附着和前置血管的孕妇，妊娠期应严密观察，胎儿成熟后择期剖宫产，以降低围产儿死亡率。

．．．．　目标检测

答案解析

【A₁型题】

1. 前置胎盘是指妊娠 28 周后胎盘附着于

　　A. 子宫前壁　　　　　　B. 子宫后壁　　　　　　C. 子宫下壁

　　D. 子宫底部　　　　　　E. 子宫下段，甚至胎盘下缘达到或覆盖宫颈内口

2. 前置胎盘的病因不包括

    A. 子宫内膜病变   B. 多次刮宫   C. 胎盘面积过大

    D. 受精卵发育迟缓   E. 妊娠期高血压疾病

3. 胎膜早破是指

    A. 胎膜在临产前破裂   B. 胎膜在第一产程末破裂

    C. 胎膜在第二产程末破裂   D. 胎膜在宫缩开始破裂

    E. 胎膜在妊娠 37 周前破裂

4. 羊水过多是指羊水量超过

    A. 600ml   B. 800ml   C. 1000ml

    D. 1500ml   E. 2000ml

【A₂型题】

5. 初孕妇，妊娠 28 周，半夜睡醒发现自己卧在"血泊"之中。入院呈休克状态，阴道流血稍减少。最可能的诊断是

    A. 胎盘早剥   B. 子宫破裂   C. 边缘性前置胎盘

    D. 部分性前置胎盘   E. 完全性前置胎盘

6. 某孕妇，妊娠 38 周，突感剧烈腹痛伴有少量阴道流血。检查：血压 150/110mmHg，子宫似足月妊娠大小，硬如木板、有压痛。胎心 90 次/分，胎位不清，最大可能是

    A. 早产   B. 临产   C. 前置胎盘

    D. 胎盘早剥   E. 不完全性子宫破裂

7. 初孕妇，30 岁，妊娠 34 周，产前检查：血压 180/112mmHg，拒绝住院治疗，3 小时前突然腹痛伴阴道流血，血压 75/30mmHg，脉搏 120 次/分，宫底剑突下 2 指，板状腹，胎位不清，胎心音消失，宫颈未消失，最正确处理应是

    A. 立即剖宫产终止妊娠

    B. 抢救休克，滴注缩宫素引产

    C. 人工破膜，滴注催产素引产

    D. 抢救休克，因胎死宫内不急于引产

    E. 抢救休克，同时立即行剖宫产术

8. 某初产妇，妊娠 32 周，因"胎膜早破"入院，检查：枕左前位，未入盆，胎心 142 次/分，骨盆无异常，生命体征平稳，错误的护理措施是

    A. 嘱患者绝对卧床休息，禁灌肠

    B. 休息取半卧位

    C. 严密观察胎心音

    D. 严密观察羊水的性状

    E. 指导孕妇自测胎动

9. 初产妇，29 岁，妊娠 34 周，因胸闷 1 周，呼吸困难 1 日入院。查体：腹部明显大于孕周，B 型超声示最大羊水池深度 11cm。拟行穿刺放羊水，护理措施中不包括

    A. 每小时放羊水量不超过 500ml

    B. 每次放羊水量不超过 150ml

    C. 密切观察孕妇情况

D. 做好抢救新生儿的准备

E. 做好输液、输血的准备

（王淑贞）

书网融合……

重点小结

微课

习题

第十二章　高危妊娠

PPT

学习目标

1. 知识目标　通过本章学习，学生能掌握高危妊娠的概念、风险因素、监护措施；熟悉高危妊娠的范畴与护理措施。

2. 能力目标　能早期识别高危妊娠，并为其进行监护；能为高危妊娠妇女实施护理措施，进行健康指导。

3. 素质目标　具有高度责任心，关爱高危孕妇健康。

情境导入

情境：某孕妇，31 岁，因停经 50 日，恶心、乏力 8 日来院就诊，经检查确诊为早孕。既往体健，5 年前曾人工流产 1 次，2 年前再婚后早产 1 次，新生儿死亡。

思考：1. 该孕妇此次怀孕属于高危妊娠吗？

2. 应如何对其进行健康指导？

第一节　高危妊娠妇女的监护

高危妊娠（high risk pregnancy）指已知存在一个或多个危险因素时，孕产妇、胎儿及新生儿发生不良结局的风险高于正常妊娠。范畴广泛，几乎包括了所有的病理产科。具有高危因素的孕妇称高危孕妇。产科工作中应及时筛查高危孕妇，并将其纳入高危管理系统以促进良好的妊娠结局，确保母婴安全。

一、常见高危妊娠因素

（一）个人、家庭或社会经济因素

孕妇年龄≤18 周岁或≥35 周岁；身高≤145cm；孕前体重过轻或过重；孕妇及其丈夫职业稳定性差，收入低，居住环境差，营养不良；未婚或独居；孕期未规范行产前检查；吸烟、酗酒、吸毒、接触有害物质等不良生活方式。

（二）疾病因素

1. 不良孕产史　如生育间隔 <12 个月，各类流产≥3 次、早产、围生儿死亡史，巨大胎儿、剖宫产或阴道助产术史、新生儿畸形、新生儿溶血性黄疸、新生儿先天性/遗传性疾病史等。

2. 妊娠合并症　如贫血、心脏病、糖尿病、高血压、肾病、性病、自身免疫病等。

3. 妊娠并发症　如妊娠期高血压疾病、前置胎盘、胎盘早剥、羊水量异常、胎儿生长受限、过期妊娠、母儿血型不合、多胎妊娠等。

4. 其他　产力、产道、胎位异常等，妊娠早期接触有毒有害物质、病毒感染、服用可能致畸的药物等。

二、高危妊娠识别

二级以上医疗机构对孕妇进行首次妊娠风险评估分级，并在孕期保健手册上黏贴五色（绿色、黄色、橙色、红色、紫色）标识，以加强对高危孕妇的管理。之后在每次产前检查时，根据孕妇的病情变化和检查结果，对妊娠风险进行动态评估。

（一）高危妊娠筛查

1. 孕前筛查　根据筛查结果，对不宜妊娠者应及时告知，对存在高危因素可以妊娠者，将筛查结果标记在孕妇保健手册上及相应信息系统中，并适当增加产前检查次数。

（1）评估孕前高危因素

1）了解计划妊娠夫妇健康状况。

2）评估既往史、家族史、遗传病史，不宜妊娠者应及时告知。

3）详细了解不良孕产史。

4）评估生活方式、饮食营养、职业状况及工作环境，及人际关系等。

（2）体格检查：测量血压、体重，计算 BMI；心肺听诊；步态、骨骼发育；常规妇科检查。

（3）辅助检查

1）必查项目　血常规、尿常规、血型、肝肾功能、空腹血糖水平、HBsAg 筛查以及 HIV 筛查等。

2）备查项目　子宫颈细胞学检查、TORCH 筛查、阴道分泌物检查、甲状腺功能检测、75gOGTT 试验（针对高危妇女）、血脂水平检查、妇科超声检查及心电图检查等。

2. 孕期筛查　孕期主要通过定期产前检查来筛查高危因素。通过对孕妇既往孕产史、本次妊娠史、家族史的了解及全面体格检查和产科检查，筛查有无对妊娠结局、母儿健康的不利因素，进行高危因素评分和分级，并系统管理。

（1）病史采集

1）孕产史，尤其是有无不良孕产史如流产、早产、死胎、死产，了解既往分娩史如剖宫产史，有无胎儿畸形及巨大胎儿分娩史等。

2）生殖系统手术史，如子宫肌瘤剔除术、宫颈病变手术等。

3）孕前准备情况。

4）本人及配偶家族史和遗传病史。

5）既往内外科病史，如慢性高血压、糖尿病、心脏病、肝肾疾病、系统性红斑狼疮、血液病、神经和精神疾病等。

6）本次妊娠过程，了解有无妊娠早期病毒感染及用药史，有无发热、皮疹及阴道出血史，饮食、睡眠、职业及工作环境、运动情况。

7）有无接触有毒、有害或放射性物质等可能致畸因素。

（2）一般检查

1）观察孕妇的发育、营养及精神状态。

2）检查生命体征，有无心率、呼吸异常。

3）测量血压、体重。血压升高时，应鉴别为慢性高血压或妊娠期高血压疾病，并纳入高危妊娠管理；首诊时需计算基础 BMI。孕期需严格监测体重增长情况，对于基础 $BMI \geq 25kg/m^2$ 或孕期体重增加过多的孕妇，均应视为高危孕妇。

4）观察步态、胸廓、发育有无异常以及测量身高，排查脊柱和骨盆的异常。

（3）其他检查　必要时行宫颈病变检查；血液学检查，了解有无贫血、血小板减少性疾病、肝肾功能异常、糖尿病等疾病，母儿血型抗体筛查等。

（4）胎儿筛查　对高危妊娠胎儿宫内安危的评估贯穿整个孕期，涉及妇产科、内外科、影像科、检验科、遗传、儿科等多学科的合作。

1）测量宫高，检查胎位，听诊胎心，自我监测胎动，评估胎儿宫内生长发育情况，异常者需进一步明确诊断。

2）B超检查，正常妊娠整个孕期至少检查4次，高危妊娠酌情增加检查次数。

3）其他　胎儿生物物理评分、胎儿成熟度的检查、胎盘功能检查、胎儿畸形检查、电子胎心监护等。

3. 分娩期筛查　分娩期主要对可能需行剖宫产、与胎儿宫内情况有关的高危因素进行识别，主要包括以下几项。

（1）复查产妇身高、骨盆，评估胎儿体重，判断有无头盆不称。

（2）观察胎心及羊水性状，及早发现胎儿窘迫。

（3）评估宫缩、宫口扩张及胎头下降情况，判断有无宫缩乏力及产程异常。

（二）妊娠风险分级标识

1. 绿色标识　妊娠风险低，孕妇基本情况良好，未发现妊娠合并症、并发症。

2. 黄色标识　妊娠风险一般，孕妇基本情况存在一定危险因素，或患有孕产期合并症、并发症，但病情较轻且稳定。

3. 橙色标识　妊娠风险较高，孕妇年龄≥40岁或BMI≥28kg/m^2，或患有较严重的妊娠合并症、并发症，对母婴安全有一定威胁。

4. 红色标识　妊娠风险高，孕妇患有严重的妊娠合并症、并发症，继续妊娠可能危及孕妇生命。

5. 紫色标识　孕妇患有传染性疾病，可同时伴有其他颜色的风险标识。

三、高危妊娠监护 微课

（一）妊娠风险管理

1.“绿色”　妊娠风险分级为“绿色”的孕产妇，在有资质的辖区妇幼保健中心，按照孕产期保健工作规范，提供孕产期保健服务。

2.“黄色”　妊娠风险分级为“黄色”的孕产妇，应在二级以上医疗机构接受孕产期保健和住院分娩。如有异常，应尽快转诊到三级医疗机构。

3.“橙、红、紫色”　妊娠风险分级为“橙色”“红色”和“紫色”的孕产妇，医疗机构应当将其作为重点人群纳入高危孕产妇专案管理，动态监管，集中救治，确保做到“发现一例、登记一例、报告一例、管理一例、救治一例”。建议其尽快到三级医疗机构接受评估以明确是否适宜继续妊娠。如适宜继续妊娠，应在区（市）级及以上危重孕产妇救治中心接受孕产期保健服务，原则上在三级医疗机构住院分娩，病情危重者应及时转到所属片区的市级危重孕产妇救治中心进行救治。

（二）胎儿生长发育监测

1. 确定孕龄　根据孕妇的末次月经、早孕反应的时间、胎动出现的时间、孕早期超声检查胎儿顶臀长、孕中期超声检查胎儿双顶径、腹围、股骨长度等推算孕龄。

2. 估计胎儿体重

（1）宫高、腹围测量 通过对孕妇的宫底高度、腹围可估计胎龄及胎儿大小，从而了解胎儿宫内发育的情况。简单的估算方法为：胎儿体重（g）＝宫底高度(cm)×腹围（cm）＋200。

（2）超声检查 超声检查胎儿双顶径、腹围、股骨长等推算胎儿体重。通常自妊娠22周起，胎头双顶径值每周增加0.22cm。如胎头双顶径达8.5cm以上，则91%的胎儿体重超过2500g。

（三）胎儿宫内安危监测

1. 胎动计数 是通过孕妇自测评价胎儿宫内情况的最简单有效的方法之一。随着孕周增加，胎动逐渐由弱变强，至妊娠足月时，胎动又因羊水量减少和空间减少而逐渐减弱。正常胎动每小时3~5次，如妊娠28周以后胎动计数<6次/2小时，提示有胎儿缺氧可能。

2. 胎心听诊 是临床最常用的也是最简单的方法。即用听诊器或多普勒胎心仪监测，测胎心时不只测听胎心率还要注意胎心的强弱、节律，如果有疑问应延长听诊时间。当胎心率过快（＞160次/分）、过慢（＜110次/分）或不规则，都表明胎儿有缺氧情况。

3. 电子胎心监护 电子胎心监护是指应用电子胎心监护仪将胎心率曲线和宫缩压力波形持续性描记成供临床分析的图形，即胎心宫缩图，作为一种评估胎儿宫内状态的手段，其目的在于及时发现胎儿窘迫，以便及时采取进一步的措施。详见第5章第2节胎儿健康评估。

4. 胎儿生物物理评分（biophysical profile scoring，BPS） 应用多项生物物理现象进行综合评定的方法，常用Manning评分法（表12-1），该法通过NST联合实时超声检查，前者为对胎儿储备能力和胎盘功能实时、有效的观察手段，后者可对胎儿器官发育、功能状况、胎儿血液循环、胎盘循环、胎盘子宫循环的血流动力学状态做出评价。

表 12 – 1 Manning 评分法

项目	2分（正常）	0分（异常）
无应激实验（20分钟）	≥2次胎动伴胎心加速≥15次/分，持续≥15秒	<2次胎动，胎心加速<15次/分，持续<15秒
胎儿呼吸运动（30分钟）	≥1次，持续≥30秒	无或持续<30秒
胎动（30分钟）	≥3次躯干和肢体活动（连续出现计1次）	≤2次躯干和肢体活动
肌张力	≥1次躯干和肢体伸展后屈曲或手指摊开合拢	无活动；肢体完全伸展；伸展缓慢，部分恢复屈曲
羊水量	最大羊水池垂直直径>2cm	无或最大羊水暗区垂直直径≤2cm

5. 超声检查 B型超声是产科常用的辅助检查，不仅能显示胎儿数目、胎位、有无胎心搏动以及胎盘位置，而且能测量胎头的双顶径、胸径、腹径以及估计胎龄、预产期，还可估计胎儿体重、检查有无胎儿体表畸形、胎盘成熟度等。彩色多普勒超声检查能检测胎儿脐动脉和大脑中动脉血流。脐动脉血流常用指标收缩期峰值流速和舒张末期流速比值（S/D值）、搏动指数（PI）、阻力指数（RI）随妊期增加应下降。如PI、S/D比值下降，脐动脉舒张末期血流缺失，提示胎儿缺氧。

6. 其他检查

（1）胎儿成熟度检查 孕晚期抽取羊水，进行各种成分测定，是判断胎儿成熟度较为可靠的指标。测定羊水中卵磷脂/鞘磷脂（L/S）比值，可了解胎儿肺成熟度，如L/S≥2，提示肺成熟；测定肌酐值，可了解胎儿的肾成熟度；测定胆红素，可了解胎儿的肝成熟度；检查脂肪细胞，可了解胎儿皮脂腺的成熟度。

（2）胎盘功能检查 可以采用孕妇血、尿雌三醇测定，血清胎盘生乳素、阴道脱落细胞检查等方法判定胎盘功能。孕妇血清胎盘生乳素（hPL）足月妊娠时为4~11mg/L，若妊娠足月时该值

<4mg/L，或突然降低 50%，提示胎盘功能低下；孕妇血清特异性 β 糖蛋白测定值于妊娠足月 <170mg/L，提示有胎盘功能障碍。

（3）胎儿头皮血测定　可判断胎儿是否缺氧及缺氧的程度。宫颈口扩张 1.5cm 以上时，取胎儿头皮血测定 pH 值。正常值在 7.25～7.35 之间，如为 7.20～7.24，提示胎儿可能有轻度酸中毒，<7.20则胎儿有严重酸中毒存在。

第二节　高危妊娠妇女的护理

【护理评估】

（一）健康史

详细询问孕产妇个人基本信息，包括：年龄、职业、文化程度、婚姻家庭状况及经济收入等；了解孕产史、既往疾病史及手术史，有无妊娠合并症；了解本次妊娠经过，目前产科情况，有无不良嗜好。重点评估孕妇有无妊娠期高危因素。

（二）身体状况

1. 症状　妊娠早期有无恶心、呕吐等早孕反应及严重程度，有无腹痛、阴道流血等症状；妊娠中晚期有无阴道流血、腹痛、头晕、视物模糊、乏力、心悸和呼吸困难等症状。

2. 体征

（1）全身检查　观察孕妇发育、营养及精神状况，注意步态，测量身高、体重、生命体征，评估心、肺等脏器功能。

（2）产科检查　观察孕妇腹部外形和大小、腹壁有无水肿。手测宫底高度，尺测子宫长度和腹围，判断子宫大小与孕周是否相符。了解胎位有无异常。计数胎动、听诊胎心，了解胎儿宫内安危情况。观察骨盆形态、测量骨盆大小，判断有无头盆不称。检查软产道有无狭窄或梗阻，外阴部有无水肿或静脉曲张等。正确估计胎儿孕龄，描绘妊娠图。临近分娩要评估有无胎膜早破、羊水量及性状。

（三）心理－社会状况

评估孕妇的心理状况，高危孕妇在妊娠早期常担心流产或胎儿畸形，在妊娠 28 周以后则担心早产、出现胎儿异常或者胎死宫内、死产等。要认真评估高危孕妇的应对机制、心理承受能力及社会支持系统。

（四）辅助检查

1. 实验室检查　血、尿常规检查，肝、肾功能测定，血糖及糖耐量测定，出凝血时间、血小板计数等。

2. 放射免疫法　测定孕妇血清游离雌三醇（E3）、血清胎盘生乳素（HPL）及血清特异性 β 糖蛋白测定，用于检测胎盘功能及胎儿宫内情况。

3. B超检查　了解胎儿、胎盘、羊水情况。

4. 电子胎心监护　正常胎心率为 110～160 次/分，当胎心率 <110 次/分或 >160 次/分时，可行电子胎心监护了解胎儿宫内缺氧情况。

（五）治疗要点

加强妊娠期监护，对因治疗，适时终止妊娠，减少母儿并发症。

【常见护理诊断/问题】

1. 知识缺乏 缺乏高危妊娠监测、处理与配合的相关知识。

2. 焦虑/恐惧 与担心自身及胎儿的健康与安危有关。

3. 潜在并发症 胎儿窘迫、新生儿窒息等。

【护理目标】

1. 孕妇能说出高危妊娠的相关知识。

2. 孕妇能正确面对胎儿的危险，焦虑缓解或消除，情绪平稳。

3. 孕妇无并发症发生。

【护理措施】

（一）一般护理

增加营养，保证胎儿生长发育所需；指导孕妇休息时注意要左侧卧位，以改善胎盘的血供；注意孕期卫生；指导孕妇自我监护。

（二）病情观察

对高危孕妇要做好观察记录。观察孕妇一般情况、症状与体征，及时向医生报告异常并记录处理经过。

（三）治疗配合

严格执行医嘱，提供用药指导和用药观察。正确留置血、尿等标本，积极配合医生的工作，做好抢救准备。

（四）心理护理

提供有利于孕妇倾诉和休息的环境，避免不良的刺激。评估孕妇的心理状态，鼓励其诉说对疾病相关知识的疑问及心中的困惑，采取必要的手段减轻和转移孕妇的焦虑和恐惧。鼓励和指导孕妇的家属尤其是丈夫积极参与孕期心理疏导。

（五）健康教育

按照孕妇的高危因素给予相应的健康指导。提供相应的信息，指导孕妇自我监测，及时产前检查等。

【护理评价】

1. 孕妇能说出高危妊娠的相关知识。

2. 孕妇能正确面对母儿健康所面临的危险，情绪平稳。

3. 孕妇没有出现胎儿窘迫或新生儿窒息等并发症。

目标检测

答案解析

【A₁型题】

1. 监测胎儿安危简单有效的方法是

  A. 胎动计数   B. 羊膜镜检查   C. 电子胎心监护仪

  D. 测胎盘激素的分泌   E. 胎儿头皮血 pH 测定

2. 提示胎儿肺成熟度 L/S 比值是

    A. >0.5   B. >1   C. >1.5

    D. ≥2   E. >4

【A_2 型题】

3. 某孕妇，28 岁，妊娠 35 周行无应激试验，发现其 20 分钟内有 4 次胎动伴胎心率加速 >15 次/分，持续时间 >15 秒，则可称为

    A. NST 有反应型   B. NST 有无应型   C. CST 阳性

    D. CST 阴性   E. OCT 阳性

【A_3 型题】

(4~5 题共用题干)

某孕妇，宫内妊娠 37 周，行电子胎心监护时发现有胎心率的减速发生，减速与宫缩的关系不恒定，减速下降幅度为 80 次/分，持续时间长短不一，但能够很快恢复。

4. 这种胎心监护图形提示胎心为

    A. 正常变异频率   B. 正常变异幅度   C. 早期减速

    D. 变异减速   E. 晚期减速

5. 分析产生上述胎心率图形的原因为

    A. 子宫胎盘功能不良

    B. 胎儿缺氧兴奋交感神经

    C. 子宫收缩时胎头受压兴奋迷走神经

    D. 子宫收缩时脐带受压兴奋迷走神经

    E. 宫缩时胎头受压，脑血流量一时性减少

（方玉琦）

书网融合……

重点小结

微课

习题

第十三章 异常分娩

学习目标

1. 知识目标 通过本章学习，学生能掌握异常分娩的定义及影响因素，产力异常的分类，护理评估和护理措施；熟悉产道异常、胎位及胎儿异常的护理评估、护理措施；了解产道异常、胎位及胎儿异常的分类。

2. 能力目标 能运用所学知识对异常分娩的妇女进行护理及健康指导，能早期识别异常分娩并采取护理措施。

3. 素质目标 具有较强的责任心，工作耐心、细致，有团队协作精神。

情境导入

情境： 某孕妇，28 岁，G_1P_0，宫内妊娠 38^{+6} 周，阵发性腹痛 18 小时入院。该孕妇近 2 日来一直睡眠差，进食少。查体：血压 124/86mmHg，心率 86 次/分，心肺正常。产科检查：宫缩（20~30）秒/（5~6）分，胎心 140 次/分，先露 S-1，宫口开大 1cm，胎位 LOA，胎膜未破。

思考：（1）该孕妇可能的医疗诊断是什么？判断依据是什么？

（2）对该孕妇的护理措施有哪些？

影响分娩能否顺利进行的因素是产力、产道、胎儿和精神心理因素。其中任何一个或一个以上因素发生异常，且各因素之间不能相互适应而使分娩进展受到阻碍时，称为异常分娩（abnormal labor），俗称难产（dystocia）。难产处理不当会给母儿造成严重的危害。若处理得当，难产也可转为顺产。因此，在处理难产时，必须综合分析影响分娩的各个因素及它们之间的关系，及时正确处理，确保母婴安全。异常分娩主要包括产力异常、产道异常、胎位及胎儿发育异常。

PPT

第一节 产力异常

产力包括子宫收缩力、腹肌和膈肌收缩力、肛提肌收缩力，其中以子宫收缩力为主。子宫收缩力是临产后贯穿于分娩全过程的主要动力，在分娩过程中，子宫收缩失去节律性、对称性、极性或频率及强度有改变，称为子宫收缩力异常（图 13-1），简称产力异常（abnormal uterine action）。临床上分为子宫收缩乏力（简称宫缩乏力）和子宫收缩过强（简称宫缩过强）两类，每类又分为协调性与不协调性两种。临床上以协调性宫缩乏力多见。

一、子宫收缩乏力

子宫收缩乏力（uterine inertia）可发生在产程初期，也可当产程进展至某一阶段时才出现。若产程一开始就出现子宫收缩乏力，称为原发性宫缩乏力。原发性宫缩乏力使宫口不能如期扩张，胎先露部不能如期下降，使产程延长，多发生在潜伏期。若产程开始时子宫收缩正常，而当产程进展到某阶段时子宫收缩力转弱，产程进展缓慢，甚至停滞，称继发性宫缩乏力，多发生在活跃晚期或第二产程。

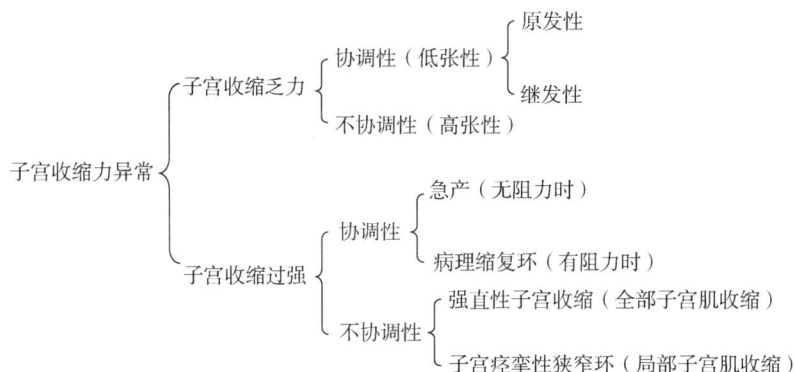

图 13 – 1　子宫收缩力异常的分类

【病因】

引起宫缩乏力的原因较复杂，往往是多种因素的综合，常见如下。

1. 产道与胎儿因素　临产后，当骨盆异常或胎位异常时，胎先露不能紧贴子宫下段和压迫宫颈部，因而不能刺激子宫阴道神经丛引起有力的反射性子宫收缩，是继发性子宫收缩乏力最常见的原因。

2. 子宫因素　多胎妊娠、羊水过多、巨大胎儿等可使子宫肌纤维过度伸展，失去弹性；经产妇、子宫肌纤维变性、子宫肌瘤、子宫发育不良、子宫畸形等，均能引起子宫收缩乏力。

3. 精神因素　多见于初产妇，尤其是 35 岁以上的高龄初产妇，对分娩产生强烈的恐惧心理，致大脑皮层功能紊乱而影响子宫收缩力。

4. 药物影响　妊娠末期，尤其是临产后不适当地使用大剂量镇静剂或镇痛剂，如哌替啶、苯巴比妥、硫酸镁等，可以使子宫收缩受到抑制。

5. 内分泌失调　临产后，产妇体内雌激素、缩宫素、前列腺素、乙酰胆碱等分泌不足，孕激素下降缓慢，子宫对乙酰胆碱的敏感性降低而影响子宫兴奋阈，易致子宫收缩乏力。

6. 其他因素　营养不良、贫血和其他慢性全身性疾病所致体质虚弱者；临产后进食与睡眠不足、过多的体力消耗；过早使用腹压或直肠、膀胱充盈等均可引起宫缩乏力。

【对母儿影响】

1. 对产妇的影响　产程延长，产妇精神与体力过度消耗，严重时可引起脱水、酸中毒、尿潴留及肠胀气等，并且进一步影响子宫收缩，手术产儿率增加。第二产程延长，膀胱受压时间过长，可出现膀胱肌壁组织缺血坏死，产后形成膀胱阴道瘘或尿道阴道瘘。胎膜早破以及频繁阴道检查增加感染机会。产后出血，产褥感染等几率增加。

2. 对胎儿的影响　产程延长，胎头和脐带受压时间过久、不协调性宫缩乏力时子宫间歇期不能完全放松，均影响胎盘 – 胎儿循环，易发生胎儿窘迫。手术助产率升高致新生儿产伤、窒息、颅内出血及吸入性肺炎等发生率增加。

【护理评估】

1. 健康史　通过详细询问病史，了解患者年龄，孕产史；既往有无慢性、全身性疾病及子宫病变；本次妊娠有无合并症；产妇心理状态；骨盆大小，胎儿情况以及临产后是否使用大量镇静剂或止痛剂等。

2. 身体状况

（1）协调性宫缩乏力　其特点是子宫收缩具有正常节律性、对称性和极性，但收缩力弱，持续时间短、间歇时间长，宫缩<2次/10分钟。当子宫收缩达极期时，子宫体部不隆起变硬，用手指按压子宫底部肌壁仍可出现凹陷，宫内压力低，故又称低张性宫缩乏力，对胎儿影响不大。协调性宫缩乏力多为继发性宫缩乏力。产妇随着产程延长可出现疲劳、肠胀气、尿潴留、生殖道瘘等。

（2）不协调性宫缩乏力 其特点是子宫收缩失去正常的节律性、对称性，极性倒置。宫缩不是起自两侧子宫角部，兴奋点来自子宫的一处或多处，节律不协调。宫缩时宫底部不强，而是子宫下段强。宫缩间歇期子宫壁也不完全松弛，宫腔内压力处于持续性高张状态，故又称高张性宫缩乏力。因宫内压高，胎位触不清，下腹部有压痛，产妇自觉腹部疼痛难忍，拒按、烦躁不安。严重者可出现脱水、电解质紊乱、肠胀气、尿潴留等，胎儿可因胎盘循环障碍较早出现宫内缺氧。此种宫缩多为原发性宫缩乏力。

（3）产程异常 无论何种宫缩乏力，均可使宫口扩张及胎先露下降缓慢甚至停滞，从而使产程进展受阻，主要表现为以下几种。

1）潜伏期延长 初产妇潜伏期>20小时、经产妇潜伏期>14小时称为潜伏期延长。

2）活跃期异常 包括活跃期延长和活跃期停滞。活跃期延长是指活跃期宫颈口扩张速度<0.5cm/h。当破膜且宫颈口扩张>5cm后，若宫缩正常，宫颈口停止扩张≥4小时；若宫缩欠佳，宫颈口停止扩张≥6小时称为活跃期停滞。

3）第二产程异常 包括胎头下降延缓、胎头下降停滞和第二产程延长。第二产程初产妇胎头先露下降速度<1cm/h，经产妇<2cm/h，称为胎头下降延缓。第二产程胎头先露停留在原处不下降>1小时，称为胎头下降停滞。初产妇>3小时，经产妇>2小时（硬膜外麻醉镇痛分娩时，初产妇>4小时，经产妇>3小时），产程无进展（胎头无下降和旋转），称为第二产程延长。

3. 心理-社会状况 主要评估产妇精神状态及其影响因素。初产妇临产时往往有紧张情绪，加之产程延长，分娩结果难以预料以及害怕手术等，产妇更加焦虑与恐惧。经产妇若以前有妊娠分娩失败的经历，则心情也极为恐惧与悲观。倘若家属对异常分娩认识不足、对新生儿性别存在偏爱、家庭经济拮据等，则更增加了产妇的心理压力。

4. 辅助检查 血液生化检查了解有无 CO_2CP 下降、低血钾，电子胎心监护仪能准确监测子宫收缩及胎心音的变化。

5. 治疗要点 积极查找原因，针对处理。能从阴道分娩者，协调性宫缩乏力应加强宫缩，严密监测产程进展。不协调性宫缩乏力应调节宫缩，变为协调性宫缩乏力，然后按照协调性宫缩乏力处理。在恢复协调性宫缩之前，严禁使用缩宫素。不能从阴道分娩者，剖宫产终止妊娠。

【常见护理诊断/问题】

1. 焦虑 与产妇担心自身和胎儿安危，害怕手术有关。

2. 有体液不足的危险 与产程延长、过度疲乏影响摄入有关。

3. 有感染的危险 与产程延长，多次阴道检查或手术产有关。

4. 潜在并发症 产后出血。

【护理目标】

1. 产妇情绪稳定，安全度过分娩期。

2. 产妇水电解质平衡。

3. 产妇未发生感染。

4. 产妇未发生产后出血或被及时发现，病情得以控制。

【护理措施】

（一）积极预防

做好产前宣教，使孕妇了解精神因素在分娩过程中的重要性。定期产前检查，尽早发现病理妊娠及异常胎位，并及时处理。临产前后鼓励多进食，保证睡眠；及时排空大小便，避免直肠、膀胱充盈影响宫缩。临产后勿过多使用镇静剂、镇痛剂，以免抑制宫缩。

（二）一般护理

1. 补充营养 鼓励产妇多进易消化、高热量的饮食，不能进食者每日液体摄入量不少于 2500ml，可将维生素 $C_1$1 ~ 2g 加入 5% ~10% 葡萄糖液 500 ~ 1000 ml 中静脉滴注。

2. 保证休息 嘱产妇左侧卧位休息，保证睡眠，避免过多消耗体力。过度疲劳时，可给予地西泮 10mg 缓慢静脉注射，或哌替啶 100mg 肌内注射，经过一段时间的休息或睡眠，精神及体力得到恢复，有利于宫缩的好转。

3. 保持膀胱或直肠空虚 临产后督促产妇每 2 ~ 4 小时排尿一次，避免膀胱充盈影响宫缩。及时排空大便。

（三）病情观察

1. 严密观察产程进展 观察宫缩的频率、强弱；勤听胎心音；检查宫口扩张及胎先露下降的程度；是否破膜、羊水性状；注意有无头盆不称。

2. 观察产妇一般情况 定时测生命体征，观察产妇精神状况，注意有无酸中毒。检查膀胱是否充盈，有无肠胀气等。发现异常及时报告医师。

（四）治疗配合

1. 第一产程

（1）协调性宫缩乏力 如经以上一般处理仍子宫收缩乏力，产程无明显进展，排除头盆不称、胎位异常、骨盆狭窄、前置胎盘、胎儿窘迫、瘢痕子宫等，则遵医嘱加强宫缩。

1）人工破膜 宫口扩张超过 3 ~5cm、无头盆不称、胎头已入盆而产程延缓者，可行人工破膜。破膜后，胎头直接紧贴子宫下段及宫颈内口，引起反射性子宫收缩，加速产程进展。破膜时必须检查有无脐带先露，破膜应在宫缩间歇、下次宫缩将要开始前进行。破膜后术者手指应停留在阴道内，经过 1 ~ 2 次宫缩待胎头稍下降后，术者再将手指取出。

2）地西泮静脉推注 地西泮能使宫颈平滑肌松弛、软化宫颈、促进宫口扩张，适用于宫口扩张缓慢及宫颈水肿时。常用剂量为 10mg，间隔 2 ~6 小时可重复应用，与缩宫素联合应用效果更佳。

3）缩宫素静脉滴注 适用于协调性宫缩乏力、胎心良好、胎位正常、头盆相称者；有明显产道梗阻或伴瘢痕者不宜应用。原则以最小浓度获得最佳宫缩，一般将缩宫素 2.5U 加入 0.9% 氯化钠注射液 500ml 内，从 4 ~5 滴/分（即 1 ~2mU/min）开始，根据宫缩强弱进行调整，调整间隔时间 15 ~ 30 分钟，每次增加 1 ~2mU/min 为宜，最大剂量通常不超过 60 滴（20mU/min），维持宫缩时宫腔内压力 50 ~60mmHg，子宫收缩持续 40 ~ 60 秒，间隔 2 ~3 分钟。对不敏感者，可酌情增加缩宫素给药的剂量。缩宫素静脉滴注时，必须专人监护，监测宫缩、胎心、血压及产程进展等状况。

通过触诊子宫、电子胎心监护和宫腔内导管测量子宫收缩力的方法，评估宫缩强度，随时调节剂量浓度和滴速。若 10 分钟内宫缩 >5 次，宫缩持续 1 分钟以上或胎心率异常，应立即停止滴注缩宫素。避免因子宫收缩过强而发生子宫破裂或胎儿窘迫等严重并发症。

（2）不协调性宫缩乏力 先遵医嘱予以适当的镇静剂，如地西泮、哌替啶等肌注，让产妇充分休息，经睡眠后多能恢复为协调性子宫收缩，未恢复之前禁用缩宫素。恢复后若子宫收缩仍弱，再按协调性宫缩乏力加强宫缩。

通过以上处理，若宫缩仍无好转，产程延长或停滞，或出现胎儿窘迫，应做好剖宫产的术前准备工作。

2. 第二产程 若此时子宫收缩乏力，在无头盆不称的前提下，也应予缩宫素静滴加强宫缩。若胎先露 S≥+3，可等待自然分娩或做好阴道助产术准备；若胎先露在坐骨棘以上或伴胎儿窘迫，应做好剖宫产术前准备及抢救新生儿的准备工作。

3. 第三产程 当胎肩娩出时，可予缩宫素 10～20U 静脉注射，同时严密观察血压、脉搏、呼吸、面色，并注意阴道出血量、子宫收缩情况，以预防产后出血。凡破膜超过 12 小时、总产程超过 24 小时、阴道检查过多者，应遵医嘱使用抗生素，预防感染。

（五）心理护理

首先耐心听取产妇的诉说，分析心理焦虑恐惧的原因及其程度。向产妇介绍周围环境及有关异常分娩的知识，消除因陌生而产生的紧张焦虑情绪；耐心地解答产妇提出的有关问题，解释目前产程进展及治疗护理计划；说明精神因素对分娩的影响，并教会其放松术，使其保持愉悦的心情。鼓励家属陪伴分娩，给予关爱、体贴。对产妇疼痛时拒绝触摸腹部要理解、同情，要用温和的语气劝说，以增加其对医护人员的信任感，并积极配合处理。手术时说明手术的必要性及可靠性，增加其安全感，使其乐意接受手术。

（六）健康教育

做好产前宣教，使孕妇了解精神因素在分娩过程中的重要性。定期产前检查，尽早发现妊娠合并症及胎位异常，及时给予处理。

【护理评价】

1. 产妇无水、电解质失衡与酸中毒问题，且舒适感增加。
2. 产妇情绪稳定，积极配合医师处理。
3. 产妇体温正常、伤口无红肿，恶露无臭味，血象正常。
4. 产妇子宫收缩良好，阴道流血少，生命体征正常。

二、子宫收缩过强

【病因】

根据子宫收缩特点的不同，分为协调性子宫收缩过强与不协调性子宫收缩过强两种。病因目前尚不明确，可能与下列因素有关。

1. 缩宫素使用不当，如剂量、浓度过大、用药途径错误、个体对缩宫素很敏感等。
2. 产道梗阻致分娩受阻或胎盘早剥血液浸润子宫肌层，可导致强直性子宫收缩。
3. 产妇精神过度紧张、产程延长、多次粗暴地行阴道内或宫腔操作，均可引起子宫局部肌肉痉挛性不协调性宫缩过强。

【护理评估】

1. 健康史 了解既往有无急产史，本次妊娠胎儿及骨盆是否异常，临产后是否行粗暴的产科检查及不适当地使用缩宫素。

2. 身体状况

（1）协调性子宫收缩过强 其特点为子宫收缩的节律性、对称性和极性均正常，仅子宫收缩力过强、过频（10 分钟内有 5 次以上宫缩，宫腔压力 >60mmHg）。

1）急产　在产道无阻力时，宫缩过强使宫口迅速开全，胎先露迅速下降，分娩在短期内结束。总产程不足 3 小时者称急产，经产妇多见。急产时因产程进展过快，软产道未充分扩张以及来不及保护会阴，可致软产道损伤；接产时来不及消毒可致产褥感染；胎儿娩出后子宫肌纤维缩复不良可致胎盘滞留或产后出血；胎儿娩出过快，胎头在产道内受到的压力突然解除可致新生儿颅内出血；来不及接产可致新生儿坠地外伤、产后感染等。

2）病理性缩复环（pathologic retraction ring）　在产道梗阻时，过强过频的宫缩使子宫体部肌肉增厚缩短，而子宫下段被拉长变薄，两者间形成明显环状凹陷，此凹陷逐渐上升达脐部或脐部以上，称为病理缩复环。检查腹部呈现葫芦状，子宫下段有压痛，并出现血尿。可致胎先露下降受阻，产程延长或停滞，严重者引起子宫破裂。

（2）不协调性宫缩过强　其特点为子宫收缩失去其正常的特点，表现为强直性子宫收缩与子宫痉挛性狭窄环。

1）强直性子宫收缩（tetanic contraction of uterus）　几乎均是外界因素异常造成。例如临产后由于分娩发生梗阻，或不适当地应用缩宫素，或胎盘早剥血液浸润子宫肌层，均可引起宫颈内口以上的子宫肌肉全部出现强烈收缩，宫缩间歇期短或无间歇。产妇出现持续而剧烈的腹痛，烦躁不安，拒按。胎位、胎心不清。若合并产道梗阻，也可出现病理缩复环、血尿等先兆子宫破裂征象。

2）子宫痉挛性狭窄环（constriction ring of uterus）　是指子宫体局部肌肉处于强烈收缩状态，持续不放松，痉挛性不协调性收缩形成狭窄环。此环可发生在宫颈、宫体的任何部分（图 13 - 2），多在子宫上下段交界处，也可围绕在胎体某一狭窄部，如胎颈、胎腰处，将胎体紧紧卡住，致产程停滞。此环位置不随宫缩而上升，腹型无改变，阴道检查在宫腔内可扪及紧张无弹性的环。此环若发生在第三产程，可导致胎盘滞留。

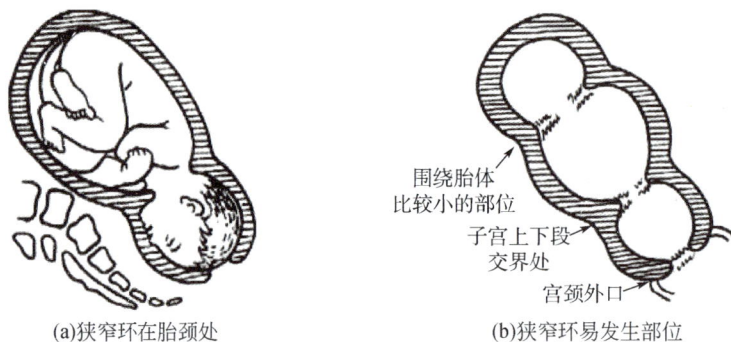

(a)狭窄环在胎颈处　　(b)狭窄环易发生部位

图 13 - 2　子宫痉挛性狭窄环

3. 心理 - 社会状况　情况因宫缩过频过强，产妇精神过度紧张、情绪急躁，与医护人员极不合作，呼叫疼痛难忍，盼望尽早结束分娩。家属对此也盲目焦虑、恐惧。倘若家庭经济拮据，未能配合医院及时处理，耽误了时间，则更加重了产妇的不良情绪。

4. 辅助检查

（1）电子胎心监护　监测宫缩的节律性、强度和频率，了解胎心改变与宫缩的关系。

（2）实验室检查　血液生化检查可发现电解质紊乱及酸碱平衡异常。尿液检查可出现尿酮体阳性。

5. 治疗要点　协调性子宫收缩过强，产道无阻力时，将出现急产，故应提前做好接产准备，减慢分娩过程，尽可能避免母儿损伤。产程中正确使用缩宫素。不协调性子宫收缩过强，应立即停用缩宫素、停止宫腔内操作，吸氧、应用宫缩抑制剂，调节为协调性宫缩经处理，宫缩仍不协调，剖宫产终止妊娠。

【常见护理诊断/问题】

1. 疼痛　与过强过频、痉挛性的子宫收缩有关。

2. 有受伤的危险（母儿）　与急产、手术产有关。

3. 潜在并发症　子宫破裂。

【护理目标】

1. 产妇能应用减轻疼痛的技巧，疼痛减轻。

2. 产妇分娩顺利，未受伤，新生儿健康。

3. 产妇未发生子宫破裂等并发症。

【护理措施】

1. 预防措施　有急产史者，应嘱其提前 2 周住院待产，以防院外分娩引起意外。经常巡视孕妇病房，嘱孕妇勿远离病房。一旦临产，提前做好接产准备，不宜灌肠，嘱左侧卧床休息。需解大小便时，先查宫口大小及先露高低情况，以防分娩在厕所内造成意外伤害。临产后不施行粗暴地产科检查。掌握应用缩宫素的指征，正确使用缩宫素。

2. 一般护理　嘱产妇疼痛时不要大声喊叫，宫缩间歇时注意休息，保证良好的体力与精力。鼓励多进食，协助产妇擦汗与喂水。产后提供产妇一个舒适、安静的休息环境。加强会阴护理，预防产褥感染。协助母乳喂养。

3. 病情观察　严密观察宫缩的频率及其强度，勤听胎心音。检查宫口扩张及胎先露下降的程度。注意有无破膜及羊水性状，有无胎头水肿。定时测生命体征，仔细观察产妇腹部有无病理缩复环，子宫下段有无压痛，有无血尿，发现异常及时报告医师。

4. 治疗配合

（1）出现子宫收缩过强时，嘱产妇做深呼吸、不要向下屏气，并提供背部按摩，以减慢分娩过程。若不能缓解，遵医嘱给予宫缩抑制剂，如 25% 硫酸镁 20ml 加入 25% 葡萄糖 20ml 缓慢推注不少于 5 分钟。

（2）出现病理缩复环时，立即遵医嘱用哌替啶以缓解子宫收缩与镇痛，同时积极做好剖宫产术及新生儿窒息抢救准备工作。

（3）出现痉挛性狭窄环时，立即停止产科操作，避免刺激。协助医师查明原因，遵医嘱用宫缩抑制剂，必要时用哌替啶，使狭窄环缓解，多能自然分娩或阴道助产娩出。如经上述处理无效且伴胎儿窘迫，应做好剖宫产术的术前准备。

5. 急救护理　发生急产时，护士要沉着、冷静，动作敏捷。鼓励产妇做深呼吸，嘱其不要向下屏气，以免胎儿娩出过快来不及消毒及保护会阴。尽快做好接产准备，协助接产人员尽可能在消毒完善或比较完善条件下娩出胎儿，避免发生母儿损伤。产后协助检查软产道并协助缝合裂伤的部位。认真观察新生儿有无外伤、颅内出血的表现，遵医嘱常规肌注维生素 K_1 和维生素 C。

6. 心理护理

（1）向产妇耐心解释疼痛的原因，分散并转移其注意力，必要时触摸腹部或按摩腰部，缓解疼痛。

（2）介绍医院医疗设施及技术水平，说明各种处理的必要性及可靠性，消除其紧张、恐惧感，增加其安全感，使其乐意接受治疗。

（3）多与产妇沟通，详细解答产妇问题，以良好的服务态度，赢得产妇的信任。同时鼓励其家属陪伴分娩，给予关爱与体贴，增加产妇分娩时的信心。

7. 健康教育　告知产妇保证睡眠；加强营养；多进汤类食物；保持心情愉快等均有助于乳汁分

泌。产后42日到产科门诊检查。哺乳期不用药物避孕。阴道分娩产后3个月，剖宫产后半年可放置宫内节育器。

【护理评价】

1. 产妇能应用减轻疼痛的技巧，疼痛减轻。
2. 产妇分娩顺利，未受伤，新生儿健康。
3. 产妇生命体征正常，子宫无压痛。

第二节　产道异常

PPT

产道是胎儿经阴道娩出的通道，包括骨产道（骨盆腔）和软产道（子宫下段、宫颈、阴道、外阴及盆底）两部分。产道的异常可使胎儿娩出受阻，致使分娩发生困难。临床上以骨产道异常较为常见。

一、骨产道异常

骨产道异常又称狭窄骨盆，是指骨盆的径线过短或形态异常，致使骨盆腔小于胎儿先露部可通过的限度，阻碍胎儿先露部下降，影响产程顺利进展。狭窄骨盆多因先天性骨盆发育不良，既往患有佝偻病、结核病以及骨质软化症，外伤引起。狭窄骨盆可分为临界性、相对性和绝对性三级（表13-1）。

表13-1　骨盆三个平面狭窄的分级

分级	入口平面狭窄对角径	中骨盆平面狭窄坐骨棘间径	出口平面狭窄		
			坐骨棘间径+中骨盆后矢状径	坐骨结节间径	坐骨结节间径+出口后矢状径
I级（临界性）	11.5cm	10cm	13.5cm	7.5cm	15.0cm
II级（相对性）	10.0~11.0cm	8.5~9.5cm	12.0~13.0cm	6.0~7.0cm	12.0~14.0cm
III级（绝对性）	≤9.5cm	≤8.0cm	≤11.5cm	≤5.5cm	≤11.0cm

【类型】

临床上通常将狭窄骨盆分为四种类型。

1. 骨盆入口平面狭窄（contracted pelvic inlet）　入口平面呈横扁圆形，其前后径短，骶耻外径小于18cm，对角径小于11.5cm，前后径小于10cm。常见有单纯扁平骨盆（图13-3）和佝偻病性扁平骨盆两种（图13-4）。

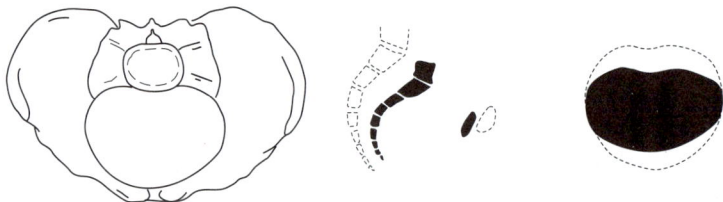

图13-3　单纯扁平骨盆

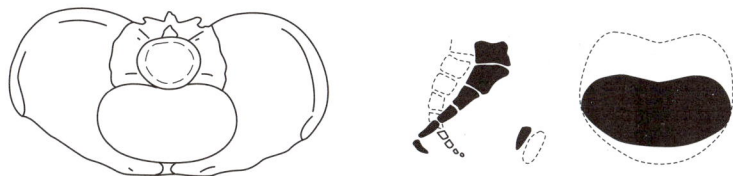

图 13 - 4　佝偻病性扁平骨盆

2. 中骨盆平面及出口平面狭窄

（1）漏斗骨盆（funnel shaped pelvis）　入口平面各径线均正常，由于骨盆两侧壁自上而下向内倾斜呈漏斗状，中骨盆及出口平面明显狭窄。坐骨棘间径、坐骨结节间径缩短，常见于男型骨盆（图 13 - 5）。

（2）横径狭窄骨盆（transversely contracted pelvis）　与类人猿型骨盆类似，骨盆各个平面的横径均缩短，入口平面呈纵椭圆形（图 13 - 6）。

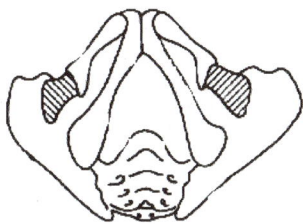

图 13 - 5　漏斗骨盆

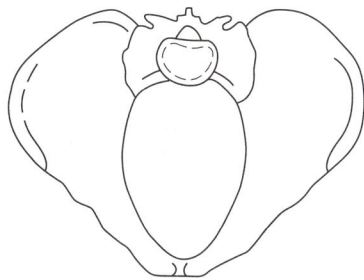

图 13 - 6　横径狭窄骨盆

3. 骨盆三个平面狭窄

骨盆形态正常，各平面径线均小于正常值 2cm 以上，又称均小骨盆（generally contracted pelvis）。多见于身材矮小、体型匀称的妇女。

4. 畸形骨盆

骨盆失去正常形态及对称性，如骨质软化症骨盆及偏斜骨盆（图 13 - 7）。

【护理评估】

（一）健康史

询问产妇幼年有无佝偻病、脊髓灰质炎、脊柱和髋关节结核以及外伤史。若为经产妇，应了解既往有无难产史及其难产原因，新生儿有无产伤等。

（二）身体评估

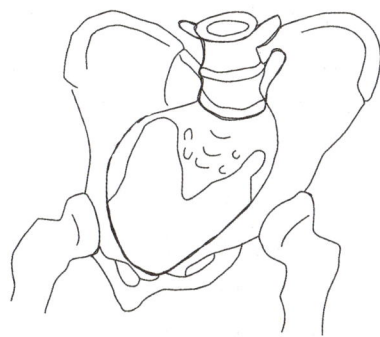

图 13 - 7　畸形骨盆

1. 一般检查

特别注意产妇的身高、体形、步态、脊柱弯曲度、米氏菱形窝是否对称等情况。若产妇身高在 145cm 以下者，警惕均小骨盆；体形粗壮、颈部较短者，警惕男性化漏斗骨盆；跛行者，警惕偏斜骨盆。尚应进一步检查产妇脊柱、髋关节及下肢有无异常。

2. 腹部检查

（1）腹部形态　悬垂腹或尖腹，可能是骨盆倾斜度较大，也可能是骨盆狭窄。

（2）胎儿大小及胎位　估计胎儿大小，可测量宫高和腹围。B 型超声测量胎头双顶径、胸径、股骨长度等多项指标，预测胎儿体重，以判断胎儿能否通过产道。在妊娠末期或临产后，初产妇若骨盆入口平面狭窄，常影响胎先露的衔接，容易发生胎位异常，如肩先露、臀先露或面先露等。由于胎先露部在骨盆入口之上，常引起宫缩乏力，导致产程延长或停滞。若为中骨盆平面狭窄，则影响胎头内旋转，容易发生持续性枕横位或枕后位。胎头长时间嵌顿于产道内，压迫软组织引起局部缺血、水肿、坏死、脱落，于产后形成生殖道瘘。严重梗阻性难产若不及时处理，可导致先兆子宫破裂，甚至子宫破裂，危及产妇生命。

（3）评估头盆关系　正常情况下，部分初孕妇在预产期前1~2周，经产妇于临产后，胎头应入盆。若已临产，胎头仍未入盆者，应充分估计头盆是否相称，可行胎头跨耻征检查。检查方法是：孕妇排空膀胱、仰卧、两腿伸直，检查者将手放在耻骨联合上方，将浮动的胎头向骨盆腔方向推压。若胎头低于耻骨联合平面，表示胎头可以入盆，头盆相称，称胎头跨耻征阴性；若胎头与耻骨联合在同一平面，表示可疑头盆不称，称胎头跨耻征可疑阳性；若胎头高于耻骨联合平面，表示明显头盆不称，称胎头跨耻征阳性。胎头跨耻征阳性者（图13-8），应让产妇取两腿屈曲半卧位，再以同法检查胎头能否入盆。倘若能入盆，表示骨盆倾斜度异常，并非头盆不称。

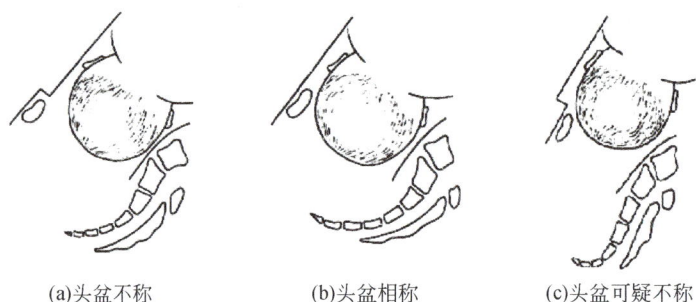

(a)头盆不称　　　　(b)头盆相称　　　　(c)头盆可疑不称

图13-8　胎头跨耻征

3. 骨盆测量

（1）骨盆外测量　骨盆外测量骶耻外径<18cm为扁平骨盆；耻骨弓角度<90°，坐骨结节间径加出口后矢状径<15cm为漏斗骨盆；各径线小于正常值2cm或以上为均小骨盆；骨盆两侧斜径（从一侧骨盆髂前上棘至对侧髂后上棘间的距离）与同侧直径（从骨盆髂前上棘至同侧髂后上棘间的距离）相差>1cm为偏斜骨盆。

（2）骨盆内测量　骨盆外测量发现异常，应进行骨盆内测量。若对角径<11.5cm，骶岬突出为骨盆入口平面狭窄，属扁平骨盆。中骨盆平面狭窄及骨盆出口平面狭窄往往同时存在，应测量骶骨前面弯曲度、坐骨棘间径、坐骨切迹宽度（即骶棘韧带宽度）。若坐骨棘间径<10m，坐骨切迹宽度<2横指，为中骨盆平面狭窄。若坐骨结节间径<8cm，应测量出口后矢状径及检查骶尾关节活动度，估计骨盆出口平面的狭窄程度。若坐骨结节间径与出口后矢状径之和<15cm，为骨盆出口平面狭窄。

（三）心理-社会状况

产妇与家属临产前对狭窄骨盆的危害认识不够，思想准备不充分，临产后表现为紧张、焦虑及恐惧的心理。

（四）辅助检查

B型超声检查能较准确测量胎头双顶径、股骨长度，估计胎儿大小，帮助判断胎先露与骨盆的关系。

（五）治疗要点

明确狭窄骨盆的类型和程度，了解产力、胎方位、胎儿大小、胎心率、宫口扩张程度、胎先露下降程度、破膜与否，同时结合年龄、产次、既往分娩史进行综合判断，决定分娩方式。

【常见护理诊断/问题】

1. 焦虑　与分娩过程的结果未知及害怕手术有关。

2. 有感染的危险　与胎膜早破、产程延长、手术助产有关。

3. 有受伤的危险　与难产、手术产有关。

4. 潜在并发症　子宫破裂。

【护理目标】

1. 产妇焦虑情绪减轻或消失。

2. 产妇未发生感染或感染得到治疗。

3. 母儿不出现产伤。

4. 产妇未出现子宫破裂等并发症。

【护理措施】

（一）预防措施

1. 幼年时注意多晒太阳，补充鱼肝油、钙剂，防止佝偻病的发生；加强营养，勿与结核患者接触，防止结核病的发生。

2. 避免患脊髓灰质炎、外伤等。

3. 加强产前检查，发现有骨盆狭窄者嘱适当提前来医院待产。

（二）一般护理

1. 营养　产道异常者往往产程延长，故在生活上多关心、体贴产妇，充分供给营养和水分，必要时静脉滴注葡萄糖液，补充电解质、维生素 C，以保证良好精力与体力。

2. 休息　产道异常容易引起胎膜早破、脐带脱垂。临产后应嘱产妇卧床休息，少做肛查，勿灌肠，避免胎膜破裂。若胎膜已破，头先露未衔接或胎位异常者应抬高床尾，防止脐带脱垂。

3. 其他指导　产后加强会阴护理，并指导母乳喂养。

（三）病情观察

试产产妇应有专人守护，密切观察宫缩及胎心音变化，检查宫口扩张及胎先露下降的程度，评估产程进展。

（四）治疗配合

1. 骨盆入口平面狭窄　绝对性骨盆入口狭窄者，遵医嘱做好剖宫产术前准备工作。相对性骨盆入口狭窄者，如胎儿大小适宜，产力、胎位及胎心均正常时，可在严密监护下进行阴道试产。试产应以宫缩强度和宫口扩张程度来判断试产是否充分。骨盆入口狭窄的试产可等到宫口开大 4cm 以上。胎膜未破者可在宫口开大超过 3~5cm 时行人工破膜。若破膜后宫缩加强，产程进展顺利，多数能经阴道分娩。试产过程中若出现子宫收缩乏力，可用缩宫素静脉滴注加强宫缩。试产中不宜使用止痛、镇静剂。破膜较早者，试产时间可适当缩短。若试产后，胎头迟迟不入盆，出现不协调性子宫收缩，宫口扩张停滞，胎头下降受阻，产妇腹部呈葫芦形，立即报告医师，及时行剖宫产术结束分娩，并应防止子宫发生破裂。

2. 中骨盆平面狭窄　宫口开全后，若胎头双顶径仍在坐骨棘水平以上者，应做好剖宫产术前准备；若胎头双顶径已达坐骨棘水平以下，应做好会阴侧切、阴道助产术的准备，同时做好新生儿窒息抢救的准备工作。

3. 骨盆出口平面狭窄　出口平面是产道最低部位，应在临产前对胎儿大小、头盆关系做充分估计，决定分娩方式，出口平面明显狭窄者不宜试产。若出口横径与后矢状径之和大于15cm，胎儿体重<3500g者，多数可经阴道分娩；若胎儿体重>3500g，或伴胎位异常者，应做好剖宫产的术前准备。

4. 三个平面狭窄 若胎儿不大，胎位正常，头盆相称，宫缩好，可以试产；若胎儿较大，明显头盆不称，尽早做好剖宫产准备。

5. 畸形骨盆 若畸形严重，明显头盆不称，应及时做好剖宫产术前准备。

以上胎儿娩出后，应及时给产妇注射缩宫素，防止产后出血。保持外阴清洁。胎先露长时间压迫阴道或出现血尿者，应及时留置导尿管，且保持导尿管通畅，定时更换橡皮管及接尿瓶，遵医嘱用抗生素防治感染。

（五）心理护理

1. 提供有关资料，说明骨盆狭窄对母儿的影响，提高产妇对骨盆狭窄造成危害的认识。

2. 向产妇解释病情，详细讲解有关阴道助产术或剖宫产术的必要性及可靠性，增加其安全感，消除其恐惧心理。

3. 多与产妇接触，与产妇建立良好的护患关系。教会产妇放松术，使产妇心情舒畅，对分娩充满信心。

（六）健康教育

幼年时多注意晒太阳，补充鱼肝油、钙剂，防止佝偻病的发生；加强营养，勿与结核患者接触，防止结核病的发生。

【护理评价】

1. 产妇心情平静，能复述狭窄骨盆对分娩的影响。
2. 产妇定期做产前检查，对阴道助产术或剖宫产术有足够的思想准备。
3. 新生儿健康，无颅内出血、产伤等。
4. 产妇生命体征正常，未出现子宫破裂、生殖道瘘等并发症。

二、软产道异常

软产道包括子宫下段、宫颈、阴道及骨盆底软组织构成的弯曲管道。软产道异常主要分为外阴异常、阴道异常及子宫颈异常三种。主要表现为会阴坚韧或水肿、阴道纵隔、横隔、阴道瘢痕及子宫颈瘢痕、水肿等。临床上软产道异常导致难产者少见，易被忽略。其处理原则是：妊娠早期常规行妇科检查，了解软产道有无异常，尽早处理。临产后根据异常的软产道阻碍分娩的程度，选择适当分娩方式。

【护理评估】

（一）健康史

了解产妇年龄，分娩史，既往有无妇科手术、感染史及阴道内用药史等。

（二）身体状况

1. 产程进展慢 软产道异常主要阻碍胎儿先露部下降和影响宫口扩张，导致产程延长，多为活跃晚期及第二产程的延长。

2. 妇科检查

（1）外阴异常 ①会阴坚韧。初产妇，尤其是高龄初产妇较多见。由于组织坚韧，缺乏弹性，会阴伸展性差，使阴道口狭小，在第二产程阻碍胎头娩出，致第二产程延长。②外阴水肿。多见于妊娠期高血压疾病、重度贫血、心脏病、慢性肾炎及营养不良的产妇。重度外阴水肿，分娩时妨碍胎先露下降，造成组织损伤、感染和愈合不良等情况。③外阴瘢痕。外伤、烧伤、手术或感染等遗留瘢痕挛缩，外阴失去伸展性或阴道口狭窄而影响胎先露下降。

（2）阴道异常　①先天性阴道横隔、纵隔。横隔较坚韧，多位于阴道上段。在横隔中央或稍偏一侧常有一小孔，易被误认为宫颈外口。若仔细进行阴道检查，在小孔上方可触及逐渐开大的宫口边缘，而该小孔的直径并不变大，阻碍胎先露下降。阴道纵隔多较薄弱，当胎先露下降时，往往使其自行断裂或被挤向一侧而不影响胎儿娩出。②阴道瘢痕性狭窄。由产伤、药物腐蚀、手术感染致使阴道瘢痕挛缩形成狭窄，影响第二产程的进展。③阴道囊肿和肿瘤。阴道壁囊肿较大或实质性肿瘤可妨碍胎先露下降。

（3）宫颈异常　①宫颈外口粘连。多在分娩受阻时发现。宫颈管已消失而宫口却不扩张，仍为一个很小的孔，通常用手指稍加压力分离粘合的小孔后，宫口即可在短时间内开全。②宫颈坚韧。常见于高龄初产妇，宫颈缺乏弹性或精神过度紧张使宫颈挛缩，宫颈不易扩张。③宫颈水肿。多见于滞产或枕后位，产妇过早运用腹压，子宫颈前唇长时间受压于胎头与耻骨联合之间，引起水肿。④宫颈瘢痕。宫颈锥形切除术后、宫颈裂伤修补术后等所致，使宫口扩张缓慢或停滞。⑤宫颈癌。宫颈组织硬而脆，缺乏伸展性，临产后影响宫口扩张，若经阴道分娩，有发生大出血、裂伤、感染及癌细胞扩散等危险。⑥宫颈肌瘤。位于子宫下段或子宫颈部位的较大肌瘤，阻塞产道，影响胎头入盆与下降。

（4）子宫异常　①子宫畸形。包括纵隔子宫、双子宫及双角子宫等，子宫畸形可导致胎位及胎盘位置异常，难产发生概率明显增加。在产程中，易出现子宫收缩乏力、产程异常、宫颈扩张缓慢，甚至子宫破裂等。②瘢痕子宫。剖宫产史、肌瘤剔除术、输卵管间质部及宫角切除术及子宫成形术等均可导致子宫肌壁上形成瘢痕。瘢痕子宫再孕，妊娠晚期及分娩时子宫破裂的风险增加。有剖宫产史的孕妇再分娩时并非剖宫产的绝对指征，应根据前次导致剖宫产的病因及本次妊娠的母婴情况综合分析决定分娩方式。阴道试产过程中，严密产程观察，一旦发现先兆子宫破裂征象，应即刻行剖宫产，修补子宫破口，必要时可考虑切除子宫。

知识链接

剖宫产后妊娠再次阴道分娩

1. 适应证　既往 1 次子宫下段剖宫产史且无阴道试产禁忌证者。

2. 禁忌证　有子宫破裂史，高位纵切口的古典式剖宫产史，大于 2 次剖宫产史，倒"T"或"J"形切口或广泛子宫底部手术，子宫下段纵切口，有其他合并症不适宜阴道分娩，不具备急诊剖宫产条件者。

（三）心理 - 社会状况

产妇对软产道异常的原因认识不够，故而有羞耻感、忧虑感。另产程延长，害怕手术及担心自身与胎儿安危，产妇心情尤为紧张、恐惧。

（四）治疗要点

对因处理。外阴水肿者予以局部湿热敷；阴道横隔、阴道纵隔等可切开。宫颈水肿者，宫颈两侧各注入 0.5% 利多卡因 5~10ml 或静脉推注地西泮 10mg。如上述处理无效则行剖宫产术。

【常见护理诊断/问题】

1. 焦虑　与产程延长、担心难产及胎儿安全有关。

2. 有新生儿受伤的危险 与产程延长及手术产有关。

3. 组织完整性受损 与外阴、阴道、宫颈不同程度的裂伤有关。

【护理目标】

1. 产妇焦虑程度减轻。

2. 新生儿健康，未受损伤。

3. 未发生软产道的损伤或仅有轻度损伤。

【护理措施】

（一）一般护理

临产后鼓励多进食、多休息，宫缩痛时不高声喊叫，以保证良好体力与精力。及时排空大小便，避免引起宫缩乏力。产后多巡视病房，随时解决产妇的生活需要。加强会阴护理，协助指导母乳喂养。

（二）病情观察

临产后密切观察胎心音、宫缩、胎先露下降及宫口扩张情况，发现异常及时报告医师。

（三）治疗配合

1. 胎儿窘迫时，遵医嘱吸氧、用药，增加胎儿对缺氧的耐受性及纠正酸中毒等处理。

2. 外阴水肿影响组织弹性，可用 50% 硫酸镁湿热敷。临产后仍有严重水肿时可在严格消毒下，用针多点穿刺放液，分娩时协助医师行会阴切开术，产后加强局部护理，严防伤口感染。

3. 外阴坚韧、阴道瘢痕较轻者，做好会阴侧切缝合术及阴道助产术的准备工作。

4. 阴道横隔较薄者，协助医师在直视下将横隔做"X"形切开，待胎儿娩出后，再用肠线将切缘间断缝合。

5. 宫颈水肿者用 0.5% 利多卡因 5～10ml 宫颈注射，或用手上推宫颈，使宫颈逐渐扩张越过胎头，常可经阴道分娩。

6. 各种严重的软产道异常，明显阻碍胎先露下降者，应做好剖宫产术的术前准备以及新生儿窒息抢救准备工作。术后保持外阴清洁卫生，遵医嘱用抗生素防治感染。

（四）心理护理

向产妇及家属说明阴道分娩的可能性及优点，增强其自信心。解释有关检查及治疗的必要性与可靠性，增加其安全感。鼓励家属多关心、体贴产妇，并劝产妇配合医师处理。

（五）健康教育

告知孕妇发现软产道异常及时处理，避免分娩时阻碍产程进展。

【护理评价】

1. 产妇焦虑情绪明显减轻。

2. 新生儿健康，未受损伤。

3. 未发生软产道损伤或损伤伤口已处理，愈合好。

第三节　胎位异常 🄴微课

PPT

分娩时除枕前位（约占 90%）为正常胎位外，其余均为异常胎位，是造成难产的常见原因之一。

临床上所见的胎位异常：①胎先露的异常（臀先露、肩先露等）；②胎头衔接不良（高直位、前不均倾位）；③胎头俯屈不良（面先露、额先露、前囟先露）；④胎头内旋转异常（持续性枕后位和枕横位）。此外还有复合先露，即除胎头或胎臀为主要先露之外，同时伴有小肢体为先露者。以上各种胎位异常，若诊断不及时，处理不恰当，常给母儿造成严重危害，应予重视。以下仅介绍几种常见的异位胎位。

一、持续性枕后位、枕横位

在分娩过程中，胎头以枕后位或枕横位衔接。在下降过程中，胎头枕部因强有力的宫缩绝大多数能向前转135°或90°自然分娩。仅有5%～10%胎头枕骨不能转向前方，直至分娩后期仍持续位于母体骨盆后方或侧方，致使分娩发生困难者，称持续性枕后位或持续性枕横位（图13-9）。多因骨盆异常、胎头俯屈不良、子宫收缩乏力等影响胎头内旋转所致。其处理原则应根据产程的进展，结合产力、产道、产妇精神状况进行综合分析，采用适当的分娩方式结束分娩。

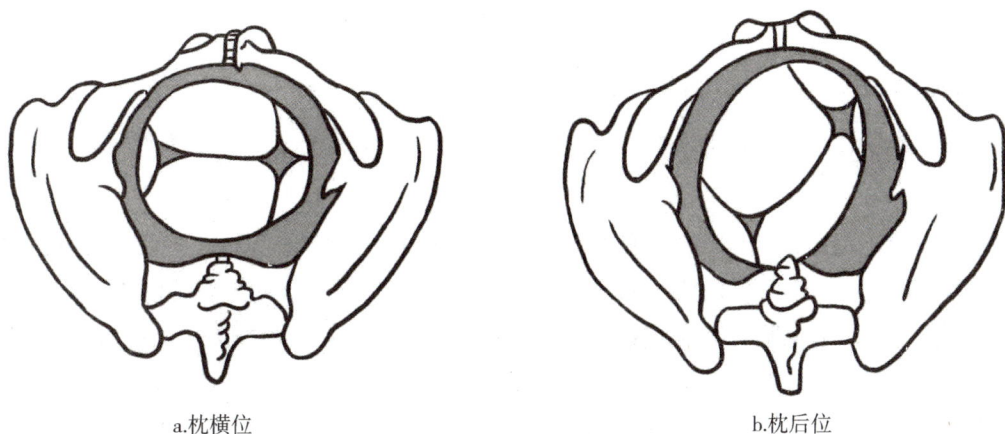

a.枕横位   b.枕后位

图13-9 持续性枕后位或持续性枕横位

【分娩机制】

在无头盆不称的情况下，多数枕后位及枕横位在强有力宫缩作用下，可使胎头枕部向前旋转90°～135°成为枕前位分娩。当不能转成枕前位时，其分娩机制如下。

1. 枕后位 枕后位内旋转时向后旋转45°，使矢状缝与骨盆前后径一致。胎儿枕部朝向骶骨呈正枕后位，其分娩方式如下。

（1）胎头俯屈较好 胎头继续下降，前囟先露抵达耻骨联合下，以前囟为支点，胎头俯屈使顶部及枕部自会阴前缘娩出。继之胎头仰伸，额、鼻、口及颏相继由耻骨联合下娩出（图13-10）。此为枕后位经阴道分娩最常见的方式。

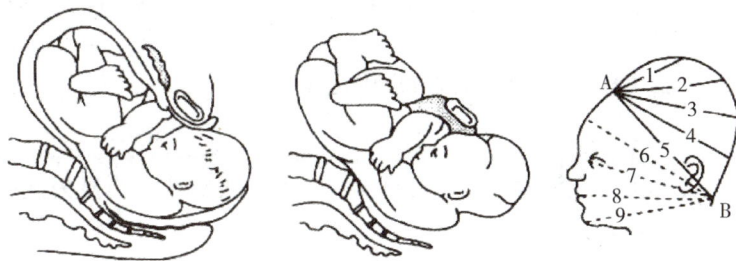

图13-10 枕后位以前囟为支点娩出（胎头俯屈较好）

（2）胎头俯屈不良 当胎儿鼻根出现在耻骨联合下时，以鼻根为支点，胎头首先俯屈，自会阴前缘娩出前囟、顶部及枕部，然后胎头仰伸，鼻、口及颏部相继由耻骨联合下娩出（图13-11）。胎头以较大的枕额周径旋转，多需手术助产。

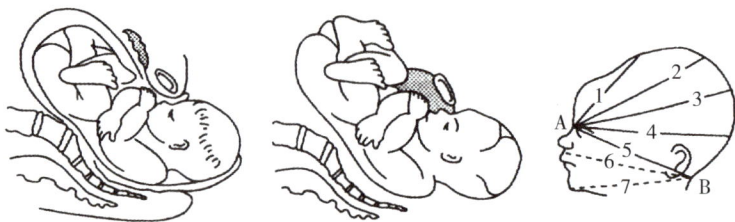

图 13-11 枕后位以鼻根为支点娩出（胎头俯屈不良）

2. 枕横位 部分枕横位于下降过程中内旋转受阻，或枕后位的胎头枕部仅向前旋转45°变为持续性枕横位时，多需用手或胎头吸引术将胎头转成枕前位娩出。

【护理评估】

（一）健康史

了解产妇骨盆有无异常。既往孕产史中，有无异常胎位、难产、死产及手术产史。

（二）身体状况

1. 产程进展慢 由于枕后位、枕横位的胎先露部不易紧贴子宫颈及子宫下段，常导致协调性宫缩乏力及宫颈扩张缓慢，致产程延长。多见于活跃晚期及第二产程延长。若在阴道口虽已见胎发，历经多次宫缩时屏气，却不见胎头继续下降时，可能是持续性枕后位或枕横位。

2. 产妇过早屏气用力 枕后位者因枕骨持续位于骨盆后方压迫直肠，产妇自觉肛门坠胀及有排便感，致使子宫颈口尚未开全时，过早向下屏气用力使用腹压，容易导致宫颈前唇水肿和产妇疲劳、肠胀气、尿潴留，进一步影响产程进展。

3. 腹部检查 在宫底部触及胎臀，胎背偏向母体的后方或侧方，腹部前方可清楚触及胎儿肢体。胎心音多在脐下偏外侧听得最清楚。

4. 肛门或阴道检查 当宫口开大或开全时，若为枕后位，可触及胎头矢状缝在骨盆斜径上，大囟门在其侧前方，且盆腔后部较空虚。若为枕横位，则胎头矢状缝在骨盆横径上，大小囟门分别在其两侧。若肛门检查触不清楚，经阴道检查能清楚地触及矢状缝、囟门或耳郭的方向以确定胎位。

（三）心理-社会状况

临产初期，产妇对持续性枕后位、枕横位认识有限，无明显心理负担。随着产程延长，不断向下屏气用力，已感体力衰竭却不见胎儿娩出，产妇产生高度紧张、焦虑不安的心理。倘若家属支持不够，医护人员不够负责，使产妇心情更为焦虑与恐惧。

（四）辅助检查

B型超声检查可探查胎头枕部及颜面的位置以确定胎方位。

（五）治疗要点

若骨盆无异常，胎儿不大，无头盆不称，可试产。若试产失败或有明显头盆不称，应及时行剖宫产术；同时做好新生儿抢救准备。

【常见护理诊断/问题】

1. 焦虑 与担心难产、胎儿安全、害怕手术助产有关。

2. 疲乏　与过早使用腹压、产程延长、进食少、睡眠不足有关。

3. 有新生儿受伤的危险　与产程延长、胎头受压过久及手术助产有关。

4. 有感染的危险　与产程延长，多次阴道检查及手术产有关。

【护理目标】

1. 产妇情绪稳定，焦虑感减轻。

2. 产妇精神饱满，积极配合医师处理。

3. 新生儿正常。

4. 产妇体温正常，伤口无红肿等感染征象。

【护理措施】

（一）一般护理

鼓励产妇进食与休息，让其朝向胎儿肢体方向侧卧，以利胎头枕部转向前方。并嘱产妇不要过早屏气用力，以免宫颈水肿。督促产妇每 2 小时排尿一次，避免膀胱充盈阻碍胎头下降。临产后不要过早干涉产程，尽量减少不必要的肛门检查及阴道检查，严格执行无菌操作。产后注意外阴卫生，加强会阴护理，遵医嘱使用抗生素。

（二）病情观察

严密观察宫缩、胎心音变化情况及产程进展。仔细辨别胎方位，检查有无破膜、羊水量及性质、有无胎头水肿。观察产妇全身情况及精神状况。如发现异常及时报告医师并协助处理。

（四）治疗配合

若胎头位置高或胎儿窘迫，协助医生行剖宫产术及抢救新生儿窒息。

（五）心理护理

向产妇解释持续性枕后位、枕横位多可从阴道顺利分娩，嘱其耐心等待，不要有急躁情绪。对不能自然分娩者，说明有关阴道助产术或剖宫产术的必要性及可靠性，增加其安全感，消除恐惧感。医护人员语言要亲切，态度要和蔼，及时正确解答产妇提出的有关问题。鼓励家属陪伴分娩，给产妇精神安慰，消除紧张、焦虑的心理。

（六）健康教育

告知孕妇加强产前检查，及早发现骨盆异常、胎位异常，尽早处理并选择正确分娩方式，防止难产的发生。鼓励临产后多进食、多注意休息，避免宫缩乏力引起内旋转异常而导致持续性枕横位、枕后位。

【护理评价】

1. 产妇情绪稳定，焦虑感减轻。

2. 产妇精神饱满，积极配合医师处理。

3. 新生儿正常。

4. 产妇体温正常，伤口无红肿等感染征象。

二、胎头高直位

胎头以不屈不仰姿势与骨盆入口衔接，其矢状径与骨盆入口前后径相一致，称为胎头高直位。包括：①高直前位，胎头枕骨位于前方靠近耻骨联合，又称枕耻位；②高直后位，胎头枕骨位于后方靠近骶骨岬，又称枕骶位，约占分娩总数的 1.08%（图 13 - 12）。

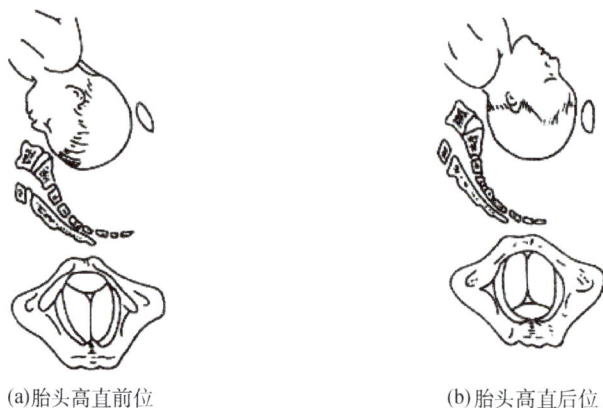

(a)胎头高直前位　　　　(b)胎头高直后位

图 13 – 12　胎头高直位

【病因】

胎头高直位的病因尚不清楚，可能与下列因素有关。

1. 头盆不称　常见于骨盆入口平面狭窄、扁平骨盆、均小骨盆及横径狭小骨盆。胎头过大、过小及长圆形胎头时更易发生胎头高直位。

2. 腹壁松弛及腹直肌分离　胎背朝向母体前方，胎头高浮，宫缩时易形成胎头高直位。

3. 胎膜早破　胎膜突然破裂，羊水迅速流出，胎头快速下降，矢状缝固定于骨盆入口前后径上，不屈不仰，形成胎头高直位。

【临床表现】

1. 产程异常　临产后，胎头未俯屈，入盆困难，表现为活跃期早期宫口扩张缓慢或停滞。胎头未能衔接者则表现为活跃期停滞。高直前位胎头一旦入盆，则产程进展顺利。高直后位时，胎头不能入盆，先露部高浮，持续不降，表现为活跃期早期延缓和停滞，甚至子宫破裂。

2. 腹部检查　胎头高直前位时，胎背靠近腹前壁，故腹部检查不易触及胎儿肢体，胎心位置位于中线稍高。胎头高直后位时，胎儿肢体靠近腹前壁，有时可在耻骨联合上方触及胎儿下颏。

3. 阴道检查　胎头矢状缝在骨盆入口的前后径上，高直前位时，后囟位于耻骨联合后方，前囟位于骶骨前。反之，为胎头高直后位。

【分娩机制】

1. 胎头高直前位　临产后，胎儿脊柱朝向母体腹壁，有一定的屈曲的空间，宫缩时，胎头极度俯屈，在耻骨联合后方，以胎头枕骨为支点，使前囟和额部先后沿骶岬下滑入盆腔，双顶径达坐骨棘平面以下，胎头极度俯屈的姿势纠正后，胎头直接（不需内旋转）或仅转45°，以正枕前位或枕前位经阴道分娩。因此，高直前位时，若骨盆正常、胎儿不大、产力强，可阴道试产。

2. 胎头高直后位　临产后，胎头枕部及胎背与母体腰骶部贴近，较长的胎头矢状缝位于较短的骨盆入口前后径上，妨碍胎头俯屈及下降，使胎头处于高浮状态，迟迟不能入盆。即使入盆下降至盆底，亦难以向前旋转180°。故以枕前位娩出的可能性极小。高直后位一经确诊，应即刻行剖宫产术。

三、前不均倾位

枕横位入盆的胎头，前顶骨先入盆，称为前不均倾位。发生率为0.5%～0.8%。

【临床表现】

1. 产程异常　胎头后顶骨不能入盆，使胎头下降停滞，产程延长。前顶骨与耻骨联合之间的膀胱颈受压，产妇过早出现尿潴留。

2. 腹部检查　临产早期，耻骨联合上方可扪及胎头顶部。随前顶骨入盆后，胎头折叠于胎肩之间，在耻骨联合上方不易触及胎头，形成胎头衔接入盆的假象。

3. 阴道检查　胎头矢状缝在骨盆入口横径上，矢状缝向后移靠近骶岬侧，后顶骨的大部分位于骶骨岬之上，盆腔后半部空虚；同时，前顶骨紧嵌于耻骨联合后方，宫颈前唇因受压常出现水肿，尿道亦因受压而不易插入导尿管。

【分娩机制】

前不均倾位时，因耻骨联合后面直而无凹陷，前顶骨紧紧嵌顿于耻骨联合后，使后顶骨无法越过骶岬而入盆，需剖宫产结束妊娠（图 13 – 13）。

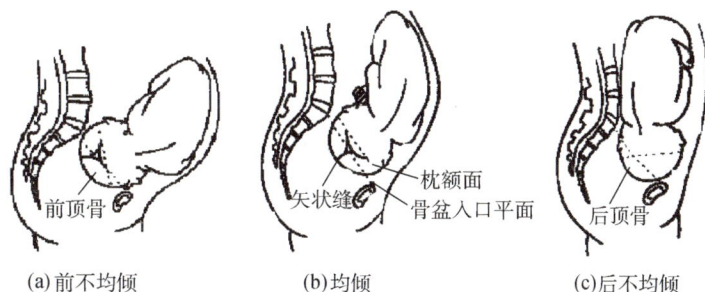

| (a) 前不均倾 | (b) 均倾 | (c) 后不均倾 |

图 13 – 13　胎头入盆倾势

【产程观察及处理】

临产后在产程早期，产妇应取坐位或半卧位，以减小骨盆倾斜度，尽量避免胎头以前不均倾势衔接。一旦确诊为前不均倾位，除个别胎儿小、宫缩强、骨盆宽大给予短时间试产外，均应尽早行剖宫产术。

四、臀先露

臀先露是最常见的异常胎位，指以胎臀、足或膝为先露，以胎儿骶骨为指示点在母体骨盆的前、后、侧方，构成 6 种胎位的总称，亦称臀位，约占足月分娩总数的 3% ~ 4%。多由骨盆狭窄、前置胎盘、胎儿在宫腔内活动范围过大或受限引起。临床上根据胎儿两下肢所取的姿势分为三种类型。①单臀先露（腿直臀先露）。胎儿双髋关节屈曲、双膝关节伸直，以胎臀为先露者，最多见。②混合臀先露（完全臀先露）。胎儿双髋关节及膝关节均屈曲犹如盘膝坐，以臀部与双足为先露者，较多见。③足先露（不完全臀先露）。以一足或双足，一膝或双膝或一足一膝为先露。膝先露是暂时的，分娩开始后即转为足先露，临床上少见。因胎头比胎臀大，臀位分娩时后出胎头无明显变形，往往娩出困难，加之脐带脱垂较多见，使围生儿死亡率增高，约为枕先露娩出的 3 ~ 8 倍。其处理原则是：妊娠期适时纠正胎位，分娩期结合产妇年龄、产次、产力、产道、胎儿情况及有无合并症等综合分析决定分娩方式。

【分娩机制】

以骶右前位为例（图 11 – 14）。

1. 胎臀娩出　临产后，胎臀以粗隆间径，衔接于骨盆入口右斜径并不断下降，前髋下降稍快，在遇盆底阻力后，臀部向母体右前方内旋转 45°，使前髋位于耻骨联合后方，粗隆间径与母体骨盆出口前后径一致。胎体为适应产道弯曲度而侧屈，后臀首先从会阴前缘娩出，胎体稍伸直，使前臀从耻骨弓下娩出。继之，双下肢娩出。胎臀及两下肢娩出后，胎体完成外旋转，使胎背转向前方或右前方。

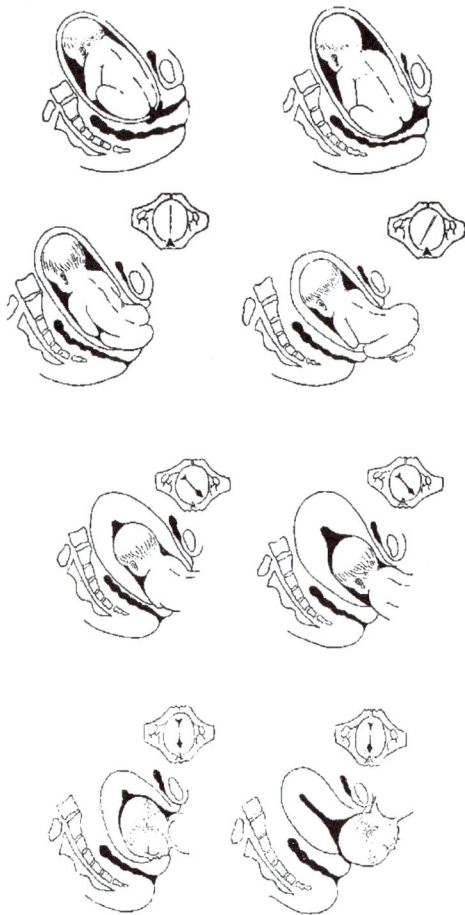

图 11－14　臀位分娩机制

2. 胎肩娩出　胎体完成外旋转时，胎儿双肩径于骨盆入口以右斜径或横径入盆，并沿此径线逐渐下降。双肩达骨盆底时，前肩向右旋转 45°，转至耻骨弓下，使双肩径与骨盆出口前后径一致，同时，胎体侧屈使后肩及后上肢从会阴前缘娩出，继之前肩及前上肢从耻骨弓下娩出。

3. 胎头娩出　胎肩通过会阴时，胎头矢状缝衔接于骨盆入口左斜径或横径，并沿此径线逐渐下降，同时胎头俯屈。枕骨达骨盆底时，胎头向母体左前方旋转 45°，使枕骨朝向耻骨联合后方。胎头继续下降，枕骨下凹到达耻骨弓下，以此处为支点，胎头继续俯屈，使颏、面及额部相继自会阴前缘娩出，随后枕部自耻骨弓下娩出。

【护理评估】

（一）健康史

了解产妇年龄、是否为经产妇、有无羊水过多、双胎、骨盆异常及前置胎盘等。

（二）身体状况

1. 症状　孕妇常感肋下有圆而硬的胎头，临产后由于胎臀不能紧贴子宫下段及宫颈，常导致宫缩乏力，宫口扩张缓慢，先露下降慢，致使产程延长。第一产程可见胎足脱出阴道，单臀者有胎粪排出。

2. 体征

（1）腹部检查　子宫呈纵椭圆形，在子宫底部可触及圆而硬、有浮球感的胎头；在耻骨联合上方可触及宽而软、不规则的胎臀，胎心音在脐的左上方或右上方听得最清楚。

（2）肛门及阴道检查　肛门检查时，可触及软而不规则的胎臀或触到胎足、胎肢。阴道检查时，如胎膜已破可直接触到胎臀、外生殖器及肛门。但应该注意鉴别臀与面部。若为胎面部，可触及口与两颧骨突出点呈三角形，手指放入口内可触及齿龈和弓状的下颌骨。若为胎臀，可触及肛门与两坐骨结节连在一条直线上，手指放入肛门内有环状括约肌收缩感，取出手指可见胎粪。若触及胎儿足部时，应与胎手相鉴别。

（三）心理社会状况

产妇及家属对臀先露分娩时的危险性估计不足，任其自然。产程延长时担心胎儿安全、害怕手术，从而焦虑、恐惧。

（四）辅助检查

B 型超声检查能探清臀先露类型、胎儿大小、胎心搏动情况及胎盘的位置。

（五）治疗要点

臀先露孕 30 周后先行胎位矫正，矫正失败可根据产妇及胎儿情况综合考虑选择阴道分娩或剖宫产术。

【常见护理诊断/问题】

1. 知识缺乏 缺乏臀先露对分娩危害的认识。

2. 焦虑 与担心胎儿安危、害怕手术有关。

3. 有新生儿受伤的危险 与胎儿脐带脱出，后出头困难及臀助产术有关。

4. 有感染的危险 与胎膜早破、产程延长及手术产有关。

【护理目标】

1. 产妇能说出臀位的危害性并在孕期积极纠正胎位。

2. 产妇焦虑、恐惧感减轻。

3. 新生儿健康。

4. 产妇恶露无臭味、无发热及血象升高等感染征象。

【护理措施】

1. 一般护理

（1）生活上多关心、体贴产妇，补充营养，防止宫缩乏力。

（2）注意卧床休息，临产后尽量少做肛查及不必要的阴道检查。

（3）严密观察宫缩，勤听胎心音。督促每 2～4 小时小便一次。

（4）产后遵医嘱用药，指导母乳喂养，加强会阴护理。

2. 病情观察

（1）严密观察宫缩、胎心音情况及产程进展，注意有无破膜。若已破膜，仔细观察羊水量及性质，检查有无脐带脱垂。

（2）宫口未开全、胎足脱出者，应注意堵臀。堵臀时要注意观察有无先兆子宫破裂的征象。发现异常及时报告医师。

3. 治疗配合

（1）协助矫正臀位 妊娠 30 周前臀位多能自然转成头先露。若妊娠 30 周后仍为臀先露，应予矫正。矫正方法常用以下几种。

1）胸膝卧位 让孕妇排空膀胱、松解裤带，做胸膝卧位姿势（图 13 - 15），每日 2 次，每次 15 分钟，连做 1 周后复查。这种姿势可使胎臀退出盆腔，

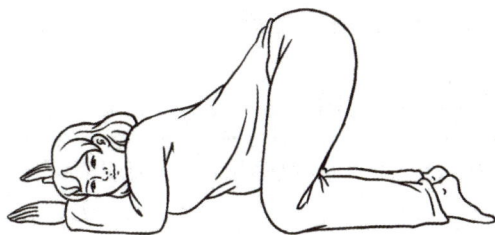

图 13 - 15 胸膝卧位

借助胎儿重心改变，使胎头与胎背所形成的弧形顺着宫底弧面滑动而完成胎位矫正。

2）激光照射或艾灸至阴穴 近年多用激光照射两侧至阴穴（足小趾外侧趾甲角旁 0.1 寸），也可用艾条灸，每日 1~2 次，每次约 15~30 分钟，1~2 周为一疗程。

3）外倒转术 近足月仍为臀先露者，可于妊娠 36~37 周后行外倒转术，应由技术熟练的医师完成。

（2）协助剖宫产术 针对高龄初产、有难产史、不完全臀先露、骨盆狭窄、软产道严重异常、胎儿体重大于 3500g 且存活、胎儿窘迫等，均应做好剖宫产术的术前准备工作。

（3）协助阴道分娩

1）第一产程 嘱产妇左侧卧位休息，少活动、少肛查，禁止灌肠，避免胎膜早破、脐带脱垂。一旦胎膜破裂，应立即听胎心音，抬高床尾，并作肛门或阴道检查，了解宫口大小及有无脐带脱垂。发现异常立即吸氧并报告医师。若胎足脱出至阴道口，应消毒外阴，在子宫收缩时用手掌垫以无菌巾堵住阴道口，直至宫口开全（图 13-16）。保证软产道充分扩张，防止后出头困难。

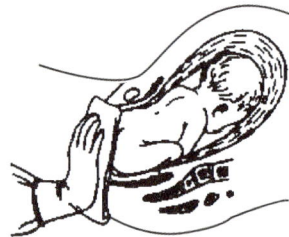

图 13-16 堵臀助宫颈扩张

2）第二产程 接产前导尿，做好会阴侧切及臀助产术的准备，协助接产人员行臀助产术。臀位阴道分娩方式有三种：①自然分娩，指接产人员不作任何牵拉，胎儿自然娩出，少见，仅见于经产妇、胎儿小、宫缩强、产道正常者；②臀助产术，指胎儿脐以下部分自然娩出，而脐以上部分则由接产者协助娩出，注意脐部娩出后，一般应在 2~3 分钟娩出胎头，最长不超过 8 分钟。后出头有困难者可用产钳助产；③臀牵引术，指胎儿全部由接产者牵拉娩出，此种手术对胎儿损伤大，不宜采用。

3）第三产程 协助接产人员娩出胎盘，检查软产道有无裂伤并协助缝合，遵医嘱用缩宫素防治产后出血。

4. 心理护理

（1）宣传臀先露妊娠的保健知识，向孕妇说明臀先露发生的原因，分娩时给母儿带来的危害性，以认识加强产前检查的重要性。

（2）解释剖宫产的必要性及可靠性，增加安全感，消除恐惧感。

（3）主动与产妇沟通，以良好的态度，亲切的语言，精湛的技术赢得产妇的信任。

5. 健康教育 告知孕妇加强产前检查，尽早发现胎位异常并予矫正。若矫正失败，提前 1 周住院待产。

【护理评价】

1. 产妇能说出有关臀先露的保健知识，有效执行医嘱。

2. 产妇心情舒畅，焦虑、恐惧感减轻。

3. 新生儿无窒息、无产伤。

4. 产妇无腹痛、恶露无臭味，体温、血常规正常，未发生感染。

五、肩先露

胎体纵轴与母体纵轴相垂直，胎儿横卧于骨盆入口之上，以肩为先露者称为肩先露，亦称横位。根据胎头及肩胛骨与母体骨盆的关系分肩左前、肩右前、肩左后及肩右后四种胎位。约占足月分娩总数的 0.1%~0.25%，是对母儿最不利的胎位，发生原因与臀先露相同。其处理原则是：妊娠期适时矫正胎位，分娩期根据胎儿是否存活、宫口开大、母体情况分别采用剖宫产术或内转胎位术后阴道结束分娩。

【护理评估】

1. 健康史 询问产妇年龄、孕产史，了解有无羊水过多、子宫畸形、骨盆异常等。

2. 身体状况

（1）产程停滞 肩先露者，胎肩不能紧贴子宫下段及宫颈内口，缺乏直接刺激，容易发生宫缩乏力；胎肩对宫颈压力不均，容易发生胎膜早破；破膜后羊水迅速外流，胎儿上肢或脐带容易脱出，导致胎儿窘迫甚至死亡。随着子宫收缩不断加强，胎肩及一部分胎儿胸廓被挤入盆腔内，胎体折叠弯曲、胎颈被拉长，上肢脱出于阴道口外，胎头和胎臀仍被阻于骨盆入口上方，形成忽略性或嵌顿性横位，致产程停滞。若宫缩继续加强，可引起病理缩复环，甚至引起子宫破裂。

（2）腹部检查 产妇腹部呈横椭圆形，子宫底高度低于妊娠周数，但横径宽。腹部触诊：子宫底部及耻骨联合上方较空虚，在母体腹部一侧可触及胎头，另一侧可触及胎臀。肩前位时，腹部一侧可触及宽而平坦的胎背；肩后位时，可扪及不规则胎儿肢体。听诊：胎心在脐周两侧最清楚。

（3）阴道检查 若胎膜未破，先露位置高，肛门检查不易触及胎先露。若胎膜已破，宫口扩张，阴道检查能触到胎儿手、肩胛骨和腋窝。并根据腋窝尖端指向母体左或右方，肩胛骨朝向母体前或后方确定胎位。

3. 心理-社会状况 产妇和家属对肩先露的认识不足，致使肩先露得不到及时矫正。一旦产妇得知横位的危害，担心自身及胎儿安危，表现出异常焦虑、恐惧的心理。分娩时胎手脱出，不及时救治，可致母儿双亡。

4. 辅助检查 B 型超声检查能准确探清肩先露且确定具体胎方位。

5. 治疗要点

（1）妊娠期 及时发现并纠正肩先露，方法同臀先露。可试行外倒转术转成头先露。若外倒转术未成功，应提前住院待产。

（2）分娩期 应根据胎儿大小、胎产次、胎儿存活与否、宫颈扩张程度、胎膜破裂与否以及有无并发症等，决定分娩方式。

1）活胎 初产妇无论宫口扩张程度以及胎膜是否破裂，应行剖宫产术。经产妇首选剖宫产分娩；若宫口开大 5cm 以上，胎膜已破，羊水未流尽，胎儿不大，可在全身麻醉或硬膜外麻醉下行内转胎位术，转成臀先露后分娩。

2）出现先兆子宫破裂或子宫破裂征象 不论胎儿是否存活，为抢救产妇生命，均应行剖宫产术；子宫破裂口大、有感染者可切除子宫。

3）胎死宫内、无先兆子宫破裂 若宫口已开全，可尝试在全身麻醉下，行毁胎术。术后常规检查子宫下段、宫颈及阴道等软产道有无裂伤，及时给予修补缝合，并预防产后出血及产褥感染。

【常见护理诊断/问题】

1. 知识缺乏 缺乏预防肩先露的知识。

2. 有新生儿受伤的危险 与分娩受阻、手术产有关。

3. 有感染的危险性 与胎膜早破、手术产有关。

4. 潜在并发症 子宫破裂。

【护理目标】

1. 产妇能说出肩先露的危害性并在孕期积极纠正胎位。

2. 分娩顺利，新生儿健康。

3. 产妇未发生感染。

4. 产妇未出现子宫破裂。

【护理措施】

（一）一般护理

（1）临产后尽量减少不必要的阴道检查，及时做好术前准备工作，严格无菌操作。

（2）注意休息，加强营养，提供舒适安静的休养环境。

（3）保持外阴清洁、干燥。

（二）病情观察

严密观察宫缩、胎心音变化及生命体征，检查腹部有无病理缩复环，阴道有无胎手脱出，发现异常及时报告医师。术后观察腹部切口情况，遵医嘱用药，预防感染。

（三）治疗配合

（1）嘱产妇左侧卧位休息，禁灌肠，避免胎膜早破。

（2）足月分娩者，临产后尽早做好剖宫产术的术前准备及抢救新生儿窒息的准备工作。

（3）若胎儿已死，无先兆子宫破裂者，待宫口开全后协助医师进行毁胎术。

（四）心理护理

介绍有关肩先露对分娩影响的知识。向产妇说明横位者足月胎儿不能从阴道分娩，是绝对难产，强行从阴道分娩，后果不堪设想。说明剖宫产术的必要性及术前、术后注意事项，安全措施，使其乐意接受手术。

（五）健康教育

告知孕妇加强产前检查，及时发现胎位异常，并尽早纠正。嘱出院后注意休息，加强营养。指导母乳喂养。

【护理评价】

1. 产妇能说出肩先露的危害性并在孕期积极纠正胎位。

2. 分娩顺利，新生儿健康。

3. 产妇未发生感染。

4. 产妇未出现子宫破裂。

第四节　臀位助产术

臀位是常见的异常胎位。臀位分娩危险大于头位分娩，因胎儿身体中最大的部分胎头最后娩出，母体软产道没有充分扩张，易致胎肩上举或后出胎头困难，故新生儿窒息、产伤、死亡、产妇软产道撕裂等情况多于头位分娩。臀位分娩方式的选择一般根据产妇的胎产次、胎儿大小、臀位类型、骨盆大小综合来考虑。

臀位阴道分娩包括臀位自然分娩、臀位助产和臀位牵引术。臀位自然分娩是指整个胎儿自然娩出，不做任何牵引。臀位（完全）牵引术是指胎儿娩出过程全部由助产者按分娩机转牵引完成。此种手术对胎儿损伤大，新生儿死亡率高。目前临床已基本不用，由剖宫产术取代。臀位助娩术是指在产力作用下，胎儿自然娩出至脐部后，助产人员协助胎肩及抬头娩出的过程，最常见。本节着重介绍臀位助产术。

【适应证】

1. 孕周≥36周、单臀或完全臀先露、估计胎儿体重2000~3500g。

2. 软产道、骨盆无异常，无其他剖宫产指征。

3. 胎头无仰伸。

【禁忌证】

1. 骨盆狭窄或软产道异常。

2. B型超声检查提示胎头过度仰伸、脐带先露或隐性脐带脱垂。

3. 胎儿体重≥3500g，胎儿窘迫。

4. 高龄初产妇、孕妇有妊娠合并症、并发症等不适于阴道分娩者。

【术前准备】

（一）评估告知

1. 了解产妇孕期检查情况，有无阴道分娩禁忌证，估计胎儿大小，观察产妇会阴条件，了解胎心率等。

2. 阴道检查宫口是否开全、胎儿先露部及位置，了解羊水情况。

3. 告知产妇及家属臀位助娩术的方法、风险、失败后的补救方案等，取得其知情同意并签字。

（二）手术准备

1. 环境准备　接产环境，温、湿度适宜。

2. 物品准备　产包、会阴麻醉及切开缝合用物、新生儿处理及复苏用物、无菌导尿管、婴儿包。

3. 产妇准备　取膀胱截石位，充分暴露会阴部，注意保暖。外阴消毒，导尿排空膀胱。

4. 术者准备　有经验的产科医师或助产士，戴帽子、口罩，外科洗手，戴无菌手套。必要时请上级医师、麻醉医师、新生儿科医师到场。

5. 心理准备　向产妇及家属解释及分析臀位助娩术的利与弊，说明可能出现的并发症与预后情况，取得产妇及家属的理解与积极配合并签署手术知情同意书。

【操作方法】

1. 体位　取膀胱截石位。

2. 术前准备　会阴消毒、铺巾。

3. 麻醉方式　一般不需麻醉。行会阴切开者，可采用阴部神经阻滞麻醉或局部浸润麻醉。

4. 方法

（1）"堵"臀　目的是在产力和外力的共同作用下迫使胎儿臀部下坐呈全臀先露，使产道充分扩张。足先露时防止胎儿足部在宫口未开全以前过早娩出产道。

臀位胎儿先露部拨露于阴道口，会阴消毒，助产者戴无菌手套，用一折叠多层的消毒巾覆盖阴道口。宫缩时手握无菌治疗巾堵住产妇外阴部（图13-17），防止胎足或胎臀过早从阴道娩出，使胎臀下降，充分扩张软产道，间歇时放松。在"堵"臀过程中注意胎心变化，每10~15分钟听一次胎心，有异常及时处理。

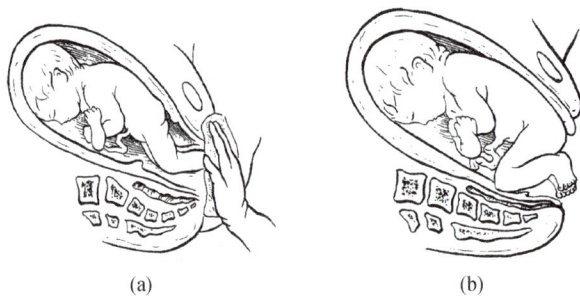

图 13-17 "堵"臀

（2）娩出胎臀及躯干 会阴膨隆饱满，手掌感觉压力较大时，在宫缩间歇期检查宫口是否已开全，确认胎儿臀部已下降到阴道口时，再次消毒会阴，铺巾，根据情况行阴部神经阻滞麻醉和（或）会阴切开，指导产妇在宫缩时屏气用力协助胎儿下肢及胎臀娩出。宫缩时松开堵臀的手，胎臀、下肢自然娩出至脐部，将脐带向下牵拉出 5~10cm，防止脐带受压（图 13-18）。单臀先露时，胎臀娩出后，需按胎儿下肢屈曲方向牵出胎足。

（3）娩出胎肩及上肢 胎臀及躯干娩出后，助产者用无菌巾包裹胎儿臀部及下肢，指导产妇用力的同时，将双手握住胎儿两侧髋骨，协助胎体继续下降，见胎儿前肩到达耻骨联合下方时，助产者协助胎背转回侧方，以利双肩娩出。先娩出前肩或后肩皆可。基本方法是钩取上肢沿前胸娩出的滑脱法和以旋转胎体娩出的旋转法。

娩后肩以滑脱法为主。右手握住胎儿双足，向上提起，后肩及后腋窝自会阴部露出。左手示指、中指伸入阴道，钩住胎儿肘窝，使前臂顺胎儿面部胸前以洗脸样动作娩出（图 13-19）。然后胎体下垂并向后旋转胎背，娩出前肩，继而娩出前臂。

娩前肩以旋转法为主。治疗巾包裹胎臀，双手握住，继续向下向后牵出胎体，将胎背向侧后方旋转，则前肩及前臂自耻骨弓下方娩出（图 13-20）。再将胎背内旋转，娩出后肩及后臂。

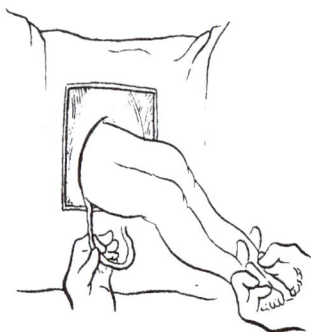

图 13-18 牵出脐带

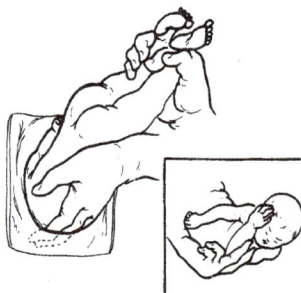

图 13-19 滑脱法

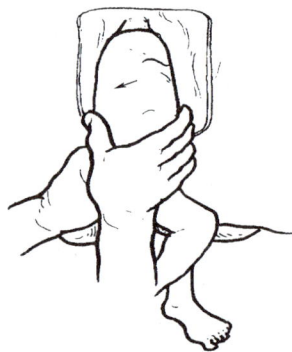

图 13-20 旋转法

（4）娩出胎头 胎肩娩出后，使胎背向上，胎头矢状缝与骨盆出口前后径一致，胎体骑跨在助产者的左前臂上，助产者将左手中指置于胎儿口中，右手五指分为两部分，分别置于胎儿颈部两侧肩上，按骨盆轴方向向下、向外牵拉。当胎儿枕部到达耻骨联合下缘时，将胎体上举，使其下颌、口、鼻、眼、额依次娩出（图 13-21）。

（5）胎儿娩出后 常规新生儿出生处理或复苏。继续完成接产的后续工作。

（6）记录及宣教 术后详细记录臀位助娩的过程、胎儿娩出时间、新生儿出生记录、全身检查情况、产褥期知识宣教。

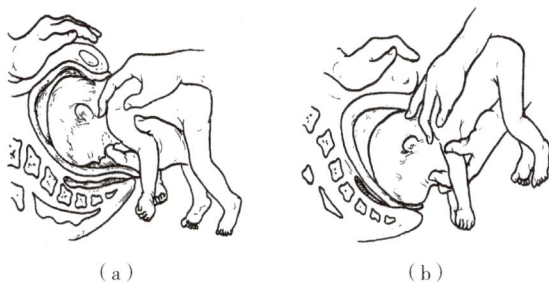

（a）　　　　　　　　（b）

图 13 - 21　（牵出）娩出抬头

【注意事项】

1. 堵臀时间要适当，过早放开，产道不能充分扩张，后出胎头困难；放开过晚，胎儿受压时间过长，使局部水肿加重，胎儿发生缺氧。

2. 除死胎外，胎儿脐部娩出后，一般在 2~3 分钟内娩出胎头，最长不应超过 8 分钟。

3. 牵拉胎儿髋部时，不可牵拉胎儿腰、腹部，避免损伤胎儿腹腔脏器。

4. 牵出上、下肢时，按关节屈曲方向顺势牵引，防止造成胎儿肱骨、股骨骨折和产妇软产道撕裂。

5. 新生儿查体时注意有无锁骨及胸锁乳突肌损伤。

实训 19　臀位助产术

情境导入

初产妇，孕 39^{+4} 周，临产 10 小时，入院后查宫高 32cm，腹围 88cm，胎心 144 次/分，宫缩持续 60 秒/1~2 分。现肛查宫口开大 8cm，先露部为胎臀，骶骨已达坐骨棘水平以下 2cm。经评估该产妇骨盆条件良好，产力良好，预估胎儿体重 3000g 左右，拟行臀位助产。

【实训目的】

1. 能全面评估拟行臀位助产术的产妇。

2. 学会臀位助产术的方法。

3. 能配合医生实施臀位助产。

【实训准备】

1. 物品准备

（1）产包　外包布 1 块，内包布 1 块，手术衣 2 件，中单 1 块，腿套 1 副，消毒巾 3 块，大洞巾 1 块。

（2）会阴麻醉、会阴切开缝合用物　会阴侧切剪刀 1 把，持针器 1 把，血管钳 2 把，有齿镊 2 把，圆针三角针各 1 枚，可吸收线、丝线各 1 包，20ml 注射器 1 个，长穿刺针头 1 个，5ml 利多卡因 2 支，0.9% 氯化钠注射液 500ml，消毒手套 2 副。

（3）新生儿处理及复苏用物　组织剪刀 1 把，直血管钳 1 把，弯盘 1 只，纱布若干，棉签 2 支，脐带卷 1 只，脐带结扎线或气门芯 1 只，婴儿吸痰管、吸耳球各 1 只，复苏气囊、气管插管用物 1 套，氧源。

　　（4）婴儿包　外包被（睡袋）1 件，内衣裤 1 套，尿布 1 块，手圈 1 只，脚圈 1 只，胸牌 1 块。

　　（5）其他　无菌导尿管 1 根。

2. 环境准备　分娩实训室：安静、整洁，光线适宜，室温 24～26℃，相对湿度 50%～60%。

3. 产妇准备　脱去裤子，臀下铺一次性垫单，取膀胱截石位，充分暴露会阴部，注意保暖。

4. 助产士准备　着装规范、仪表端庄、戴口罩帽子、外科洗手后戴无菌手套。

【实训方法】

1. 教师讲解并示教。

2. 学生分组练习。

3. 实训流程

素质要求	助产士着装规范，仪表端庄，外科洗手戴无菌手套
↓	
准备用物	产包、会阴麻醉、会阴切开缝合用物、新生儿处理及复苏用物、婴儿包
↓	
环境准备	分娩室安静、整洁，光线适宜，室温 24～26℃，相对湿度 50%～60%
↓	
术前评估	1. 核对产妇姓名、床号、住院号；评估产妇生命体征、宫缩、胎方位、羊水性状、阴道流血、产妇应用腹压的方法 2. 评估胎心率、宫口扩张及胎先露下降情况
↓	
谈话沟通	介绍产程情况，臀位助产分娩经过
↓	
产妇体位	产妇排空膀胱后取膀胱截石位卧于产床
↓	
会阴消毒、铺巾	按自然分娩外阴消毒、铺巾
↓	
"堵"臀	1. 助产士坐于高度合适的椅上，面对产妇会阴"堵"臀。完全臀先露则不必堵阴道口 2. 宫缩时手握无菌治疗巾堵住产妇外阴部，防止胎足从阴道娩出，使胎臀下降，充分扩张软产道 3. "堵"臀过程中助手勤听胎心 4. 宫缩时指导产妇屏气向下用力，术者手掌感到冲击力较强时作阴道检查，检查宫口是否开全
↓	
导尿	1. 再次消毒会阴 2. 必要时导尿排空膀胱
↓	
阴道检查	手术医生外科洗手、穿无菌手术衣、戴无菌手套，手伸入产妇阴道进行检查
↓	
会阴切开	1. 会阴麻醉 2. 会阴左侧切开
↓	

续表

助娩胎儿	1. 宫缩时松开堵臀的手，胎臀、下肢自然娩出至脐部，将脐带向下牵拉出 5~10cm，防止脐带受压 2. 用无菌治疗巾包裹胎臀向下牵拉，娩出胎体、胎背。将胎背转向原侧方，使双肩径与骨盆出口前后径一致 3. 采用以下任一方法娩出胎肩、胎儿上肢 （1）滑脱法 右手握住胎儿双足，向上提起，后肩及后腋窝自会阴部露出。左手示指、中指伸入阴道，钩住胎儿肘窝，使前臂顺胎儿面部胸前以洗脸样动作娩出。然后胎体下垂并向后旋转胎背，娩出前肩，继而娩出前臂 （2）旋转胎体法 治疗巾包裹胎臀，双手握住，继续向下向后牵出胎体，将胎背向侧后方旋转，则前肩及前臂自耻骨弓下方娩出。再将胎背内旋转，娩出后肩及后臂 4. 胎肩娩出后，使胎背向上，胎头矢状缝与骨盆出口前后径一致，胎体骑跨在助产者的左前臂上，助产者将左手中指置于胎儿口中，右手五指分为两部分，分别置于胎儿颈部两侧肩上，按骨盆轴方向向下、向外牵拉。当胎儿枕部到达耻骨联合下缘时，将胎体上举，使其下颌、口、鼻、眼、额依次娩出 5. 助产士松开保护会阴的手，在离脐部根部 15~20cm 用两把血管钳夹脐带，在两钳中间用组织剪剪断脐带，记录胎儿娩出时间
↓	
新生儿处理	1. 清理呼吸道 2. Apgar 评分 3. 结扎脐带 4. 全身检查，测量体重、头围、胸围 5. 包裹新生儿，做各项标记，取侧卧位
↓	
娩出胎盘	1. 观察胎盘剥离征象 2. 双手旋转娩出胎盘、胎膜 3. 检查胎盘、胎膜并测量大小厚度
↓	
检查软产道	1. 检查阴道切口深度，有无延长 2. 检查会阴部有无其他部位损伤
↓	
会阴切口缝合	常规缝合会阴切口
↓	
产后观察	1. 产妇取舒适卧位。 2. 观察子宫收缩、宫底高度、阴道流血、膀胱充盈、血压、脉搏情况 3. 观察新生儿呼吸、面色、反应情况
↓	
操作后处理	1. 处理污物和器械，打产包 2. 填写产时记录，记录手术经过并签名 3. 产褥期相关知识宣教

【实训评价】

1. 自我评价 是否按操作流程正确实施操作。

2. 同学互评 所实施的操作是否正确；是否存在手法不当、动作不规范等错误操作。

3. 教师评价 学生实施的操作流程是否正确；动作是否规范，符合无菌原则；操作中的注意事项。

【注意事项】

1. 严格无菌操作，预防产道感染。

2. 臀位助娩过程中必须按照臀位分娩机制进行，助娩时要均匀用力，以防止胎儿损伤。

3. 脐带娩出后，必须在 8 分钟内娩出胎儿，以免脐带受压时间过长导致胎儿窒息。

4. 操作过程中，注意关心安慰产妇，鼓励产妇，增强自信心。

5. 指导产妇配合用力的技巧，助产士在"堵"时，宫缩来临，产妇张口哈气，尽量避免屏气用力。助产士协助胎体、胎头娩出时，可以配合助产士口令适度用力。

【思考题】

1. 臀位助产时如何防止脐带受压？
2. 臀位助产术可能出现哪些并发症？
3. 对拟行臀助产的产妇，应从哪些方面进行护理评估？

第五节　胎头吸引术

胎头吸引术是将胎头负压吸引器置于胎儿的头顶部，利用负压原理吸住胎头，通过牵引协助胎头娩出的。

【适应证】

1. 需缩短第二产程者，如产妇有重度子痫前期、心脏病、重症肌无力、有自主反射障碍的脊椎损伤、增殖性视网膜病等合并症、并发症及子宫瘢痕，不宜过度屏气用力。
2. 第二产程延长，子宫收缩乏力、持续性枕横位、枕后位导致第二产程延长者。
3. 轻度胎儿窘迫，需要即刻结束分娩者。

【禁忌证】

1. 骨盆异常（产道梗阻或畸形）、胎位异常（面先露、额先露、横位、臀位等）、头盆不称，胎儿不能或不宜经阴道分娩者。
2. 宫口未开全、胎膜未破、胎先露位置高，胎头最大横径未达坐骨棘水平以下者。
3. 严重胎儿窘迫，估计短时间内不能经阴道分娩者。
4. 胎龄不足 34 周；胎儿凝血功能障碍（如血友病、同种免疫性血小板减少症等）；胎儿成骨不全、胎儿刚进行过头皮采血等。

【术前准备】

（一）评估与告知

1. 了解产妇孕期情况及产程过程，确定有无胎头吸引禁忌证。
2. 听胎心，观察宫缩，检查会阴、阴道、宫口开大情况，了解胎头下降位置和胎方位。
3. 告知产妇及家属胎头吸引的目的、方法、风险等，取得其知情同意并签字。

（二）手术准备

1. 环境准备　接产环境，温、湿度适宜。

2. 物品准备　产包 1 个，胎头吸引器 1 个，50ml 或 100ml 注射器 1 个或电动负压吸引器，会阴麻醉及切开缝合用物，吸引管 1 根，血管钳 2 把，新生儿窒息复苏抢救物品。其余同会阴切开缝合术。检查各用物完好备用状态。

3. 产妇准备　孕产妇取膀胱结石位，术前评估孕产妇及胎儿情况，确定手术条件是否成熟。

4. 术者准备　有经验的产科医师或助产士，戴帽子、口罩，外科洗手，戴无菌手套。必要时请上级医师、麻醉医师、新生儿科医师到场。

5. 心理准备　向产妇及家属解释及分析胎头吸引器的利与弊，说明可能出现的并发症与预后情况，取得产妇及家属的理解与积极配合并签署手术知情同意书。

【操作方法】

1. 体位　产妇采取膀胱截石位。

2. 消毒、铺巾　外阴按要求消毒，并铺巾等。

3. 导尿　通过导尿排空膀胱，以免影响后续胎头吸引效果。

4. 阴道检查　再次确认宫口已开全，确定胎儿为枕先露，胎头骨质部已达坐骨棘水平以下3cm，确定胎方位，排除禁忌证，胎膜未破者在严密监护下破膜。

5. 会阴准备　行双侧阴部神经阻滞麻醉，必要时行左侧会阴切开。

6. 放置吸引器　①将吸引器出气管端与连接管连接，胎头端外缘涂润滑剂。术者左手示指、中指分开两侧小阴唇，伸入阴道并向下撑开阴道后壁，右手将吸引器胎头端下缘沿阴道后壁送入到胎头顶骨后部，在胎儿头部前、后囟之间与胎头顶部紧贴（图13-22）。②检查吸引器与胎头衔接处1圈，确定衔接紧密，无阴道壁、宫颈或脐带夹于其中，无囟门位于吸盘内（图13-23）。调整吸引器横柄方向与胎头矢状缝方向一致。

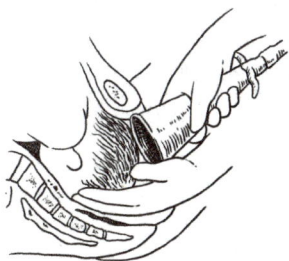

图13-22　放入抬头吸引器头端

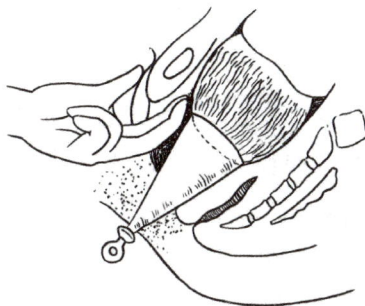

图13-23　检查吸引器与胎头衔接1圈

7. 抽吸　负压连接管一端连接吸引器牵引柄，另一端交与台下助手，与电动负压吸引器连接。根据胎头位置高低、牵引难易度调节吸引器压力，一般为300~450mmHg。达到需要的压力后，夹闭连接管（图13-24），保持负压状态，测试牵引无松动，开始牵引。

8. 牵引　宫缩时指导产妇屏气用力，术者一手握住吸引器柄部，根据分娩机转向下向外牵胎头（图13-25）。宫缩间歇时暂停牵引，待宫缩再次启动后，随分娩机转继续牵引。胎头矢状缝与母体骨盆前后径不一致时，需边牵引边转动胎头成为枕前位。牵引时间一般10~15分钟，最长不超过20分钟。术者另一手适当保护会阴。

如为枕横位或枕后位，可在助手帮助下，先转动胎头（助手在腹部协助转动胎体）再牵拉。确定胎头可以娩出时，松开夹钳或分离连接管，解除负压，取下吸引器，按分娩机转协助胎儿娩出。

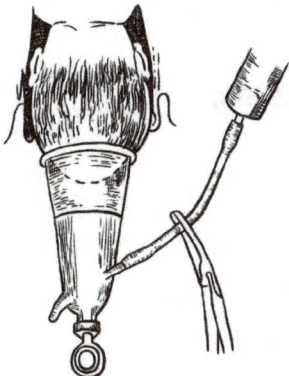

图13-24　夹闭连接管

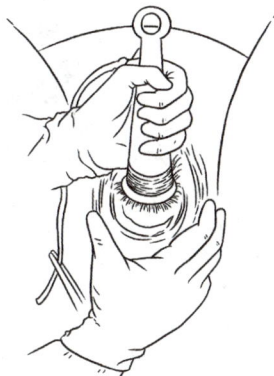

图13-25　胎头牵引

9. 胎儿娩出后 常规新生儿出生处理或复苏，继续完成接产的后续工作。

10. 记录 术后详细记录胎头吸引术的过程、吸引压力、牵引次数、娩出时间、新生儿出生记录及全身检查情况等。

【注意事项】

1. 严格掌握手术适应证、禁忌证。

2. 操作前检查吸引器有无损坏、漏气，连接管与吸引器连接是否紧密。

3. 吸引器放于胎头位置应避开前、后囟两侧对称使压力均匀。吸引器与胎头衔接处避免夹入阴道壁、宫颈或脐带。

4. 牵引在宫缩时进行。牵引前测试吸引器无松动，牵引时用力要均匀，避免左右晃动，避免拧转吸引器胎头部位。

5. 牵引时间最长不超过 20 分钟，负压不超过 450mmHg，防止胎头损伤。

6. 牵引过程中如出现漏气滑脱，需检查原因后重新放置，滑脱超过 2 次需改为产钳助产或剖宫产。

【护理措施】

1. 新生儿出生后，应少搬动，肌内注射维生素 K_1 10mg，预防颅内出血。

2. 新生儿如有头皮损伤、颅内出血应及时处理。头皮血肿多在 1 个月内自然吸收，不需特别处理，应避免穿刺以防感染，并嘱产妇不用搓揉血肿。

3. 术后仔细检查软产道，有损伤及时修补。

4. 如操作时间长，母儿均应用抗生素预防感染。

第六节　产钳术

PPT

产钳术是利用产钳固定胎头并牵引协助胎头下降及胎儿娩出的产科助产技术。

产钳助娩时，根据胎头位置高低，分为高位、中位、低位及出口产钳助产术。目前常用的为低位及出口产钳助产术。高、中位产钳助产术因对母婴的损伤较大，并发症较多，现多已被剖宫产术取代。产钳助产术还可用于剖宫产及臀位阴道分娩儿头娩出困难时。本节主要介绍头位阴道分娩时低位及出口产钳助产术。

产钳结构如图 13 - 26 所示。

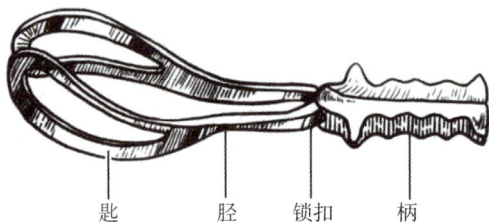

匙　　　胫　　　锁扣　　　柄

图 13 - 26　产钳结构

【适应证】

1. 宫缩乏力，致第二产程延长者。

2. 产妇有合并症、并发症、子宫瘢痕或某些特殊情况不宜或不能用力时，需缩短第二产程。

3. 胎儿窘迫，宫口已开全，需即刻结束分娩者。

4. 胎头吸引助产术失败者。

5. 剖宫产或臀位儿头娩出困难时。

【禁忌证】

1. 骨盆异常（狭窄或畸形）、胎位异常（横位）、绝对或相对头盆不称等，胎儿不能经阴道分娩者。

2. 宫口未开全，胎头未衔接，胎方位异常（额后位、额先露、高直位等）。

3. 严重胎儿窘迫，估计短时间内不能经阴道分娩者。

4. 死胎或胎儿畸形引产（娩出困难时可行碎胎术）。

【术前准备】

（一）评估告知

1. 了解产妇孕期情况及产程过程，确定有无产钳术禁忌证。

2. 听胎心，观察宫缩，检查会阴、阴道、宫口开大情况，了解胎方位、胎头最大横径是否已达坐骨棘平面或以下、产钳能否正确放置。

3. 告知产妇及家属产钳助产的目的、方法、风险、失败后的补救方案等，取得其知情同意并签字。

（二）手术准备

1. 环境准备 接产环境舒适，温、湿度适宜。

2. 物品准备 接产用物、阴部神经阻滞麻醉用物、会阴侧切及缝合用物、产钳（以低位产钳为例）、润滑剂、导尿管及新生儿复苏抢救用物。

3. 产妇准备 取膀胱截石位，外阴消毒、铺巾，导尿排空膀胱。必要时建立静脉通路。

4. 术者准备 戴帽子、口罩，外科洗手，戴无菌手套。术者为具备产钳助产资格并掌握产钳助产技能的高年资医生，能够处理紧急情况，如肩难产、新生儿窒息、产后出血等。需要时，上级产科医生、新生儿科医师和麻醉医师能及时到场，产钳助产失败时能立即实施剖宫产手术。

【操作方法】

1. 体位 产妇采取膀胱截石位。

2. 消毒 按要求行外阴消毒，并铺无菌巾单。

3. 导尿 通过导尿排空膀胱，以免影响后续产钳助产效果。

4. 阴道检查 胎膜未破者在严密监护下先予破膜。再次确认宫口是否开全，确定胎儿先露位置和胎方位，排除禁忌证。

5. 会阴准备 行双侧阴部神经阻滞麻醉，会阴左侧斜切开。先露位置高，不能保证助娩成功时，应先行试牵，先露下降有进展后再行会阴切开。

6. 放置产钳 以枕前位低位产钳为例，将产钳对合好，分清左与右钳叶。然后用润滑油涂抹钳叶外面。

（1）放置左下叶产钳 术者右手润滑后四指并拢伸入产妇阴道沿左侧盆壁，触到胎儿耳部，如胎头位置不是正枕前或枕后，需将胎头转为枕前或枕后位，固定胎头，助手将产钳左叶递与术者，术者左手以执笔式握持产钳手柄，使钳叶垂直向下，钳勺凹面在胎儿侧，将产钳勺部顺术者右手掌面缓缓送入阴道（图 13-27），钳叶置于胎儿颊部（枕前位为胎儿左颊部；枕后位为胎儿右颊部），放平产钳，使钳柄与地面平行，助手扶持钳柄，防止产钳移位。

（2）放右叶产钳　术者右手不动或更换左手伸入阴道，引导右叶产钳（图 13 - 28）置入胎儿另一侧颊部（置入方法同左叶），抽出阴道内手，将两钳叶柄平行交叉扣合（图 13 - 29）。检查钳柄是否与地面平行，两侧钳勺与胎头之间有无阴道软组织或脐带夹入，胎头矢状缝是否垂直并对称的位于两钳叶中间。无异常，为放置正确（图 13 - 30）。

（3）再次检查钳匙与胎头之间是否有阴道、脐带夹住，检查胎方位。

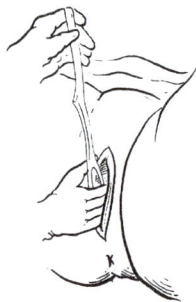

图 13 - 27　放置产钳左叶

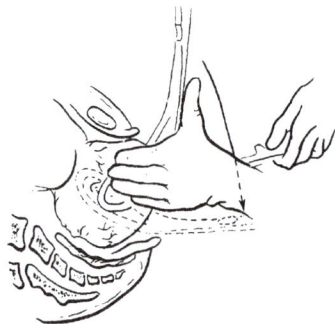

图 13 - 28　放置产钳右叶

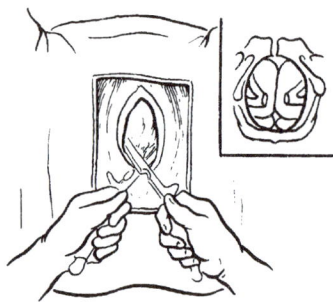

图 13 - 29　扣合产钳

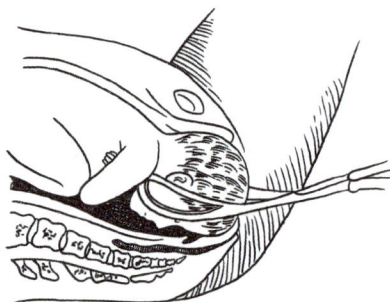

图 13 - 30　产钳放置的正确位置

7. 牵引　助手站术者一侧做好保护会阴准备。术者坐稳，双手握住钳柄，双臂稍弯曲，双肘紧贴胸部，缓慢用力试牵引（宫缩时）。产钳无滑动，配合产妇用力，沿骨盆轴方向向下向外、水平向外牵引产钳（图 13 - 31），当胎头枕部露于耻骨弓下，再向上缓缓提拉牵引协助胎头仰伸，助手在牵引同时根据会阴扩张情况适当保护会阴。一次宫缩未牵出，可待下次宫缩时再牵。等待期间需稍松产钳减轻对胎儿的压力。宫缩间歇期注意监测胎心。牵引困难，胎头不随产钳向下移动时，应详细检查，重新评估，决定分娩方式，切忌强行牵引。

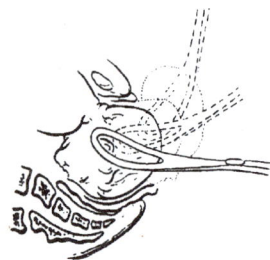

图 13 - 31　沿骨盆轴方向牵引产钳

8. 取下产钳　当胎头即将着冠时，配合产妇用力，边牵引边取下产钳。取下产钳的时机不宜过早或过晚，需根据宫缩、术者经验及胎儿大小决定。产钳先取下右叶再取下左叶，使钳叶轻轻滑出，避免产钳与胎头同时娩出。产钳取下过早，会使胎头娩出时间延长，取下过晚（随胎头一起娩出），会导致产道撕裂加重，甚至Ⅲ度裂伤。

9. 胎儿娩出后　产钳取出后，随即协助胎头及胎体娩出。常规新生儿出生处理或复苏。继续完成接产的后续工作。

10. 记录　术后详细记录产钳手术过程，牵引是否顺利，胎儿娩出时间，新生儿出生记录及全身检查情况等。

【注意事项】

1. 严格掌握手术适应证、禁忌证。产钳术的禁忌证及注意事项。

2. 产钳正式牵引前要试牵。

3. 术前及扣合产钳后监测胎心变化，出现异常及时查找原因。

4. 枕横产钳助娩后，常规导尿，检查有无尿道及膀胱损伤。

5. 牵引产钳需在宫缩时进行；宫缩间歇期时，可将产钳锁扣稍放松。牵引力度要均匀、速度不宜过快，避免左右晃动产钳。

6. 先露位置高时，需先试牵引，有进展再行会阴切开术。若牵引困难，找原因，避免会阴切开后又行剖宫产。

7. 术中，助手与术者应有效沟通，密切配合，避免对母、婴造成意外损伤。

【护理措施】

1. 做好术前评估和物品、人员、环境准备。新生儿急救物品齐全、完好、备用。手术前确认产妇及家属知情同意并签字。

2. 术中巡回人员积极协助术者转动胎体，矫正胎方位。随时听胎心或持续胎心监护。监测产妇生命体征，根据需要建立静脉通路。

3. 术后严密检测产妇生命体征，观察子宫收缩，重视产妇主诉，预防产后出血，预防产后尿潴留，给予健康指导等。

4. 胎儿娩出后及时配合医生做好新生儿出生处理，必要时配合医生进行新生儿复苏。新生儿由新生儿科监护。

5. 胎儿娩出后，仔细全面进行新生儿查体，发现产伤及时处理。

知识链接

各类产钳分类标准

产钳分为出口产钳、低位产钳、中位产钳、高位产钳。

出口产钳：①不需要分开阴唇即可见到胎儿头皮；②胎儿颅骨最低点已达到骨盆底；③胎头达到会阴体部；④矢状缝位于骨盆前后径上，或为枕左前、枕右前位或为枕左后、枕右后位；⑤胎头旋转不超过45°，旋转至枕前位或枕后位均可实施，不必强求枕前位。

低位产钳：①胎头颅骨最低点位于+2cm或以下，但未达骨盆底；②胎方位应旋转至枕前位，包括旋转≤45°至枕前位或枕后位，以及旋转≥45°至枕前位。

中位产钳、高位产钳现已基本被剖宫产替代。

产钳助产术的分类参照美国妇产科医师协会（ACOG）《阴道手术助产指南（2020版）》。

第七节　剖宫产术

PPT

剖宫产术（cesarean section）是指妊娠≥28周，经切开腹壁及子宫壁取出胎儿及其附属物的手术。常采用的是子宫下段剖宫产术。剖宫产术在处理难产、妊娠合并症和并发症，降低母、儿死亡率和病率中，起了重要作用。但WHO在全球剖宫产率的调查报告中指出，阴道助产和剖宫产的孕妇发生严重并发症及死亡的危险度比较，其中剖宫产明显高于阴道自然分娩者。因此应严格掌握剖宫产指征，规范进行术前准备、手术步骤及术后管理。

根据手术时机剖宫产术分为择期剖宫产术和急诊剖宫产术。

1. 择期 剖宫产术指具有剖宫产手术指征，孕妇及胎儿状态良好，在有计划、有准备的前提下，于分娩发动前择期手术。无特殊情况，一般建议孕 39 周后实施手术。

2. 急诊 剖宫产术指在威胁到母儿生命的紧急情况下，实施的剖宫产术。

【手术指征】

不能或不宜经阴道分娩的病理或生理状态。

（一）母体因素

（1）产道异常、外阴疾病、绝对头盆不称、相对头盆不称经阴道试产失败者。

（2）孕妇有严重合并症及并发症，如心脏病、呼吸系统疾病、重度先兆子痫前期、子痫、急性脂肪肝、血小板减少、重度肝内胆汁淤积症等。

（3）生殖道严重感染性疾病，如严重淋病、尖锐湿疣。

（4）瘢痕子宫，如两次及以上剖宫产手术后再次妊娠，既往子宫肌瘤剔除术穿透宫腔者。

（5）部分或完全前置胎盘、前置血管；胎盘早剥胎儿有可能存活，重度胎盘早剥无论胎儿是否存活，应即刻剖宫产。

（6）妊娠合并肿瘤，如宫颈癌、巨大宫颈肌瘤、子宫下段肌瘤。

（二）胎儿因素

1. 胎儿窘迫 指妊娠晚期因合并症或并发症所致的急、慢性胎儿窘迫；分娩期急性胎儿窘迫，短时间内不能经阴道分娩者。

2. 脐带脱垂 胎儿有可能存活，但不能迅速经阴道分娩者。

3. 胎位异常 如初产妇单胎足月臀位，估计胎儿体重≥3500g 或足先露、横位等。

4. 双胎或多胎妊娠 第 1 个胎儿为非头位；复杂性双胎；连体双胎；三胞胎及以上多胎妊娠。

5. 巨大儿 妊娠期糖尿病孕妇估计胎儿体重≥4000g 者。

6. 其他 面先露、胎头过度仰伸等。

【术前准备】

1. 环境准备 开腹手术环境。

2. 物品准备 剖宫产手术包1个（内有：25cm 不锈钢盆1个，弯盘1个，卵圆钳6把，1、7号刀柄各1把，解剖镊2把，小无齿镊2把，大无齿镊1把，18cm 弯血管钳6把，10cm、12cm、14cm直血管钳各4把，组织钳4把，持针器3把，吸引器头1个，阑尾拉钩2个，腹腔双头拉钩2个，刀片3个，双层剖腹单1，手术衣6件，治疗巾10块，纱布垫4块，纱布20块，手套6副，1、4、7号丝线各1个，肠线若干包）、吸引器、氧气、监护仪、母婴急救物品等。

3. 患者准备

（1）术前谈话，详细介绍剖宫产手术的指征和必要性。介绍术前、术中、术后母儿可能出现的并发症，签署知情同意书。

（2）完善各项生化、心电图、B超等检查。备皮、备血、留置导尿管。预防感染，做好选用的抗生素皮试。

（3）进行术前评估讨论，确定手术方式和麻醉方式等。

（4）麻醉师与孕妇及家属谈话并签署麻醉知情同意书。

（5）监测孕妇生命体征及胎心情况，根据麻醉要求进行饮食指导，择期剖宫产者，手术前日晚上进流食,当日早晨禁饮、禁食,急诊剖宫产需立即禁饮、禁食。

(6)术前禁用呼吸抑制剂。

4. 术者准备 戴帽子口罩,外科洗手,戴无菌手套。

【手术体位】

手术采用仰卧位,为了防止仰卧位低血压综合征的发生,亦可取左侧倾斜10°～15°卧位。

【麻醉方式】

麻醉方式包括椎管内麻醉(蛛网膜下腔麻醉及硬膜外阻滞的联合麻醉,或连续硬膜外阻滞麻醉)、全身麻醉或局部浸润麻醉等。

【手术方式】

1. 子宫下段剖宫产术 为最主要的手术方式。

2. 子宫体部剖宫产术 缺点为出血多,术后易与腹腔脏器粘连、感染、再次妊娠子宫瘢痕裂开风险大,非特殊情况极少采用。

3. 腹膜外剖宫产术手术 操作均在腹膜外进行,手术需分离腹膜,较复杂,严重宫腔感染者较适用此方式。母婴紧急情况时不宜使用。

4. 新式剖宫产术 其特点是子宫肌层一层缝合及不缝合腹膜、膀胱返折腹膜的方法。关腹方法为连续缝合筋膜,皮肤及皮下脂肪全层缝合。

5. 剖宫产子宫切除术 剖宫产娩出胎儿、胎盘后立即行子宫切除术。适用于胎盘早剥、羊水栓塞所致子宫胎盘卒中、宫缩乏力大出血难以控制或合并严重子宫感染者。

【手术步骤】

以子宫下段剖宫产为例。

1. 准备 常规消毒皮肤、铺巾。复查胎心音。

2. 切开腹壁 以腹壁横切口或纵切口方式逐层切开腹壁进入腹腔(图13-32),现在一般采用横切口。

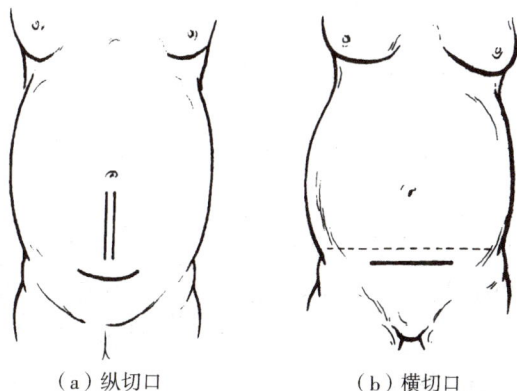

(a)纵切口   (b)横切口

图 13-32 腹壁切口

3. 探查 探查子宫体情况,了解有无子宫右旋,子宫下段伸展情况及有无胎盘附着,胎头位置、大小等,放入盐水纱垫保护肠管。

4. 切开子宫 子宫下段形成良好时,不推荐剪开膀胱腹膜反折,下推膀胱。子宫切口多选择子宫下段中上 1/3 处横切口(有前置胎盘、胎盘植入时应避开,酌情选择切口位置),切口长约10cm,钝性分离打开子宫(图13-33)。注意避免损伤宫旁及韧带内血管。

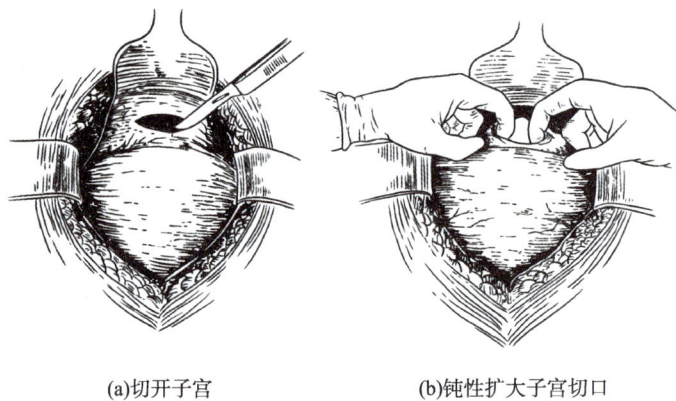

(a)切开子宫　　　　　　(b)钝性扩大子宫切口

图 13 – 33　子宫横切口

5. 撕开胎膜　吸出羊水，一手入宫腔娩出胎头，娩出困难时可使用产钳。清理胎儿口、鼻腔黏液，胎体相继娩出。

6. 胎儿娩出　胎儿娩出后，取 10 ~ 20 U 缩宫素子宫壁肌内注射或 10U 缩宫素加入到 500ml 晶体液中静脉滴注。促进子宫收缩，减少出血。

7. 娩出胎盘　胎儿娩出 5 分钟后或有明显活动性出血仍无胎盘剥离征象时，可手取胎盘。仔细检查胎盘、胎膜完整性。

8. 缝合子宫切口（图 13 – 34）。

9. 缝合腹壁　检查有无活动性出血，清点纱布和器械，逐层缝合腹壁。

10. 记录　手术结束后填写手术记录，记录手术全过程。

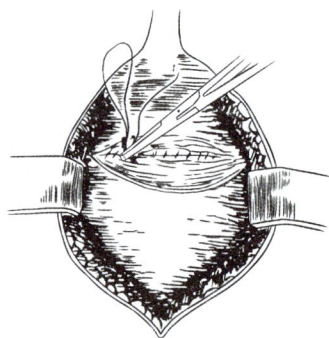

图 13 – 34　缝合子宫切口

【注意事项】

1. 子宫切口应避开胎盘附着部位，钝性撕开切口时避免损伤子宫动脉，切口大小应根据胎头大小决定。

2. 胎头娩出困难时需查找原因，必要时使用产钳，若胎头嵌入骨盆过深，可握住胎足以臀位娩出。

3. 胎盘娩出后，认真检查，清理宫腔，防止胎盘残留。有感染可能者用甲硝唑冲洗宫腔，预防宫腔感染。

4. 缝合子宫时，缝针不可穿透内膜层，防止子宫内膜异位。缝合切口两侧角应外延 0.5 ~ 1cm，防止出血或形成血肿。按组织解剖层次对齐缝合各层组织，缝线松紧适度、不留死腔。

5. 缝合腹壁前，认真清点物品，防止遗漏于腹腔；认真清洗腹腔及腹壁伤口，清除羊水及积血，以防术后感染、粘连及子宫内膜异位种植。

6. 术后常规阴道检查，必要时用示指扩张宫颈，按压宫底排出子宫腔内积血。

【术后护理】

1. 监测生命体征，按压宫底，了解宫底高度、子宫收缩强度及出血量；观察腹部伤口敷料有无渗血、渗液。

2. 遵医嘱用药促进子宫收缩、预防产后出血、预防感染。

3. 教会产妇减轻疼痛方法，如翻身、咳嗽时如何减轻腹壁牵拉和震动等。必要时遵医嘱指导产妇用药，有镇痛泵者给予使用指导。

4. 预防感染，每日会阴擦洗 2 次，指导产妇便后及时清洗，保持会阴部清洁干燥。术后留置导尿管 24 小时，做好尿管护理，预防上行感染。

5. 根据麻醉方式给予饮食、活动指导。

6. 健康宣教，做好母婴护理指导，指导产妇产后 6 周内禁止性生活，产后落实避孕措施，术后应至少避孕 18 个月方可再孕，以免再次妊娠发生子宫破裂。

目标检测

答案解析

【A₁型题】

1. 某孕妇妊娠期间出现胎位不正，入院后遵医嘱采取膝胸卧位矫正胎位，该孕妇的孕周可能为
   A. 22 周　　　　　　　B. 24 周　　　　　　　C. 26 周
   D. 30 周　　　　　　　E. 29 周

2. 孕妇，妊娠 30 周，臀先露，为矫正胎位，可采取的体位是
   A. 膝胸卧位　　　　　B. 半卧位　　　　　　C. 左侧卧位
   D. 膀胱截石位　　　　E. 俯卧位

3. 中骨盆狭窄的孕妇，最容易导致
   A. 胎头跨耻征阳性　　　　　　　B. 持续性枕后位或枕横位
   C. 胎膜早破　　　　　　　　　　D. 胎位异常
   E. 胎先露入盆受阻

4. 下列不具备行胎头吸引术助产条件的是
   A. 宫口开全　　　　　B. 头盆相称　　　　　C. 胎膜早破
   D. 胎心音尚好　　　　E. 查胎头双顶径在坐骨棘上 2cm

5. 关于产钳术的操作错误的是
   A. 术前常规导尿　　　　　　　　B. 会阴阻滞麻醉
   C. 牵引产钳时用力要均匀　　　　D. 阻力大时钳柄可以边摇边拉
   E. 合拢钳锁时检查钳叶位置

【A₂型题】

6. 初产妇，28 岁。足月妊娠临产，6 小时前阴道检查宫口开 6cm，现肛查宫口仍开 6cm，检查：宫缩 7~8 分钟一次，持续时间 30 秒，胎膜未破，余无异常。从产程图上可以看出。该产妇存在的问题是
   A. 潜伏期延长　　　　B. 活跃期延长　　　　C. 活跃期停滞
   D. 第二产程延长　　　E. 第二产程停滞

7. 某产妇，G₂P₀，骨盆测量骶耻外径 21cm，坐骨棘间径 <10cm，坐骨结节间径 <8cm，耻骨弓角度 <90°，应考虑为
   A. 正常骨盆　　　　　B. 扁平骨盆　　　　　C. 均小骨盆
   D. 漏斗骨盆　　　　　E. 畸形骨盆

8. 初孕妇，妊娠 35 周，四步触诊结果，于子宫底部触到圆而硬的胎头，在耻骨联合上方触到软而宽，不规则的胎臀，胎背位于母体腹部前右方。胎心音于脐上右侧听到。该孕妇方位为
   A. 骶左前　　　　　　B. 骶右前　　　　　　C. 骶左后
   D. 骶右后　　　　　　E. 骶左横

9. 某孕妇，28 岁，G$_2$P$_1$。自诉第 1 胎分娩历时 5 小时。现妊娠 38 周伴阵发性腹痛约半小时急诊入院。检查：宫底在脐剑之间，胎心音 140 次/分，宫缩持续 50 秒，间歇约 2 分，宫口开大 3cm，头先露 S = 0，胎膜未破。此孕妇已临产，其产力为

    A. 正常产力　　　　　　　　　　　B. 协调性宫缩乏力

    C. 不协调性宫缩乏力　　　　　　　D. 协调性宫缩过强

    E. 不协调性宫缩过强

10. 某孕妇，第 1 胎，妊娠 38 周，臀位，臀位助娩术处理中下列正确的是

    A. 破膜后胎心变慢，不必就诊

    B. 阴道口已见胎足拨露，应快速结束分娩

    C. 宫缩后破膜，见胎粪流出，提示胎儿窘迫

    D. "堵"臀时间越长越好

    E. 从脐部露出至胎头娩出不应超过 8 分钟

11. 某孕妇，对其实施产钳术助产，下列关于产钳放置和取出的实施描述，操作正确的是

    A. 先放右叶，后放左叶　　　　　　B. 先放左叶，后放右叶

    C. 先取左叶，后取右叶　　　　　　D. 先放左叶，先取左叶

    E. 按术者习惯放置和取出

（赵　雪　王旭艳）

书网融合……

重点小结

微课

习题

第十四章 分娩期并发症

学习目标

1. 知识目标 通过本章学习,学生能掌握产后出血、羊水栓塞的定义,掌握分娩期并发症的护理评估、护理措施;熟悉分娩期并发症的病因及对母儿的影响;了解分娩期并发症的护理诊断。

2. 能力目标 能为分娩期并发症妇女实施整体护理。能早期发现产后出血,能识别先兆子宫破裂及羊水栓塞,并能配合医生进行急救;能为分娩期并发症妇女进行健康指导。

3. 素质目标 关爱产妇,具有高度责任心,团队协作意识与急救意识。

情境导入

情境: 某产妇,26 岁,G_2P_1,宫内妊娠 39 周,自然分娩一男婴,体重 3400g,胎盘胎膜娩出完整。自胎儿娩出后,阴道出血共约 800ml。产妇感头晕,口渴。体查:血压 80/50mmHg,脉搏 116 次/分,脉搏细弱,面色苍白、四肢冰凉,腹软,子宫轮廓不清。

思考: 1. 此产妇产后出血的原因可能是什么?

2. 应首选的处理措施是什么?

3. 请提出常规护理诊断和制订护理措施。

第一节 产后出血 [e] 微课

PPT

产后出血(postpartum hemorrhage,PPH)是指胎儿娩出后 24 小时内阴道分娩者出血量≥500ml,剖宫产者≥1000ml,或者失血后伴有低血容量的症状和体征,是分娩期的严重并发症,是我国孕产妇死亡的首要原因,其中 80% 以上发生在产后 2 小时内。严重产后出血指胎儿娩出后 24 小时内出血量超过 1000ml。难治性产后出血指经过宫缩剂、持续性子宫按摩或按压等保守措施无法止血,需要外科手术、介入治疗甚至切除子宫的严重产后出血。产后出血的预后因失血量、失血速度及产妇体质而不同。产后失血过多,休克时间过长,可致脑垂体缺血坏死而继发垂体功能低下,发生希恩综合征。精确地测量和收集产后失血量有一定困难,主观因素较大,造成估计的失血量往往低于实际出血量,故实际发病率可能更高。因此,应特别重视产后出血的防治与护理,以降低其发生率及孕产妇死亡率。

【病因】

产后出血常见原因包括子宫收缩乏力、胎盘因素、软产道损伤及凝血功能障碍,这些原因可共存、相互影响或互为因果。

1. 子宫收缩乏力 是产后出血最主要的原因。胎儿娩出后,子宫收缩可以有效压迫子宫壁血窦止血。

(1)全身因素 产妇合并慢性全身性疾病、精神过度紧张、体质虚弱等。

(2)产科因素 产程延长、难产、产妇体力衰竭;产科并发症如妊娠期高血压疾病、宫腔感染等可引起子宫肌纤维水肿或渗血。前置胎盘、胎盘早剥等亦可导致产后出血。

（3）子宫因素　多胎妊娠、羊水过多、巨大胎儿使子宫肌纤维过度伸展失去弹性；剖宫产史、产次过多过频、子宫肌瘤剔除术后、急产等可造成子宫肌纤维损伤；子宫病变如子宫肌瘤或子宫畸形等影响子宫正常收缩。

（4）药物因素　临产后过多使用宫缩抑制剂、镇静剂或麻醉剂等。

2. 胎盘因素

（1）胎盘滞留　胎儿娩出30分钟后胎盘仍未娩出者，称为胎盘滞留。常见原因如下：①膀胱充盈，使剥离的胎盘滞留在宫腔；②胎盘嵌顿，不恰当使用子宫收缩药物或粗暴按摩子宫等引起宫颈内口附近子宫平滑肌痉挛性收缩，使已剥离的胎盘嵌顿于宫腔内；③胎盘剥离不全，第三产程过早挤压子宫或牵拉脐带，影响胎盘正常剥离娩出，使得胎盘已剥离部位血窦开放而出血。

（2）胎盘植入　指胎盘绒毛侵入子宫肌层。完全植入者因胎盘未剥离可无出血；部分植入者，胎盘已剥离处血窦开放，未剥离胎盘影响子宫收缩，可致大出血，甚至危及生命。

（3）胎盘粘连　指胎盘绒毛与底蜕膜紧密相连，完全或部分不能自行剥离。可因多次人工流产或子宫内膜炎引起，部分粘连者由于血窦开放可造成产后出血。

（4）胎盘或胎膜部分残留　指部分胎盘小叶、胎膜或副胎盘残留于宫腔，影响子宫收缩致产后出血。

3. 软产道损伤　常因巨大胎儿、急产、软产道组织弹性差、阴道手术助产、外阴水肿等因素致分娩时软产道损伤。

4. 凝血功能障碍　血液系统疾病如再生障碍性贫血、血小板减少症等可致切口及子宫血窦大量出血。肝脏疾病如重症肝炎及其他原因导致的肝损害。羊水栓塞、严重胎盘早剥、死胎滞留过久、重度子痫前期等妊娠并发症可发生弥散性血管内凝血（DIC），导致产后出血。

【护理评估】

（一）健康史

评估产妇孕前有无导致凝血功能障碍的疾病、子宫肌瘤及多次人工流产等。本次妊娠有无妊娠期高血压疾病、前置胎盘、胎盘早剥、多胎妊娠、羊水过多等，分娩过程是否过长或过短、是否过于疲惫、精神过度紧张；产妇是否使用镇静剂、麻醉剂；软产道是否有裂伤等。

（二）身体状况

1. 临床表现　主要表现为胎儿娩出后阴道流血过多，可致贫血、休克等。

（1）子宫收缩乏力　胎盘娩出后阴道间歇性流血，量多，暗红色，有血凝块。子宫软，轮廓不清，如有宫腔积血可致宫底升高；按摩子宫、使用宫缩剂后子宫收缩变硬，阴道流血减少或停止。

（2）胎盘因素　胎盘娩出前阴道流血量多，可能为胎盘剥离不全；胎盘娩出后大量流血，多为胎盘、胎膜残留所致。徒手剥离胎盘时若胎盘与子宫壁关系紧密，难以剥离，考虑胎盘植入，应立即停止徒手剥离。胎盘娩出后仔细检查胎盘、胎膜是否完整，注意观察胎儿面有无血管断裂，以确定有无胎盘、胎膜残留或副胎盘。

（3）软产道裂伤　胎儿娩出后立即出现阴道持续性流血，色鲜红，宫缩良好，子宫轮廓清晰。出血程度和裂伤程度与是否伤及大血管有关。如阴道流血不多，伴阴道疼痛，肛门坠胀等症状，应考虑阴道壁血肿等软产道损伤。检查可见会阴、阴道、宫颈有不同程度的裂伤及活动性出血，严重时裂伤可达阴道穹隆、子宫下段甚至盆腔。

（4）凝血功能障碍　持续阴道流血，血液不凝固或无血凝块，可有全身瘀斑、瘀点或其他部位出血等。

2. 评估出血量 正确估测出血量有助于产后出血的判断。此外，应注意出血速度，这也是反映病情轻重的重要指标，若出血速度 >150ml/min、3 小时内出血量超过总血容量的 50%、24 小时内出血量超过全身总血容量，均为重症产后出血。目前常用评估产后出血量的方法有以下几种。

（1）称重法 失血量（ml）=［使用后敷料的湿重（g）－使用前敷料干重（g）］/1.05（血液比重为 g/ml）。

（2）容积法 用产后接血容器收集血液后用量杯测定出血量。

（3）面积法 根据血湿纱布面积 10cm×10cm 约为 10ml 估计出血量。

（4）休克指数法 休克指数 = 脉率/收缩压，指数越大，失血量越多。当休克指数 >0.9 时，输血率、死亡率将增加，应高度警惕，积极处理（表 14－1）。

表 14－1 休克指数与出血量的关系

休克指数	估计出血量/ml	占总血容量的百分比/%
<0.9	<500	<20
1.0	1000	20
1.5	1500	30
2.0	≥2500	≥50

（三）心理－社会状况

发生产后出血时，尤其是产后出血导致失血性休克时，产妇及家属常感惊慌、恐惧，担心产妇生命安危。

（四）辅助检查

1. 实验室检查 检查血常规，了解产妇红细胞数及血红蛋白含量。血红蛋白每下降 10g/L，估计失血量 400～500ml。但需注意在产后出血早期，由于血液浓缩，血红蛋白值常不能准确反映实际出血量。检测血型，做好交叉配血。

2. 凝血功能检查 检测出凝血时间、凝血酶原时间、纤维蛋白原、血小板计数等，了解凝血功能是否正常。

3. 测量中心静脉压 中心静脉压低于 $2cmH_2O$，常提示右心房充盈压力不足，即静脉回流不足，血容量不足。

（五）治疗要点

针对产后出血的原因，迅速止血；及时补充血容量，纠正失血性休克；防止感染。

【常见护理诊断/问题】

1. 组织灌注量改变 与阴道出血有关。

2. 有感染的危险 与出血、全身抵抗力低下等有关。

3. 恐惧 与大量失血危及生命有关。

4. 潜在并发症 失血性休克、希恩综合征。

【护理目标】

1. 产妇组织灌注量能尽快得到改善。

2. 产妇住院期间未发生感染或感染被及时发现与处理。

3. 产妇情绪稳定，积极配合治疗及护理。

4. 产妇未发生失血性休克、希恩综合征等并发症。

【护理措施】

（一）一般护理

1. 提供清洁、安静、舒适的休息环境，保证产妇睡眠良好；指导卧床休息，鼓励产妇病情稳定后下床活动。

2. 指导少食多餐，加强营养，给予高热量、高蛋白、高维生素、富含铁质的食物促进康复；适时指导和协助产妇进行母乳喂养。

3. 保持会阴清洁干燥，予以 0.5% 聚维酮碘擦洗会阴，每日 2 次，指导产妇及时更换会阴垫。

（二）病情观察

加强监护，产后留观 2 小时，严密监测生命体征，观察意识、皮肤黏膜颜色、四肢皮肤温度、尿量等。准确评估阴道出血量，注意宫缩、阴道出血及会阴伤口情况、膀胱有无充盈等。监测体温、血常规变化，观察恶露及腹部或会阴部伤口情况。发现异常应及时报告医生，协助积极处理。

（三）治疗配合

1. 积极预防产后出血

（1）加强孕期保健　定期进行产前检查，及时治疗高危妊娠，必要时终止妊娠。有出血倾向的孕妇，如患有妊娠期高血压疾病、肝炎、贫血及血液病等，应提前入院。

（2）提高接产水平，正确处理三个产程　①第一产程：密切观察产程进展，防止产程延长，保证产妇基本需要，避免产妇衰竭状态，必要时给予镇静剂、输液，保证产妇休息和营养供给。②第二产程：指导产妇正确使用腹压，适时适度行会阴侧切术，胎儿娩出不宜过快，胎儿前肩娩出后立即肌内注射或静脉滴注缩宫素，预防产后出血。③第三产程：预防性使用宫缩剂，最早于胎儿前肩娩出即给予缩宫素 10U 促子宫收缩。正确处理胎盘娩出及测量出血量。胎盘未剥离前，禁止过早牵拉脐带或按摩、挤压子宫；待胎盘剥离征象出现后，及时协助胎盘娩出，仔细检查胎盘胎膜的完整性和软产道有无裂伤，及时缝合裂伤口。

（3）加强产后观察及护理，预防产后出血　产后 2 小时内，产妇留产房继续接受监护，密切观察产妇的子宫收缩、阴道流血及会阴伤口情况，监测生命体征。督促产妇及时排空膀胱，避免影响子宫收缩致产后出血。早开奶，刺激子宫收缩，减少阴道流血量。对产后出血高危产妇，注意保持静脉通畅，做好充分的输血和急救准备。

2. 迅速止血，纠正休克，防治感染

（1）子宫收缩乏力性出血　加强子宫收缩能迅速有效地止血。

1）按摩子宫　导尿排空膀胱后可采用以下方法按摩或按压子宫。①经腹壁单手按摩子宫法：一手拇指在前、其余四指在后，在下腹部按摩并压迫宫底，均匀而有节律按摩子宫，促使子宫收缩，排出宫腔内积血（图 14-1）。②经腹壁双手按摩子宫法：一手于产妇耻骨联合上方按压下腹部，向上托起子宫，使子宫高出盆腔，另一手握住子宫体，有节律地按摩子宫底部（图 14-2）。③腹部-阴道双手压迫子宫法：一手戴无菌手套握拳置于阴道前穹隆，顶住子宫前壁，另一只手在腹部按压子宫后壁，使宫体前屈，两手相对紧压并均匀有节律地按摩或按压子宫，直至子宫收缩恢复正常（图 14-3），按摩过程中应同时给予宫缩剂。子宫按

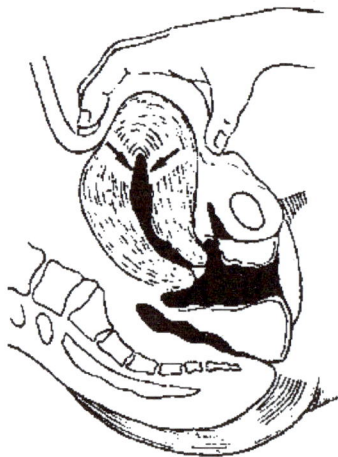

图 14-1　单手按摩子宫法

摩有效的标准是子宫轮廓逐渐清晰，子宫呈球状、质硬，阴道或子宫切口出血减少。

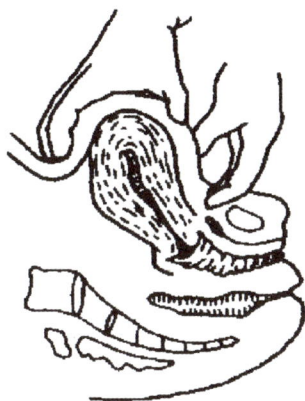

图 14 – 2　双手按摩子宫法

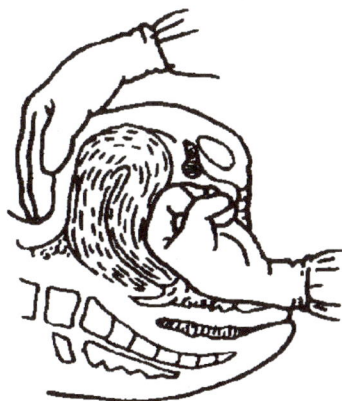

图 14 – 3　腹部 – 阴道双手按摩子宫法

2）遵医嘱合理应用宫缩剂　①缩宫素：预防和治疗产后出血的一线药物，可静脉滴注、肌内注射或子宫肌层或子宫颈注射。缩宫素 10U 直接注射，或 10 ~ 20U 加入 0.9% 氯化钠注射液 500ml 中静脉滴注，24 小时总量 <60U。②麦角新碱：0.2mg 肌内注射或子宫肌壁注射，禁用于高血压及心脏病产妇。③前列腺素类药物：如卡前列素氨丁三醇（深部肌内注射）、米索前列醇、卡前列甲酯等。

3）宫腔填塞　包括宫腔纱条填塞（图 14 – 4）和宫腔球囊填塞，是治疗宫缩乏力性产后出血有效的非手术方法。适用于经按摩及宫缩剂等治疗效果不佳者，需排除宫腔妊娠组织残留和子宫破裂。阴道分娩后宜选择球囊填塞，剖宫产术中可选用球囊或纱条填塞。

球囊或纱条填塞时应注意无菌操作；填塞术后密切观察阴道出血量、子宫底高度及生命体征变化，动态监测血常规、凝血功能，警惕因填塞不紧，宫腔内继续出血、积血而阴道不出血的止血假象，此时检查宫底，可发现宫底升高；宫腔填塞后 24 ~ 48 小时取出球囊或纱条，取出前应先使用宫缩剂，并给予抗生素预防感染。

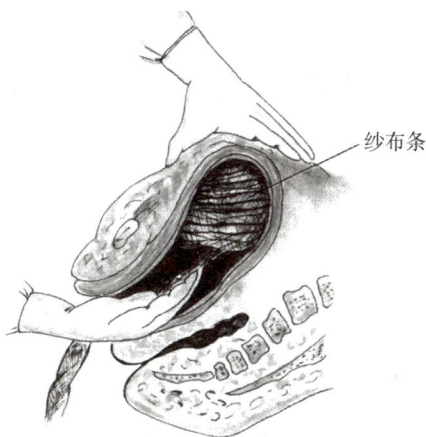

纱布条

图 14 – 4　宫腔纱条填塞法

4）子宫压缩缝合术　适用于经按摩子宫及宫缩剂等治疗效果不佳者，常用 B – Lynch 缝合法，在剖宫产时使用更方便。

5）结扎盆腔血管　经上述处理无效仍出血不止，为抢救产妇生命，可行子宫动脉结扎，必要时行髂内动脉结扎。

6）经导管动脉栓塞术　有介入条件的医院，对于保守治疗无效且生命体征平稳者，可行经股动脉穿刺插入导管至髂内动脉或子宫动脉，注入明胶海绵颗粒栓塞动脉，达到止血目的。栓塞剂 2 ~ 3 周可吸收，血管恢复通畅。

7）切除子宫　出血难以控制、危及产妇生命时，可行子宫切除术。

（2）胎盘因素出血　胎盘残留可行刮宫术或钳刮术；胎盘粘连可行徒手人工剥离胎盘；胎盘嵌顿，应配合医生使用麻醉剂，待环松解后协助胎盘娩出；胎盘植入，应行手术切除子宫，做好术前准备；胎盘已完全剥离则应立即取出胎盘；如因膀胱过度充盈影响胎盘排出，应行导尿排空膀胱。

（3）软产道裂伤出血　彻底止血，必要时按解剖层次逐层缝合裂伤，如有血肿形成应切开血肿、清除积血，缝合止血，必要时可置引流条引流。宫颈裂伤浅，无活动性出血者，通常无须缝合；若裂伤深，有活动性出血者，应立即缝合。

（4）凝血功能障碍出血　积极止血，治疗原发病，纠正凝血功能。如血小板减少症、再生障碍性贫血等患者应输入新鲜血液或成分输血；如发生弥散性血管内凝血应进行抗凝与抗纤溶治疗。

（5）失血性休克的护理　密切观察病情变化，监测生命体征，产妇取中凹卧位，保暖、吸氧，及时建立静脉通道，遵医嘱补充血容量，应用宫缩剂，配合医生进行抢救。

（6）防治感染　严格遵守无菌操作规程；遵医嘱应用抗生素，加强会阴护理，积极纠正贫血，注意增加营养，增强机体抵抗力。

（四）心理护理

主动关心产妇，鼓励产妇说出自己的感受，建立良好的护患关系，通过加强营养及适当增加活动量等方法帮助产妇康复，满足产妇及其家属生理和心理的需要，减轻产妇心理压力，增加安全感。同时，指导家属给予产妇关怀和支持，增强产妇康复的信心。

（五）健康教育

与产妇和家属一起制订产后康复计划，合理饮食，遵医嘱服用治疗贫血的药物。指导产妇注意休息，适度活动，以促进康复。指导母乳喂养，促进子宫缩复，减少产后出血。指导产妇观察产后子宫复旧、恶露及伤口情况，如有异常及时就诊。

【护理评价】

1. 产妇生命体征正常，组织灌注量得到改善。
2. 产妇体温正常，无感染征象，未发生感染。
3. 产妇情绪稳定，焦虑消失，积极配合治疗。
4. 产妇生命体征正常，未发生失血性休克、希恩综合征等并发症。

实训 20　产后出血的止血方法和救护配合

情境导入

情境：某产妇，30 岁，足月临产，产程进展顺利，胎盘自娩后 1 小时，阴道流血约 400ml，有血块。检查：血压 90/50mmHg，腹软，子宫轮廓不清，按压宫底排出暗红色血液约 200ml。诊断为产后出血。

思考：1. 该产妇出血原因是什么？
　　　2. 请你配合医生进行止血和救护。

【实训目的】

1. 学会实施产后出血的止血方法。
2. 能熟练、规范地配合医生进行产后出血产妇的急救，手法正确、动作轻柔，执行无菌技术，防止感染。
3. 能教会产妇、家属腹部按摩子宫的方法，进行康复指导和健康教育。

【实训准备】

1. 物品准备　导尿包、无菌巾、单、无菌手套、无菌袖套、注射器、缩宫素。

2. 环境准备　宽敞明亮、温湿度适宜。

3. 患者准备

（1）子宫按摩术进行前需要排空膀胱。

（2）阴道内操作前先行会阴消毒。

4. 操作者准备　修剪指甲、温暖双手；向孕妇及家属解释子宫按摩的目的和作用。

【实训方法】

1. 教师讲解并示教。

2. 学生分组练习。

3. 实训操作流程

实训准备	环境准备 用物准备 患者准备 操作者准备	
↓		
护理评估	产妇的生命体征、面色、精神状态	
	阴道出血量、色、出血的速度	
	子宫收缩情况	
	膀胱充盈情况	
	是否需要阴道内操作	
↓		
防治休克	安置体位：头抬高 20°～30°，足抬高 15°～20° 吸氧、建立两组静脉通路，遵医嘱输液、输血，维持循环血量	
↓		
操作前准备	外阴消毒	
	导尿	
	更换手套	
↓		
按摩子宫	手法1　经腹壁单手按摩子宫法	一手在产妇耻骨联合上缘按压下腹中部，将子宫上升，另一手触摸子宫底部，拇指在子宫前壁，其余4指在子宫后壁，使子宫体在两手掌之间，两手相对均匀、有力而有节律地按摩子宫，促进子宫收缩（图14-1）
	手法2　经腹壁双手按摩子宫法	一手于产妇耻骨联合上缘按压下腹部，向上托起子宫，使子宫高出盆腔，另一手握住宫体，有节律地按摩子宫底部（图14-2）
	手法3　腹部-阴道双手压迫子宫法	一手戴无菌手套握置于阴道前穹隆，顶住子宫前壁，另一只手在腹部按压子宫后壁，使宫体前屈，两手相对紧压并均匀有节律地按摩子宫，直至宫缩恢复正常（图14-3）
↓		
应用缩宫素	缩宫素 10U 肌内、子宫肌层或宫颈注射或静脉滴注	
↓		
监测宫缩	宫底高度、硬度	
↓		
监护产妇	生命体征、阴道出血量、面色、神志等	
↓		
操作后处理	整理用物，洗手记录	

【注意事项】

1. 严密观察产妇情况，及时做好输液、输血准备。

2. 专人守护，及时给予产妇安慰和支持，配合施术者尽快按摩子宫。

3. 严格执行无菌操作，操作应轻柔，切忌粗暴、力度不当。

4. 子宫按摩后严密监护产妇，有无发热、阴道分泌物异常等感染征象，必要时遵医嘱给予抗生素。

5. 产后出血的救护强调多学科协作：产科医师、血库工作人员、血液科医师、麻醉科医师。

6. 大通道输液或者中心静脉压检测，先快速输入晶体液，后输胶体液；为阻止出血尽早外科手术或者产科干预。

7. 实验室检查 监测：红细胞数、血小板、凝血活酶时间、凝血酶原、纤维蛋白原及相应生化指标、血气分析等。

【实训评价】

1. 自我评价 是否按抢救流程正确实施操作。

2. 同学互评 所实施的操作是否正确；是否存在手法不当、动作不规范等错误操作。

3. 教师评价 学生实施的操作优缺点及正确的按摩子宫手法。

【思考题】

1. 宫缩乏力性产后出血的原因有哪些？

2. 宫缩乏力性产后出血的按摩止血方法有哪些？

3. 产后出血的护理评估要点有哪些？

第二节　子宫破裂

PPT

子宫破裂（uterine rupture）指子宫体部或子宫下段在妊娠期或分娩期发生破裂，是直接威胁母儿生命的严重并发症。子宫破裂多发生于经产妇，尤其是瘢痕子宫的产妇。随着剖宫产率的增加，子宫破裂的发生率有上升趋势。

【分类】

子宫破裂根据破裂原因不同分为自然破裂和损伤性破裂；根据发生时间不同分为妊娠期破裂和分娩期破裂；根据破裂程度不同分为完全性破裂和不完全性破裂；根据破裂部位不同分为子宫体破裂及子宫下段破裂。

【病因】

1. 子宫手术史（瘢痕子宫） 是近年来导致子宫破裂的常见原因。剖宫产术、子宫肌瘤剔除术、宫角切除术及子宫成形术后等，由于妊娠晚期或分娩期宫腔内压力增高易致子宫瘢痕破裂。

2. 先露下降受阻 多见于骨盆狭窄、头盆不称、胎儿发育异常、胎位异常、软产道阻塞等，分娩过程中胎先露下降受阻，为克服阻力子宫强烈收缩，使子宫下段过度拉伸变薄超过极限而致子宫破裂。

3. 宫缩剂使用不当 子宫收缩药物适应证掌握不当、剂量过大、速度过快、子宫对宫缩剂过于敏感、缺乏监护等，均可引起子宫强烈收缩，引起子宫破裂。

4. 产科手术损伤 不适当或粗暴的阴道助产手术，如宫口未开全时行产钳或臀牵引术，中－高位产钳术、毁胎术、穿颅术或内倒转术操作不慎，或胎盘植入强行剥离，均可造成子宫破裂。

5. 其他 子宫发育异常或多次宫腔操作，局部肌层菲薄者也易发生子宫破裂。强烈外力撞击（如车祸等）妊娠晚期孕妇腹部，也可导致子宫破裂。

【护理评估】

（一）健康史

询问孕产史、既往子宫手术史等。此次妊娠或分娩过程中有无胎位异常、头盆不称、是否使用缩宫素，是否施行阴道助产手术等。

（二）身体状况

子宫破裂大多发生在分娩过程中，少数发生在妊娠晚期尚未临产时。子宫破裂常为渐进发展的，多可分为先兆子宫破裂和子宫破裂两个阶段，但子宫瘢痕破裂和损伤性破裂则可无先兆子宫破裂征象或不明显。

1. 先兆子宫破裂 常见于胎先露下降受阻、产程延长的产妇，主要有四大体征：病理性缩复环、下腹部压痛、胎心率改变及血尿。具体表现为：①分娩过程中子宫呈强直性或痉挛性收缩，产妇烦躁不安，表情极其痛苦，呼吸急促、脉搏加快，下腹剧痛难忍、拒按；②胎先露下降受阻，子宫收缩过强，致使子宫底部肌肉增厚变短，子宫下段肌肉变薄拉长，两者间形成环状凹陷，逐渐上升达脐部或以上，此为病理性缩复环，产妇子宫下段压痛明显；③因宫缩过强、过频，胎儿触不清，胎心率加快、减慢或听不清，严重者胎心消失；④胎先露压迫膀胱，使膀胱充血，可出现排尿困难、血尿。

2. 子宫破裂 不完全性子宫破裂是指子宫肌层部分或全部断裂，浆膜层完整，宫腔与腹腔不相通，胎儿及其附属物仍在子宫腔内；完全性子宫破裂是指子宫肌壁全层破裂，宫腔与腹腔相通。①不完全性子宫破裂：多见于子宫下段切口瘢痕破裂，先兆破裂征象不明显，仅在破裂处出现疼痛和压痛，若累及子宫两侧的血管可致腹腔内大出血或形成阔韧带血肿，于子宫一侧可扪及逐渐增大的包块伴压痛，胎心率多异常。②完全性子宫破裂：继先兆子宫破裂症状之后，产妇突感下腹撕裂样剧痛，继而子宫收缩骤然停止，腹痛暂缓解。羊水、血液进入腹腔后，又出现全腹持续性疼痛，可伴有面色苍白、出冷汗、呼吸急促、脉搏细弱、血压下降等休克征象。腹部检查可有全腹压痛、反跳痛，腹壁下可清楚地扪及胎体，胎体一侧可触及缩小的子宫，胎心及胎动消失，阴道可有鲜血流出。阴道检查：原已开大的宫颈口缩小，已下降的胎先露上移、不能扪及，有时能触及宫颈和子宫下段裂伤口。子宫前壁破裂时裂口可向前延伸致膀胱破裂。子宫体部瘢痕破裂多为完全性破裂，但常无先兆破裂典型症状。

（三）心理-社会状况

评估产妇及其家属的情绪变化。产妇出现先兆子宫破裂时，会因自身及胎儿的生命受到严重威胁而焦虑、恐惧；当产妇得知胎儿已死亡，或自己可能不会再怀孕时，会感到悲伤、愤怒，不能接受结局，甚至情绪崩溃。

（四）辅助检查

1. 实验室检查 血常规检查可见血红蛋白下降，尿常规检查可见镜下红细胞或肉眼血尿。

2. 腹腔穿刺 可证实有无腹腔内出血。

3. B型超声检查 可确定子宫破裂的部位，胎儿与子宫的关系。

（五）治疗要点

1. 先兆子宫破裂 应立即采取措施抑制宫缩：如肌内注射哌替啶100mg或乙醚全身麻醉等，给予产妇吸氧，立即行剖宫产术终止妊娠。

2. 子宫破裂 一旦确诊，无论胎儿是否存活，都应在吸氧、输液、输血、抗休克的同时尽快手术治疗。手术方式可根据产妇状态、子宫破裂时间、部位、程度以及有无感染等选择修补术或子宫切除术。

【常见护理诊断/问题】

1. 疼痛 与先兆子宫破裂时子宫强直性收缩、子宫破裂后血液、羊水刺激腹膜有关。

2. 恐惧 与担心自身及胎儿的生命安全有关。

3. 有感染的危险 与子宫破裂伤口及大出血抵抗力下降有关。

4. 潜在并发症 失血性休克

【护理目标】

1. 产妇疼痛缓解。
2. 产妇情绪稳定，恐惧消失。
3. 产妇未发生感染。
4. 产妇未发生失血性休克。

【护理措施】

（一）一般护理

指导产妇按时休息，因胎儿死亡而失眠者，遵医嘱给予镇静剂，采取有效的方法回乳。指导产后饮食营养；保持外阴清洁，每日用0.1%的苯扎溴铵溶液擦洗外阴2次。

（二）病情观察

1. 严密观察产程进展、腹部形态、宫缩、胎心音，对子宫收缩过强、异常腹痛产妇应高度警惕，密切观察，一旦发现先兆子宫破裂的征象，立即停用缩宫素，同时报告医生。

2. 严密观察子宫破裂产妇的生命体征、面色、神志、阴道流血量等，准确评估失血量，并记录液体出入量等情况。

（三）治疗配合

1. 先兆子宫破裂患者的护理

（1）遵医嘱予哌替啶或全身使用麻醉剂抑制宫缩。

（2）吸氧，迅速做好剖宫产术前准备及新生儿抢救准备。

2. 子宫破裂患者的护理

（1）积极抗休克治疗，吸氧，中凹位，注意保暖，迅速建立静脉通路，遵医嘱输液、输血，抢救休克的同时，迅速做好术前准备。

（2）遵医嘱使用广谱抗生素防治感染。

（四）心理护理

给予更多的陪伴，鼓励孕产妇及家属说出心理感受，向孕产妇及家属介绍子宫破裂的诊疗计划及对再次妊娠的影响。对于胎儿已死亡的产妇，允许表现悲伤情绪，甚至哭泣，倾听产妇诉说内心感受，给予心理支持，帮助其度过悲伤阶段，调整情绪，适应现实生活。

（五）健康教育

宣传生殖保健，减少流产、分娩次数。指导孕妇孕期加强产前检查，及时发现骨盆狭窄、胎位异常、子宫瘢痕等异常情况。有剖宫产史或有子宫手术史的孕妇，应在预产期前2周住院待产。指导行子宫修补术的产妇避孕18个月后方可怀孕；产褥期产妇应注意休息，加强营养，多进食富含铁与蛋白质的食物，及时纠正贫血。告知产妇再次妊娠时的注意事项，如再孕应定期到产科高危妊娠门诊检查。

【护理评价】

1. 产妇子宫强直性收缩得到抑制，疼痛减轻。
2. 产妇情绪稳定，恐惧消失。
3. 产妇体温正常，无感染征象，未发生感染。
4. 产妇生命体征正常，未发生失血性休克。

第三节 羊水栓塞

PPT

羊水栓塞（amniotic fluid embolism，AFE）是指在分娩过程中，羊水通过开放的静脉和血窦突然进入母体血循环，引起急性肺栓塞、过敏性休克、弥散性血管内凝血及肾衰竭等一系列病理改变的严重分娩并发症。本病大多发生在胎儿娩出前 2 小时至胎盘娩出后 30 分钟，少数发生在中期妊娠引产、羊膜腔穿刺术中和外伤时。其发病急，病情凶险，发病率（1.9～7.7）/10 万，死亡率 19%～86%，是孕产妇死亡的主要原因之一。近年研究发现，羊水栓塞以过敏反应为主，故有学者建议命名为"妊娠过敏反应综合征"。

【病因】

具体原因不明。羊膜腔内压力过高、胎膜破裂、宫颈或宫体损伤处静脉或血窦开放，是导致羊水栓塞的基本条件。主要诱发因素有高龄初产妇、多产妇、子宫收缩过强、急产、胎膜早破、前置胎盘、胎盘早剥、子宫不完全破裂及剖宫产术等。

【病理生理】

羊水进入母体血循环后，可引起一系列病理生理变化。

1. 过敏性反应　羊水中抗原成分作为致敏原，作用于母体，引起 I 型变态反应，可导致过敏性休克。

2. 肺动脉高压　羊水中有形物质直接形成栓子，阻塞肺内小血管，并刺激血管活性物质释放，使肺小血管痉挛；同时羊水中有形物质激活凝血过程，使肺毛细血管内形成弥散性血栓进一步阻塞肺小血管。肺小血管阻塞引起的肺动脉高压直接导致急性右心衰竭，继而呼吸循环功能衰竭，出现休克，甚至死亡。

3. 弥散性血管内凝血（DIC）　羊水中含有大量促凝物质，可激活凝血系统，在血管内产生大量的微血栓，消耗大量凝血因子等，导致 DIC 发生。DIC 时，大量凝血物质消耗和纤溶系统激活，产妇血液系统由高凝状态迅速转为纤溶亢进，致血液不凝，极易发生严重产后出血及失血性休克。

4. 炎症损伤　羊水栓塞可致炎症介质系统突然激活，引发母体类似全身炎症反应综合征，导致严重低氧血症、呼吸循环衰竭等一系列临床表现。

【护理评估】

（一）健康史

了解有无羊水栓塞诱发因素，如胎膜早破或人工破膜、前置胎盘、胎盘早剥、宫缩过强或强直性宫缩、中期妊娠引产或钳刮术及羊膜腔穿刺术等。

（二）身体状况

典型羊水栓塞表现为产时、产后出现骤然血压下降（血压下降程度与失血量不符）、低氧血症和凝血功能障碍，称羊水栓塞三联征。

1. 前驱症状 表现为憋气、呛咳、气急、心慌、胸痛、烦躁、头晕、恶心、呕吐、乏力、胎心减速、胎心基线变异消失等症状。应重视早识别前驱症状。

2. 呼吸、循环功能衰竭 突发呼吸困难、口唇发绀、心动过速、休克、抽搐、昏迷等，严重者可心脏骤停，数分钟内死亡。

3. 凝血功能障碍 表现为胎儿娩出后无原因的、即刻大量产后出血，血液不凝，全身皮肤黏膜出血，如切口渗血、静脉穿刺点出血、血尿及消化道出血等。

4. 急性肾衰竭等脏器受损 羊水栓塞时全身器官都可受损，中枢神经系统和肾脏损伤最常见。

以上羊水栓塞临床表现不一定按顺序出现，具有多样性和复杂性。有少数羊水栓塞临床表现不典型，仅出现低血压、产后出血、凝血功能障碍等，应警惕。

（三）心理 - 社会状况

羊水栓塞发病急，病情凶险，常常危及产妇生命，产妇及家属没有思想准备。当产妇和胎儿的生命受到威胁时表现出极大的恐惧、担忧和愤怒，难以接受。一旦抢救无效，家属易对医务人员产生不满，甚至愤怒。

（四）辅助检查

1. 实验室检查 在母体血中找到羊水成分不是诊断的必需依据。即使在母血中找到了羊水的有形成分，如果临床表现不支持，也不能诊断羊水栓塞。

羊水栓塞是临床诊断，目前尚无国际统一的诊断标准和有效的实验室诊断指标。在排除其他疾病后，羊水栓塞应基于临床表现及诱发因素进行诊断。

2. 床旁胸部 X 线摄片 双侧肺部可见弥散性点片状浸润影，沿肺门周围分布，伴有右心房、右心室扩大及轻度肺不张。

3. 床旁心电图或心脏彩色多普勒超声检查 提示右心房、右心室扩大、ST 段下降等。

（五）治疗要点

一旦发生羊水栓塞，应紧急急救，推荐多学科密切协作参与抢救处理。原则为维持生命体征、保护脏器功能。

【常见护理诊断/问题】

1. 组织灌注量不足 与过敏反应、失血及凝血功能障碍有关。

2. 气体交换受损 与肺栓塞致肺动脉高压有关。

3. 恐惧 与发病急、病情重、有濒死感等有关。

【护理目标】

1. 产妇各器官组织灌流量恢复正常，并维持正常功能。

2. 产妇气体交换改善，呼吸困难症状缓解。

3. 产妇恐惧明显减轻。

【护理措施】

（一）预防

1. 加强高危人群的监护，及时识别羊水栓塞的前驱症状，迅速抢救以降低母婴死亡率。

2. 避免宫缩过强。正确使用缩宫素，专人护理，密切观察宫缩，避免宫缩过强。出现宫缩过强，立即停用缩宫素，并使用宫缩抑制剂及镇静剂。

3. 人工破膜时应避开宫缩最强时期。行人工流产钳夹术时，应先破膜，待羊水流尽后再钳夹。孕中期引产行羊膜腔穿刺术时，应以细针穿刺，并密切观察患者有无羊水栓塞症状。

4. 掌握剖宫产指征，子宫切开后迅速吸尽羊水再娩胎儿，以免羊水进入子宫创面开放的血窦。

（二）一般护理

加强监护，注意保暖。保持外阴清洁，每日会阴擦洗 2 次。增强营养，以高蛋白、高热量、高维生素的饮食为主，多食富含铁剂的食物。计液体出入量，保持体液平衡。

（三）病情观察

1. 严密监测产妇生命体征变化、尿量。

2. 观察全身情况，注意皮肤黏膜有无出血点及瘀斑、阴道出血量、血液凝固情况。并注意监测肺部有无湿啰音。

3. 严密监测产程进展、宫缩强度与胎儿情况。

（四）治疗配合

1. 急救护理

（1）出现呼吸困难、发绀者，取半卧位，保持呼吸道通畅，立即面罩给氧，必要时气管插管或气管切开正压给氧，保证氧供，避免呼吸、心脏骤停。密切监测血氧饱和度。

（2）迅速建立静脉通道。

（3）一旦发生羊水栓塞，立即停用缩宫素，停止手术操作，积极实施抢救。

（4）立即抽血，进行必要的检测。

2. 循环支持治疗

（1）维持血流动力学稳定　首选多巴酚丁胺、磷酸二酯酶抑制剂，兼具强心和扩张肺动脉的作用，可静脉泵入。低血压者，遵医嘱使用去甲肾上腺素或血管加压素等药物维持血压。

（2）解除肺动脉高压　遵医嘱用药。使用前列环素、西地那非、一氧化氮及内皮素受体阻断剂等特异性扩张肺血管平滑肌的药物。也可使用罂粟碱、阿托品、氨茶碱、酚妥拉明等药物。

（3）液体管理　监测液体出入量，注意控制液体入量，避免引起心力衰竭、肺水肿。

（4）心脏骤停的处理　一旦出现，立即行心肺复苏。帮助未分娩的孕妇取左倾 30° 平卧位，防止负重子宫压迫下腔静脉。

3. 抗过敏　尽早使用大剂量糖皮质激素可能有益。遵医嘱予以氢化可的松或地塞米松。

4. 纠正凝血功能障碍　早期进行凝血功能评估，配合医生积极处理凝血功能障碍、产后出血，快速补充红细胞和凝血因子。发病早期即采用大量输血方案进行输血治疗可使抢救更有效。可同时进行抗纤溶治疗，不推荐使用肝素。

5. 全面监测　严密监测血压、心率、呼吸、尿量、血氧饱和度、凝血功能、电解质、肝肾功能、动脉血气分析、心电图、中心静脉压等，监测贯穿于抢救过程的始终。

6. 产科处理　羊水栓塞发生于胎儿娩出前，应抢救孕妇的同时立即终止妊娠；心脏骤停者，立即实施心肺复苏，复苏 4 分钟后仍无自主心率可考虑行紧急剖宫产；出现凝血功能障碍，产后出血难以控制，应果断、快速地切除子宫。

7. 器官功能支持与保护　协助做好呼吸、循环支持，保护神经系统，稳定血流动力学、血氧饱和度、控制血糖水平。适时应用血液透析，积极防治感染，维护胃肠功能、监测与改善微循环等。

（五）心理护理

对神志清醒的产妇，给与鼓励；多与产妇及家属沟通，对产妇及家属的恐惧表示理解，给予安慰。向家属介绍病情的严重性，取得家属理解及配合，适当的时候允许家属陪伴产妇。

（六）健康教育

1. 指导加强产前检查，以及时发现前置胎盘、胎盘早剥等，及时处理。倡导自然分娩，避免不必要的剖宫产。

2. 加强出院指导，促进产妇康复。指导注意休息，适当活动，加强营养，进食高热量、高蛋白、高维生素、富含铁的饮食；保持会阴清洁，预防感染。出现并发症等异常，及时就医。对保留子宫、仍有生育愿望者，应指导采用合适的避孕方法，再次受孕需间隔一年为宜，以利于身体及各器官的恢复；对无生育能力者帮助选择其他方法（如收养、领养等）实现做母亲的愿望。

【护理评价】

1. 产妇血压恢复正常，各器官组织灌流量恢复正常。
2. 产妇气体交换改善，呼吸困难症状缓解。
3. 产妇恐惧情绪明显减轻，能积极配合治疗。

第四节　脐带脱垂

PPT

脐带脱垂（prolapse of umbilical cord）指胎膜破裂脐带脱出于子宫颈口外，降至阴道内，甚至露于外阴部者（图14-5）。胎膜未破，脐带位于胎先露部前方或一侧，称脐带先露（presentation of umbilical cord）也称脐带隐性脱垂（图14-6）。脐带脱垂发生率国内报道为0.4%~1.0%，对胎儿生命威胁极大。

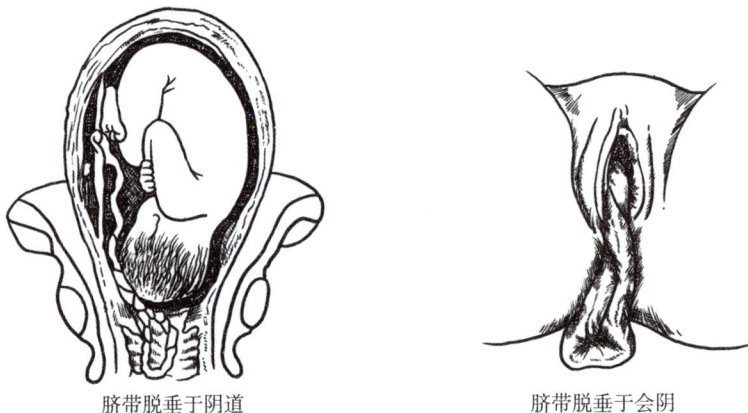

脐带脱垂于阴道　　　　　　　脐带脱垂于会阴

图 14 - 5　脐带脱垂

【病因】

凡引起胎先露不能衔接的因素，均可造成脐带脱垂。主要有以下病因。

1. 胎位异常　如肩先露、臀先露、枕后位、头位复合先露等。

2. 胎头未衔接　骨盆狭窄、头盆不称，或其他因素造成胎头下降受阻，头盆间留有空隙，可造成脐带脱垂。

3. 其他　胎儿过小、羊水过多、脐带过长、双胎、胎儿发育畸形、脐带附着异常及低置胎盘等。

【护理评估】

（一）健康史

重点评估有无骨盆狭窄、胎位异常、头盆不称、羊水过多等易发生脐带脱垂的因素。

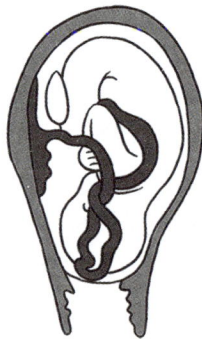

图 14 - 6　脐带先露

（二）身体状况

1. 脐带先露　宫缩或胎动时，可使脐带受压，出现胎心率改变，产妇变换体位后胎心音可好转。一旦破膜，脐带先露可转为脐带脱垂，危险性增大。

2. 脐带脱垂　胎膜破裂后突然出现胎心率变化，应立即行阴道检查，在胎先露旁、阴道内触及有搏动的条索状物，甚至直接见脐带脱出于外阴。如触及脐带搏动良好，提示胎儿存活。如脐带无搏动，上推先露部脐带搏动恢复，提示胎儿尚存活。如上推先露部后脐带仍无搏动，提示胎儿已死亡。头先露者，脐带受压程度严重，可造成严重的胎儿窘迫，突然胎动频繁，胎心先加快后减慢，甚至完全消失，羊水胎粪污染。

（三）心理-社会状况

脐带先露或脐带脱垂对胎儿危害很大，产妇及家属因担心胎儿安危而焦虑不安、紧张、害怕。

（四）辅助检查

1. 电子胎心监护　出现变异减速，提示脐带受压。

2. B超及彩色多普勒超声检查　确定脐带的位置，有助于明确诊断。

（五）治疗要点

处理原则是减少脐带受压时间，尽快娩出胎儿，提高新生儿存活率，减少因缺氧而产生的后遗症；防止对母体的损伤。处理方法依据产程时机、脐带脱垂情况以及胎儿状况决定。

根据脐带先露或脱垂的情况、产程进展及胎儿情况等，选择终止妊娠的方式，及时行助产术或剖宫产术迅速结束分娩，设法减少脐带受压的同时，尽快娩出胎儿，做好术前准备和抢救新生儿窒息的准备。

【常见护理诊断/问题】

1. 有胎儿受伤的危险　与脐带受压胎儿血循环受阻有关。

2. 焦虑　与担心胎儿的安危有关。

3. 有感染的危险　与胎膜破裂，病原体上行感染有关。

【护理目标】

1. 胎儿顺利娩出，生命体征正常。

2. 产妇焦虑减轻，情绪稳定。

3. 产妇未发生感染或感染被及时发现与处理。

【护理措施】

（一）一般护理

1. 一旦确诊脐带脱垂，应迅速采取急救措施。立即予以吸氧。指导产妇取脐带受压的对侧卧位或取头低臀高位；必要时用手将胎先露部推向骨盆入口以上，术者的手保持在阴道内，缓解或减轻脐带受压。

2. 指导产妇产后保持外阴清洁，每日用0.1%苯扎溴铵溶液擦洗外阴2次。

（二）病情观察

严密监测胎心变化，观察生命体征、宫缩、产程进展情况。观察阴道流液的量、色、性状，及时发现感染征象。

（三）治疗配合

1. 阴道分娩产妇的护理　脐带先露，如为经产妇、胎膜未破且宫缩良好者，取头低臀高位，等待胎头衔接，胎心持续良好，产程进展顺利，则可经阴道分娩。胎儿自腹部娩出，上推先露者可抽出阴道内的手。子宫颈口开全、胎头已入盆者行产钳术；臀先露行臀牵引术。胎心已消失、脐带搏动也消失者，等待经阴道自然分娩。

2. 剖宫产产妇的护理　脐带先露，如为初产妇或足先露或肩先露者，应行剖宫产术。发生脐带脱垂，如胎儿存活、子宫颈口未开全者，立即上推胎先露，减少对脐带的压迫，同时可抬高床尾，并做好剖宫产术前准备。

3. 防治感染　遵医嘱使用抗生素防治感染。

（四）心理护理

耐心倾听产妇及家属述说担忧，给予理解和安慰，减轻其焦虑。向产妇及家属解释脐带脱垂的治疗方法，有可能对胎儿造成的危害，让产妇及家属做好心理准备，正确面对现实，积极配合治疗。待产妇病情稳定后与其共同制订康复计划，针对产妇具体情况提供健康教育与出院指导。

（五）健康教育

1. 加强产前检查，及时发现并纠正胎位异常。临产后胎先露部迟迟不入盆、胎位异常者应卧床休息，尽量不做或少做阴道检查；严密观察胎心变化，早期发现脐带先露或脐带脱垂。

2. 人工破膜应在宫缩间歇期进行，可采取高位破膜，让羊水缓慢流出。

3. 胎膜早破胎先露部未衔接者绝对卧床休息，抬高臀部，避免增加腹压的动作。

【护理评价】

1. 胎儿顺利娩出，生命体征正常。

2. 产妇焦虑减轻，情绪稳定，配合治疗。

3. 产妇体温正常，无感染征象，未发生感染。

第五节　人工剥离胎盘术

PPT

人工剥离胎盘术（manual removal of placenta）是指用手将胎盘从子宫壁剥离并取出的手术。

【适应证】

1. 胎儿娩出后，胎盘部分剥离引起子宫大量出血，出血量达 200ml 以上。

2. 胎儿经阴道娩出后 30 分钟，剖宫产胎儿娩出 5～10 分钟，胎盘仍未剥离排出者。

3. 既往有胎盘粘连史，胎儿娩出后即行人工剥离胎盘术。

【术前准备】

1. 术前评估产妇生命体征，产妇对手术的耐受力；阴道出血及宫缩情况。建立静脉通道。

2. 交叉合血，备血。备子宫收缩药与止血药物。

3. 向产妇及家属说明手术的必要性、重要性，介绍手术过程，取得产妇和家属的理解与配合，签手术知情同意书。

【麻醉】

一般不需要麻醉，可适量给予镇静剂。子宫颈内口较紧时，可肌注哌替啶 100mg 与阿托品

0.5mg，也可用全身麻醉。

【手术步骤】

1. 产妇取膀胱截石位。重新消毒外阴及外露脐带，铺无菌巾单。更换手术衣及手套。

2. 导尿排空膀胱。

3. 开放静脉通路，缩宫素 10U 缓慢静脉注射、肌内注射或经腹壁注入子宫肌壁。

4. 步骤

（1）术者一手在腹壁下压宫底，另一手五指合拢成圆锥状，沿脐带进入宫腔，找到胎盘边缘。

（2）剥离胎盘。宫腔内手掌掌面朝向胎盘母体面，手背紧贴子宫壁，以手掌尺侧缘缓慢将胎盘自子宫壁钝性剥离（图 14 - 7）。粘连面广而紧，不能用手剥离者，可能为胎盘粘连或植入，应即停止手术。

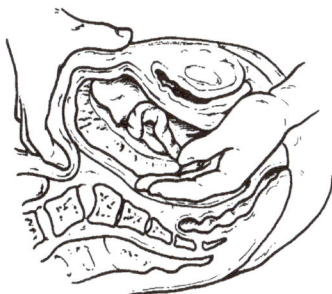

图 14 - 7　徒手剥离胎盘

（3）取出胎盘。待胎盘全部剥离后，将胎盘握于手中，边旋转边向下牵引而出。

（4）检查胎盘和胎膜有无缺损，如有残留，再次伸手进入宫腔检查，清除残留组织，亦可用卵圆钳在手指引导下夹取，或用大钝刮匙刮除。注意检查子宫有无损伤。

5. 术后处理　予以宫缩剂促进子宫收缩，应用抗生素预防感染。

【注意事项】

1. 术前出血较多者，应在输血、输液情况下实施人工胎盘剥离术。

2. 操作要轻柔；切忌强行剥离或用手抓挖宫腔，以免损伤子宫。

3. 术中严格无菌操作，应尽量减少宫腔内操作次数，避免增加感染机会。

实训 21　人工剥离胎盘术

情境导入

情境：经产妇，31 岁，G_5P_2，此为第三次分娩，足月临产，产程进展顺利，临产 8 小时后阴道娩出一男活婴，新生儿阿普加评分 10 分。胎儿娩出后 30 分钟仍未见胎盘娩出，阴道出血约 400ml。查体：血压 90/60mmHg，脉搏 122 次/分。

思考：请你做好宫腔探查准备及人工剥离胎盘术准备。

【实训目的】

1. 学会实施人工剥离胎盘术，协助胎盘娩出。

2. 实施人工剥离胎盘术操作规范，动作轻柔，执行无菌技术，预防感染。

3. 关爱产妇、沟通良好。

【实训准备】

1. 物品准备　导尿包、无菌巾、单、无菌手套、手术衣、无菌袖套、卵圆钳、大号刮匙、注射器、阿托品（每支 0.5mg）。

2. 环境准备　宽敞明亮、温湿度适宜。

【实训方法】

1. 教师讲解并示教。

2. 学生分组练习。

3. 实训操作流程

护理评估	
↓	
术前准备	安置产妇体位：膀胱截石位
	必要时导尿
	外阴消毒
	更换手套
↓	
手入宫腔	一手于腹壁上握宫底，另一手呈圆锥形沿脐带进入宫腔，找到胎盘边缘
↓	
剥离胎盘	手背紧贴宫壁，插入胎盘与子宫壁间，以手掌尺侧缘用"裁纸式"手法慢慢将胎盘自宫壁分离，另一手按压宫底
↓	
娩出胎盘	以正确手法娩出胎盘及胎膜
↓	
检查胎盘	仔细检查胎盘母体面及胎儿面
↓	
检查软产道	检查会阴、阴道、宫颈有无裂伤
↓	
监测宫缩	必要时按摩子宫及注射宫缩剂
↓	
监测产妇	生命体征、阴道出血量、面色、神志等
↓	
操作后处理	整理用物，洗手记录

【注意事项】

1. 严密观察产妇情况，及时做好输液、输血准备。

2. 专人守护产妇，及时给予安慰和支持，配合操作者尽快娩出胎盘。

3. 严格执行无菌操作，动作轻柔，切忌粗暴、强行剥离。

4. 剥离后密切观察宫缩情况，如宫缩不佳，及时按摩子宫并给予缩宫素。

5. 检查胎盘胎膜是否完整，如有缺损，应根据情况确定是否需要清宫，尽量减少宫腔操作的次数和时间。

6. 术后严密监护产妇，及时发现发热、恶露异常等感染征象，必要时遵医嘱给予抗生素。

【实训评价】

1. 自我评价　操作是否规范、正确。

2. 同学互评　所实施的操作是否正确；是否存在可能胎盘撕裂或剥离不全的错误操作。

3. 教师评价　学生实施的操作优缺点及正确剥离胎盘的要点有哪些。

【思考题】

1. 人工剥离胎盘术术前应做好哪些评估和准备？

2. 剥离胎盘的手法和要点是什么？

3. 术后应注意监护产妇哪些情况？

第六节　软产道损伤

PPT

软产道损伤（laceration of birth canal）是指在分娩过程中子宫下段、子宫颈、阴道及骨盆底软组织发生裂伤。最常见为会阴及阴道裂伤，其次为宫颈裂伤。单纯的会阴损伤称为会阴裂伤；会阴裂伤伴有阴道下段裂伤称为会阴阴道裂伤，临床多见。初产妇分娩，宫颈口3点与9点处有裂伤，裂口长度不超过1cm，通常无活动性出血，产后常很快自然愈合。如宫颈裂伤 >1cm，且伴有不同程度出血者，称为宫颈裂伤。宫颈裂伤严重者可延及阴道穹窿部、阴道上1/3段或子宫下段。

【病因】

1. 产程进展过快　急产或缩宫素使用不当、第二产程产妇用腹压不当，胎儿在子宫颈口未开全或会阴、阴道未充分扩张时快速娩出，导致撕裂。

2. 产程过长　软产道受压水肿，伸展性变小，易发生撕裂。

3. 胎儿与产道不适应　巨大胎儿，胎头过大；胎位不正，如枕后位、面先露等，胎头以较大周径通过产道导致撕裂伤。

4. 软产道局部病变　宫颈瘢痕、慢性炎症、水肿及坚韧等宫颈病变；会阴发育不良，会阴体过长、组织肥厚、炎症及陈旧性瘢痕等会阴异常；阴道横隔或纵隔等，局部组织缺乏弹性，或软产道静脉曲张，分娩时易发生撕裂伤。

5. 阴道手术助产　产钳术、胎头吸引术和臀助产术等手术过程中，操作方法不当，可引起宫颈、阴道及会阴裂伤。

6. 其他　会阴侧切术切口过小；保护会阴方法不正确，均可导致会阴或阴道裂伤。

【护理评估】

（一）健康史

询问孕妇年龄、孕产史、此次妊娠经过。了解有无导致软产道损伤的因素，如会阴、阴道及宫颈瘢痕，会阴发育不良、水肿，巨大儿，胎位异常，急产，产程延长和阴道助产术等。

（二）身体状况

1. 症状与体征

（1）阴道流血　胎儿娩出后立即出现持续性阴道流血，色鲜红，可自凝。

（2）宫颈裂伤　产后行阴道检查，见宫颈有裂伤。宫颈裂伤多在两侧3点或9点处，多为纵行裂口，少见环形裂口；严重裂伤可达阴道穹窿及子宫下段，甚至盆壁，甚至形成腹膜后血肿等。

（3）会阴、阴道裂伤　产后检查外阴、阴道可见裂伤伤口。检查时仔细辨清解剖关系，明确损伤程度。检查可见会阴部消失，肛门后面皮肤呈放射状皱纹，括约肌断端退缩处在肛门两侧形成小凹陷；肛查时嘱患者向内缩肛，判断其括约肌的控制功能；直肠有裂伤者，可见直肠黏膜呈红色、向外翻出。会阴、阴道裂伤依据损伤程度分为 4 度（图 14 - 8）。

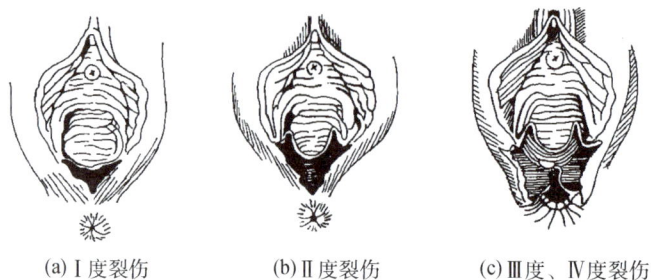

(a) I 度裂伤 (b) II 度裂伤 (c) III 度、IV 度裂伤

图 14 - 8 会阴、阴道裂伤分度

①I 度裂伤 指会阴皮肤、阴唇系带、阴道前庭或阴道黏膜等处撕裂，未伤及肌层，伤口较浅，除累及会阴曲张静脉者，一般出血不多。

②II 度裂伤 指裂伤已达会阴体筋膜及肌层，如球海绵体肌、会阴浅横肌、会阴深横肌等，未伤及肛门括约肌。裂伤向阴道后壁两侧沟延伸并向上撕裂，严重者可达侧穹隆，出血较多。如阴道后壁两侧沟均发生撕裂，可使阴道后壁下段黏膜呈舌片状。

③III 度裂伤 指裂伤向会阴深部扩展，肛门外括约肌已断裂，直肠黏膜尚完整。

④IV 度裂伤 指裂伤累及阴道直肠隔、直肠壁及黏膜，肛门、直肠和阴道完全贯通，直肠肠腔外露，组织损伤严重，为最严重的会阴、阴道裂伤，但出血量可能不多。

（4）外阴、阴道血肿 产妇无明显的阴道流血，但却出现失血征象，局限的小血肿失血征象可不明显。外阴血肿，检查可见局部肿胀隆起，皮肤呈暗紫色，有触痛及波动感。阴道血肿，产后当时不易发现，较大血肿，可压迫膀胱和直肠，出现排尿困难及肛门坠胀；阴道检查可发现血肿包块。

2. 对产妇的影响 严重裂伤者，可引起产后出血，导致休克，危及产妇生命。宫颈裂伤未及时修复，易引起慢性宫颈炎、宫颈功能不全及宫颈瘢痕狭窄等。会阴阴道裂伤未修补者，泌尿生殖膈完整性被破坏，产后易发生子宫脱垂及阴道壁膨出。

（三）心理 - 社会状况

单纯会阴裂伤，及时缝合止血，无不良影响。严重的会阴、阴道或宫颈裂伤，出血较多可能危及生命，修补缝合困难，产妇担心影响肛门括约肌功能及术后愈合等，而表现出烦躁、焦虑不安。重点评估产妇对软产道损伤的认知程度、心理反应。

（四）辅助检查

1. 实验室检查 血常规、血型及出凝血时间检查。

2. B 型超声检查 可协助诊断血肿。

（五）治疗要点

软产道损伤应彻底止血，按解剖层次逐层缝合裂伤，术后防治感染。

1. 宫颈裂伤 裂伤 <1cm 且无活动性出血不需缝合。裂伤 >1cm 且有活动性出血应立即缝合。如裂伤累及子宫下段，经阴道难以修补或形成阔韧带血肿，应立即行剖腹探查术。

2. 会阴、阴道裂伤 按解剖层次缝合，缝合后常规行肛门检查，防肠线穿透直肠黏膜。

3. 软产道血肿 会阴小血肿局部冷敷、压迫止血；血肿较大者，手术取出血块，结扎出血点，缝合血肿腔。阴道血肿应切开血肿，取出血块，结扎出血点后再间断缝合切口，不留死腔；找不到出血点且继续出血者，先用纱布填塞压迫止血，待血止后，再缝合关闭死腔。

【常见护理诊断/问题】

1. 组织完整性受损　与裂伤程度及愈合情况有关。

2. 有感染的危险　与伤口可能被污染有关。

3. 有尿失禁或排便失禁的危险　与伤及尿道括约肌或肛门括约肌有关。

4. 焦虑　与担心术后愈合及对性生活的影响有关。

【护理目标】

1. 产妇会阴、阴道组织完整。

2. 产妇术后未发生感染或发生感染被及时发现和处理。

3. 产妇未发生尿失禁或排便失禁。

4. 产妇焦虑程度减轻或消失。

【护理措施】

（一）一般护理

注意保暖，对失血致贫血者，指导进食含铁、蛋白质丰富的食物。指导保持会阴清洁，便后及时清洁会阴，及时更换消毒会阴垫。

（二）病情观察

严密观察产妇生命体征；会阴伤口情况，注意伤口有无渗血、红肿等；恶露的量、色、性状及有无臭味等。

（三）治疗配合

1. 预防休克　对失血多者及时建立静脉通道，补充血容量，防治失血性休克。

2. 预防感染　①遵医嘱给予抗生素预防感染。②保持会阴清洁干燥，会阴擦洗，每日 2 次。③术后密切观察会阴、阴道伤口，有无渗血、血肿及感染等情况，会阴裂伤口术后 3~5 日拆线，有感染者应提前拆线。④会阴、阴道Ⅲ、Ⅳ度裂伤修补术后，伤口用无菌纱布或会阴垫保护，按时更换。术后给半流质无渣饮食，可服用复方樟脑酊 4ml，每日 3 次，连服 3~5 日，以保持 5 日内不排便；第 5 日给液体石蜡 20~30ml，口服，润滑通便，如仍大便硬结，可予以 "1、2、3 灌肠液"（50% 硫酸镁 30ml，甘油灌肠剂 60ml，温开水 90ml）保留灌肠。

（四）心理护理

对于较严重裂伤，产妇及家属表现出紧张、焦虑，应鼓励表达其担心和心理感受，解释治疗和预后情况，获取产妇及家属的配合，增强产妇及家属对术后愈合的信心。

（五）健康教育

（1）指导产妇警惕产褥感染的发生。产褥期禁止盆浴、阴道冲洗及性生活；出院后继续保持外阴清洁干燥，每日清洗外阴 2 次，勤换会阴垫，观察体温及恶露情况。

（2）指导会阴、阴道Ⅲ、Ⅳ度裂伤者，修补术后锻炼肛门括约肌功能，控制大便，避免腹泻及便秘。

（3）指导产妇产后按时复查，及时发现问题，及早处理，促进尽快康复。

（六）预防

1. 做好产前预防　加强围生期保健：妊娠早期进行阴道检查，及时发现软产道异常，及早处理。对于软产道发育畸形或严重瘢痕等不宜经阴道分娩者，临产后可考虑行剖宫产术结束分娩。有急产史者，提前住院待产。

2. 做好产时预防

（1）加强责任心，提高产科质量。严密观察产程进展，熟悉分娩机制，掌握正确的保护会阴的方法，指导产妇正确运用腹压，避免胎儿娩出过快。子宫颈口未开全时，禁止产妇向下屏气用力，禁行阴道助产术（如产钳术、臀牵引术、胎头吸引术、内倒转术、断头术及穿颅术等），预防宫颈裂伤。急产者避免使用腹压，正确进行会阴保护，控制胎先露娩出速度。

（2）防止第二产程过长，避免软产道被胎头压迫时间过长引起组织水肿，而易发生撕裂。以剖宫产取代高位产钳术和困难的中位产钳术，避免引起产妇软产道损伤和新生儿颅内出血等严重并发症。

（3）不滥用缩宫素，严格掌握缩宫素使用浓度、滴速，严密观察宫缩及产程进展，避免产程过快。

（4）恰当运用会阴切开缝合术。正确掌握会阴切开适应证、切开时机及方法等。会阴切开后仍应注意保护会阴，防止切口延长。

3. 做好产后预防 产后常规检查，及时发现软产道损伤。

【护理评价】

1. 产妇会阴、阴道裂伤按解剖层次缝合，伤口愈合良好。
2. 产妇术后未发生感染或发生感染被及时发现和处理。
3. 产妇术后能自主控制大小便。
4. 产妇焦虑程度减轻，积极配合治疗和护理。

目标检测

答案解析

【A₁型题】

1. 产后出血最常见的原因是
   A. 软产道损伤　　　　　　B. 凝血功能障碍　　　　　　C. 子宫收缩乏力
   D. 胎盘、胎膜残留　　　　E. 产后子宫收缩过强

2. 预防脐带脱垂，下列哪项是错误的
   A. 加强孕期保健，纠正异常胎位
   B. 先露尚未入盆者，应防止胎膜早破
   C. 胎头高浮者人工破膜时，应使羊水快速流出
   D. 胎位异常者临产后应少肛查
   E. 臀位临产后，宫口扩张小于3cm，可以灌肠

3. 最容易发生脐带脱垂的胎位是
   A. 混合臀先露　　　　　　B. 左枕横　　　　　　　　　C. 左枕后
   D. 左枕前　　　　　　　　E. 足先露

4. 人工剥离胎盘术的适应证，下列哪项是错的
   A. 胎儿娩出后，胎盘部分剥离致阴道出血量达200ml以上
   B. 胎盘滞留
   C. 既往有胎盘粘连史者
   D. 剖宫产胎儿娩出5～10分钟，胎盘仍未剥离排出者
   E. 胎盘残留

【A₂型题】

5. 某产妇，25岁，足月顺产，当胎儿娩出后即发生阴道持续性出血约500ml，呈鲜红色，很快凝成血块，检查子宫收缩良好，此出血原因为
   A. 胎盘滞留　　　　　　B. 软产道裂伤　　　　　　C. 子宫收缩乏力
   D. 胎盘剥离不全　　　　E. 凝血功能障碍

6. 产妇，25岁，刚自娩一男婴，胎儿娩出后，即出现大量阴道出血，下列哪项处理是恰当的
   A. 抽血交叉备血
   B. 检查凝血功能
   C. 立即静脉输入葡萄糖
   D. 立即检查阴道确认有无软产道损伤
   E. 立即设法使胎盘娩出，并注射宫缩剂

7. 产妇，34岁，足月顺产，胎盘娩出后持续阴道出血，有血凝块，检查胎盘完整，子宫软，轮廓不清。首选措施为
   A. 立即输血
   B. 立即宫腔检查
   C. 阴道内填塞纱条止血
   D. 监测生命体征，注意观察尿量
   E. 按摩子宫，同时肌内注射缩宫素

8. 产妇，29岁，足月妊娠，缩宫素引产过程中，产妇诉下腹疼痛难忍，检查：脐下两指见环状凹陷，压痛，导尿呈血性，下述护理措施错误的是
   A. 准备手术　　　　　　　　B. 抢救休克　　　　　　　C. 给予镇静止痛剂
   D. 立即停止缩宫素引产　　　E. 待宫口开全行阴道助产

9. 初产妇，孕40周，产程进展24小时，宫口开大4cm，静脉滴注缩宫素10U，宫缩持续不缓解，胎心160次/分。耻上有压痛，腹部一环状凹陷，应考虑为
   A. 子宫破裂　　　　　　B. 前置胎盘　　　　　　C. 胎盘早剥
   D. 先兆子宫破裂　　　　E. 高张性宫缩乏力

10. 产妇，29岁，急产，胎儿娩出后产妇突然发生呼吸困难，呛咳，迅速出现循环衰竭、休克及昏迷，该产妇最大可能是
    A. 休克　　　　　　　　B. 子痫　　　　　　　　C. 虚脱
    D. 羊水栓塞　　　　　　E. 心衰

11. 产妇，30岁，G₁P₀，宫内妊娠40周，临产15小时后经阴道娩出1男婴，体重3800g。产妇会阴皮肤、黏膜裂伤约4cm长，会阴体肌层部分裂伤。请问该产妇会阴裂伤属于
    A. Ⅰ度裂伤　　　　　　B. Ⅱ度裂伤　　　　　　C. Ⅲ度裂伤
    D. Ⅳ度裂伤　　　　　　E. Ⅵ度裂伤

【A₃型题】

(12~13题共用题干)

某孕妇，29岁，G₁P₀，宫内妊娠39周，今上午出现规律宫缩，1小时后来院就诊，由于宫缩过强，立即将产妇放在产床上，未来得及消毒及保护会阴，胎儿急速娩出，正处理婴儿时，见阴道有较多血液流出。腹部检查：子宫收缩良好。

12. 该产妇出血原因最可能是
    A. 会阴、阴道裂伤　　　　B. 尿道、膀胱损伤　　　　C. 子宫收缩乏力

D. 子宫破裂　　　　　　E. 凝血功能障碍

13. 此产妇于胎盘娩出后，持续阴道出血，检查发现胎盘不完整，首选措施是

　　A. 宫腔探查

　　B. 阴道内填塞纱布止血

　　C. 按摩子宫，止住出血

　　D. 监测生命体征，注意观察尿量

　　E. 按摩子宫，同时肌内注射缩宫素

（李耀军）

书网融合……

重点小结　　　　　　微课　　　　　　习题

第十五章 异常产褥

PPT

学习目标

1. 知识目标 通过本章学习，学生能掌握产褥感染和晚期产后出血的主要临床表现；熟悉产褥感染与产褥病率疾病概念；了解产褥感染的病因与感染途径。

2. 能力目标 能对产褥感染、晚期产后出血和产褥期抑郁症产妇实施整体护理，能识别和宣讲预防产褥期抑郁症。

3. 素质目标 关爱产褥感染、晚期产后出血及产褥期抑郁症妇女，并能进行紧急救治及相应的健康宣教。

情境导入

情境：王某，女，27岁，于5日前因持续性枕横位行会阴侧切胎头吸引术助娩，产后检查无异常。今晨患者自觉发热，下腹痛。查体：体温38.7℃，脉搏97次/分，双乳稍胀，子宫底脐下两横指，较软，压痛明显。妇科检查：会阴伤口红肿，恶露较多，有臭味。血常规示白细胞20×10^9/L，中性粒细胞百分比85%。B超显示：宫腔内未见残留组织，双侧附件未见包块。

思考：1. 该患者最可能的临床诊断是什么？
2. 该患者的主要护理措施有哪些？

第一节 产褥感染

产褥感染（puerperal infection）是指分娩时及产褥期生殖道受病原体侵袭，引起局部或全身的炎症变化，发病率约6%。与产后出血、妊娠合并心脏病及严重的妊娠期高血压疾病是导致孕产妇死亡的四大原因。

产褥病率（puerperal morbidity）是指分娩24小时以后的10日内，每日口表测体温4次，间隔时间4小时，体温有2次达到或超过38℃。产褥感染是产褥病率的主要原因，此外，也可由生殖道以外的感染引起，如上呼吸道感染、急性乳腺炎、泌尿系统感染等。

【概述】

（一）病因

正常女性阴道对外界致病因子的侵入有一定的防御能力，妊娠和正常分娩通畅不会给产妇增加感染的机会。只有在机体免疫力下降、病原体毒力及数量之间平衡失调时，才会导致产褥感染的发生。常见的病因有孕期贫血、营养不良、慢性疾病、妊娠晚期性生活、胎膜早破、羊膜腔感染、产程延长、产前产后出血过多、产科手术操作、分娩时频繁的肛门或阴道检查及产道异物等。

（二）感染途径

1. 内源性感染 正常寄生于孕产妇生殖道中的微生物，多数并不致病，当机体抵抗力下降，出现感染诱因时可致病。

2. 外源性感染 指外界病原体侵入生殖道造成的感染。医务工作者消毒不严格、接触被污染的衣物、用具、各种手术器械、物品等均可导致感染。

（三）病原体

引起产褥感染的常见病原体有需氧菌、厌氧菌、真菌、支原体和衣原体等，其中以厌氧菌为主，常为混合感染。许多非致病菌在特定环境下也可以致病。

【护理评估】

（一）健康史

了解有无贫血、营养不良及有无泌尿生殖系统感染疾病，询问本次妊娠及分娩和产褥期有无引起病原体入侵生殖道的诱因，如产程延长、产后出血、软产道损伤、胎盘胎膜残留、不良的卫生习惯等。

（二）身体状况

1. 症状与体征 发热、疼痛、恶露异常为产褥感染的三大主要症状。感染部位、程度、扩散范围不同，其临床表现也各有不同。

（1）急性外阴、阴道、宫颈炎 以局部红、肿、热、痛为主，会阴裂伤或切开部位感染表现为会阴部疼痛、红肿、发硬、压痛明显，严重者伤口裂开、脓液流出，可出现低热。阴道裂伤或挫伤可表现为黏膜充血、水肿、溃疡、脓性分泌物增多，感染部位较深时，可引起阴道旁结缔组织炎。宫颈裂伤感染向深部蔓延，可到达宫旁组织，引起盆腔结缔组织炎。

（2）子宫内膜炎和子宫肌炎 最为常见，两者常伴发。病原体经胎盘剥离面侵入到子宫蜕膜层，称子宫内膜炎，一般发生在产后3~4日；病原体侵入到子宫肌层，称子宫肌炎。产妇述下腹疼痛，恶露增多，检查发现下腹正中压痛，阴道内出现大量脓性分泌物，有臭味，子宫复旧不良，触痛明显。严重患者可出现寒战、高热、心率快、白细胞增多等。

（3）急性盆腔结缔组织炎及急性输卵管炎 病原体沿宫旁淋巴和血行扩散到子宫周围组织，引起急性炎性反应，形成盆腔结缔组织炎，累及输卵管时则引起输卵管炎。产妇出现持续高热和寒战，述下腹疼痛伴肛门坠胀感，检查发现下腹明显压痛、反跳痛及肌紧张，宫旁一侧或两侧结缔组织增厚，或可触及到边界不清的肿块。

（4）急性盆腔腹膜炎及弥漫性腹膜炎 炎症继续发展，扩散至子宫浆膜，形成盆腔腹膜炎，甚至发展成为弥漫性腹膜炎。产妇表现为全身中毒症状明显，如高热、恶心、呕吐、腹胀，检查下腹部明显压痛、反跳痛及肌紧张。腹膜分泌大量渗出液被纤维蛋白覆盖可造成肠粘连。渗出物积聚在子宫直肠凹陷，则可形成盆腔脓肿。脓肿波及肠管与膀胱出现腹泻、里急后重与排尿困难等症状。

（5）血栓性静脉炎 多发生于产后1~2周，常表现为盆腔血栓性静脉炎与下肢血栓性静脉炎两类。前者临床表现为寒战、高热，可反复发作，症状可持续数周。盆腔血栓性静脉炎向下扩散可形成下肢深静脉炎，表现为弛张热，下肢持续性疼痛，受累静脉呈条索状，压痛明显。血栓影响静脉回流，造成局部下肢肿胀，皮肤发白，又称"股白肿"。

（6）败血症和脓毒血症 产褥期败血症和脓毒血症为全身性感染，是感染最严重阶段。表现为寒战、持续高热，体温高达40℃以上，全身中毒症状明显，甚至出现感染性休克，可危及生命。

（三）社会 – 心理状况

了解产妇心理反应；患病期间母子分离，不能亲自照顾婴儿，产妇易出现负疚感。丈夫及家庭其他成员对产妇的态度、经济状况等均对产妇的情绪有较大的影响。

（四）辅助检查

1. 血液检查 白细胞总数及中性粒细胞比例增高，血沉加快。

2. 确定病原体 取宫腔分泌物、脓肿穿刺物、后穹隆穿刺物涂片作细菌培养和药敏试验，可明确病原体并有利于抗生素的选择。必要时可做血培养。

3. 医学影像学检查 B型超声波、彩色超声多普勒、CT、磁共振等检测可对形成的炎性包块、脓肿以及静脉血栓做出定位及定性诊断。

（五）治疗要点

选用敏感抗生素积极控制感染、改善全身状况。有中毒症状者可短期加用肾上腺糖皮质激素，提高机体应激能力。清除局部感染病灶，盆腔脓肿行切开引流；宫腔残留物应尽快清宫。对于积极治疗仍无效的子宫感染，出现不能控制的阴道出血、脓毒血症或感染性休克时，应及时行子宫切除术。血栓性静脉炎者予溶栓等治疗。

【常见护理诊断/问题】

1. 体温过高 与生殖道感染有关。

2. 疼痛 与炎症反应有关。

3. 焦虑 与担心自身健康及母子分离有关。

【护理目标】

1. 产妇感染得到控制，体温正常。

2. 产妇疼痛缓解或消失。

3. 产妇焦虑情绪得到缓解或消失。

【护理措施】

（一）一般护理

1. 加强休息与营养 保证充足睡眠与休息。指导产妇取半卧位或抬高床头，利于恶露引流，同时使炎症局限于盆腔。给予高热量、高蛋白、高维生素易消化饮食，提高抵抗力。鼓励产妇摄取足够水分，必要时静脉补液。

2. 保持外阴清洁，促进舒适 指导和帮助产妇做好外阴清洁护理。及时更换会阴垫。体温超过39℃时给予物理降温。

（二）病情观察

严密观察生命体征，观察恶露量、性状及气味、子宫复旧情况和伤口愈合情况等。发现异常及时报告医生。观察"股白肿"产妇下肢皮肤颜色、肿胀情况、疼痛是否缓解。

（三）治疗配合

遵医嘱应用敏感、足量、高效抗生素及子宫收缩药物，认真观察疗效。血栓性静脉炎使用肝素者，应注意有无异常出血情况。做好特殊操作物品准备，如后穹隆穿刺、脓肿引流及清宫等，并配合医生完成操作。

1. 外阴伤口感染 每日红外线照射2次，每次15~20分钟；仅有水肿者，可用50%硫酸镁溶液湿热敷，每日2次。感染严重者应及时拆除缝线，化脓者应给予切开引流及伤口换药。

2. 下肢血栓性静脉炎 抬高患肢，局部热敷，减轻肿痛。延长卧床休息时间，减少活动以防栓子脱落。

（四）心理护理

倾听产妇的诉说，了解产妇焦虑的因素。向产妇讲解有关产褥感染的知识，进行心理安慰，指导自我护理技能，帮助其家属护理好婴儿等，为产妇提供良好的社会支持，以消除其焦虑情绪。

（五）健康教育

指导产妇注意休息，增加营养和适度活动。养成良好的卫生习惯，大小便后及时清洁外阴，勤换会阴垫；指导饮食、休息、服药、定时复查等自我康复护理；出现异常情况，如异常恶露、腹痛、发热等，及时就诊治疗。

【护理评价】

1. 产妇体温恢复正常。
2. 产妇疼痛缓解。
3. 产妇情绪良好。

第二节　晚期产后出血 🅔 微课

晚期产后出血（late puerperal hemorrhage）是指分娩 24 小时后，在产褥期内发生的子宫大量出血。本病多发生于产后 1～2 周。

【病因和临床表现】

1. 胎盘、胎膜残留　常发生于产后 10 日左右，为阴道分娩发生本病最常见的原因。残留宫腔的胎盘组织发生变性、坏死，甚至形成胎盘息肉。坏死组织脱落后，基底部血管暴露，血管断端开放，导致大出血。临床表现为血性恶露量多，持续时间延长，或间断性反复大量阴道出血。

2. 蜕膜残留　正常蜕膜在产后 1 周内脱落并随恶露排出。若蜕膜剥离不全，长时间残留，影响子宫复旧，继发子宫内膜炎，可引起晚期产后出血。

3. 子宫胎盘附着处感染或子宫复旧不全　多发生于产后 2 周左右。胎盘剥离后，子宫胎盘附着处面积逐渐变小，血管内血栓形成、机化，管腔变窄并堵塞，经 6～8 周后，胎盘附着处子宫内膜完全修复。发生感染或子宫复旧不全时，易发血栓脱落，血窦开放。检查发现，子宫大而软，宫口松弛，可见血块堵塞阴道及宫口。

4. 剖宫产术后子宫伤口裂开　多发生于术后 2～3 周。剖宫产横切口两端出血较多见。与切口血供不良、横切口位置选择不当、缝合技术不当等原因有关。发生大量内出血，则可导致失血性休克。

5. 其他　如感染、产后子宫滋养细胞肿瘤及子宫黏膜下肌瘤等。

【护理评估】

（一）健康史

评估产妇的分娩方式、产后恢复情况，注意询问及观察产妇子宫复旧及恶露情况，注意了解产妇有无反复或突然大量阴道出血史。

（二）身体状况

1. 症状　主要症状为阴道流血。合并感染，可伴有腹痛和发热。出血多者，可继发贫血，甚至出现休克。

2. 体征　检查发现子宫大而软，宫口松弛，有时可触及残留组织和血块，伴感染者子宫明显压痛。

（三）心理－社会状况

阴道大量出血会引起患者及家属惊慌、恐惧，担心生命安全。

（四）辅助检查

1. 血常规检查　了解贫血和感染情况。

2. B超检查　了解子宫大小、宫腔有无残留物、子宫切口愈合情况等。

3. 宫腔分泌物培养和药敏试验　宫腔刮出物送病理检查协助明确诊断。药敏试验有助于选择高效广谱抗生素。

（五）治疗要点

晚期产后出血的治疗原则是预防感染的同时，积极针对病因治疗控制出血。

【常见护理诊断/问题】

1. 潜在并发症　失血性休克。

2. 恐惧　与阴道大量出血、担心生命安全有关。

3. 有感染的危险　与反复出血及子宫腔组织残留有关。

【护理目标】

1. 产妇血容量恢复正常。

2. 产妇体温正常，未出现感染现象。

3. 产妇情绪稳定，积极配合治疗和护理。

【护理措施】

（一）一般护理

保持病房安静、舒适，保证产妇充足的睡眠与休息。给予高蛋白、高维生素、高热量及易消化的食物，增强其抵抗力。

（二）病情观察

观察记录体温、脉搏、呼吸、血压和尿量。观察阴道出血情况，正确判断阴道流血量，剖宫产产妇则应及时判断有无内出血征象。发现异常情况，报告医生协助处理。

（三）治疗配合

1. 遵医嘱进行相关检查，查明出血原因，并配合医生采取止血措施。

2. 阴道少量出血者，遵医嘱使用广谱抗生素及缩宫素，以预防感染，促进子宫收缩。阴道大量出血者，应立即开放静脉通路，做好输液、输血准备；做好术前准备。

3. 预防感染，严格无菌操作。保持会阴清洁，每日会阴冲洗2次。

（四）心理护理

向患者及家属说明病情及治疗方案，适时关心患者，耐心解答问题，允许家属陪伴，以减轻产妇及家属的恐惧感，取得配合。

（五）健康教育

指导产妇加强营养，多吃含蛋白质、铁丰富的食物，注意休息，避免过度劳累。加强产褥期保健，积极完成产后访视及产后检查。发现异常及时就诊。

【护理评价】

1. 产妇出血量是否减少。

2. 产妇无感染症状。

3. 产妇情绪稳定，能积极配合各种治疗和护理。

第三节　产褥期抑郁症

产褥期抑郁症是指产妇产褥期出现抑郁症状，是产褥期精神综合征一种常见类型。通常在产后 2 周内发病，国外报道发病率达 30%。产妇主要表现为持续且严重的情绪低落，如焦虑、失眠、悲伤、情感淡漠、丧失自我控制，甚至无法正常照顾婴儿。

【护理评估】

（一）健康史

了解产妇有无精神疾患的个人史、家族史，婚姻家庭情况、社会支持系统及本次妊娠、分娩经过等。

（二）身体状况

产妇情绪改变，如心情压抑、沮丧、焦虑、不愿与人交流，易怒、暴躁甚至与家人、丈夫关系不协调。对生活缺乏信心，对事物反应迟钝，注意力无法集中，厌食，睡眠障碍，性欲减低。有负罪自责感，负向思维方式，对自身与婴儿健康过度担忧，常失去自理及照顾婴儿的能力。重者甚至思维障碍、迫害妄想，出现自杀或杀婴倾向。

（三）心理-社会状况

产褥期妇女情感处于脆弱阶段，特别是产后 1 周情绪变化更为明显，心理处于严重不稳定状态；产妇对即将承担母亲角色的不适应，造成心理压力，常感到心情压抑、情绪低落，甚至焦虑、恐惧、易怒，自我评价降低，自暴自弃或表现出对身边人充满敌意、戒心。对生活缺乏信心，觉得生活无意义。

（四）辅助检查

1. 产褥期抑郁症的诊断标准　美国精神病学会 2013 年在《精神障碍诊断与统计手册》（第 5 版）中，制订了产褥期抑郁症的诊断标准（表 15-1）。该诊断标准中的许多指标具有一定的主观性，可能影响正确诊断。

表 15-1　产褥期抑郁症的诊断标准

1. 在产后 2 周内每天或几乎每天出现下列 5 项或 5 项以上的症状，其中，必须具备（1）或（2）项
（1）情绪抑郁
（2）对全部或多数活动明显缺乏兴趣或愉悦
（3）体重显著下降或增加
（4）失眠或睡眠过度
（5）精神运动性兴奋或阻滞
（6）疲劳或乏力
（7）遇事皆感毫无意义或有自罪感
（8）思维能力减退或注意力不集中
（9）反复出现想死亡的想法
2. 症状不符合其他精神疾病的标准
3. 症状妨碍工作、学习及社会活动的功能
4. 症状不是由物质或一般药物直接引起
5. 在产后 4 周内发病

2. 爱丁堡产后抑郁量表（Edinburgh postnatal depression scale，EPDS）　目前多采用的筛选工具。该表包括 10 项内容，于产后 6 周进行调查，总分≥13 分者，需进一步确诊是否为产褥期抑郁症（表 15-2）。评定时间范围为过去的 7 日内。

表 15 – 2　Edinburgh 产后抑郁量表

	在过去的 7 日			
1	我能够笑并观看事物有趣的方面			
	如我总能做到那样多	0 分	现在不是那样多	0 分
	现在肯定不多	2 分	根本不	3 分
2	我期待着享受事态			
	如我曾做到那样多	0 分	较我原来做得少	1 分
	肯定较原来做得少	2 分	全然难得有	3 分
3	当事情做错，我多会责备自己			
	是，大多时间如此	3 分	是，有时如此	1 分
	并不经常	1 分	不，永远不	3 分
4	没有充分的原因我会焦虑或苦恼			
	不，总不	0 分	极难得	1 分
	是，有时	2 分	是，非常多	3 分
5	没有充分理由我感到惊吓或恐慌			
	是，相当多	3 分	是，有时	2 分
	不，不多	1 分	不，总不	0 分
6	事情对我来说总是发展到极点			
	是，在大多数情况下我全然不能应付	3 分	是，有时我不能像平时那样应付	2 分
	不，大多数时间我应付得相当好	1 分	我应付与过去一样好	0 分
7	我难以入睡，很不愉快			
	是，大多数时间如此	3 分	是，有时	2 分
	并不经常	1 分	不，全然不	0 分
8	我感到悲伤或痛苦			
	是，大多数时间如此	3 分	是，相当经常	2 分
	并不经常	1 分	不，根本不	0 分
9	我很不愉快，我哭泣			
	是，大多数时间	3 分	是，相当常见	2 分
	偶然有	1 分	不，绝不	0 分
10	出现自伤想法			
	是，相当经常	3 分	有时	2 分
	极难得	1 分	永不	0 分

（五）治疗要点

产褥期抑郁症的治疗包括心理治疗和药物治疗。通过心理咨询，解除致病的心理因素。应用抗抑郁药，主要选择 5 - 羟色胺再摄取抑制剂、三环类抗抑郁药等，如帕罗西汀、阿米替林。

【常见护理诊断/问题】

1. 睡眠型态紊乱　与焦虑、恐惧有关。

2. 有暴力行为的危险　与产后精神状态异常有关。

3. 有婴儿生长发育改变的危险　与母亲不能履行职责，缺乏亲子行为有关。

【护理目标】

1. 产妇焦虑情绪减轻，饮食、睡眠正常。

2. 产妇没有出现暴力行为或暴力行为得到有效应对。

3. 婴儿生长发育正常。

【护理措施】

（一）一般护理

关心产妇的生活起居，保证产妇充足睡眠与休息，饮食营养合理搭配。仔细观察产妇言语或行为的改变，及早发现问题。

（二）病情观察

观察产妇情绪，高度警惕产妇早期的伤害性行为。对轻症患者可帮助促进母亲对新生儿的认同，适应母亲角色。

（三）治疗配合

根据医嘱进行配合治疗，重症患者可遵医嘱给予抗抑郁药物治疗。

（四）心理护理

聆听倾诉，给予安慰。增强其自信心，缓解心理压力，缓解躯体症状。调动家庭支持系统，给予产妇足够的照顾，创造安全、舒适的家庭环境。

（五）健康教育

1. 加强普及有关妊娠、分娩相关知识，缓解孕妇对妊娠、分娩的焦虑恐惧感。
2. 鼓励产妇丈夫及家庭给予良好的社会支持。
3. 出院后做好家庭访视工作，指导产妇学会放松，合理安排饮食、休息。

【护理评价】

1. 产妇焦虑、恐惧减轻，饮食、睡眠正常。
2. 产妇未出现暴力行为。
3. 产妇能主动掌握护理婴儿的技巧，婴儿体重增加正常。

实训 22　异常产褥产妇的护理

情境导入

情境： 丁某，女，33 岁，剖宫产术后。术后 24 日无诱因阴道出血约 200ml，来院就诊。自诉出院后每日阴道有少量鲜血、感头晕、心慌、乏力，给予注射止血药后好转。术后 31 日再次大量出血，约 600ml，即去医院就诊。检查见产妇明显贫血貌，血压 100/60mmHg，腹部未扪及宫底，阴道内有少量鲜血，急查血红蛋白 65g/L；B 超检查：子宫 9.3cm×5.2cm×8.0cm，肌层回声实性，内膜回声不清，符合产后子宫所见。经卧床、消炎、给予宫缩剂等保守治疗，阴道出血渐少，住院治疗 11 天后，产妇要求出院。出院第五天突然再次出现阴道流血，出血量约 300ml，再次入院，产妇感心慌、乏力、出冷汗，血压 90/60mmHg，脉搏 120 次/分，血红蛋白 64g/L。立即予输血输液治疗，急查 B 超：子宫 6.5cm×7.2cm×4.5cm，子宫前壁不平，下段肌壁间可见强回声团，直径 1.7cm，其内可见直径 0.5cm 暗区。

思考： 1. 列出可能的医疗诊断，并说明其原因。

2. 列出护理诊断并拟订相应的护理目标及护理措施。

【实训目的】

1. 学会对产褥感染、晚期产后出血和产后抑郁症产妇的进行护理评估。

2. 能配合医生做妇科阴道分泌物检查、阴道后穹窿穿刺、清宫术等。

3. 能为产褥感染、晚期产后出血、产后抑郁症产妇制订一份护理计划。

4. 能对产褥感染、晚期产后出血产妇进行健康教育，对产后抑郁症产妇开展康复指导和心理护理。

5. 学会与产妇沟通，提高沟通交流能力，学会团队协作，能关心和体恤患者。

【实训准备】

1. 案例情境　选择典型患者的病例分析资料，或在病房见习直接面对患者收集病例资料。相关临床案例包括产褥感染、晚期产后出血、产后抑郁症。

2. 环境准备　宽敞明亮、整洁干净，保护产妇隐私。

【实训组织】

1. 见习前将学生随机分组，各组分别选出组长、汇报者、记录者，由教师带领同学复习异常产褥患者的护理评估内容和护理措施。使学生对产褥感染、晚期产后出血和产后抑郁症患者的疾病特点能熟悉、理解。

2. 教师展示案例情境，并提出问题，请同学们带着问题讨论或者见习。

3. 阅读情境案例，整理资料，根据资料，请各组同学进行小组讨论，找出患者现存和潜在的护理问题，提出合理、可行的护理措施，制定一份护理计划和健康教育计划。

4. 各组同学分别发言，提出各自案例讨论意见。

5. 教师总结反馈，补充和完善案例结论。

【实训方法】

1. 在实训室病例讨论，则可分组对情境案例进行讨论分析。

2. 在医院见习的学生可依据下述步骤进行。

素质要求	衣帽整洁、举止端庄、语言恰当、态度和蔼	
↓		
准备用物	体格体查用物	
↓		
环境准备	整洁，安静，室温和光线适宜，屏风遮挡，注意保护产妇隐私	
↓		
产妇准备	携用物至产妇床前，核对产妇床号及姓名，检查者站于产妇右侧	
↓		
护理评估	病史评估	
	身体状况评估	
	心理状况评估	
	辅助检查	
↓		
提出护理问题	根据护理评估内容，找出护理问题：	焦虑、恐惧
		知识缺乏
		其他具体护理问题
↓		

续表

制订护理目标	产妇情绪平稳，配合治疗和护理
	产妇了解疾病相关知识，了解自我监护、护理的方法
	其他护理问题得到解决
↓	
制订护理措施	一般护理
	心理护理
	病情观察
	治疗配合
	健康教育
↓	
护理评价	产妇是否情绪平稳，主动配合治疗和护理
	产妇能否说出疾病相关知识，是否了解自我监护、护理的方法
	产妇其他护理问题是否得到解决

【实训评价】

1. 自我评价 见习期间是否能合理收集护理评估资料、与患者进行良好沟通；能否积极参与案例情境讨论并发现和提出合理的护理诊断；护理计划制订是否切实可行。

2. 同学互评 见习期间护理评估资料收集是否完善；能否认真讨论案例情境；护理计划是否存在欠缺和不足之处；健康教育实施是否全面。

3. 教师评价 学生案例讨论的优缺点有哪些；制订护理计划的针对性和合理性如何。

【思考题】

1. 产褥感染常见的护理诊断及合作性问题有哪些？（列举 3~4 个）

2. 产褥感染、晚期产后出血的主要护理评估内容有哪些？

3. 对产后抑郁症患者应如何做好康复指导和健康教育？

4. 请完成下述案例分析。

患者，女，26 岁，教师，既往无精神病史，家庭关系和睦，此次孕期平顺，无并发症。孕 40 周自然临产入院，宫口开大 6cm 后产程图表现为活跃期停滞；阴道内诊检查宫颈水肿明显，枕右后位，先露 S-1，羊水清，给于地西泮 10mg 静注休息，2 小时后检查无进展，考虑胎位异常，相对头盆不称决定行剖宫产术。产妇一时难以接受，和家属商量，最后同意行剖宫产术。术中见胎儿枕右后位，娩出胎儿 3900g，宫缩乏力致出血 400ml，新生儿 Apgar 评分 10 分。产后 5 天腹部伤口愈合好出院。出院后乳汁分泌不足，混合喂养，自感身体虚弱。产后 2 周开始睡眠不佳、心情焦虑、抑郁，感到无力照顾孩子。产后一个月症状有所加重，几乎不能入睡，孩子完全由他人照顾，情绪低落，对恢复正常工作及对生活失去信心，甚至感觉生活没有意义。

讨论：（1）该患者可能发生了什么情况？为什么？

（2）需要做何种检查以进一步确诊？

（3）如何加强病情观察？

（4）病情稳定后应做哪些保健指导工作？

目标检测

答案解析

【A₁型题】

1. 以下关于产褥感染的处理原则的叙述，错误的是
   A. 休息采取半卧位
   B. 选用有效的抗生素
   C. 禁用缩宫素，避免感染扩散
   D. 有会阴侧切伤口时应健侧卧位
   E. 胎盘残留者，应控制感染后清宫

2. 女性阴道局部易受感染并可引起全身炎性病变的时期是
   A. 妊娠期 　　　　　B. 产褥期 　　　　　C. 青春期
   D. 老年期 　　　　　E. 性成熟期

3. 下列关于产褥感染的病因，不正确的是
   A. 缩宫素的使用 　　　　　　B. 产道本身存在细菌
   C. 产程延长及阴道助产 　　　　D. 妊娠末期性交、盆浴
   E. 医务人员的手、呼吸道及各种手术器械的接触

【A₂型题】

4. 28 岁初产妇，第 1 胎。产钳助产，产后第 9 日，寒战、高热，左下肢持续性疼痛，恶露增多，头晕、乏力。查体：体温 39.5℃，脉搏 122 次/分。宫底脐下 4 指，轻压痛，恶露多而浑浊，有臭味，左下肢肿胀，压痛。在护理中，下述正确的是
   A. 平卧休息 　　　　　　　　B. 严密隔离
   C. 绝对卧床，抬高患肢 　　　D. 行动不便，应控制饮水
   E. 清洁外阴，坐浴每日 2 次

5. 某产妇，30 岁。剖宫产娩出一女活婴。术后 12 日，寒战、高热，左下肢持续性疼痛，恶露增多，头晕、乏力。查体：体温 39.5℃，脉搏 112 次/分。此患者最可能是
   A. 子宫肌炎 　　　　　B. 急性腹膜炎 　　　　　C. 急性输卵管炎
   D. 盆腔结缔组织炎 　　E. 下肢血栓性静脉炎

6. 某产妇，31 岁，G₃P₁。剖宫产术后第 8 日，体温持续为 38.5 ~ 39.3℃，临床诊断产褥感染。下述护理措施不妥的是
   A. 产妇取平卧位 　　　　　　B. 给予高蛋白饮食
   C. 保证足够的液体摄入 　　　D. 每 4 小时测量体温 1 次
   E. 遵医嘱使用广谱抗生素

7. 初产妇，25 岁，产后第 6 日突然出现畏寒、高热，体温 40℃，伴有恶心、呕吐，下腹剧痛，压痛、反跳痛、腹肌紧张感明显。最可能的诊断是
   A. 子宫肌炎 　　　　　　B. 子宫内膜炎 　　　　　C. 产后宫缩痛
   D. 急性盆腔腹膜炎 　　　E. 急性盆腔结缔组织炎

【A₃型题】

(8 ~ 10 题共用题干)

某产妇，自然分娩后第 6 日，发热。查体：体温 40℃，子宫底脐下 4cm，压痛，会阴伤口愈合好，恶露多而浑浊，有臭味。入院诊断：产褥感染。

8. 哪一项不是产褥感染的诱因

　　A. 贫血　　　　　　　　　B. 产程延长　　　　　　　　C. 正常分娩

　　D. 妊娠晚期性生活　　　　E. 产时无菌操作不严格

9. 下述哪一项是引起产褥感染最常见的致病菌

　　A. 需氧菌　　　　　　　　B. 葡萄球菌　　　　　　　　C. 大肠埃希菌

　　D. β-溶血性链球菌　　　　E. 厌氧性球菌和杆菌

10. 对该产妇进行护理正确的是

　　A. 取侧卧位　　　　　　　　　　　　B. 床旁隔离避免交叉感染

　　C. 清洁外阴，坐浴每日 2 次　　　　　D. 给高蛋白、高脂、低盐饮食

　　E. 注意血压变化，每 2 小时测量一次

（廉　萍）

书网融合……

重点小结　　　　　微课　　　　　习题

附　录

附录一　新生儿复苏流程

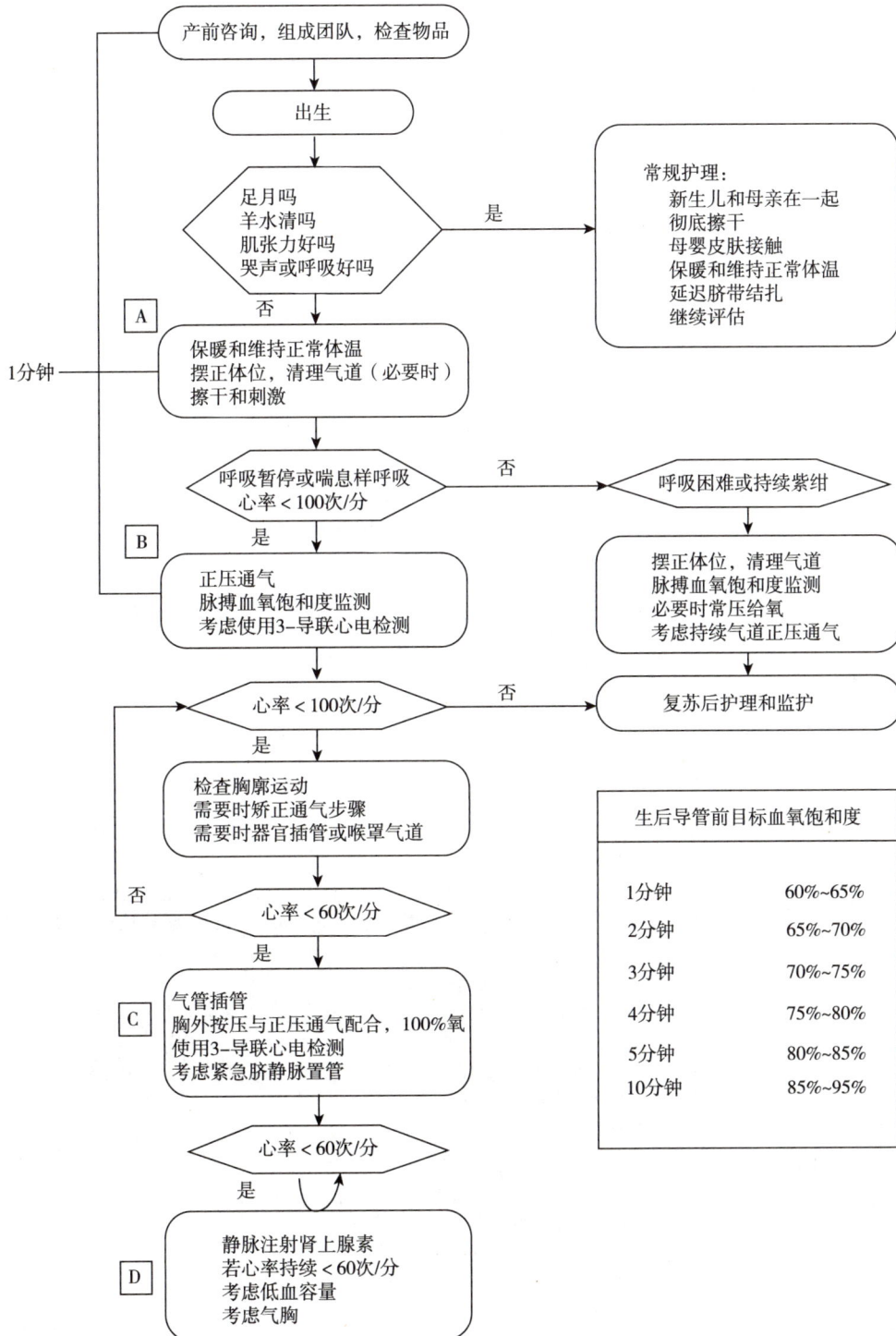

产前咨询，组成团队，检查物品

↓

出生

↓

足月吗
羊水清吗
肌张力好吗
哭声或呼吸好吗

是 →

常规护理：
　新生儿和母亲在一起
　彻底擦干
　母婴皮肤接触
　保暖和维持正常体温
　延迟脐带结扎
　继续评估

否

A

1分钟 —

保暖和维持正常体温
摆正体位，清理气道（必要时）
擦干和刺激

↓

呼吸暂停或喘息样呼吸
心率＜100次/分

否 →

呼吸困难或持续紫绀

B

是

↓

正压通气
脉搏血氧饱和度监测
考虑使用3–导联心电检测

摆正体位，清理气道
脉搏血氧饱和度监测
必要时常压给氧
考虑持续气道正压通气

↓

心率＜100次/分

否 →

复苏后护理和监护

是

↓

检查胸廓运动
需要时矫正通气步骤
需要时器官插管或喉罩气道

↓

心率＜60次/分

否

是

↓

C

气管插管
胸外按压与正压通气配合，100%氧
使用3–导联心电检测
考虑紧急脐静脉置管

↓

心率＜60次/分

是

↓

D

静脉注射肾上腺素
若心率持续＜60次/分
考虑低血容量
考虑气胸

生后导管前目标血氧饱和度	
1分钟	60%~65%
2分钟	65%~70%
3分钟	70%~75%
4分钟	75%~80%
5分钟	80%~85%
10分钟	85%~95%

中国新生儿复苏流程图（2021年）

附录二　妊娠风险筛查

　　首诊医疗机构应当对首次建册的孕产妇进行妊娠风险筛查，孕产妇符合附表 2-1 中 1 项及以上情形的即认为筛查阳性。

附表 2-1　不同妊娠周数的宫底高度及子宫长度

项　目	筛查阳性内容
1. 基本情况	1.1 年龄 >35 或 ≤18 岁 1.2 身高 ≤145cm，或对生育可能有影响的躯体残疾 1.3 体重指数（BMI）>25 或 <18.5
2. 异常妊娠及分娩史	2.1 生育间隔 <18 个月或 >5 年 2.2 剖宫产史 2.3 不孕史 2.4 不良孕产史（各类流产）3 次、早产史、围产儿死亡史、出生缺陷、异位妊娠史、滋养细胞疾病史、既往妊娠并发症及合并症史） 2.5 本次妊娠异常情况（如多胎妊娠、辅助生殖妊娠等）
3. 妇产科疾病及手术史	3.1 生殖道畸形 3.2 子宫肌瘤或卵巢囊肿 >5cm 3.3 阴道及宫颈锥切手术史 3.4 宫/腹腔镜手术史 3.5 瘢痕子宫（如子宫肌瘤除术后、子宫肌腺瘤挖除术后、子宫整形术后、宫角妊娠后、子宫穿孔史等） 3.6 附件恶性肿瘤手术史
4. 家族史	4.1 高血压家族史且孕妇目前血压 >140/90mmHg 4.2 糖尿病（直系亲属） 4.3 凝血因子缺乏 4.4 严重的遗传性疾病（如遗传性高脂血症、血友病、地中海贫血等）
5. 既往疾病及手术史	5.1 各种重要脏器疾病史 5.2 恶性肿瘤病史 5.3 其他特殊、重大手术史、药物过敏史
6. 辅助检查 *	6.1 血红蛋白 <110g/L 6.2 血小板计数 $<100 \times 10^9$/L 6.3 梅毒筛查阳性 6.4 HIV 筛查阳性 6.5 乙肝筛查阳性 6.6 清洁中段尿常规异常（如蛋白、管型、红细胞、白细胞）持续两次以上 6.7 尿糖阳性且空腹血糖异常（妊娠 24 周前 >7.0mmol/L；妊娠 24 周起 >5.1mmol/L） 6.8 血清铁蛋白 <20μg/L
7. 需要关注的表现特征及病史	7.1 提示心血管系统及呼吸系统疾病 7.1.1 心悸、胸闷、胸痛或背部牵涉痛、气促、夜间不能平卧 7.1.2 哮喘及哮喘史、咳嗽、略血等 7.1.3 长期低热、消瘦、盗汗 7.1.4 心肺听诊异常 7.1.5 高血压 >140/90mmHg 7.1.6 心脏病史、心衰史、心脏手术史 7.1.7 胸廓畸形 7.2 提示消化系统疾病 7.2.1 严重纳差、乏力、剧吐 7.2.2 上腹疼痛，肝脾肿大 7.2.3 皮肤巩膜黄染 7.2.4 便血

续表

项　目	筛查阳性内容
7. 需要关注的表现特征及病史	7.3 提示泌尿系统疾病 7.3.1 眼睑浮肿、少尿、蛋白尿、血尿、管型尿 7.3.2 慢性肾炎、肾病史
	7.4 提示血液系统疾病 7.4.1 牙龈出血、鼻 7.4.2 出血不凝、全身多处瘀点瘀斑 7.4.3 血小板减少、再障等血液病史
	7.5 提示内分泌及免疫系统疾病 7.5.1 多饮、多尿、多食 7.5.2 烦渴、心悸、烦躁、多汗 7.5.3 明显关节酸痛、脸部蝶形或盘形红斑、不明原因高热 7.5.4 口干（无唾液）、眼干（眼内有磨擦异物感或无泪）等
	7.6 提示性传播疾病 7.6.1 外生殖器溃疡、赘生物或水泡 7.6.2 阴道或尿道流脓 7.6.3 性病史
	7.7 提示精神神经系统疾病 7.7.1 言语交流困难、智力障碍、精神抑郁、精神躁狂 7.7.2 反复出现头痛、恶心、呕吐 7.7.3 癫痫史 7.7.4 不明原因晕厥史
	7.8 其他 7.8.1 吸毒史

注：带 ＊ 号的项目为建议项目，由筛查机构依据自己医疗保健服务水平提供。

附录三　孕产妇妊娠风险评估表

表 3 – 1　不同妊娠周数的宫底高度及子宫长度

评估分级	孕产妇相关情况
绿色 （低风险）	孕妇基本情况良好，未发现妊娠合并症、并发症
黄色 （一般风险）	1. 基本情况 1.1 年龄 >35 岁或 <18 岁 1.2 BMI >25kg/m² 或 <18.5kg/m² 1.3 生殖道畸形 1.4 骨盆狭小 1.5 不良孕产史（各类流产）3 次、早产、围产儿死亡、出生缺陷、异位妊娠、滋养细胞疾病等 1.6 瘢痕子宫 1.7 子宫肌瘤或卵巢囊肿 >5cm 1.8 盆腔手术史 1.9 辅助生殖妊娠 2. 妊娠合并症 2.1 心脏病（经心内科诊治无需药物治疗、心功能正常）

续表

评估分级	孕产妇相关情况
黄色 （一般风险）	2.1.1 先天性心脏病（不伴有肺动脉高压的房间隔缺损、室间隔缺损、动脉导管未闭：法洛氏四联症修补术后无残余心脏结构异常等）
	2.1.2 心肌炎后遗症
	2.1.3 心律失常
	2.1.4 无合并症的轻度肺动脉狭窄和二尖瓣脱垂
	2.2 呼吸系统疾病：经呼吸内科诊治无需药物治疗、肺功能正常
	2.3 消化系统疾病：肝炎病毒携带（表面抗原阳性、肝功能正常）
	2.4 泌尿系统疾病：肾脏疾病（目前病情稳定肾功能正常）
	2.5 内分泌系统疾病：无需药物治疗的糖尿病、甲状腺疾病、垂体泌乳素瘤等
	2.6 血液系统疾病
	2.6.1 妊娠合并血小板减少（PLT $50 \times 10^9 \sim 100 \times 10^9/L$）但无出血倾向
	2.6.2 妊娠合并贫血（Hb $60 \sim 110g/L$）
	2.7 神经系统疾病：癫痫（单纯部分性发作和复杂部分性发作），重症肌无力（眼肌型）等
	2.8 免疫系统疾病：无需药物治疗（如系统性红斑狼疮、IgA 肾病、类风湿关节炎、干燥综合征、未分化结缔组织病等）
	2.9 尖锐湿疣、淋病等性传播疾病
	2.10 吸毒史
	2.11 其他
	3. 妊娠并发症
	3.1 双胎妊娠
	3.2 先兆早产
	3.3 胎儿生长受限
	3.4 巨大胎儿
	3.5 妊娠期高血压疾病（除外红、橙色）
	3.6 妊娠期肝内胆汁淤积症
	3.7 胎膜早破
	3.8 羊水过少
	3.9 羊水过多
	3.10 ≥36 周胎位不正
	3.11 低置胎盘
	3.12 妊娠剧吐
橙色 （较高风险）	1. 基本情况
	1.1 年龄≥40 岁
	1.2 BMI≥$28kg/m^2$
	2. 妊娠合并症
	2.1 较严重心血管系统疾病
	2.1.1 心功能 Ⅱ 级，轻度左心功能障碍或者射血分数 40% ~50%
	2.1.2 需药物治疗的心肌炎后遗症、心律失常等
	2.1.3 瓣膜性心脏病（轻度二尖瓣狭窄瓣口 >$1.5cm^2$，主动脉瓣狭窄跨瓣压差 <50mmHg，无合并症的轻度肺动脉狭窄，二尖瓣脱垂，二叶式主动脉瓣疾病，Marfan 综合征无主动脉扩张）
	2.1.4 主动脉疾病（主动脉直径 <45mm），主动脉缩窄矫治后

评估分级	孕产妇相关情况
橙色 （较高风险）	2.1.5 经治疗后稳定的心肌病
	2.1.6 各种原因的轻度肺动脉高压（<50mmHg）
	2.1.7 其他
	2.2 呼吸系统疾病
	2.2.1 哮喘
	2.2.2 脊柱侧弯
	2.2.3 胸廓畸形等伴轻度肺功能不全
	2.3 消化系统疾病
	2.3.1 原因不明的肝功能异常
	2.3.2 仅需要药物治疗的肝硬化、肠梗阻、消化道出血等
	2.4 泌尿系统疾病：慢性肾脏疾病伴肾功能不全代偿期（肌酐超过正常值上限）
	2.5 内分泌系统疾病
	2.5.1 需药物治疗的糖尿病、甲状腺疾病、垂体泌乳素瘤
	2.5.2 肾性尿崩症（尿量超过4000ml/d）等
	2.6 血液系统疾病
	2.6.1 血小板减少（PLT $30 \times 10^9 \sim 50 \times 10^9$/L）
	2.6.2 重度贫血（Hb 40~60g/L）
	2.6.3 凝血功能障碍无出血倾向
	2.6.4 易栓症（如抗凝血酶缺陷症、蛋白C缺陷症、蛋白S缺陷症、抗磷脂综合征、肾病综合征等）
	2.7 免疫系统疾病：应用小剂量激素（如强的松5~10mg/d）6个月以上，无临床活动表现（如系统性红斑狼疮、重症IgA肾病、类风湿关节炎、干燥综合征、未分化结缔组织病等）
	2.8 恶性肿瘤治疗后无转移无复发
	2.9 智力障碍
	2.10 精神病缓解期
	2.11 神经系统疾病
	2.11.1 癫痫（失神发作）
	2.11.2 重症肌无力（病变波及四肢骨骼肌和延脑部肌肉）等
	2.12 其他
	3 妊娠并发症
	3.1 三胎及以上妊娠
	3.2 Rh血型不合
	3.3 瘢痕子宫（距末次子宫手术间隔<18个月）
	3.4 瘢痕子宫伴中央性前置胎盘或伴有可疑胎盘植入
	3.5 各类子宫手术史（如剖宫产、宫角妊娠、子宫肌瘤挖除术等）≥2次
	3.6 双胎、羊水过多伴发心肺功能减退
	3.7 重度子痫前期、慢性高血压合并子痫前期
	3.8 原因不明的发热
	3.9 产后抑郁症、产褥期中暑、产褥感染等

续表

评估分级	孕产妇相关情况
红色 (高风险)	1. 妊娠合并症
	1.1 严重心血管系统疾病
	1.1.1 各种原因引起的肺动脉高压（≥50mmHg），如房间隔缺损、室间隔缺损、动脉导管未闭等
	1.1.2 复杂先心（法洛氏四联症、艾森曼格综合征等）和未手术的紫型心脏病（SpO$_2$<90%）；Fontan 循环术后
	1.1.3 心脏瓣膜病：瓣膜置换术后，中重度二尖瓣狭窄（瓣口<1.5cm^2），主动脉瓣狭窄（跨瓣压差≥50mmHg）、马凡氏综合征等
	1.1.4 各类心肌病
	1.1.5 感染性心内膜炎
	1.1.6 急性心肌炎
	1.1.7 风心病风湿活动期
	1.1.8 妊娠期高血压性心脏病
	1.1.9 其他
	1.2 呼吸系统疾病：哮喘反复发作、肺纤维化、胸廓或脊柱严重畸形等影响肺功能者
	1.3 消化系统疾病：重型肝炎、肝硬化失代偿、严重消化道出血、急性胰腺炎、肠梗阻等影响孕产妇生命的疾病
	1.4 泌尿系统疾病：急、慢性肾脏疾病伴高血压、肾功能不全（肌酐超过正常值上限的1.5倍）
	1.5 内分泌系统疾病
	1.5.1 糖尿病并发肾病 V 级、严重心血管病、增生性视网膜病变或玻璃体出血、周围神经病变等
	1.5.2 甲状腺功能亢进并发心脏病、感染、肝功能异常、精神异常等疾病
	1.5.3 甲状腺功能减退引起相应系统功能障碍，基础代谢率小于50%
	1.5.4 垂体泌乳素瘤出现视力减退、视野缺损、偏盲等压迫症状
	1.5.5 尿崩症：中枢性尿崩症伴有明显的多饮、烦渴、多尿症状，或合并有其他垂体功能异常
	1.5.6 嗜铬细胞瘤等
	1.6 血液系统疾病
	1.6.1 再生障碍性贫血
	1.6.2 血小板减少（<30×10^9/L）或进行性下降或伴有出血倾向
	1.6.3 重度贫血（Hb≤40g/L）
	1.6.4 白血病
	1.6.5 凝血功能障碍伴有出血倾向（如先天性凝血因子缺乏、低纤维蛋白原血症等）
	1.6.6 血栓栓塞性疾病（如下肢深静脉血栓、颅内静脉窦血栓等）
	1.7 免疫系统疾病活动期，如系统性红斑狼疮（SLE）、重症 IgA 肾病、类风湿性关节炎、干燥综合征、未分化结缔组织病等
	1.8 精神病急性期
	1.9 恶性肿瘤
	1.9.1 妊娠期间发现的恶性肿瘤
	1.9.2 治疗后复发或发生远处转移
	1.10 神经系统疾病
	1.10.1 脑血管畸形及手术史
	1.10.2 癫痫全身发作
	1.10.3 重症肌无力（病变发展至延脑肌、肢带肌、躯干肌和呼吸肌）

续表

评估分级	孕产妇相关情况
红色 （高风险）	1. 11 吸毒
	1. 12 其他严重内、外科疾病等
	2. 妊娠并发症
	2.1 三胎及以上妊娠伴发心肺功能减退
	2.2 凶险性前置胎盘，胎盘早剥
	2.3 红色预警范畴疾病产后尚未稳定
紫色 （孕妇患有传染性疾病）	所有妊娠合并传染性疾病，如病毒性肝炎、梅毒、HIV 感染及艾滋病、结核病、重症感染性肺炎、特殊病毒感染（HIN7、寨卡等）

参考文献

[1]何镭,刘兴会.正常分娩指南(2020)要点解读——产程的观察及处理[J].实用妇产科杂志,2021, 37(02):95-96.

[2]孔北华,马丁,段涛.妇产科学[M].10版.北京:人民卫生出版社,2024.

[3]余艳红,杨慧霞.助产学[M].2版.北京:人民卫生出版社,2023.

[4]余桂珍,黄丽华,王芳.助产士门诊理论与实践[M].北京:科学出版社,2022.

[5]余桂珍,钟文彬,黄雪群.非药物分娩镇痛临床实用手册[M].广州:广东科技出版社,2022.

[6]安力彬,陆虹.妇产科护理学[M].7版.北京:人民卫生出版社,2022.

[7]中国营养学会.中国居民膳食指南(2022)[M].北京:人民卫生出版社,2022.

[8]杨峥.助产学[M].2版.北京:中国医药科技出版社,2019.

[9]中华医学会妇产科学分会产科学组,中华医学会围产医学分会.正常分娩指南[J].中华围产医学杂志,2020,23(6):361-370.

[10]姜梅,庞汝彦.助产士规范化培训教材[M].北京:人民卫生出版社,2017.

[11]徐鑫芬,熊永芳,王芳,等.助产临床指南荟萃[M].2版.北京:科学出版社,2024.

[12]黄俊巧,李映桃,刘梦玥,等.2022年中国妊娠期高血糖诊治指南与美国糖尿病学会妊娠合并糖尿病诊治指南比较[J].国际妇产科学杂志,2022,49(06):691-699.

[13]杨甜,姚强.2022年加拿大妇产医师协会第426号临床指南:妊娠期高血压疾病的诊断、预测、预防和管理要点解读[J].中国计划生育和妇产科,2023,15(06):3-5.